# 妇产科多发疾病诊治精要

主编 颜 飞 神 雪 李爱凤 黄 娟

朱荣坤 田 玉 黄晓燕

黑龙江科学技术出版社
HEILONGJIANG SCIENCE AND TECHNOLOGY PRESS

**图书在版编目（CIP）数据**

妇产科多发疾病诊治精要 / 颜飞等主编. -- 哈尔滨：
黑龙江科学技术出版社，2023.2
ISBN 978-7-5719-1800-2

Ⅰ．①妇… Ⅱ．①颜… Ⅲ．①妇产科病－诊疗 Ⅳ.
①R71

中国国家版本馆CIP数据核字（2023）第029068号

## 妇产科多发疾病诊治精要
### FUCHANKE DUOFAJIBING ZHENZHI JINGYAO

| | | |
|---|---|---|
| 主　　编 | 颜　飞　神　雪　李爱凤　黄　娟　朱荣坤　田　玉　黄晓燕 | |
| 责任编辑 | 陈兆红 | |
| 封面设计 | 宗　宁 | |
| 出　　版 | 黑龙江科学技术出版社 | |

地址：哈尔滨市南岗区公安街70-2号　邮编：150007
电话：（0451）53642106　传真：（0451）53642143
网址：www.lkcbs.cn

| | | |
|---|---|---|
| 发　　行 | 全国新华书店 | |
| 印　　刷 | 黑龙江龙江传媒有限责任公司 | |
| 开　　本 | 787mm×1092mm　1/16 | |
| 印　　张 | 29.25 | |
| 字　　数 | 739千字 | |
| 版　　次 | 2023年2月第1版 | |
| 印　　次 | 2023年2月第1次印刷 | |
| 书　　号 | ISBN 978-7-5719-1800-2 | |
| 定　　价 | 198.00元 | |

# 编委会

**主　编**

颜　飞　神　雪　李爱凤　黄　娟

朱荣坤　田　玉　黄晓燕

**副主编**

李双双　孟双双　季晓微　薛红杰

崔国莲　冯彬彬

**编　委**（按姓氏笔画排序）

丁翠红（山东省招远市大秦家卫生院）

田　玉（山东省昌乐齐城中医院）

冯彦娜（湖北省宜城市人民医院）

冯彬彬（鄄城县吉祥家医院）

朱荣坤（临朐县海浮山医院）

孙卫平（山东省招远市妇幼保健服务中心）

李　珊（湖北省武汉市黄陂区妇幼保健院）

李双双（滨州市妇幼保健院）

李爱凤（菏泽市经济开发区岳程街道办事处社区卫生服务中心）

季晓微（复旦大学附属中山医院）

孟双双（山东省郓城县诚信医院）

赵　静（桓台县妇幼保健院）

神　雪（滕州市中心人民医院）

黄　娟（滕州市工人医院）

黄晓燕（贵州省罗甸县妇幼保健院）

崔国莲（德州市妇女儿童医院）

颜　飞（邹平市中心医院）

薛红杰（河北省武安市第一人民医院）

# 前　言

　　妇产科是临床医学四大主要学科之一，其中妇科研究的内容较多，包括女性生殖系统发育异常、生殖系统炎症、生殖系统内分泌疾病及肿瘤等问题；产科则主要研究妇女怀孕、分娩及分娩后的全过程。作为一门独立的学科，妇产科同时包含内科和外科的特点，不仅可以提供疾病的药物治疗方法，还可以提供疾病的手术治疗方法。

　　随着科学技术的发展和医学研究的深入，妇产科疾病的诊疗技术有了突飞猛进的发展，但目前市场上将妇产科疾病先进诊疗技术与临床实践经验相结合的书籍相对较少，在一定程度上降低了疾病的治愈率。为此，我们特组织多名在临床工作多年的妇产科医师编写了这本《妇产科多发疾病诊治精要》，旨在帮助妇产科医师掌握诊疗新技术、新方法，更好地保障广大妇女的健康。

　　本书以临床基础知识作为切入点，首先简要地介绍了女性生殖生理及内分泌调节、妇产科检查和妇产科手术这几个方面的内容；然后以先妇科后产科的顺序，从疾病的病因、发病机制、临床表现、辅助检查、诊断标准、鉴别诊断及治疗等多个角度对妇产科多发疾病进行了详细论述；最后还讲解了孕期保健和女性盆底康复治疗。本书内容涵盖面广，紧密结合临床实际，突出了近年来妇产科学领域取得的成就，具有新颖性、实用性和科学性的特点，适合各级医院的妇产科医师及医学院校学生阅读使用。

　　由于现代妇产科学发展迅速，且编者编撰经验相对不足、风格不一，加之时间紧促，若书中存在疏漏之处，敬请广大读者批评指正。

《妇产科多发疾病诊治精要》编委会

2022 年 9 月

# 目　录

第一章　女性生殖生理及内分泌调节 ………………………………………（1）

　第一节　女性生殖生理特点 ………………………………………………（1）

　第二节　女性生殖内分泌调节 ……………………………………………（4）

　第三节　子宫内膜及其他生殖器官的周期性变化 ………………………（10）

第二章　妇产科检查 …………………………………………………………（15）

　第一节　输卵管通畅检查 …………………………………………………（15）

　第二节　生殖器官活组织检查 ……………………………………………（18）

　第三节　超声检查 …………………………………………………………（22）

第三章　妇产科手术 …………………………………………………………（30）

　第一节　腹腔镜下子宫切除术 ……………………………………………（30）

　第二节　腹腔镜下子宫肌瘤剔除术 ………………………………………（35）

　第三节　宫腔镜下子宫内膜电切术 ………………………………………（37）

　第四节　宫腔镜下宫腔粘连分离术 ………………………………………（39）

　第五节　引产、催产术 ……………………………………………………（40）

　第六节　剖宫产术 …………………………………………………………（46）

第四章　女性生殖系统发育异常 ……………………………………………（57）

　第一节　阴道发育异常 ……………………………………………………（57）

　第二节　子宫发育异常 ……………………………………………………（61）

　第三节　输卵管发育异常 …………………………………………………（64）

　第四节　卵巢发育异常 ……………………………………………………（66）

第五章 女性生殖系统炎症 …… (67)
　第一节 外阴炎 …… (67)
　第二节 阴道炎 …… (72)
　第三节 子宫颈炎 …… (77)
　第四节 盆腔炎性疾病 …… (81)
第六章 女性生殖系统内分泌疾病 …… (99)
　第一节 性早熟 …… (99)
　第二节 痛经 …… (102)
　第三节 闭经 …… (104)
　第四节 功能失调性子宫出血 …… (110)
　第五节 高催乳激素血症 …… (117)
　第六节 经前期综合征 …… (119)
　第七节 绝经综合征 …… (122)
　第八节 多囊卵巢综合征 …… (128)
第七章 子宫内膜异位症与子宫腺肌病 …… (134)
　第一节 子宫内膜异位症 …… (134)
　第二节 子宫腺肌病 …… (144)
第八章 女性生殖系统肿瘤 …… (149)
　第一节 外阴肿瘤 …… (149)
　第二节 子宫肌瘤 …… (156)
　第三节 子宫颈癌 …… (160)
　第四节 子宫内膜癌 …… (166)
　第五节 输卵管肿瘤 …… (171)
　第六节 卵巢肿瘤 …… (179)
第九章 不孕症 …… (188)
　第一节 免疫性不孕 …… (188)
　第二节 输卵管性不孕 …… (195)
　第三节 黄体功能不足 …… (200)
第十章 病理妊娠 …… (205)
　第一节 产前出血 …… (205)
　第二节 流产 …… (209)

第三节　妊娠时限异常 ……………………………………………………………（212）

第四节　多胎妊娠 ……………………………………………………………………（217）

第五节　异位妊娠 ……………………………………………………………………（220）

第六节　母儿血型不合 ………………………………………………………………（226）

第七节　脐带异常 ……………………………………………………………………（229）

第八节　胎膜病变 ……………………………………………………………………（231）

第九节　胎儿生长受限 ………………………………………………………………（238）

第十节　巨大胎儿 ……………………………………………………………………（242）

第十一节　胎儿窘迫 …………………………………………………………………（246）

第十二节　胎儿畸形 …………………………………………………………………（249）

第十一章　妊娠合并症与并发症 ……………………………………………………（255）

第一节　妊娠期高血压疾病 …………………………………………………………（255）

第二节　妊娠合并心脏病 ……………………………………………………………（263）

第三节　妊娠合并缺铁性贫血 ………………………………………………………（269）

第四节　妊娠合并再生障碍性贫血 …………………………………………………（271）

第五节　妊娠合并地中海贫血 ………………………………………………………（275）

第六节　妊娠合并糖尿病 ……………………………………………………………（277）

第七节　妊娠合并哮喘 ………………………………………………………………（281）

第八节　妊娠合并肺炎 ………………………………………………………………（283）

第九节　妊娠合并甲状腺功能亢进症 ………………………………………………（286）

第十节　妊娠合并甲状腺功能减退症 ………………………………………………（290）

第十一节　妊娠合并病毒性肝炎 ……………………………………………………（291）

第十二节　妊娠期肝内胆汁淤积症 …………………………………………………（300）

第十三节　妊娠合并急性胆囊炎 ……………………………………………………（303）

第十四节　妊娠合并急性胰腺炎 ……………………………………………………（304）

第十五节　妊娠合并急性阑尾炎 ……………………………………………………（307）

第十六节　妊娠合并泌尿道感染 ……………………………………………………（309）

第十七节　妊娠合并肾盂积水 ………………………………………………………（312）

第十二章　正常分娩与产程处理 ……………………………………………………（314）

第一节　分娩动因 ……………………………………………………………………（314）

第二节　决定分娩的因素 ……………………………………………………………（317）

3

第三节 枕先露的分娩机制 …………………………………………………… (327)

第四节 先兆临产及临产的诊断 ……………………………………………… (329)

第五节 正常产程和分娩的处理 ……………………………………………… (331)

第十三章 异常分娩 ………………………………………………………………… (344)

第一节 产道异常 ……………………………………………………………… (344)

第二节 产力异常 ……………………………………………………………… (350)

第三节 胎位异常 ……………………………………………………………… (355)

第十四章 分娩并发症 …………………………………………………………… (366)

第一节 子宫破裂 ……………………………………………………………… (366)

第二节 子宫内翻 ……………………………………………………………… (369)

第三节 羊水栓塞 ……………………………………………………………… (372)

第四节 产后出血 ……………………………………………………………… (380)

第十五章 正常产褥及产褥期疾病 ……………………………………………… (392)

第一节 正常产褥 ……………………………………………………………… (392)

第二节 产褥期感染 …………………………………………………………… (396)

第三节 产褥期中暑 …………………………………………………………… (400)

第四节 产褥期抑郁症 ………………………………………………………… (402)

第五节 产后尿潴留 …………………………………………………………… (403)

第六节 子宫复旧不全 ………………………………………………………… (405)

第十六章 孕期保健 ………………………………………………………………… (408)

第一节 初诊和复诊 …………………………………………………………… (408)

第二节 妊娠早期保健 ………………………………………………………… (413)

第三节 妊娠中期保健 ………………………………………………………… (420)

第四节 妊娠晚期保健 ………………………………………………………… (430)

第十七章 女性盆底康复治疗 …………………………………………………… (438)

第一节 概述 …………………………………………………………………… (438)

第二节 盆底康复治疗的意义和适应证 ……………………………………… (439)

第三节 盆底康复治疗的应用 ………………………………………………… (439)

参考文献 …………………………………………………………………………… (454)

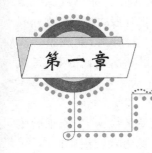

# 第一章 女性生殖生理及内分泌调节

## 第一节 女性生殖生理特点

### 一、卵巢功能的兴衰

卵巢的生理功能是产生卵子和女性激素(雌二醇和黄体酮);两种功能与卵巢内连续、周而复始的卵泡发育成熟、排卵和黄体形成相伴随,成为卵巢功能期不可分割的整体活动。在女性一生中,卵巢的大小和功能根据促性腺激素的强度有所变化;其功能的兴衰还与卵巢本身所含卵子的数量及伴随排卵的卵泡消耗有关。女性一生卵巢功能的兴衰,按胎儿期、新生期、儿童期、成人期4个时期分述。

#### (一)胎儿期卵巢

人类胎儿期卵巢的发生分4个阶段,包括性腺未分化阶段、性腺分化阶段、卵原细胞有丝分裂及卵母细胞形成、卵泡形成阶段。

**1.性腺未分化阶段**

大约在胚胎的第5周,中肾之上的体腔上皮及其下方的间充质增生,凸向腹腔形成生殖嵴。生殖嵴的上皮细胞向内增生伸入间充质(髓质),形成指状上皮索即原始生殖索,此为性腺内支持细胞的来源,此后原始生殖索消失。原始生殖细胞来自卵黄囊壁内,胚胎第4周仅有1 000~2 000个细胞,胚胎第6周移行到生殖嵴。

生殖细胞在移行过程增殖,至胚胎第6周原始生殖细胞有丝分裂至10 000个,至胚胎第6周末性腺含有生殖细胞和来自体腔上皮的支持细胞及生殖嵴的间充质;生殖细胞是精子和卵子的前体,此时性腺无性别差异,称为原始性腺。

**2.性腺分化阶段**

胚胎第6~8周,性腺向睾丸或向卵巢分化取决于性染色体。Y染色体上存在一个性别决定区(sex-determining region on the Y chromosome,SRY),它使原始性腺分化为睾丸。当性染色体为XX时,体内无决定睾丸分化的基因,原始性腺在胚胎第6~8周向卵巢分化,生殖细胞快速有丝分裂为卵原细胞为卵巢分化的第一征象;至第16~20周卵原细胞达到600万~700万。

3.卵母细胞形成

胚胎第 11～12 周,卵原细胞开始进入第一次减数分裂,此时卵原细胞转变为卵母细胞。至出生时,全部卵母细胞处减数分裂前期的最后阶段——双线期,并停留在此阶段;抑制减数分裂向前推进的因子可能来自颗粒细胞。卵母细胞减数分裂的激活第一次是在排卵时(完成第一次减数分裂),第二次是在精子穿入时(完成第二次减数分裂)。卵母细胞经历二次减数分裂,每次排出一个极体,最后形成成熟卵细胞。

4.卵泡形成阶段

第 18～20 周,卵巢髓质血管呈指状,逐渐伸展突入卵巢皮质。随着血管的侵入,皮质细胞团被分割成越来越小的片段。随血管进入的血管周围细胞(间充质或上皮来源为颗粒细胞前体)包绕卵母细胞形成始基卵泡;始基卵泡形成过程与卵母细胞减数分裂是同步的,出生时所有处在减数分裂双线期的卵母细胞均以始基卵泡的形式存在。但卵母细胞一旦被颗粒细胞前体包绕,卵泡即以固定速率进入自主发育和闭锁的轨道。

至出生时,卵巢内生殖细胞总数下降至 100 万～200 万个,生殖细胞的丢失发生在生殖细胞有丝分裂、减数分裂各个阶段,以及最后卵泡形成阶段。染色体异常将促进生殖细胞的丢失,一条X染色体缺失(45,X)者的生殖细胞移行及有丝分裂均正常,但卵原细胞不能进入减数分裂,致使卵原细胞迅速丢失,出生时卵巢内无卵泡,性腺呈条索状。

**(二)新生儿期卵巢**

出生时卵巢直径 1 cm,重量 250～350 mg,皮质内几乎所有的卵母细胞均包含在始基卵泡内;可以看到不同发育程度的卵泡,卵巢可呈囊性,这是因为出生后 1 年内垂体促性腺素中的卵泡刺激素持续升高对卵巢的刺激,出生 1～2 年促性腺激素水平下降至最低点。

**(三)儿童期卵巢**

儿童期的特点是血浆垂体促性腺激素水平低下,下丘脑功能活动处抑制状态,垂体对促性腺激素释放激素不反应。但是儿童期卵巢并不是静止的,卵泡仍以固定速率分期分批自主发育和闭锁;当然,由于缺乏促性腺素的支持,卵泡经常是发育到窦前期即闭锁;因此,此期卵泡不可能有充分的发育和功能表现。但卵泡闭锁使卵泡的残余细胞加入卵巢的间质部分,并使儿童期卵巢增大。

**(四)成年期(青春期—生殖期—围绝经期—绝经后期)**

至青春期启动时,生殖细胞下降到 30 万～50 万个。在以后 35～40 年的生殖期,将有 400～500 个卵泡被选中排卵,每一个卵泡排卵将有 1 000 个卵泡伴随生长,随之闭锁丢失。至绝经期卵泡仅剩几百个,在绝经前的最后 10～15 年,卵泡丢失加速,这可能与该期促性腺素逐渐升高有关。

在女性生殖期,由卵泡成熟、排卵及黄体形成组成的周而复始活动,是下丘脑-垂体-卵巢之间相互作用的结果;下丘脑神经激素、垂体促性腺素及卵泡和黄体产生的甾体激素,以及垂体和卵巢的自分泌/旁分泌共同参与排卵活动的调节。

## 二、女性一生各阶段的生理特点

女性一生根据生理特点可按年龄划分为新生儿期、儿童期、青春期、性成熟期、围绝经期、绝经后期及老年期 6 个阶段。掌握女性各个生理阶段的特点,对各个生理时期的生殖健康保健十分重要。

**(一)新生儿期**

出生后 4 周内称新生儿期。女性胎儿在母体内受胎盘及母体性腺所产生的女性激素影响,出生时新生儿可见外阴较丰满,乳房隆起或有少许泌乳,出生后脱离胎盘循环,血中女性激素水平迅速下降,可出现少量阴道流血。这些生理变化短期内均自然消退。

**(二)儿童期**

从出生 4 周到 12 岁左右称儿童期。此期生殖器由于无性激素作用,呈幼稚型,阴道狭长,约占子宫全长的 2/3,子宫肌层薄。在儿童期后期(8 岁以后),下丘脑促性腺激素释放激素(GnRH)抑制状态解除,GnRH 开始分泌,垂体合成和分泌促性腺激素,卵巢受垂体促性腺激素作用开始发育并分泌雌激素。在雌激素作用下逐步出现第二性征发育和女性体态;卵巢内卵泡在儿童期由于自主发育和后期在促性腺激素的作用下耗损,至青春期生殖细胞下降至 30 万个。

**(三)青春期**

自第二性征开始发育至生殖器官逐渐发育成熟获得生殖能力(性成熟)的一段生长发育期。世界卫生组织(WHO)将青春期年龄定为 10～19 岁。这一时期的生理特点如下。

1.第二性征发育和女性体态

乳房发育是青春期的第一征象(平均 9.8 岁),以后阴毛腋毛生长(平均 10.5 岁);至 13～14 岁女孩第二性征发育基本达成年型。骨盆横径发育大于前后径;脂肪堆积于胸部、髋部、肩部,形成女性特有体态。

2.生殖器官发育(第一性征)

由于促性腺激素作用,卵巢逐渐发育增大,卵泡发育开始和分泌雌激素,促使内、外生殖器开始发育。外生殖器从幼稚型变为成人型,大小阴唇变肥厚,色素沉着,阴阜隆起,阴毛长度和宽度逐渐增加,阴道黏膜变厚并出现皱襞,子宫增大,输卵管变粗。

3.生长突增

在乳房发育开始 2 年以后(11～12 岁),女孩身高增长迅速,每年增高 5～7 cm,最快可达 11 cm,这一现象称生长突增,与卵巢在促性腺激素作用下分泌雌激素,以及与生长激素、胰岛素样生长因子的协同作用有关。直至月经来潮后,生长速度减缓,与此时卵巢分泌的雌激素量增多,具有促进骨骺愈合的作用有关。

4.月经来潮

女孩第一次月经来潮称月经初潮,为青春期的一个里程碑;标志着卵巢产生的雌激素已足以使子宫内膜增殖,在雌激素达到一定水平而有明显波动时,引起子宫内膜脱落即出现月经。月经初潮为卵巢具有产生足够雌激素能力的表现,但由于此时中枢对雌激素的正反馈机制尚未成熟,因而卵泡即使能发育成熟也不能排卵。因此,初潮后一段时期内因排卵机制未臻成熟,月经一般无一定规律,甚至可反复发生无排卵性功能失调性子宫出血。

5.生殖能力

规律的周期性排卵是女性性成熟并获得生殖能力的标志。多数女孩在初潮后需 2～4 年建立规律性周期性排卵;此时女孩虽已初步具有生殖能力,但整个生殖系统的功能尚未完善。

**(四)性成熟期**

性成熟期一般在 18 岁左右开始,历时 30 年。每个生殖周期生殖器官各部及乳房在卵巢分泌的性激素周期性作用下,发生利于生殖的周期性变化。

### (五)围绝经期

1994年世界卫生组织将围绝经期定义为始于卵巢功能开始衰退直至绝经后一年内的一段时期。

卵巢功能开始衰退一般始于40岁以后,该期以无排卵月经失调为主要症状,可伴有阵发性潮热、出汗等,历时短至1~2年,长至十余年。因长时间无排卵,子宫内膜长期暴露于雌激素作用,而无孕激素保护,故此时期妇女为子宫内膜癌的高发人群。至卵巢功能完全衰竭时,则月经永久性停止,称绝经。中国妇女的平均绝经年龄为50岁左右。

绝经后卵巢内卵泡发育及雌二醇的分泌停止,此期因体内雌激素的急剧下降,血管舒缩症状加重,并可出现神经精神症状,表现为潮热出汗、情绪不稳定、不安、抑郁或烦躁、失眠等。

### (六)绝经后期及老年期

绝经后期是指绝经一年后的生命时期。绝经后期的早期虽然卵巢内卵泡耗竭,卵巢分泌雌激素的功能停止,但卵巢间质尚有分泌雄激素功能,此期经雄激素外周转化的雌酮成为循环中的主要雌激素。肥胖者雌酮转化率高于消瘦者。由于绝经后体内雌激素明显下降,特别是循环中雌二醇降低,出现低雌激素相关症状及疾病,如心血管疾病、骨矿含量丢失等。但由于雌酮升高,以及其对子宫内膜的持续刺激作用,该期仍可能发生子宫内膜癌。妇女60岁以后机体逐渐老化,进入老年期。卵巢间质的内分泌功能逐渐衰退,生殖器官逐渐萎缩,此时骨质疏松症甚至骨折发生率增加。

(颜　飞)

# 第二节　女性生殖内分泌调节

在脑部存在两个调节生殖功能的部位,即下丘脑和垂体。多年来的科学研究已揭示了下丘脑-垂体-卵巢激素的相互作用与女性排卵周期性的动态关系,这种动态关系涉及下丘脑-垂体生殖激素对卵巢功能的调节,以及卵巢激素对下丘脑-垂体分泌生殖激素的反馈调节,此为下丘脑-垂体-卵巢(hypothalamus-pituitary-ovary,H-P-O)的内分泌调节轴。近年研究还发现垂体和卵巢的自分泌/旁分泌在卵巢功能的调节中起重要作用。

在女性生殖周期中卵巢激素的周期性变化对生殖器官的作用,使生殖器官出现有利于生殖的周期性变化。在灵长类,雌性生殖周期若未受孕,则最明显的特征是周期性的子宫内膜脱落所引起的子宫周期性出血,称月经。因而,灵长类雌性生殖周期也称月经周期。

## 一、中枢生殖调节激素

中枢生殖调节激素包括下丘脑和腺垂体分泌的与生殖调节有关的激素。

### (一)下丘脑促性腺激素释放激素

1.化学结构

GnRH是控制垂体促性腺激素分泌的神经激素,其化学结构由10个氨基酸(焦谷氨酸、组氨酸、色氨酸、丝氨酸、酪氨酸、甘氨酸、亮氨酸、精氨酸、脯氨酸及甘氨酸)组成。

2.产生部位及运输

GnRH 主要是由下丘脑弓状核的 GnRH 神经细胞合成和分泌。GnRH 神经元分泌的 GnRH 经垂体门脉血管输送到腺垂体。

3.GnRH 的分泌特点及生理作用

下丘脑 GnRH 的生理分泌呈持续的脉冲式节律分泌,其生理作用为调节垂体 FSH 和 LH 的合成和分泌。

4.GnRH 分泌调控

GnRH 的分泌受来自血流的激素信号的调节,如垂体促性腺激素和性激素的反馈调节,包括促进作用的正反馈和抑制作用的负反馈。控制下丘脑 GnRH 分泌的反馈有长反馈、短反馈和超短反馈。长反馈是指性腺分泌到循环中的性激素的反馈作用;短反馈是指垂体激素的分泌对下丘脑 GnRH 分泌的负反馈;超短反馈是指 GnRH 对其本身合成的抑制。另外,来自中枢神经系统更高中枢的信号还可以通过多巴胺、去甲肾上腺素、儿茶酚胺、内啡肽及五羟色胺和褪黑素等一系列神经递质调节 GnRH 的分泌。

**(二)垂体生殖激素**

腺垂体分泌的直接与生殖调节有关的激素有促性腺激素和泌乳素。

1.促性腺激素

促性腺激素包括 FSH 和 LH,它们是由腺垂体促性腺激素细胞分泌的。FSH 和 LH 均为由 α 和 β 两个亚基组成的糖蛋白激素,LH 的相对分子量约为 28 000,FSH 的相对分子量约为 33 000。FSH、LH、HCG 和 TSH 四种激素的 α 亚基完全相同、β 亚基不同。α 亚基和 β 亚基均为激素活性所必需的,单独的 α 亚基或 β 亚基不具有生物学活性,只有两者结合形成完整的分子结构才具有活性。

2.泌乳素

主要由垂体前叶催乳素细胞合成分泌,泌乳素细胞占垂体细胞总数的 1/3～1/2。另外,子宫内膜的蜕膜细胞或蜕膜样间质细胞也可分泌少量的催乳素。催乳素能影响下丘脑-垂体-卵巢轴,正常水平的催乳素对卵泡的发育非常重要。过高的催乳素水平会抑制 GnRH、LH 和 FSH 的分泌,抑制卵泡的发育和排卵,导致排卵障碍。因此,高催乳素血症患者会出现月经稀发和闭经。

垂体催乳素的分泌主要受下丘脑分泌的激素或因子调控。多巴胺是下丘脑分泌的最主要的催乳素抑制因子,它与催乳素细胞上的 $D_2$ 受体结合后发挥作用。多巴胺能抑制催乳素 mRNA 的表达、催乳素的合成及分泌,它是目前已知的最强的催乳素抑制因子。一旦下丘脑多巴胺分泌减少或下丘脑-垂体间多巴胺转运途径受阻,就会出现高催乳素血症。下丘脑分泌的催乳素释放因子包括促甲状腺素释放激素(TRH)、血管升压素、催产素等。TRH 能刺激催乳素 mRNA 的表达,促进催乳素的合成与分泌。原发性甲状腺功能减退者发生的高催乳素血症就与患者体内的 TRH 升高有关。血管升压素和催产素对催乳素分泌的影响很小,可能不具有临床意义。

许多生理活动都可影响体内的催乳素水平。睡眠后催乳素分泌显著增加,直到睡眠结束。醒后分泌减少。一般说来,人体内催乳素水平在早晨 5:00～7:00 最高,9:00～11:00 最低,下午较上午高。精神状态也影响催乳素的分泌,激动或紧张时催乳素分泌显著增加。另外,高蛋白饮食、性交和哺乳等也可使催乳素分泌增加。

### (三)卵巢生理周期及调节

本部分将阐述卵巢内卵泡发育、排卵及黄体形成至退化的生理周期中变化及调节,以及垂体促性腺激素与卵巢激素相互作用关系。卵巢内激素关系与形态学和自分泌/旁分泌活动的关系使卵巢活动周而复始。

1.卵泡的发育

近年来随着生殖医学的发展,人们对卵泡发育的过程有了进一步的了解。目前认为卵泡的发育成熟过程跨越的时间很长,仅从有膜的窦前卵泡发育至成熟卵泡就需要85天。

始基卵泡直径约30 $\mu m$,由一个卵母细胞和一层扁平颗粒细胞组成。新生儿两侧卵巢内共有100万～200万个始基卵泡,青春期启动时有20万～40万个始基卵泡。性成熟期每月有一个卵泡发育成熟,女性一生中共有400～500个始基卵泡最终发育成成熟卵泡。

初级卵泡是由始基卵泡发育而来的,直径>60 $\mu m$,此期的卵母细胞增大,颗粒细胞也由扁平变为立方形,但仍为单层。初级卵泡的卵母细胞和颗粒细胞之间出现了一层含糖蛋白膜,称为透明带。透明带是由卵母细胞和颗粒细胞共同分泌形成的。

初级卵泡进一步发育,形成次级卵泡。次级卵泡的直径<120 $\mu m$,由卵母细胞和多层颗粒细胞组成。

初级卵泡和次级卵泡均属窦前卵泡。随着次级卵泡的进一步发育,卵泡周围的间质细胞生长分化成卵泡膜,卵泡膜分为内泡膜层和外泡膜层两层。Gougen 根据卵泡膜内层细胞和颗粒细胞的生长,把有膜卵泡的生长分成8个等级。

次级卵泡在第一个月经周期的黄体期进入第1级,1级卵泡仍为窦前卵泡。约25天后在第2个月经周期的卵泡期发育成2级卵泡,此时颗粒细胞间积聚的卵泡液增加融合成卵泡腔,因此这种卵泡被称为窦腔卵泡,从此以后的卵泡均为窦腔卵泡。卵泡液中含有丰富的类固醇激素、促性腺激素和生长因子,它们对卵泡的发育具有极其重要的意义。20天后在黄体期末转入第3级,14天后转入第4级,4级卵泡直径约2 mm。10天后,在第3个月经周期的黄体晚期转入第5级。5级卵泡为卵泡募集的对象,被募集的卵泡从此进入第6、7、8级,每级之间间隔5天。

(1)初始募集:静止的始基卵泡进入到卵泡生长轨道的过程称为初始募集,初始募集的具体机制尚不清楚。目前认为静止的始基卵泡在卵巢内同时受到抑制因素和刺激因素的影响,当刺激因素占上风时就会发生初始募集。FSH 水平升高可导致初始募集增加,这说明 FSH 能刺激初始募集的发生。但是始基卵泡上没有 FSH 受体,因此 FSH 对初始募集的影响可能仅仅是一种间接影响。

一些局部生长因子在初始募集的启动中可能起关键作用,如生长分化因子-9(growth differentiation factor-9,GDF-9)和 kit 配体等。GDF-9 是转化生长因子/激活素家族中的一员,它由卵母细胞分泌,对大鼠的初始募集至关重要。GDF-9 发生基因突变时,大鼠的始基卵泡很难发展到初级卵泡。kit 配体是由颗粒细胞分泌的,它与卵母细胞和颗粒细胞上的 kit 受体结合。kit 配体是初始募集发生的关键因子之一。

(2)营养生长阶段:从次级卵泡到4级卵泡的生长过程很缓慢,次级卵泡及其以后各期卵泡的颗粒细胞上均有 FSH、雌激素和雄激素受体。泡膜层也是在次级卵泡期形成,泡膜细胞上有 LH 受体。由于卵泡上存在促性腺激素受体,所以促性腺激素对该阶段的卵泡生长也有促进作用。

不过促性腺激素对该阶段卵泡生长的影响较小。即使没有促性腺激素的影响,卵泡也可以发展成早期窦腔卵泡。与促性腺激素水平正常时的情况相比,缺乏促性腺激素时卵泡生长得更慢,生长卵泡数更少。

由于该阶段卵泡的生长对促性腺激素的依赖性很小,可能更依赖卵巢的局部调节,如胰岛素样生长因子和转化生长因子β等,因此 Gougeon 称为营养生长阶段。

(3)周期募集:在黄体晚期,生长卵泡发育成直径2~5 mm的5级卵泡。绝大部分5级卵泡将发生闭锁,只有少部分5级卵泡在促性腺激素(主要是FSH)的作用下,可以继续生长发育并进入到下个月经周期的卵泡期。这种少部分5级卵泡被募集到继续生长的轨道的过程,就称为周期募集。

4级卵泡以后的各级卵泡的生长对促性腺激素的依赖很大,如果促性腺激素水平比较低,这些卵泡将发生闭锁。另外,雌激素也能促进这些卵泡的生长,因此雌激素有抗卵泡闭锁的作用。在青春期前也有卵泡生长,但是由于促性腺激素水平低,这些生长卵泡在周期募集发生前都闭锁了。在青春期启动后下丘脑-垂体-卵巢轴被激活,促性腺激素分泌增加,周期募集才开始成为可能。

在黄体晚期,黄体功能减退,雌孕激素水平下降,促性腺激素水平轻度升高。在升高的促性腺激素的作用下,一部分5级卵泡被募集,从而可以继续生长。由此可见,周期募集的关键因素是促性腺激素。

(4)促性腺激素依赖生长阶段:周期募集后的卵泡的生长依赖促性腺激素,目前认为5级以后卵泡的生长都需要一个最低水平的FSH,即"阈值"。只有FSH水平达到或超过阈值时,卵泡才能继续生长,否则卵泡将闭锁。因此5级及其以后的卵泡生长阶段被称为促性腺激素依赖生长阶段。雌激素对该阶段卵泡的生长也有促进作用,雌激素可使卵泡生长所需的FSH阈值水平降低。

(5)优势卵泡的选择:周期募集的卵泡有多个,但是最终只有一个卵泡发育为成熟卵泡并发生排卵。这个将来能排卵的卵泡被称为优势卵泡,选择优势卵泡的过程称为优势卵泡的选择。

优势卵泡的选择发生在卵泡早期(月经周期的第5~7天)。目前认为优势卵泡的选择与雌激素的负反馈调节有关,优势卵泡分泌雌激素的能力强,其卵泡液中的雌激素水平高。一方面,雌激素能在卵泡局部协同FSH,促进颗粒细胞的生长,提高卵泡对FSH的敏感性。另一方面,雌激素对垂体FSH的分泌具有负反馈抑制作用,使循环中的FSH水平下降。卵泡中期,随着卵泡的发育和雌激素分泌的增加,FSH分泌减少。优势卵泡分泌雌激素能力强,对FSH敏感,因此其生长对FSH的依赖较小,可继续发育。分泌雌激素能力低的卵泡,其卵泡液中的雌激素水平低,对FSH不敏感,生长依赖于高水平的FSH,FSH水平下降时它们将闭锁。

(6)排卵:成熟卵泡也被称为Graffian卵泡,直径可达20 mm上。成熟卵泡破裂,卵母细胞排出,这个过程称为排卵。排卵发生在卵泡晚期,此时雌二醇水平迅速上升并达到峰值,该峰值水平可达350 pg/mL以上。高水平的雌二醇对下丘脑-垂体产生正反馈,诱发垂体LH峰性分泌,形成LH峰。LH峰诱发排卵,在LH峰出现36小时后发生排卵。

排卵需要黄体酮和前列腺素。排卵前的LH峰诱导颗粒细胞产生孕激素受体,孕激素受体缺陷者存在排卵障碍,这说明孕激素参与排卵的调节。排卵前的LH峰激活环氧合酶(cyclooxygenase-2,COX-2)的基因表达,COX-2合成增加,前列腺素生成增多。前列腺素缺乏会导致排卵障碍,这说明前列腺素也参与排卵的调节。

排卵过程的具体机制尚不清楚,下面把目前的一些认识做一简介。LH峰激活卵丘细胞和颗粒细胞内的透明质酸酶的基因表达,透明质酸酶的增加使卵丘膨大,目前认为卵泡膨大是排卵的必要条件之一。LH峰还激活溶酶体酶,在溶酶体酶的作用下排卵斑形成。孕激素的作用是激活排卵相关基因的转录,前列腺素参与排卵斑的形成过程。排卵斑破裂是蛋白水解酶作用的结果,这些酶包括纤溶酶原激活物和基质金属蛋白酶等。

(7)卵泡闭锁:在每一个周期中都有许多卵泡生长发育。但是,最终每个月只有一个卵泡发育为成熟卵泡并排卵,其余的绝大多数(99.9%)卵泡都闭锁了。在卵泡发育的各个时期都可能发生卵泡闭锁。卵泡闭锁属于凋亡范畴,一些生长因子和促性腺激素参与其中。

2.卵母细胞的变化

在卵泡发育的过程中,卵母细胞也发生了重大变化。随着卵泡的增大,卵母细胞的体积也不断增大。始基卵泡的卵母细胞为处于减数分裂前期Ⅰ的初级卵母细胞,LH峰出现后进入到减数分裂中期Ⅰ,排卵前迅速完成第一次减数分裂,形成2个子细胞:次级卵母细胞和第一极体。次级卵母细胞很快进入到减数分裂中期Ⅱ,且停止于该期。直到受精后才会完成第二次减数分裂。

3.卵泡发育的调节

FSH是促进卵泡发育的主要因子之一,窦前期卵泡和窦腔卵泡的颗粒细胞膜上均有FSH受体,FSH本身能上调FSH受体的基因表达。FSH能刺激颗粒细胞的增殖,激活颗粒细胞内的芳香化酶。另外FSH还能上调颗粒细胞上LH受体的基因表达。LH受体分布于卵泡膜细胞和窦期卵泡的颗粒细胞上,它对卵泡的生长发育也很重要。LH的主要作用是促进卵泡膜细胞合成雄激素,后者是合成雌激素的前体。

雌激素参与卵泡生长发育各个环节的调节,颗粒细胞和卵泡膜细胞均为雌激素的靶细胞。雌激素能刺激颗粒细胞的有丝分裂,促进卵泡膜细胞上FSH受体和LH受体的基因表达。雌激素在窦腔形成和优势卵泡选择的机制中居重要地位。雄激素在卵泡发育中的作用目前尚不清楚,但临床上有证据提示,雄激素过多可导致卵泡闭锁。

**(四)卵巢的自分泌/内分泌**

卵泡内还有许多蛋白因子,如抑制素、激活素、胰岛素样生长因子等,它们也参与卵泡发育的调节,但是具体作用还有待于进一步的研究。

1.抑制素、激活素和卵泡抑素

属同一家族的肽类物质,由颗粒细胞在FSH作用下产生的。抑制素是抑制垂体FSH分泌的重要因子。激活素的作用是刺激FSH释放,在卵巢局部起增强FSH的作用。卵泡抑素具有抑制FSH活性的作用,此作用可能通过与激活素的结合。

抑制素是由α、β两个亚单位组成,其中β亚单位主要有两种,即$β_A$和$β_B$。α亚单位和$β_A$亚单位组成的抑制素称为抑制素A($αβ_A$),α亚单位和$β_B$亚单位组成的抑制素称为抑制素B($αβ_B$)。激活素是由构成抑制素的β亚单位两两结合而成,由两个$β_A$亚单位组成的称为激活素A($β_Aβ_A$),由两个$β_B$亚单位组成的称为激活素B($β_Bβ_B$),由一个$β_A$亚单位和一个$β_B$亚单位组成的称为激活素AB($β_Aβ_B$)。近年又有一些少见的β亚单位被发现,目前尚不清楚它们的分布和作用。

在整个卵泡期抑制素A水平都很低,随着LH的出现,抑制素A的水平也开始升高,黄体期达到峰值,其水平与黄体酮水平平行。黄体晚期抑制素水平很低,此时FSH水平升高,5级卵泡募集。卵泡早期,FSH水平升高,激活素和抑制素B水平也升高。卵泡中期抑制素B达到峰值,此时由于卵泡的发育和抑制素B水平的升高,FSH水平下降,因此发生了优势卵泡的选择。优势卵泡主要分泌抑制素 A。排卵后,黄体形成,黄体主要分泌激活素 A 和抑制素 A。因此卵泡晚期和黄体期,抑制素 B 水平较低。绝经后,卵泡完全耗竭,抑制素分泌也停止。除卵巢外,体内其他一些组织器官也分泌激活素,因此绝经后妇女体内的激活素水平没有明显的变化。由于抑制素 B 主要由早期卵泡分泌,因此它可以作为评估卵巢储备功能的指标。同样的道理,抑制素 A 可以作为评估优势卵泡发育情况的指标。

2.胰岛素样生长因子(insulin-like growth factor,IGF)

为低分子量的单链肽类物质,其结构和功能与胰岛素相似,故称之。IGF 有两种:IGF-Ⅰ和 IGF-Ⅱ。循环中的 IGF-Ⅰ由肝脏合成(生长激素依赖),通过循环到达全身各组织发挥生物效应。近年,大量研究表明,体内多数组织能合成 IGF-Ⅰ,其产生受到生长激素或器官特异激素的调节。卵巢产生的 IGF 量仅次于子宫和肝脏。在卵巢,IGF 产生于卵泡颗粒细胞和卵泡膜细胞,促性腺素对其产生具有促进作用。

IGF 对卵巢的作用已经阐明,IGF 受体在人卵巢的颗粒细胞和卵泡膜细胞均有表达。已证明 IGF-Ⅰ具有促进促性腺素对卵泡膜和颗粒细胞的作用,包括颗粒细胞增殖、芳香化酶活性、LH 受体合成及抑制素的分泌。IGF-Ⅱ对颗粒细胞有丝分裂也有刺激作用。在人类卵泡细胞,IGF-Ⅰ协同 FSH 刺激蛋白合成和类固醇激素合成。在颗粒细胞上出现 LH 受体时,IGF-Ⅰ能提高 LH 的促黄体酮合成作用及刺激颗粒细胞黄体细胞的增殖。IGF-Ⅰ与 FSH 协同促进排卵前卵泡的芳香化酶活性。因此,IGF-Ⅰ对卵巢雌二醇和黄体酮的合成均具有促进作用。另外,IGF-Ⅰ的促卵母细胞成熟和促受精卵卵裂的作用在动物实验中得到证实;离体实验表明,IGF-Ⅰ对人未成熟卵具有促成熟作用。

有 6 种 IGF 结合蛋白(insnlin like growth binding proteins,IGFBPs),即 IGFBP-1 到 IGFBP-6,其作用是与 IGF 结合,调节 IGF 的作用。游离状态的 IGFs 具有生物活性,与 IGFBP 结合的 IGFs 无生物活性。另外,IGFBPs 对细胞还具有与生长因子无关的直接作用。卵巢局部产生的 IGFBP 其基本功能是通过在局部与 IGFs 结合,从而降低 IGFs 的活性。

IGF 的局部活性还可受到蛋白水解酶的调节,蛋白水解酶可调节 IGFBP 的活性。雌激素占优势的卵泡液中 IGFBP-4 浓度非常低;相反雄激素占优势的卵泡液中有高浓度的 IGFBP-4;蛋白水解酶可降低 IGFBP 的活性及提高 IGF 的活性,这是保证优势卵泡正常发育的另一机制。

3.抗米勒激素

由颗粒细胞产生,具有抑制卵母细胞减数分裂和直接抑制颗粒细胞和黄体细胞增殖的作用,并可抑制 EGF 刺激的细胞增殖。

4.卵母细胞成熟抑制因子(oocyte maturation inhibitor,OMI)

由颗粒细胞产生具有抑制卵母细胞减数分裂的作用,卵丘的完整性是其活性的保证,LH 排卵峰能克服或解除其抑制作用。

5.内皮素-1

内皮素-1 是肽类物质,产生于血管内皮细胞,以前称之为黄素化抑制因子;具有抑制 LH 促进的黄体酮分泌。

(五)黄体

排卵后卵泡壁塌陷,卵泡膜内的血管和结缔组织伸入到颗粒细胞层。在 LH 的作用下,颗粒细胞继续增大,空泡化,积聚黄色脂质,形成黄色的实体结构,称为黄体。颗粒细胞周围的卵泡膜细胞也演化成卵泡膜黄体细胞,成为黄体的一部分。如不受孕,黄体仅维持 14 天,以后逐渐被结缔组织取代,形成白体。受孕后黄体可维持 6 个月,之后也将退化成白体。

LH 是黄体形成的关键因素,研究表明它对黄体维持也有重要的意义。在黄体期,黄体细胞膜上的 LH 受体数先进行性增加,以后再减少。但是即使在黄体晚期,黄体细胞上也含有大量的 LH 受体。缺少 LH 时,黄体酮分泌会明显减少。

在非孕期,黄体的寿命通常只有 14 天左右。非孕期黄体退化的机制目前尚不清楚,用 LH 及其受体的变化无法解释。有学者认为可能与一些调节细胞凋亡的基因有关。

### 二、下丘脑-垂体-卵巢轴激素的相互关系

下丘脑-垂体-卵巢轴是一个完整而协调的神经内分泌系统。下丘脑通过分泌 GnRH 控制垂体 LH 和 FSH 的释放,从而控制性腺发育和性激素的分泌,卵巢在促性腺激素作用下,发生周期性排卵并伴有卵巢性激素分泌的周期性变化;而卵巢性激素对中枢生殖调节激素的合成和分泌又具有反馈调节作用,从而使循环中 LH 和 FSH 呈密切相关的周期性变化。

性激素反馈作用于中枢使下丘脑 GnRH 和垂体促性腺激素合成或分泌增加时,称正反馈;反之使下丘脑 GnRH 和垂体促性腺激素合成或分泌减少时,称负反馈。

循环中当雌激素低于 200 pg/mL 时对垂体 FSH 的分泌起抑制作用(负反馈),因此,在卵泡期,随卵泡发育,由于卵巢分泌雌激素的增加,垂体释放 FSH 受到抑制,使循环中 FSH 下降。当卵泡接近成熟,卵泡分泌雌激素使循环中雌激素达到高峰,当循环中雌激素浓度达到或高于 200 pg/mL 时,即刺激下丘脑 GnRH 和垂体 LH、FSH 大量释放(正反馈),形成循环中的 LH、FSH 排卵峰。然后成熟卵泡在 LH、FSH 排卵峰的作用下排卵,继后黄体形成,卵巢不仅分泌雌激素,还分泌黄体酮。黄体期无论是垂体 LH 和 FSH 的释放还是合成均受到抑制作用,循环中 LH、FSH 下降,卵泡发育受限制;黄体萎缩时,循环中雌激素和孕激素水平下降。可见下丘脑-垂体-卵巢轴分泌的激素的相互作用是女性生殖周期运转的机制,卵巢是调节女性生殖周期的重要环节。若未受孕,卵巢黄体萎缩,致使子宫内膜失去雌、孕激素的支持而萎缩、坏死,引起子宫内膜脱落和出血。因此月经来潮是一个生殖周期生殖的失败及一个新的生殖周期开始的标志。

(神 雪)

# 第三节 子宫内膜及其他生殖器官的周期性变化

卵巢周期中,卵巢分泌的雌、孕激素作用于子宫内膜及生殖器官,使其发生支持生殖的周期性变化。

## 一、子宫内膜周期性变化及月经

### (一)子宫内膜的组织学变化

子宫内膜在解剖结构上分为基底层和功能层。基底层靠近子宫肌层,对月经周期中激素变化没有反应;功能层是由基底层再生的增殖带,在月经周期受卵巢雌、孕激素的序贯作用发生周期性变化,若未受孕则功能层在每一周期最后脱落伴子宫出血,临床上表现为月经来潮。以月经

周期为 28 天为例来描述子宫内膜的组织学形态变化。

1.增殖期

子宫内膜受雌激素影响,内膜的各种成分包括表面上皮、腺体和腺上皮、间质及血管均处在一个增殖生长过程,称为增殖期。与卵巢的卵泡期相对应,子宫内膜的增殖期一般持续 2 周,生理情况下可有 10～20 天波动。子宫内膜厚度自 0.5 mm 增加到 3.5～5.0 mm,以腺体增殖反应最为明显。根据增殖程度一般将其分为早、中和晚期增殖三个阶段。增殖期早期(28 天周期的第 4～7 天),腺体狭窄呈管状,内衬低柱状上皮,间质细胞梭形,排列疏松,胞浆少,螺旋小动脉位于内膜深层;增殖期中期(28 天周期的第 8～10 天),腺体迅速变长而扭曲,腺上皮被挤压呈高柱状,螺旋小动脉逐渐发育,管壁变厚;增殖晚期(28 天周期的第 11～14 天),相当于卵泡期雌激素分泌高峰期,子宫内膜雌激素浓度也达高峰,子宫内膜腺体更加弯曲,腺上皮细胞拥挤,致使细胞核不在同一平面而形成假复层,此时腺体向周围扩张,可与邻近腺体紧靠,朝内膜腔的子宫内膜表面形成一层连续的上皮层,含致密的细胞成分的内膜基质此时因水肿变疏松。内膜功能层上半部,间质细胞胞浆中含极丰富的 RNA,而下半部的间质细胞仅含少量 RNA,此两部分以后分别成为致密层和海绵层,螺旋小动脉在此期末到达子宫内膜表面的上皮层之下,并在此形成疏松的毛细管网。雌激素作用的子宫内膜生长的另一重要特征是纤毛和微绒毛细胞增加;纤毛发生在周期的第7～8 天,随着子宫内膜对雌激素反应性增加,围绕腺体开口的纤毛细胞增加,对内膜分泌期的分泌活动十分重要;细胞表面绒毛的生成也是雌激素作用的结果,绒毛是细胞质的延伸,起到增加细胞表面营养物质交换的作用。增殖期是以有丝分裂活动为特征,细胞核 DNA 增加,胞浆 RNA 合成增加,在子宫的上 2/3 段的子宫内膜功能层即胚泡常见的着床部位最为明显。

2.分泌期

排卵后,子宫内膜除受雌激素影响外,主要受黄体分泌的黄体酮的作用;子宫内膜尽管仍受到雌激素的作用,但由于黄体酮的抗雌激素作用,使子宫内膜的总高度限制在排卵前范围(5～6 mm)。上皮的增殖在排卵后 3 天停止,内膜内其他各种成分在限定的空间内继续生长,导致腺体进行性弯曲及螺旋动脉高度螺旋化。另外黄体酮作用的另一重要特征是使子宫内膜的腺体细胞出现分泌活动,故称为分泌期。根据腺体分泌活动的不同阶段,将分泌期分为早、中和晚期三个阶段。分泌期早期(28 天周期的第 16～19 天),50％以上的腺上皮细胞核下的细胞质内出现含糖原的空泡,称核下空泡,为分泌早期的组织学特征;分泌期中期(28 天周期的 20～23 天),糖原空泡自细胞核下逐渐向腺腔移动,突破腺细胞顶端胞膜,排到腺腔,称顶浆分泌,为分泌中期的组织学特征,此过程历经 7 天。内膜分泌活动在中期促性腺素峰后 7 天达高峰,与胚泡种植时间同步。周期的第 21～22 天为胚泡种植的时间,此时另一突出的特征是子宫内膜基质高度水肿,此变化是由于雌、孕激素作用于子宫内膜产生前列腺素使毛细血管通透性增加所致。分泌晚期(28 天周期的第 24～28 天),腺体排空,见弯曲扩张的腺体,间质稀少,基质水肿使子宫内膜呈海绵状;此时表层上皮细胞下的间质分化为肥大的前脱膜细胞,其下方的间质细胞分化为富含松弛素颗粒的颗粒间质细胞;排卵后第 7～13 天(月经周期的第 21～27 天)子宫内膜分泌腺扩张及扭曲最明显;至排卵后第 13 天,子宫内膜分为三带:不到 1/4 的组织是无变化的基底层;子宫内膜中部(约占子宫内膜的 50％)为海绵层,含高度水肿的间质和高度螺旋化动脉,以及分泌耗竭扩张的腺体;在海绵层之上的表层(约占 25％高度)是致密层,由水肿肥大的呈多面体的间质细胞呈砖砌样致密排列。

3.月经期

即为子宫内膜功能层崩解脱落期。在未受孕情况下，黄体萎缩，雌孕激素水平下降，子宫内膜失去激素支持后最明显的变化是子宫内膜组织的萎陷和螺旋动脉血管明显的舒缩反应。在恒河猴月经期观察到性激素撤退时子宫内膜的血管活动顺序：随着子宫内膜的萎陷，螺旋动脉血流及静脉引流减少；继而血管扩张；以后是螺旋动脉呈节律的收缩和舒张；血管痉挛性收缩持续时间一次比一次长，且一次比一次强，最后导致子宫内膜缺血发白。组织分解脱落机制如下。

（1）血管收缩因子：上述这些变化开始于月经前24小时，导致内膜缺血和淤血；接着血管渗透性增加，白细胞由毛细血管渗透到基质，血管的舒张变化使红细胞渗出至组织间隙，血管表面凝血块形成。此时，分泌期子宫内膜上因组织坏死释放的前列腺素 $PGF_{2\alpha}$ 及 $PGF_{E2}$ 水平达到最高；来自腺体细胞的前列腺素 $PGF_{2\alpha}$ 及蜕膜间质细胞的内皮素-Ⅰ（endothelin-1）是强效血管收缩因子，血小板凝集产生的血栓素 $A(TXA_2)$ 也具有血管收缩作用，从而使经期发生血管及子宫肌层的节律性收缩，而且全内膜血管收缩在整个经期呈进行性加强，使内膜功能层迅速缺血坏死崩解。

（2）溶酶体酶释放：在内膜分泌期的前半阶段，一些强效的组织溶解酶均限制在溶酶体内，这是因为黄体酮具有稳定溶酶体膜的作用。伴随雌、孕激素水平的下降，溶酶体膜不能维持，酶释放到内皮细胞的细胞质，最后到细胞间隙，这些活性酶将消化细胞导致前列腺素的释放，红细胞外渗，促进组织坏死和血栓形成。

（3）基质金属蛋白酶家族：具有降解细胞外基质及基底膜的各种成分，包括胶原蛋白、明胶等。当黄体酮从子宫内膜细胞撤退时引起基质金属蛋白酶的分泌，从而导致细胞膜的崩解及细胞外基质的溶解。

（4）细胞凋亡：有相当证据表明细胞因子中，肿瘤坏死因子（tumor necrosis factor，TNF）是引起细胞凋亡的信号。月经期子宫内膜细胞上 TNF-α 的分泌达到高峰，可抑制子宫内膜的增殖引起细胞凋亡；引起黏连蛋白的丢失，而黏连蛋白的丢失引起细胞间联系的中断。

**（二）月经临床表现**

正常月经具有周期性，间隔为24～35天，平均28天；每次月经持续时间称经期，为2～6天；出血的第1天为月经周期的开始。经量为一次月经的总失血量，月经开始的头12小时一般出血量少，第2～3天出血量最多，第3天后出血量迅速减少。正常月经量为30～50 mL，超过80 mL为月经过多。尽管正常月经的周期间隔、经期及经量均因人而异，但对有规律排卵的妇女（个体）而言，其月经类型相对稳定。月经类型包括周期间隔、经期持续日数及经量变化特点等的任何偏转，均可能是异常子宫出血，而非正常月经。经期一般无特殊症状，但由于前列腺素的作用，有些妇女下腹部及腰骶部有下坠不适或子宫收缩痛，并可出现腹泻等胃肠功能紊乱症状。少数患者可有头痛及轻度神经系统不稳定症状。

## 二、其他部位生殖器官的周期性变化

**（一）输卵管的周期变化**

输卵管在生殖中的作用是促进配子运输、提供受精场所和运输早期胚胎。输卵管可分为4部分：伞部、壶腹部、峡部和间质部。每一部分都有肌层和黏膜层，黏膜层由上皮细胞组成，包括纤毛细胞和分泌细胞。

伞部的主要功能是拾卵，这与该部位的纤毛细胞的纤毛向子宫腔方向摆动有关。壶腹部是受精的场所,该部位的纤毛细胞的纤毛也向子宫腔方向摆动。峡部的肌层较厚,黏膜层较薄。间质部位于子宫肌壁内,由较厚的肌层包围。

拾卵是通过输卵管肌肉收缩和纤毛摆动实现的,卵子和胚胎的运输主要靠输卵管肌肉收缩实现的,纤毛运动障碍可造成输卵管性不孕。肌肉收缩和纤毛活动受卵巢类固醇激素的调节。雌激素促进纤毛的生成;孕激素使上皮细胞萎缩,纤毛脱落。

输卵管液是配子和早期胚胎运输的介质,输卵管液中的成分随月经周期发生周期性变化。

### (二)子宫颈黏液的周期变化

子宫颈黏液(cervical mucus scors,CS)主要由子宫颈内膜腺体的分泌物组成,此外还包括少量来自子宫内膜和输卵管的液体,以及子宫腔和子宫颈的碎屑和白细胞。子宫颈黏液的分泌受性激素的调节,随月经周期发生规律变化。

1.子宫颈黏液的成分

子宫颈黏液由水、无机盐、低分子有机物和大分子的有机物组成。水是子宫颈黏液中最主要的成分,占总量的85%～95%。无机盐占总量的1%,其主要成分为氯化钠。低分子有机化合物包括游离的单糖和氨基酸,大分子的有机化合物包括蛋白质和多糖。

2.羊齿植物叶状结晶

羊齿植物叶状结晶(简称羊齿状结晶)是由蛋白质或多糖与电解质结合而成的。羊齿状结晶并不是子宫颈黏液所特有的,它可以出现在含有电解质、蛋白质或胶态溶液中,如鼻黏液、唾液、羊水、脑脊液等。一般在月经周期的第8～10天开始出现羊齿状结晶,排卵前期达到高峰。排卵后,在孕激素的作用下羊齿状结晶消失。

3.子宫颈分泌的黏液量

子宫颈腺体的分泌量随月经周期发生变化。卵泡早中期子宫颈每天可分泌黏液20～60 mg,排卵前分泌量可增加10倍,每天高达700 mg。在子宫颈黏液分泌量发生变化的同时,子宫颈黏液的性质也发生了变化。此时的子宫颈黏液拉丝度好,黏性低,有利于精子的穿透。排卵后子宫颈黏液分泌量急剧减少,黏性增加。妊娠后黏液变得更厚,形成黏液栓堵住子宫颈口,可防止细菌和精子的穿透。

### (三)阴道上皮周期变化

阴道黏膜上皮细胞受雌、孕激素的影响,也发生周期变化。雌激素使黏膜上皮增生,脱落细胞群中的成熟细胞数量相对增加。孕激素使阴道黏膜上皮细胞大量脱落,中层细胞数量增加。因此,我们可以根据阴道脱落细胞来评价女性生殖内分泌状况。

### (四)乳房周期性变化

雌激素作用引起乳腺管的增生,而黄体酮则引起乳腺小叶及腺泡生长。在月经前10天,许多妇女有乳房肿胀感和疼痛,可能是由于乳腺管的扩张、充血,以及乳房间质水肿。月经期由于雌、孕激素撤退,所有这些变化的伴随症状将消退。

## 三、临床特殊情况的思考和建议

本部分介绍了有关垂体与卵巢激素之间的动态关系及女性生殖的周期性特征。与卵巢组织学及自分泌/旁分泌活动相关联的激素变化,使女性生殖内分泌调节系统周而复始地周期性运行。此不仅涉及垂体促性腺激素对卵巢卵泡发育、排卵及黄体形成的调节作用,而且涉及伴随卵巢上述功能活动和形态变化的激素分泌对垂体促性腺激素的合成和分泌的反馈调节。女性生殖器官在激素周期性作用下，发生着有利于支持生殖的变化，女性的月经生理则包含卵巢激素作用下的子宫内膜变化和出血机制及相关联的临床表现。而激素对生殖器官的生物学效应常用于临床判断有无激素作用和激素作用的程度。对上述生殖周期中生理调节机制的理解是对女性内分泌失常及其所导致的生殖生理功能障碍诊断和处理的基础。对本章生殖生物学的有关知识的充分理解，并且融会贯通，则不仅有益于临床上正确判断疾病和合理治疗的临床思考，而且是临床上解决问题创新思维的基础。

规律的月经是女性生殖健康和女性生殖内分泌功能正常运行的标志。一旦出现月经失调，则为生殖内分泌失调的信号。妇科内分泌医师对每一例月经失调的临床思考与其他疾病的共同点是首先找病因即诊断，然后考虑对患者最有利的治疗方法。但是，由于月经失调对妇女健康影响的特殊性，比如出现影响健康的慢性贫血甚至危及生命的子宫大出血，或由于长期无排卵月经失调使子宫内膜长期暴露于雌激素作用，而无孕激素保护，导致子宫内膜增生病变，如简单型增生、复杂型增生、不典型增生甚至癌变，则必须先针对当时情况处理，前者先止血，后者应先进行转化内膜的治疗。对无排卵性的子宫出血往往采用性激素止血，选用哪类激素止血还应根据患者出血时出血量多少及子宫内膜厚度等因素来决定，对子宫内膜增生病变则需采用对抗雌激素作用的孕激素治疗以转化内膜。临床上，常常是不同的治疗方案可获得相同的治疗效果。因此，并不要求治疗方案的统一，但治疗原则必须基于纠正因无排卵导致的正常月经出血自限机制的缺陷，采用药物逆转雌激素持续作用导致的病变，以及选择不良反应最小的药物，最小有效剂量达到治疗目的的应是最佳治疗方案。

月经失调的病因诊断则需基于病史和生殖内分泌激素的测定，比如有精神打击、过度运动、节食等应激病史的患者，促性腺激素 LH 低于 3 IU/L 者则可判断为应激所致的低促性腺激素性月经失调，此类患者往往开始表现为月经稀少，最后闭经；伴有阵发性潮热症状患者，测定促性腺激素 FSH 水平高于15 IU/L者，则判断为卵巢功能衰退引起的月经失调，FSH 高于 30 IU/L 则判断为卵巢功能衰竭。上述疾病的诊断是基于下丘脑-垂体-卵巢轴激素的动态关系。应激性低促性腺激素闭经者应对其进行心理疏导，去除应激原；无论是低促性腺激素性或卵巢功能衰退引起的促性腺激素升高的月经失调，存在低雌激素血症者应给予雌激素替代，雌激素替代是低雌激素患者的基本疗法，这是因为雌激素不仅是维持女性生殖器官发育的激素，而且对女性全身健康如青少年骨生长、骨量蓄积及成年人骨量的维持及心血管健康都是必需的。但是，有些月经失调患者如多囊卵巢综合征，常存在多种激素分泌异常、交互影响的复杂病理生理环路，因而治疗应着眼于初始作用，或从多个环节阻断病理生理的恶性循环，后者为综合治疗。

综上所述，月经失调是女性生殖内分泌失常的信号，生殖内分泌失常的病因诊断需要检查维持正常月经的生殖轴功能（生殖激素水平）及有无其他内分泌腺异常干扰。对生殖内分泌失常治疗的临床思考，则不仅仅是去除病因，还应考虑到生殖内分泌失常对女性健康的影响，如月经失调引起的子宫异常出血和子宫内膜病变的治疗；雌激素替代的治疗适合于低雌激素的卵巢功能低落者；正常月经来潮及促进排卵功能恢复的治疗则应针对病因的个体化治疗。因此，生殖内分泌失常的治疗往往是病因治疗、激素治疗、促进排卵功能的恢复三方面，需个性化，据病情实施。

（颜　飞）

# 妇产科检查

## 第一节 输卵管通畅检查

输卵管通畅检查的主要目的是检查输卵管是否畅通,了解子宫和输卵管腔的形态及输卵管的阻塞部位。常用的方法有输卵管通气术、输卵管通液术、子宫输卵管造影术。其中输卵管通气术因有发生气栓的潜在危险,且准确率仅为 45％～50％,故临床上已逐渐被其他方法所取代。近年来随着内窥镜的临床应用,已普遍采用腹腔镜直视下输卵管通液检查、宫腔镜下经输卵管口插管通液试验和腹腔镜联合检查等方法。

### 一、输卵管通液术

输卵管通液术是检查输卵管是否通畅的一种方法,并具有一定的治疗功效。即通过导管向宫腔内注入液体,根据注液阻力大小、有无回流及注入液体量和患者感觉等判断输卵管是否通畅。由于操作简便,无需特殊设备,广泛用于临床。

**(一)适应证**

(1)不孕症,男方精液正常,疑有输卵管阻塞者。

(2)检验和评价输卵管绝育术、输卵管再通术或输卵管成形术的效果。

(3)对输卵管黏膜轻度粘连有疏通作用。

**(二)禁忌证**

(1)内外生殖器急性炎症或慢性炎症急性或亚急性发作者。

(2)月经期或有不规则阴道流血者。

(3)可疑妊娠期者。

(4)严重的全身性疾病,如心、肺功能异常等,不能耐受手术者。

(5)体温高于 37.5 ℃者。

**(三)术前准备**

(1)月经干净 3～7 天,禁性生活。

(2)术前半小时肌内注射阿托品 0.5 mg 解痉。

(3)患者排空膀胱。

**（四）方法**

**1.器械**

阴道窥器、宫颈钳、长弯钳、宫颈导管、20 mL 注射器、压力表、Y 形管等。

**2.常用液体**

生理盐水或抗生素溶液（庆大霉素 8 万 U、地塞米松 5 mg、透明质酸酶 1 500 U，注射用水 20～50 mL），可加用 0.5％的利多卡因 2 mL 以减少输卵管痉挛。

**3.操作步骤**

（1）患者取膀胱截石位，外阴、阴道、宫颈常规消毒，铺无菌巾，双合诊了解子宫的位置及大小。

（2）放置阴道窥器充分暴露子宫颈，再次消毒阴道穹隆部及宫颈，以宫颈钳钳夹宫颈前唇。沿宫腔方向置入宫颈导管，并使其与宫颈外口紧密相贴。

（3）用 Y 形管将宫颈导管与压力表、注射器相连，压力表应高于 Y 形管水平，以免液体进入压力表。

（4）将注射器与宫颈导管相连，并使宫颈导管内充满生理盐水，缓慢推注，压力不可超过 21.3 kPa（160 mmHg）。观察推注时阻力大小、经宫颈注入的液体是否回流，患者下腹部是否疼痛。

（5）术毕取出宫颈导管，再次消毒宫颈、阴道，取出阴道窥器。

**（五）结果评定**

**1.输卵管通畅**

顺利推注 20 mL 生理盐水无阻力，压力维持在 8.0～10.7 kPa（60～80 mmHg）；或开始稍有阻力，随后阻力消失，无液体回流，患者也无不适感，提示输卵管通畅。

**2.输卵管阻塞**

勉强注入 5 mL 即感有阻力，压力表见压力持续上升而不见下降，患者感下腹胀痛，停止推注后液体又回流至注射器内，表明输卵管阻塞。

**3.输卵管通而不畅**

注射液体有阻力，再经加压注入又能推进，说明有轻度粘连已被分离，患者感轻微腹痛。

**（六）注意事项**

（1）所用无菌生理盐水温度以接近体温为宜，以免液体过冷造成输卵管痉挛。

（2）注入液体时必须使宫颈导管紧贴宫颈外口，防止液体外漏。

（3）术后 2 周禁盆浴及性生活，酌情给予抗生素预防感染。

## 二、子宫输卵管造影

子宫输卵管造影（HSG）是通过导管向子宫腔及输卵管注入造影剂，X 线下透视及摄片，根据造影剂在输卵管及盆腔内的显影情况了解输卵管是否通畅、阻塞的部位及子宫腔的形态。该检查损伤小，能对输卵管阻塞做出较正确诊断，准确率可达 80％，且具有一定的治疗作用。

**（一）适应证**

（1）了解输卵管是否通畅及其形态、阻塞部位。

（2）了解宫腔形态，确定有无子宫畸形及类型，有无宫腔粘连、子宫黏膜下肌瘤、子宫内膜息肉及异物等。

(3)内生殖器结核非活动期。

(4)不明原因的习惯性流产,于排卵后做造影了解宫颈内口是否松弛,宫颈及子宫是否畸形。

**(二)禁忌证**

(1)内、外生殖器急性或亚急性炎症。

(2)严重的全身性疾病,不能耐受手术者。

(3)妊娠期、月经期。

(4)产后、流产、刮宫术后 6 周内。

(5)碘过敏者。

**(三)术前准备**

(1)造影时间以月经干净 3～7 天为宜,术前 3 天禁性生活。

(2)做碘过敏试验,阴性者方可造影。

(3)术前半小时肌内注射阿托品 0.5 mg 解痉。

(4)术前排空膀胱,便秘者术前行清洁灌肠,以使子宫保持正常位置,避免出现外压假象。

**(四)方法**

1.设备及器械

X 线放射诊断仪、子宫导管、阴道窥器、宫颈钳、长弯钳、20 mL 注射器。

2.造影剂

目前国内外均使用碘造影剂,分油溶性与水溶性两种。油剂(40%碘化油)密度大,显影效果好,刺激小,过敏少,但检查时间长,吸收慢,易引起异物反应,形成肉芽肿或形成油栓;水剂(76%泛影葡胺液)吸收快,检查时间短,但子宫输卵管边缘部分显影欠佳,细微病变不易观察,有的患者在注药时有刺激性疼痛。

3.操作步骤

(1)患者取膀胱截石位,常规消毒外阴、阴道,铺无菌巾,检查子宫位置及大小。

(2)以窥器扩张阴道,充分暴露宫颈,再次消毒宫颈及阴道穹隆部,用宫颈钳钳夹宫颈前唇,探查宫腔。

(3)将 40%碘化油充满宫颈导管,排出空气,沿宫腔方向将其置入宫颈管内,徐徐注入碘化油,在 X 线透视下观察碘化油流经输卵管及宫腔情况并摄片,24 小时后再摄盆腔平片,以观察腹腔内有无游离碘化油。若用泛影葡胺液造影,应在注射完后立即摄片,10～20 分钟后第二次摄片,观察泛影葡胺液流入盆腔情况。

(4)注入碘油后子宫角圆钝而输卵管不显影,则考虑输卵管痉挛,可保持原位,肌内注射阿托品0.5 mg 或针刺合谷、内关穴,20 分钟后再透视、摄片;或停止操作,下次摄片前先使用解痉药物。

**(五)结果评定**

1.正常子宫、输卵管

宫腔呈倒三角形,双侧输卵管显影形态柔软,24 小时后摄片盆腔内见散在造影剂。

2.宫腔异常

患宫腔结核时子宫失去原有的倒三角形态,内膜呈锯齿状不平;患子宫黏膜下肌瘤时可见宫腔充盈缺损;子宫畸形时有相应显示。

3.输卵管异常

患输卵管结核时显示输卵管形态不规则、僵直或呈串珠状,有时可见钙化点;有输卵管积水时输卵管远端呈气囊状扩张;24小时后盆腔X线摄片未见盆腔内散在造影剂,说明输卵管不通;输卵管发育异常,可见过长或过短的输卵管、异常扩张的输卵管、输卵管憩室等。

### (六)注意事项

(1)碘化油充盈宫颈导管时,必须排尽空气,以免空气进入宫腔造成充盈缺损,引起误诊。

(2)宫颈导管与子宫内口必须紧贴,以防碘油流入阴道内。

(3)导管不要插入太深,以免损伤子宫或引起子宫穿孔。

(4)注入碘化油时用力不可过大,推注不可过快,防止损伤输卵管。

(5)透视下发现造影剂进入异常通道,同时患者出现咳嗽,应警惕发生油栓,立即停止操作,取头低脚高位,严密观察。

(6)造影后2周禁盆浴及性生活,可酌情给予抗生素预防感染。

(7)有时可因输卵管痉挛而造成输卵管不通的假象,必要时重复进行造影。

## 三、妇产科内镜输卵管通畅检查

近年来,随着妇产科内镜的大量采用,为输卵管通畅检查提供了新的方法,包括腹腔镜直视下输卵管通液检查、宫腔镜下经输卵管口插管通液试验和腹腔镜联合检查等方法,其中腹腔镜直视下输卵管通液检查准确率可达90%～95%。但由于内镜手术对器械要求较高,且腹腔镜仍是创伤性手术,故并不推荐作为常规检查方法。通常在对不孕、不育患者行内镜检查时例行输卵管通液(加用亚甲蓝染液)检查。内镜检查注意事项同上。

(李爱凤)

# 第二节 生殖器官活组织检查

生殖器官活组织检查是自生殖器官病变处或可疑部位取小部分组织作病理学检查,简称"活检"。在绝大多数情况下,活检是诊断最可靠的依据。常用的取材方法有局部活组织检查、诊断性宫颈锥形切除、诊断性刮宫、组织穿刺检查。

## 一、局部活组织检查

### (一)外阴活组织检查

1.适应证

(1)确定外阴色素减退疾病的类型及排除恶变。

(2)外阴部赘生物或久治不愈的溃疡需明确诊断及排除恶变者。

(3)外阴特异性感染,如结核、尖锐湿疣、阿米巴等。

2.禁忌证

(1)外阴急性化脓性感染。

(2)月经期。

（3）疑为恶性黑色素瘤者。

3.方法

患者取膀胱截石位，常规外阴消毒，铺盖无菌孔巾，取材部位以0.5%利多卡因做局部浸润麻醉。小赘生物可自蒂部剪下或用活检钳钳取，局部压迫止血，病灶面积大者行部分切除。标本置于10%甲醛溶液固定后送病检。

**（二）阴道活组织检查**

1.适应证

阴道赘生物、阴道溃疡灶。

2.禁忌证

急性外阴炎、阴道炎、宫颈炎、盆腔炎及月经期。

3.方法

患者取膀胱截石位。阴道窥器暴露活检部位并消毒。活检钳咬取可疑部位组织，对表面有坏死的肿物，要取至深层新鲜组织，无菌纱布压迫止血，必要时阴道内置无菌带尾棉球压迫止血，嘱患者24～48小时后自行取出。活检组织固定后常规送病理检查。

**（三）子宫颈活组织检查**

1.适应证

（1）宫颈细胞学涂片检查巴氏Ⅲ级或Ⅲ级以上者；宫颈细胞学涂片检查巴氏Ⅱ级经抗感染治疗后仍为Ⅱ级者；宫颈细胞学涂片TBS分类法诊断鳞状细胞异常者。

（2）肿瘤固有荧光诊断仪或阴道镜检查时，反复可疑阳性或阳性者。

（3）疑有宫颈癌或慢性特异性炎症，需进一步明确诊断者。

2.禁忌证

（1）外阴阴道急性炎症。

（2）月经期，妊娠期。

3.方法

（1）患者取膀胱截石位，阴道窥器暴露宫颈，用干棉球揩净宫颈黏液及分泌物，局部消毒。

（2）用活检钳在宫颈外口鳞-柱交界处或肉眼糜烂较深或特殊病变处取材。可疑宫颈癌者可选宫颈3、6、9、12点位置四点取材。若临床已明确为宫颈癌，只为明确病理类型或浸润程度时可做单点取材。为提高取材准确性，还可在阴道镜指导下或应用肿瘤固有荧光诊断仪行定位活检，或在宫颈阴道部涂以复方碘溶液，选择不着色区取材。

（3）宫颈局部填带尾棉球压迫止血，嘱患者12小时后自行取出。

4.注意事项

（1）患有阴道炎症（阴道滴虫及真菌感染等）应治愈后再取活检。

（2）妊娠期原则上不做活检，以避免流产、早产，但临床高度怀疑宫颈恶性病变者仍应检查。月经前期不宜做活检，以免与切口出血相混淆，且月经来潮时切口仍未愈合，可增加内膜组织在切口种植机会。

## 二、诊断性子宫颈锥切术

**（一）适应证**

（1）宫颈刮片细胞学检查多次找到恶性细胞，而宫颈多处活检及分段诊断性刮宫病理检查均未发现癌灶者。

(2)宫颈活检为原位癌或镜下早期浸润癌,而临床可疑为浸润癌,为明确病变累及程度及决定手术范围者。

(3)宫颈活检证实有重度不典型增生者。

**(二)禁忌证**

(1)阴道、宫颈、子宫及盆腔急性或亚急性炎症。

(2)月经期。

(3)有血液病等出血倾向者。

**(三)方法**

(1)蛛网膜下腔或硬膜外阻滞麻醉下,患者取膀胱截石位,外阴、阴道消毒,铺无菌巾。

(2)导尿后,用阴道窥器暴露宫颈并消毒阴道、宫颈。

(3)以宫颈钳钳夹宫颈前唇向外牵引,扩张宫颈管并做宫颈管搔刮术。宫颈涂碘液在病灶外或碘不着色区外 0.5 cm 处,以尖刀在宫颈表面做环形切口,深约 0.2 cm,包括宫颈上皮及少许皮下组织,按 30°～50°角向内做宫颈锥形切除。根据不同的手术指征,可深入宫颈管 1.0～2.5 cm。

(4)于切除标本的 12 点位置处做一标志,以 10％甲醛溶液固定,送病理检查。

(5)创面止血用无菌纱布压迫多可奏效。若有动脉出血,可用肠线缝扎止血,也可加用止血粉、吸收性明胶海绵、凝血酶等止血。

(6)将要行子宫切除者,子宫切除的手术最好在锥切术后48 小时内进行,可行宫颈前后唇相对缝合封闭创面止血。若不能在短期内行子宫切除或无须做进一步手术者,则应行宫颈成形缝合术或荷包缝合术,术毕探查宫颈管。

**(四)注意事项**

(1)用于治疗者,应在月经净后 3～7 天内施行,术后用抗生素预防感染,术后 6 周探查宫颈管有无狭窄,2 个月内禁性生活及盆浴。

(2)用于诊断者,不宜用电刀、激光刀,以免破坏边缘组织,影响诊断。

## 三、诊断性刮宫

诊断性刮宫简称"诊刮",是诊断宫腔疾病采用的重要方法之一。其目的是获取宫腔内容物(子宫内膜和其他组织)做病理检查,协助诊断。若同时疑有宫颈管病变时,需对宫颈管及宫腔分步进行诊断性刮宫,简称"分段诊刮"。

**(一)一般诊断性刮宫**

1.适应证

(1)异常子宫出血或阴道排液,需证实或排除子宫内膜癌、宫颈管癌,或其他病变如流产、子宫内膜炎等。

(2)月经失调,如功能失调性子宫出血或闭经,需了解子宫内膜变化及其对性激素的反应。

(3)不孕症,需了解有无排卵或疑有子宫内膜结核者。

(4)因宫腔内有组织残留或功能失调性子宫出血长期多量出血时,刮宫不仅有助于诊断,还有止血效果。

2.禁忌证

(1)急性阴道炎、宫颈炎。

（2）急性或亚急性盆腔炎。

（3）急性严重全身性疾病。

（4）手术前体温＞37.5 ℃。

3.方法

一般不需麻醉。对宫颈内口较紧者,酌情给予镇痛剂、局麻或静脉麻醉。

（1）排尿后取膀胱截石位,外阴、阴道常规消毒,铺无菌孔巾。

（2）做双合诊,了解子宫大小、位置及宫旁组织情况,用阴道窥器暴露宫颈,再次消毒宫颈与宫颈管,钳夹宫颈前唇或后唇,子宫探针缓缓进入,探子宫方向及宫腔深度。若宫颈内口过紧,可用宫颈扩张器扩张至小刮匙能进入为止。

（3）阴道后穹隆处置盐水纱布 1 块,以收集刮出的内膜碎块,用特制的诊断性刮匙由内向外沿宫腔四壁及两侧宫角有次序地将内膜刮除,并注意宫腔有无变形及高低不平,取下纱布上的全部组织固定于 10％甲醛溶液或 95％乙醇中,送病理检查。

**（二）分段诊断性刮宫**

为鉴别子宫内膜癌及宫颈癌,应做分段刮宫。先不探查宫腔深度,以免将宫颈管组织带入宫腔混淆诊断。用小刮匙自宫颈管内口至外口顺序刮宫颈管 1 周,将所刮取宫颈管组织置纱布上;然后刮匙进入宫腔刮取子宫内膜。刮出宫颈管黏膜及子宫腔内膜组织分别装瓶、固定,送病理检查。

若刮出物肉眼观察高度怀疑为癌组织时,不应继续刮宫,以防出血及癌扩散。若肉眼观察未见明显癌组织时,应全面刮宫,以防漏诊。

1.适应证

分段诊断性刮宫多在出血时进行,适用于绝经后子宫出血;或老年患者疑有子宫内膜癌,需要了解宫颈管是否被累及时。

2.禁忌症

同一般性刮诊。

3.方法

常规消毒后首先刮宫颈内口以下的颈管组织,然后按一般性诊断性刮宫处置,将颈管及宫腔组织分开固定送检。

**（三）诊刮时注意事项**

（1）不孕症患者,应选在月经前或月经来潮 12 小时内刮宫,以判断有无排卵。

（2）功能失调性子宫出血,如疑为子宫内膜增生症者,应于月经前 1～2 天或月经来潮 24 小时内刮宫;疑为子宫内膜剥脱不全时,则应于月经第 5～7 天刮宫;不规则出血者随时可以刮宫。

（3）疑为子宫内膜结核者,应于经前 1 周或月经来潮 12 小时内诊刮,刮宫时要特别注意子宫两角部,因该部位阳性率较高。诊刮前 3 天及术后 3 天每天肌内注射链霉素 0.75 g 及异烟肼 0.3 g 口服,以防诊刮引起结核病灶扩散。

（4）疑有子宫内膜癌者,随时可诊刮,除宫体外,还应注意自宫底取材。

（5）若为了解卵巢功能而做诊刮时,术前至少 1 个月停止应用性激素,否则易得出错误结果。

（6）出血、子宫穿孔、感染是刮宫的主要并发症。有些疾病可能导致刮宫时大出血,应术前输液、配血并做好开腹准备;哺乳期、绝经后及子宫患有恶性肿瘤者,均应查清子宫位置并仔细操作,以防子宫穿孔;长期有阴道出血者,宫腔内常有感染,刮宫能促使感染扩散,术前术后应给予抗生素。术中严格无菌操作。刮宫患者术后 2 周内禁性生活及盆浴,以防感染。

(7)术者在操作时唯恐不彻底,反复刮宫,易伤及子宫内膜基底层,造成子宫内膜炎或宫腔粘连,导致闭经,应注意避免。

**(李爱凤)**

# 第三节 超声检查

在我国,超声是近 30 年发展起来的妇产科特殊检查手段。与有几百年历史的 X 线相比,超声还很年轻,但在临床上却扮演了举足轻重的角色,参与了几乎所有妇科疾病及正常或病理产科的筛查和诊断。国际妇产科超声学会(ISUOG)和英国胎儿医学基金会(FMF)是目前国际上妇产科超声界最有影响力的两大机构,主导带领着妇产科超声的进展。

无论妇科超声还是产科超声,经腹壁及经阴道超声是最常用的两条途径,未婚妇女及少数特殊情况还可采用经直肠途径。妇科超声中,已婚妇女首选经阴道超声,因为阴道探头与子宫卵巢等盆腔脏器很靠近,高频超声能使图像显示非常清晰;若盆腔肿块较大,或观察目标超出真骨盆,则需要配合经腹壁超声;未婚妇女多采用经腹壁或经直肠途径,经腹壁超声需要适度充盈膀胱,经直肠超声前盆腔内结构的显示相对不满意。产科超声多经腹壁,但早早孕期检查或对胎儿某些结构检查时需要经阴道,甚至经会阴部。

## 一、妇科超声的应用

超声检查女性内生殖器主要是针对子宫及卵巢。正常输卵管由于其细小弯曲、位置不固定、行走方向不一、回声与周围的肠曲相似等因素,声像图上不易观察。

### (一)正常子宫及卵巢

1.子宫

纵切面时子宫体呈倒置的梨形,子宫颈呈圆柱体。根据宫腔线与颈管线所成夹角的不同,将子宫分为:①前位子宫,宫腔线与颈管线的夹角<180°;②中位子宫,宫腔线与颈管线的夹角约等于 180°;③后位子宫,宫腔线与颈管线的夹角>180°。

子宫的大小与人种、年龄、有无生育史等因素有关,正常生育年龄已育妇女子宫纵径、横径及前后径约为 57 mm(不包括宫颈)、57 mm 及 24 mm。

正常子宫浆膜层呈光滑的高回声光带;肌层呈中低回声,内部光点均匀一致;宫腔内膜回声及厚度随月经周期的变化而变化。①卵泡早期的内膜呈线状中等回声区,厚度仅 4～5 mm;②卵泡晚期时前后壁的内膜呈两条弱回声带、一条宫腔线及内膜与前后壁肌层的两条交界线呈高回声线,故总体呈"三线两区"征,厚度 7～11 mm;③排卵期的三线二区更加清晰,平均厚12.4 mm;④黄体早期的内膜光点增加、回声增高,三线变模糊,但还可区分;中线尚清晰,厚度11～13 mm,无明显增加;⑤黄体晚期时内膜呈梭状高回声区,"三线"消失,厚度无增加或略变薄。

子宫颈的回声较宫体略强,颈管回声呈条状高回声或高回声带。

横切面时子宫形态随切面水平的不同而不同,在宫底部时近似倒三角形,宫体及宫颈部位均呈扁椭圆形。

子宫动脉的主干位于子宫峡部双侧,宫体及宫颈交界处,向上追踪可探及其上行支。子宫动脉行径扭曲、管径较细,彩色血流成像一般可于上述部位探及短分支状结构,局部彩色呈网状或团状。宫体肌层内的弓状动脉呈星点状彩色血流,随月经周期的不同阶段而有所变化。一般正常子宫内膜层无明显彩色血流显示,宫颈也无明显彩色血流显示。未妊娠子宫动脉的多普勒频谱表现为高阻力血流,而卵泡期子宫动脉的阻力又略高于黄体期。

2.卵巢

卵巢位于子宫双侧的盆腔内,呈椭圆形,大小约 40 cm×30 cm×20 cm。表面包膜回声较高;包膜下的皮质层内有大小不等的卵泡,回声不均;中央的髓质回声偏低。卵巢内的卵泡只有处于生长阶段才能被观察到,呈无回声结构。

经阴道超声时,卵泡≥2 mm 时就能被超声观察到。平均直径≥15 mm 的卵泡称主卵泡或优势卵泡,一般每个月经周期仅一个主卵泡最终发育成熟排卵,其余卵泡相继闭锁。>18 mm 为成熟卵泡,平均经线为 21 mm 左右,可突出于卵巢表面。

排卵后的卵泡部位形成黄体,表现为一个塌陷的低回声边界不清的结构。晚期黄体呈中等偏强回声,但有时也呈弱回声结构。

卵巢动脉的主干不易被超声观察到,但卵巢内部位于髓质内的血流不仅能被超声显示,还能测量其阻力。血流正常值参数与子宫动脉相似,也受各种因素的影响。

(二)常见妇科疾病的超声诊断

常见妇科疾病的病因病理、临床表现、鉴别诊断及预后等在前面的妇科篇章中已有介绍,在此主要描述声像图表现。

1.子宫肌瘤

子宫肌瘤是妇科最常见的良性肿瘤。声像图上,较大的肌瘤可造成子宫增大、呈球形或形态不规则,内部见大小不一的低回声结节或回声紊乱结构,多数边界清晰。浆膜下肌瘤表现为子宫表面突起,蒂细的浆膜下肌瘤见子宫旁实质性肿块,可能误认为附件包块;黏膜下肌瘤表现为宫腔内占位;变性的子宫肌瘤有时表现为肌瘤边界不清,内部回声紊乱;囊性变时呈无回声区;红色变性时呈高回声;钙化时则见弧形强回声带伴后方声影。彩色声像图上肌瘤周围有环状星点血流,而内部点状血流相对不丰富。一旦肌瘤变性(除肉瘤样变),内部往往无彩色血流。

肌壁间肌瘤要注意与子宫腺肌症鉴别,后者多位于子宫后壁的肌层内,且包块与正常子宫肌层无明显分界。蒂细的浆膜下肌瘤酷似卵巢肿瘤,需仔细寻找并识别正常卵巢。黏膜下肌瘤易与子宫内膜癌或其他宫腔病变如内膜息肉、内膜增生过长等混淆,内膜息肉回声较肌瘤强,有时内部见多个小囊性结构;增生过长主要表现为内膜增厚;而内膜癌形态不规则,边界不清,回声紊乱,且内部见低阻力彩色血流。然而宫腔内的病变有时鉴别非常困难,需要依靠诊刮、宫腔镜等其他检查手段。

2.子宫腺肌症

子宫腺肌症的子宫呈球形增大,但一般不超过孕 3 个月大小。病变局部肌层明显增厚,以子宫后壁为多见,回声不均,宫腔偏移。相当一部分患者可在附件处见到内膜样囊肿。

同样,子宫腺肌症需与肌壁间子宫肌瘤相鉴别。肌瘤有假包膜,故边界清晰,痛经远不如腺肌症严重。

3.妊娠滋养细胞肿瘤

为一组来源于胎盘滋养细胞的肿瘤,包括侵蚀性葡萄胎和绒癌,可继发于葡萄胎或流产,也可继发于足月妊娠或异位妊娠。

侵蚀性葡萄胎和绒癌的声像图表现基本相同,即子宫饱满或增大,宫体局部回声改变,多为回声不均,有时成蜂窝状;彩色超声检查尤为重要,往往在病灶内或周围见血管扩张,局部成网状或蜂窝状,多普勒血流显示低阻力,PI一般小于0.6。

侵蚀性葡萄胎和绒癌之间的声像图鉴别较为困难,需依靠病理学检查。葡萄胎伴宫腔出血积血时,也表现为宫腔回声紊乱,似累及肌层,但出血积血部位无明显彩色血流,明确诊断还是要靠病理。

4.子宫内膜癌

早期内膜癌声像图上无典型表现,可能仅为内膜增厚。癌肿发展到一定大小,宫腔内见不规则中等回声占位。累及基层时肿块与基层分界不清,甚至局部肌层也回声紊乱。彩色多普勒往往显示子宫动脉血流量增加,局部病灶内丰富的星点状彩色血流,阻力低。癌肿坏死可引起宫腔积血,继发感染时宫腔积脓,声像图上低中高回声交织。

内膜癌需与内膜息肉、黏膜下肌瘤等宫腔占位性病变鉴别,也应与内膜增生过长鉴别。内膜息肉和黏膜下肌瘤相对边界较清,无肌层浸润,然而确诊仍需要宫腔镜检查及病理检查,尤其是与子宫内膜增生过长的鉴别。

5.卵巢肿瘤

是最常见的妇科肿瘤,其种类繁多,分类复杂,目前的超声技术难以跟随。但是,根据肿瘤超声物理性质的表现,可分为囊性、混合性(囊实性)及实质性肿瘤三类。有些卵巢肿瘤具有特征性声像图改变,超声也能做出一定的判断。

(1)囊性肿瘤:这类肿瘤在声像图上表现为边界清晰的无回声区,大小不一,大者有时可达20 cm,也有些肿瘤内部存在分隔样光带或细小光点。这些肿瘤多为良性,如浆液性囊腺瘤、黏液性囊腺瘤等。非肿瘤性卵巢赘生物也常表现为类似声像图,如卵巢内膜样囊肿、卵泡囊肿、黄体囊肿等,要注意鉴别。

(2)混合性肿瘤:肿瘤内有囊性成分,也有实质性成分,比例不一。实质部分回声强弱不一,有些强回声的后方伴声影,如皮样囊肿或畸胎瘤;有些表现为肿瘤内壁的乳头状突起。相当一部分恶性卵巢肿瘤呈混合性包块。

(3)实质性肿瘤:呈中等或中强回声,形态可以不规则,内部回声多不均。结构非常致密的肿瘤后方出现声衰减,如卵巢纤维瘤。若肿瘤伴坏死出血,内部可见小而不规则的低回声区。

卵巢恶性肿瘤除了肿瘤生长快,内部血供丰富等,晚期还可出现腹水。

6.输卵管异常

正常输卵管在声像图上不易显示。一旦输卵管炎症或肿瘤形成包块,就可能被超声探及。

在子宫一侧附件部位卵巢旁,见低回声或中等回声结构,呈扭曲条索状,边界往往不清,有时与卵巢粘连。输卵管积水表现为不规则囊性包块,内见不全分隔。炎症或肿瘤的诊断结合病史很重要,单凭超声有时较为困难,与卵巢肿瘤的鉴别也较为困难。

(三)妇科超声特殊检查

1.三维超声成像技术

近年来三维超声仪器的重大改进,在临床上的应用也越来越广泛。与二维超声相比,三维超声技术的特点有以下几点。①表面成像：观察脏器表面或剖面的立体图像；②透明成像：显示脏器或肿块内部的立体结构；③切面重建：常规二维超声难以获得Z平面，通过三维，能重建Z平面；④体积测量；⑤实时四维：即动态下观察三维立体结构；⑥多幅断层成像：同时显示多幅平行的切面图；⑦血管能量多普勒三维：立体显示脏器内错综复杂的血管结构，并测量血管所占体积；⑧心脏立体时空成像（STIC）。但三维超声是建立在二维超声的基础上，操作者必须有扎实的二维超声技术，才能合理地应用三维超声，发挥其优点。

妇科三维超声的适应证：子宫、卵巢或肿块表面形态的显示；宫腔形态的显示；子宫、内膜、卵巢、卵泡、肿块等的体积测量；Z平面观察子宫或肿块内部结构；肿瘤内血管的分布及血管定量分析。

2.超声引导下穿刺

指在超声的监视引导下，将穿刺针或导管等器械放置入特定部位进行抽吸取材或引流、注液等治疗。妇科介入性超声一般有两条途径，经腹壁或经阴道，可使用安装有穿刺针支架的探头或直接使用普通超声探头在穿刺针的一侧监视引导整个操作过程。

适应证包括：盆腔囊性肿块定性诊断，尤其是非肿瘤性囊肿，如内膜样囊肿、卵泡囊肿、包裹性积液、脓肿等；暂无手术指证的盆腔实质性或混合性肿块，获取肿块内细胞进行诊断；恶性肿瘤化学治疗（简称化疗）前组织学诊断。有时介入性超声诊断的同时还能进行治疗，如内膜样囊肿抽吸尽囊液后注入无水酒精、脓肿或包裹性积液腔内注射抗生素、恶性肿瘤瘤体内注射化疗药物、卵泡穿刺获取卵子用于人工助孕等。

超声引导下穿刺是否成功，与肿块的位置、深度、囊腔大小与个数、囊液性质等因素密切相关，故术前必须对手术的路径、成功的可能性等做出充分估计，做好相应准备。

3.双氧水宫腔造影术

指在超声的监视下，将双氧水通过宫颈注入宫腔。由于双氧水进入宫腔后产生大量气泡，在声像图上能清晰显示双氧水经过的宫腔，甚至输卵管。其操作过程如同宫腔手术，需要在无菌状态下进行。

适应证包括：疑有宫腔占位性病变或宫腔畸形、了解输卵管是否通畅等。

4.超声血管造影术

又称对比声学造影，是最近几年内发展的一项新技术，在妇科的应用尚处于探索阶段。其原理是在被检查者的静脉内注入特殊造影剂，为红细胞示踪剂，在低机械指数超声的扫查下，凡是有血供的脏器或组织，就能显示出特殊的影像，包括毛细血管水平的血流灌注，较常规彩超更能反映血供的真实情况。

所用仪器需配备实时造影匹配成像技术。确定观察目标后，嘱患者安静不动，进入预先设置的检查模式。规定型号的注射针头于肘静脉内快速注入规定量的造影剂，并追加规定量的生理盐水，在预先设定的时间内观察病灶及周围造影剂充盈及消失情况。

凡是需要精确了解肿块或病灶内部血流灌注情况，如良恶性肿瘤的鉴别、宫腔残留物的血供等，都可通过超声造影获取更详细的资料，最近又新发展了血流定量分析的软件。虽然是一项很新的技术，累积的病例不很多，但相信具有广泛的应用前景。

## 二、产科超声的应用

由于很多检查方法不适用于胎儿，但超声检查在产科却具有其独特的优势，不但能从形态学上了解胎儿的生长发育情况,还能诊断大部分的严重结构畸形。规范化和高质量的产科超声,能明显地降低出生缺陷率,提高出生人口素质。

**(一)产科超声检查内容及常规**

1.早孕期

胎儿超声学早孕期的定义与产科临床稍有不同,是指从末次月经第一天起起至妊娠13周6天。早孕期超声有以下几种。

(1)早孕的诊断:超声能发现妊娠囊的所在部位,确定是否宫内妊娠并判断孕周。

1)妊娠囊:是超声首先观察到的妊娠标志。经阴道高频超声最早在末次月经的4周2天就能观察到宫腔内1～2 mm的妊娠囊。最初妊娠囊位于内膜内,呈无回声区,周围有强回声光环,该环与周围子宫内膜之间又有一低回声环,故称"双环征"。双环征是与宫外孕合并宫内假妊娠囊鉴别的重要依据,假妊娠囊表现为单回声增强环状囊性结构,位于宫腔中央。随着妊娠的继续,妊娠囊越来越大,并向宫腔突起,底蜕膜处的强回声环渐渐增厚,形成早期胎盘,强回声环的其余部分侧渐渐变薄,以后形成胎膜的一部分。

2)卵黄囊:位于妊娠囊内,经阴道超声5周就能被观察到。卵黄囊径线为3～8 mm,妊娠12周时开始不明显,14周完全消失。卵黄囊是宫内妊娠的标志,正常妊娠6～10周均应显示卵黄囊。妊娠囊大于20 mm而未见卵黄囊,或系列超声始终不见卵黄囊,提示预后差。

3)胚芽:最早能观察到胚芽的孕周在妊娠5～6周,此时的胚芽紧贴卵黄囊。几乎在出现胚芽的同时,就能观察到原始心管的搏动。7周的胚芽已与卵黄囊分开,多能分出头尾。以后渐渐长大,初具人形。头臀长(crownrump length,CRL)的测量要求在胚胎自然弯曲的状态下,获取正中矢状切,从头顶直线测量至尾部末端。由于末次月经与排卵妊娠之间的日期差异甚大,尽可能根据早孕期CRL的经线估计孕龄,给予纠正预产期。

4)羊膜囊:也是妊娠囊内的一个结构,胚胎位于其中。羊膜囊的出现较卵黄囊迟,由于其囊壁菲薄,经腹壁超声很少能在一个切面上显示完整的羊膜囊。14周后羊膜囊与绒毛膜囊融合,胚外体腔消失。

(2)妊娠11周～13周6天胎儿颈项透明层(nuchal translucency,NT)测量:胚胎发育过程中,在妊娠11周～13周6天时,颈背部会出现一无回声带。近20多年来的研究发现,透明层厚度的增加与很多胎儿异常有关,不良妊娠结局的机会增加。英国胎儿医学基金会严格规范了颈项透明层测量的要求,并开设培训课程,合格者可使用其提供的软件,结合血清学筛查,计算胎儿染色体异常的风险率。超声测量胎儿NT规范如下:取胎儿正中矢状切,在胎体呈自然弯曲的状态下,放大图像,使胎儿面积占图像面积的3/4。清晰显示颈背部的透明层,在最厚处测量透明层厚度。

1)胎儿头臀长范围:45～84 mm,相当于妊娠11周～13周6天。

2)超声途径:大部分均能通过经腹壁超声获得,少数需要经阴道超声。

3)标准平面:胎儿正中矢状切。

4)胎儿体位:自然弯曲状态。

5)放大图像:使胎儿面积占屏幕面积的3/4,测量键移动的最小距离为0.1 mm。

6)鉴别胎儿颈项皮肤与羊膜:此时羊膜囊尚未与绒毛膜囊完全融合,勿将羊膜误认为皮肤。

7)测量方法:在颈项透明层最厚处从皮肤内缘测量至筋膜外缘,测量键落在强回声带上。测量多次,记录最厚的测量值。

8)脐带绕颈的 NT 测量:取脐带上与脐带下 NT 厚度的平均值。颈项透明层增厚的意义:很多胎儿畸形或异常状态会导致颈项透明层增厚,如染色体异常,包括最常见的 21-三体、18-三体、13-三体及 Turner 综合征;先天性心脏畸形;胸腔内压力增高;骨骼肌肉系统畸形;宫内感染;淋巴系统发育异常;双胎输血综合征的受血儿;α-地中海贫血纯合子,以及多种遗传综合征等。但也有 NT 增厚的胎儿最终结果正常。故 NT 增厚不是一种疾病的诊断,而是胎儿异常的风险率增高。经验发现,NT 越厚,不良预后的机会越高。对这些胎儿需要做进一步的检查,如染色体检查、中孕中期详细的超声结构筛查,或根据具体情况选择特殊的检查方法。

(3)妊娠 11 周~13 周 6 天胎儿大畸形筛查:这是 2000 年后提出的产前筛查或诊断手段,目的是更早期地发现胎儿严重结构畸形,早诊断,早处理,最大可能地减少对孕妇的生理创伤和心理创伤。

早孕期胎儿结构大畸形筛查的孕周与 NT 测量孕周相同。方法是在胎儿正中矢状切面上获取头臀长及颈项透明层后,探头旋转 90 度,在横切面上从上至下检查胎儿结构。观察项目包括:头颅光环、脑中线、侧脑室脉络丛蝴蝶征、眼眶、心脏位置、心尖指向、胸腔、胃泡、腹壁、膀胱、四肢长骨、双踝及双腕。有报道此时能筛查出的畸形有:无脑儿、无叶全前脑、大型脑膨出、颈部水囊瘤、右位心、单心室、明显胸腔内占位、腹壁缺损、双肾缺如、尿道闭锁、致死型骨骼系统畸形、胎儿水肿等。有统计早孕期大畸形筛查能发现 73.8% 的严重畸形,但微小畸形的发现率仅 4.7%。因此,早孕期检查正常者仍应在中孕中期进行常规筛选超声。

(4)双胎或多胎妊娠绒毛膜性的判断:确定多胎妊娠的绒毛膜性非常重要,涉及胎儿预后及整个孕期的随访处理,然而唯有在早孕期最容易判断。具有两个妊娠囊或两个胎儿之间的羊膜分隔在胎盘处增厚,形成一个三角形结构,就能确定为双绒毛膜囊双胎。这一征象称"双胎峰";有羊膜分隔但无"双胎峰"者则为单绒毛膜囊双羊膜囊双胎。过了早孕期,"双胎峰"渐渐消失。

(5)早孕并发症的诊断:早孕期并发症包括各类流产及异位妊娠,其病因病理、临床表现、鉴别诊断及预后等在前面的产科篇章中已有介绍,在此主要描述声像图表现。

1)流产:妊娠在 28 周前终止,胎儿体重在 1 000 g 以下。根据流产发生的时间,早期流产是指流产发生在 12 周之前;晚期流产是指发生在 12 周之后。在此仅介绍早期流产。

先兆流产时妊娠囊及胚芽大小与孕周相符,胎心搏动存在。难免流产则妊娠囊与孕周不符,囊壁不规则或塌陷萎缩,甚至下移至宫腔下段;卵黄囊消失或过大;胚芽即使存在,也往往无胎心搏动。完全流产后宫腔内未见妊娠结构,内膜薄。不全流产时宫口扩张,宫口有组织堵塞,宫腔内见不规则妊娠结构及血块混合体。此四种流产之间需仔细鉴别,还需与宫外孕时宫腔内假妊娠囊鉴别。后者双环征不明显,附件处见包块。

2)异位妊娠:也称宫外孕,指孕卵在子宫腔以外的部位着床发育,以输卵管妊娠最为常见。

宫腔空虚,未见妊娠囊。内膜较厚,有时可见宫腔内无回声结构,似妊娠囊,称假妊娠囊。附件处见包块,多为混合性包块。如果异位妊娠尚未发生流产或破裂,有时在包块内能见到妊娠囊,甚至卵黄囊、胚芽及胎心搏动。早期未破裂的妊娠囊表现为一个壁较厚的中强回声环,内有一小无回声区。流产或破裂的包块呈较大混合性包块,腹盆腔内往往存在游离液体,为腹腔内出血。

异位妊娠时的宫腔内假妊娠囊要与宫内妊娠的真妊娠囊相鉴别,关键是观察有无双环征等。异位妊娠包块或合并腹盆腔游离液体需与其他附件包块相鉴别,包括卵巢肿瘤。

(6)妊娠合并症的观察:早孕期子宫相对还不很大,仍容易发现妊娠合并子宫肌瘤、子宫畸形、卵巢肿块等异常情况。记录这些合并症,在整个孕期中定期随访,对产科临床处理具有重要意义。

2.中孕期

妊娠14周至27周6天为中孕期。中孕期最重要的一项超声检查是胎儿大畸形筛查,除此之外还有宫颈机能不全的诊断、初步筛查前置胎盘等。

(1)18周~23周胎儿大畸形筛查:此项超声检查的目的是发现并诊断明显的胎儿结构畸形,对那些致死型或严重致残型畸形在法律允许的条件下予以终止妊娠;对那些可治疗的胎儿畸形或异常及时制定产前随访或进一步诊治方案。根据各国各地区的实际情况,大畸形筛查超声的内容不尽相同。为此,国际妇产科超声学会及英国胎儿医学基金会制定了基本规范,项目包括以下几个。

1)基本项目:胎儿数、胎心率及心律、胎盘位置(有无覆盖宫颈内口)、羊水。

2)测量项目:双顶径或头围、侧脑室宽、颈项软组织层厚度、腹围、股骨。双顶径或头围的测量平面为侧脑室平面,要求显示脑中线、透明隔、侧脑室前角及后角、丘脑。沿颅骨的外缘测量。侧脑室的测量选择在近后角的最宽处,紧贴侧脑室内壁测量,正常值<10 mm。小脑平面须显示脑中线、透明隔、大脑脚、第四脑室、小脑最大横切面。在小脑最宽处测量小脑横径,于脑中线向后延长线上测量后颅窝池深,正常值<10 mm。延长线继续向后测量颈项软组织层厚度,从枕骨外缘至皮肤外缘,正常值<6 mm。腹围平面上须显示胃泡、脊柱横切面、脐静脉入右门脉处及肾上腺,沿腹壁皮肤外缘测量腹围。股骨的测量是在显示长骨全长时从粗隆的中点测量至远端关节斜面的中点。

3)胎儿解剖结构的观察:头颅光环、脑中线、透明隔、丘脑、双侧脑室、双脉络丛、小脑、小脑蚓部、后颅窝、脊柱、面部侧面轮廓、眼眶、口唇、四腔心、左室流出道、右室流出道、胸腔、胃泡、肝脏、双肾、膀胱、腹壁、肠管、四肢长骨及活动情况、踝关节、腕关节。

4)染色体异常标记:是一些非特异性的声像图表现,非胎儿结构畸形,在正常胎儿中常能见到且无大碍,多为一过性,但在染色体异常的胎儿中更为常见。这些标记有:鼻骨缺失或短小、颈项软组织层增厚、肠管强回声、肱骨及股骨短小、脑室轻度扩张、肾盂轻度扩张等。超声一旦发现存在这些标记,可根据其染色体异常的似然比估算风险率,咨询孕妇是否进一步做胎儿染色体检查。

18~24周胎儿大畸形筛查能检出75%左右的严重结构畸形,如中重度脑积水、开放性脊柱裂、脑膨出、露脑畸形和无脑儿、无叶全前脑、水脑、Dandy-Walker畸形、唇裂或合并腭裂、心脏位置异常、完全性心内膜垫缺损、左心发育不良综合征、单心室、典型三尖瓣下移、肺囊性腺瘤样病变、肺分离、大型膈疝、中大型脐膨出、腹裂、体蒂异常、泄殖腔外翻、致死型骨骼畸形、马蹄内翻足、内翻手等。

(2)宫颈机能不全:多发生在中孕期,是晚期流产及早产的主要原因,再发率很高。产前及时发现并诊断,及时缝扎宫颈,能有效延长妊娠期,避免或减少流产及早产的发生。宫颈机能不全的病因病理、临床表现、鉴别诊断及预后等在前面的产科篇章中已有介绍,在此主要描述声像图表现。超声诊断宫颈机能不全的最佳孕周在中孕早期。

1)检查途径:根据子宫及宫颈的位置及膀胱充盈情况,可选择经腹壁或经会阴或经阴道超声。经腹壁超声操作方便,患者易接受,但须适当充盈膀胱,一旦子宫前屈或膀胱充盈不适当,宫颈或显示不满意或被拉长。经会阴超声患者也易于接受,但须用塑胶膜包裹探头,之后清洁消毒探头,有时宫颈外口受阴道内气体声影遮挡而显示不清,造成测量误差。经阴道超声能很准确地测量宫颈长度,但患者相对不易接受。

2)宫颈长度的测量:清晰显示宫颈的内口与外口,测量之间的直线距离。无论哪种超声途径,正常宫颈长度为≥30 mm,小于 30 mm 则可怀疑宫颈机能不全。除了宫颈长度的缩短,声像图上还能显示宫颈内口扩张、平展、宫颈管扩张、宫颈外口扩张,羊膜囊膨出甚至胎体位于宫颈管内。缝扎后的宫颈超声应注意观察缝线的位置,羊膜囊最低部位与缝线的关系,有无羊膜囊突出于缝扎口等表现。

在宫颈扩张之前及时缝扎,配合适当的休息,妊娠往往能维持到足月。宫颈扩张之后再缝扎,甚至羊膜囊膨出予以回纳后再缝扎,效果相对较差。

3.晚孕期

妊娠 28 周后至足月为晚孕期。此时超声检查的重点转向胎儿生长发育及羊水量的监测、生长受限的诊断。胎盘位置的确定也变得较为重要。有些胎儿畸形为迟发性,在晚孕期也要注意观察。

(1)胎儿生长的监测:监测指标有:双顶径、头围、腹围、股骨及肱骨。若显示胎儿经线过小,疑有生长受限,则应进一步做胎儿血流动力学检查。

(2)迟发性胎儿结构畸形的筛查:这类畸形可能在胚胎发育早期就存在,但却要到较迟孕周才在声像图上表现出来,如消化道泌尿道梗阻、多囊肾、部分膈疝、非致死型骨骼畸形、宫内感染;也可能畸形的改变就发生在晚孕期,如进行性左心或右心发育不良、宫内感染、颅内出血、胎儿肿瘤等;有些异常本身就能发生在任何孕周,如脑室扩张、胎儿水肿或体腔积液。因此,晚孕期超声要注意观察脑室、大脑皮层、后颅窝、心脏、肠管、肾脏、长骨长度、体腔等部位。

(3)胎盘位置的判断:妊娠 12 周后,胎盘轮廓清楚,显示为一轮廓清晰的半月形弥漫光点区,通常位于子宫的前壁、后壁和侧壁。胎盘位置的判定对临床有指导意义。如判断前置胎盘和胎盘早剥,行羊膜穿刺术时可避免损伤胎盘和脐带等。随着孕周增长,胎盘逐渐发育成熟。根据胎盘的绒毛板、胎盘实质和胎盘基底层 3 部分结构变化进一步将胎盘成熟过程进行分级:0 级为未成熟,多见于中孕期;Ⅰ级为开始趋向成熟,多见于孕 29～36 周;Ⅱ级为成熟期,多见于 36 周以后;Ⅲ级为胎盘已成熟并趋向老化,多见于 38 周以后。也有少数Ⅲ级胎盘出现在 36 周前。反之,也有Ⅰ级胎盘出现在 36 周者。因此,从胎盘分级判断胎儿成熟度时,还需结合其他参数及临床资料,做出综合分析。目前国内常用的胎盘钙化分度是:Ⅰ度:胎盘切面见强光点;Ⅱ度:胎盘切面见强光带;Ⅲ度:胎盘切面见强光圈(或光环)。

(孙卫平)

第三章

# 妇产科手术

## 第一节　腹腔镜下子宫切除术

### 一、腹腔镜全子宫切除术

**（一）适应证**

（1）子宫肌瘤。

（2）子宫内膜异位症。

（3）功能失调性子宫出血。

（4）良性卵巢肿瘤及恶性卵巢肿瘤早期。

（5）子宫内膜癌及子宫颈癌。

**（二）禁忌证**

（1）严重的心、肝、脑、肾等脏器疾病。

（2）肠梗阻和严重的肠麻痹。

（3）弥漫性腹膜炎。

（4）严重的低血容量休克。

（5）腹壁多次外科手术史。

（6）腹疝或膈疝。

（7）晚期卵巢癌。

**（三）术前准备**

（1）完善有关化验检查，排除手术禁忌。

（2）术前 12 小时流质饮食，术前 6 小时禁饮食。

（3）术前 12 小时及术前灌肠，必要时清洁灌肠。

**（四）麻醉**

气管内插管静脉复合麻醉。

**（五）手术步骤**

（1）常规置子宫操纵器及腹腔镜鞘卡。

(2)辨认或分离输尿管。在输尿管与子宫血管相交叉处,提起覆盖在输尿管表面的腹膜,并打开腹膜,然后分离并暴露出 2 cm 长度的输尿管。

(3)电凝、切断圆韧带。在距宫角 2~3 cm 处电凝并切断圆韧带。

(4)电凝、切断骨盆漏斗韧带或卵巢固有韧带。打开阔圆韧带前后叶,先平行于宫体然后在膀胱上转向中线。

(5)分离下推膀胱。"U"字形打开膀胱腹膜反折,提起膀胱上的腹膜,向下及向两侧分离膀胱,下达阴道前壁。

(6)电凝切断子宫血管。平行于子宫打开双侧阔韧带后叶达骶韧带水平,分离输尿管与子宫血管之间的宫旁疏松组织以暴露子宫血管,电凝切断子宫血管。

(7)电凝切断主韧带和子宫骶骨韧带。

(8)切开阴道穹隆。以湿海绵作为阻挡支撑物切开阴道前穹隆切口沿着宫颈环形扩大,直到整个子宫游离。

(9)子宫游离并取出。

(10)关闭阴道:缝合阴道残端,可以在腹腔镜下完成,也可以经阴道进行。

(11)再次形成气腹,在腹腔镜下检查各残端及盆底。如有活动性出血,予电凝止血,用生理盐水冲洗盆腔,证实无活动性出血后,吸净冲洗液,降低腹腔内压力 3~5 分钟,观察残端无出血后,尽量放尽腹腔内气体,退出鞘卡,缝合穿刺孔。

**(六)术中注意要点**

(1)有盆腔手术史,盆腔内粘连严重,盆腔炎及子宫内膜异位症患者,在手术进行分离时应注意防止周围脏器的损伤。

(2)使用单极电凝时,注意电辐射;使用双极电凝时,同样排开周围脏器。

(3)双极电凝应使血管完全闭合后再剪断。

**(七)术后处理**

(1)常规护理,患者清醒后拔除气管插管,予以吸氧,监护患者的生命体征。

(2)留置导尿管 24 小时。

(3)静脉补充液体,包括平衡液、生理盐水及葡萄糖液,年龄较大患者注意补液量及补液速度。

(4)术后 6 小时麻醉清醒后可进流质,术后第 1 天根据患者情况进食。

(5)鼓励患者尽早起床活动,防止静脉血栓及术后肠粘连。

(6)术后禁止性生活 3 个月。

## 二、腹腔镜鞘膜内子宫切除术

**(一)适应证**

(1)子宫肌瘤。

(2)子宫内膜异位症。

(3)功能失调性子宫出血。

(4)良性卵巢肿瘤及恶性卵巢肿瘤早期。

**(二)禁忌证**

(1)严重的心、肝、脑、肾等脏器疾病。

（2）肠梗阻和严重的肠麻痹。

（3）弥漫性腹膜炎。

（4）严重的低血容量休克。

（5）腹壁多次外科手术史。

（6）腹疝或膈疝。

（7）晚期卵巢癌。

**（三）术前准备及麻醉**

同腹腔镜全子宫切除术。

**（四）手术步骤**

（1）常规置子宫操纵器及腹腔镜鞘卡。

（2）电凝、切断圆韧带及卵巢固有韧带（保留双侧附件者）。

（3）电凝、切断骨盆漏斗韧带（切除双侧附件者）。

（4）沿子宫膀胱腹膜反折从左圆韧带到对侧圆韧带处，予以剪开，打开子宫膀胱腹膜反折。不切断子宫动脉，减少膀胱损伤。

（5）线圈套在子宫动脉上方，套上 1 根或 3 根。

（6）在套好线圈之后，由助手重新消毒阴道，使用宫颈钳将子宫颈向前、向下迁拉，而后将校正杆（CURT）经子宫颈管外口沿颈管方向在腹腔镜指导下对准宫底部向上推着，直到穿出宫底为止。

（7）上好校正器之后，选择大小合适的宫颈切取器，穿入到校正器上，然后使用手动或打开电动开关，使切取器沿校正器向前、向上切下宫颈管内部分，直达宫底部。

（8）取出宫颈管内的组织和器械，术者要将先前放置好的线圈拉紧，防止出血。

（9）在扎紧子宫动脉之后，使用电动子宫组织切取器将宫体部组织、肌瘤组织等切下子宫体部组织，直达宫颈部。一般距线圈上方 1.5 cm 处停止。

（10）生理盐水冲洗盆腔，洗去残留物，取出小的残留组织，并查看术野有无出血点。

（11）将子宫膀胱反折处的腹膜向后拉，与宫颈残端后的腹膜缝合起来，包埋宫颈残端。一般使用连续缝合，也可以使用间断缝合。达到后腹膜化。

（12）再次形成气腹，在腹腔镜下检查各残端及盆底，有活动性出血，予电凝止血，用生理盐水冲洗盆腔，证实无活动性出血后，吸净冲洗液，降低腹腔内压力 3～5 分钟，观察残端无出血后，尽量放尽腹腔内气体，退出鞘卡，缝合穿刺孔。

**（五）术后处理**

同腹腔镜全子宫切除术。

## 三、腹腔镜次全子宫切除术

**（一）适应证**

（1）年轻、有生育要求患者及家属要求保留宫颈。

（2）子宫小于 14 孕周。

（3）无慢性宫颈炎，术前宫颈刮片排除子宫颈恶性病变。

（4）月经异常者行诊断性刮宫排除子宫内膜病变。

**（二）禁忌证**

（1）子宫肌瘤过大。

(2)盆腔严重粘连。

**(三)术前准备及麻醉**

同腹腔镜全子宫切除术。

**(四)手术步骤**

(1)常规置子宫操纵器及腹腔镜鞘卡。

(2)将举宫器偏向一侧,用双极电凝钳分别钳夹同侧圆韧带、输卵管和卵巢固有韧带,电凝后剪断,同样方法处理对侧圆韧带、输卵管和卵巢固有韧带。

(3)剪开子宫膀胱腹膜反折,下推膀胱至子宫峡部下 1 cm,分离宫旁疏松结缔组织,暴露子宫血管,双极电凝钳电凝子宫血管,自左下腹套管放置套扎线套于子宫峡部稍下方,排除无肠管及网膜被套入,取出阴道举宫器,用推结器逐渐拉紧线圈。

(4)延长左下腹切口至 15 mm 长,置入 15 mm 扩张器,再置入子宫粉碎器,将子宫体及瘤体组织粉碎并取至体外,切至套扎线圈上 1 cm 处。

(5)宫颈残端增加套扎一次,双极电凝钳电凝宫颈残端止血。是否缝合反折腹膜在目前尚无严格规定。在残端严格止血后,用 0-0 号缝线缝合膀胱腹膜反折和宫颈后壁腹膜包埋宫颈残端。

(6)再次形成气腹,在腹腔镜下检查各残端及盆底,有活动性出血,予电凝止血,用生理盐水冲洗盆腔,证实无活动性出血后,吸净冲洗液,降低腹腔内压力 3~5 分钟,观察残端无出血后,尽量放净腹腔内气体,退出鞘卡,缝合穿刺孔。

**(五)术中注意要点**

(1)电动切割子宫及瘤体组织时,应在直视下进行并远离周围组织或器官。

(2)切割器固定牢固不能晃动。

**(六)术后处理**

(1)患者清醒后拔除气管插管,予以吸氧,监护患者的生命体征。

(2)留置尿管 24 小时。

(3)静脉补充液体,包括平衡液、生理盐水及葡萄糖液,年龄较大患者注意补液量及补液速度。

(4)术后 6 小时麻醉清醒后可进流质,术后第 1 天根据患者情况进食。

(5)鼓励患者尽早起床活动,防止静脉血栓及术后肠粘连。

## 四、腹腔镜辅助下经阴道子宫切除术

**(一)适应证**

(1)子宫肌瘤。

(2)子宫内膜异位症,子宫腺肌症。

(3)异常子宫出血。

(4)子宫内膜复杂型增生过长。

(5)子宫内膜癌 $I_a$、$I_b$ 期。

(6)盆腔感染。

(7)子宫脱垂。

**(二)禁忌证**

(1)良性巨大子宫肌瘤(子宫大于 16 孕周)。

(2)盆腔内有严重病理情况。

(3)未曾生育、阴道狭窄者,手术医师缺少阴道手术技能。

**(三)术前准备及麻醉**

同腹腔镜全子宫切除术。

**(四)手术步骤**

(1)常规置子宫操纵器及腹腔镜鞘卡。

(2)附件及宫旁组织同全子宫切除。

(3)暴露子宫血管,双极电凝钳电凝子宫血管,改经阴道手术。

(4)经阴道取出术前放置的举宫器,阴道拉钩拉开阴道前后壁,暴露宫颈,宫颈钳钳夹宫颈前后唇,电刀环形切开宫颈阴道黏膜。

(5)鼠齿钳钳夹阴道前壁,沿宫颈前壁向上推开宫颈膀胱间疏松组织,至子宫膀胱腹膜反折处,长镊提起腹膜并剪开,向两侧扩开切口,进入前穹隆;鼠齿钳钳夹阴道后壁,沿宫颈后壁向上推开宫颈直肠间疏松组织,至子宫直肠腹膜反折处,长镊提起腹膜并剪开,进入后穹隆。

(6)将宫颈向右侧牵拉,暴露左侧主韧带,钳夹左侧部分主韧带,切断后7号丝线缝扎,同样方法处理右侧部分主韧带。

(7)双钳钳夹左侧骶韧带及剩余主韧带,切断后7号线缝扎并套扎,同样方法处理右侧骶韧带及剩余主韧带;输卵管拉钩下拉子宫血管。

(8)双钳钳夹左侧子宫血管,切断后7号丝线缝扎并套扎,子宫两侧组织完全离断后,将子宫从阴道内取出。

(9)若大子宫肌瘤,可将肌瘤挖出或将子宫切开逐步取出;鼠齿钳钳夹阴道残端肢后腹膜,检查各残端无出血后,阴道顶端用可吸收肠线连续缝合。子宫肌瘤过大,在阴道取出刚难时,可以将纱球放入手套内,放置于阴道内,重新充气后,在腹腔镜下用子宫粉碎器,碎取肌瘤。

(10)再次形成气腹,在腹腔镜下检查各残端及盆底,有活动性出血,予电凝止血,用生理盐水冲洗盆腔,证实无活动性出血后,吸净冲洗液,降低腹腔内压力3~5分钟,观察残端无出血后,尽量放净腹腔内气体,退出鞘卡,缝合穿刺孔。

**(五)术中注意要点**

同腹腔镜全子宫切除术。

**(六)术后处理**

同腹腔镜全子宫切除术。

## 五、腹腔镜下宫颈残端切除术

**(一)适应证**

(1)宫颈上皮内瘤样病变(CIN)。

(2)宫颈肥大、糜烂、接触出血、分泌物多,经积极治疗无效。

**(二)禁忌证**

(1)宫颈浸润癌。

(2)各种类型的外阴、阴道炎症。

**(三)术前准备及麻醉**

同腹腔镜全子宫切除术。

**（四）手术步骤**

（1）常规置子宫操纵器及腹腔镜鞘卡，必要时可行双侧输尿管插管，以便在手术中分辨输尿管走行。

（2）探查宫颈残端与周围脏器的关系。

（3）横行剪开宫颈残端表面的腹膜与筋膜，逐渐分离并剥离出宫颈残端。

（4）有齿抓钳牵拉宫颈，电凝切断主韧带和骶骨韧带。

（5）剪开宫颈阴道穹隆，以湿海绵作为阻挡支撑物，剪开阴道前穹隆切口，沿着宫颈环形扩大，直至整个宫颈游离，经阴道取出宫颈。

（6）缝合阴道残端，可在腹腔镜下进行，也可经阴道缝合。

（7）再次形成气腹，在腹腔镜下检查各残端及盆底，有活动性出血，予电凝止血，用生理盐水冲洗盆腔，证实无活动性出血后，吸净冲洗液，降低腹腔内压力 3～5 分钟，观察残端无出血后，尽量放净腹腔内气体，退出鞘卡，缝合穿刺孔。

**（五）术中注意要点**

同腹腔镜全子宫切除术。

**（六）术后处理**

同腹腔镜全子宫切除术。

（黄　娟）

# 第二节　腹腔镜下子宫肌瘤剔除术

## 一、适应证

（1）子宫肌瘤患者需保留生育功能或不希望失去子宫者。

（2）肌瘤引起月经过多或盆腔压迫症状。

（3）习惯性流产或不孕症。

（4）既往妊娠时并发疼痛、出血、感染、变性、早产、胎先露异常者。

（5）近期内肌瘤增长较快者。

（6）宫体的浆膜下肌瘤或大部分突出子宫表面的肌壁间肌瘤。

## 二、禁忌证

（1）严重的心血管系统及呼吸系统疾病。

（2）体温高于 37.5 ℃。

（3）生殖器官急性或亚急性炎症期。

（4）黏膜下肌瘤。

（5）体积较大（直径大于 10 cm）、数目较多（4～6 个）的肌壁间肌瘤。

## 三、手术时间

避开月经期。

## 四、术前准备

(1)同腹腔镜全子宫切除术。

(2)对于偏向一侧的较大阔韧带肌瘤,术前行肾盂静脉造影,了解输尿管走向及有无输尿管梗阻。

## 五、麻醉

全身麻醉或硬膜外。

## 六、手术步骤

(1)常规置子宫操纵器及腹腔镜鞘卡。

(2)排开肠管,通过举宫器配合,充分暴露术野,先将 20 U 缩宫素或垂体后叶素 6～12 U 经 50～100 mL 生理盐水稀释注射到宫体与瘤体交界部,以减少出血。

(3)带蒂肌瘤:在肌瘤蒂部用双极电凝钳电凝后,切断肌瘤。

(4)肌壁间肌瘤:缩宫素行多点注射后,单极电钩在肌瘤隆起部将子宫肌壁切开,深度以见到肌瘤包膜为佳,切口应大,延伸到整个肌瘤表面;有齿抓钳抓住子宫肌层边缘,肌瘤锥或有齿大抓钳固定肌瘤并向外牵拉,紧贴肌瘤钝、锐性相结合逐渐将肌瘤从子宫肌层中分离出来,分离过程中,应边分离边凝固止血,遇见血管电凝后剪断,分离后的肌瘤先拖入直肠子宫陷凹或膀胱子宫凹陷。

(5)对阔韧带肌瘤,要注意血管和输尿管走向,先剪开阔韧带前叶,在无血管区分离肌瘤,肌瘤锥插入肌瘤向外牵拉,钝、锐性分离肌瘤周围结缔组织,直至暴露肌瘤蒂部附着部位,电凝后剪断。

(6)缝合子宫:先创面止血,冲洗肌层创面,用双击电凝钳电凝活动性出血;对浅表的子宫缺损,用10-0 号合成可吸收缝线 8 字单层缝合;对缺损面较大、较深者,分两层缝合关闭子宫缺损。

(7)肌瘤的取出:经右下腹鞘卡,置入电动组织粉碎器,助手固定肌瘤,由粉碎器逐步粉碎肌瘤分次取出。注意粉碎肌瘤时,应从边缘开始如"削苹果"手法从外至内粉碎,同时注意保护周围脏器、肠管等不被损伤。

(8)检查术野出血及电凝止血,灌注 1 000 mL 生理盐水,取头高脚低位冲洗并清理腹腔,观察 3 分钟,见盆腔内无活动性出血、渗血,各手术创面可酌情放置透明质酸钠等防粘连剂,以防止粘连再形成。观察升结肠、肝、胆、胃表面无异常,结束手术。

## 七、术后处理

(1)常规护理。

(2)应用广谱抗生素预防感染。

(黄　娟)

# 第三节 宫腔镜下子宫内膜电切术

主要应用于功能失调性子宫出血患者保守治疗失败,但不愿切除子宫或无法耐受子宫切除手术者。

## 一、功能性子宫出血概述

功能失调性子宫出血(dysfunctional uterine bleeding,DUB)是因调节生殖的神经内分泌机制失常引起的异常子宫出血,简称功血。功血可发生于月经初潮至绝经期间的任何年龄,其中发生于绝经前期占 50%,育龄期占 30%,青春期占 20%。其主要临床表现为异常子宫出血,包括月经过多,月经频发,子宫不规则出血,月经频多。其病程可以是一过性的,也可以绵延数月需药物或手术治疗方可治愈。子宫内膜增生是引起功血最常见的组织病理变化。子宫内膜增生分为单纯性、复杂性及不典型增生。单纯性增生通常有腺体扩张及内膜间质增生,而呈现轻度的不规则形态。复杂性增生有明显的腺体增生,腺管的极性消失,排列不规则。而不典型增生则是包含有异型细胞的子宫内膜腺体过度增生。

## 二、功能性子宫出血的宫腔镜下图像特征

### (一)单纯性增生

宫腔镜下见多发性小息肉或单发性较大息肉,也可呈苔状隆起。表面平滑不透明,有时可见到小圆形透亮的囊胞,呈现从赤红到灰白各种颜色。表面血管较细小,走行规则。

### (二)复杂性增生

宫腔镜下呈现黄白色或红色不透明的息肉状或苔状突起,表面可见到异型血管及大小不等、分布不均的腺管开口。

### (三)非典型增生

宫腔镜下见息肉状或苔状突起,表面不透明,黄白色或灰白色,有异型血管。

## 三、适应证与禁忌证

### (一)适应证

(1)功能失调性子宫出血患者,经一般药物保守治疗无效者。

(2)年龄超过 40 岁,无生育要求者。

(3)不能耐受子宫全切术者。

(4)患有血液系统疾病或需终身服用抗凝剂而致月经过多者。

(5)子宫<妊娠 9 周大小,宫腔深度<12 cm。

(6)初次子宫内膜切除术后效果不理想者,可再次手术。

### (二)禁忌证

(1)宫颈瘢痕,不能充分扩张。

(2)子宫屈度过大,宫腔镜不能达到宫底者。

(3)子宫恶性肿瘤。

(4)高度怀疑合并子宫腺肌症,会增加手术失败率,为相对禁忌证。

## 四、手术准备

### (一)术前准备

子宫内膜预处理。①药物性预处理:使子宫内膜萎缩,子宫体积缩小,减少血管再生,缩短手术时间,减少出血,提高手术安全性、有效性。常用药物:达那唑 200 mg,口服,3 次/天,1～3 个月;内美通2.5 mg,口服,2 次/周,1～3 个月;GnRH-a,常用的有曲普瑞林、亮丙瑞林等,3.75 mg,皮下注射,1 次/28 天,1～3 个月。②机械性预处理:术前负压吸宫薄化内膜厚度。

### (二)手术时间选择

(1)月经后,子宫内膜处于增生早期,子宫内膜厚度＜4 mm,为手术理想时间。

(2)已做子宫内膜预处理者,子宫内膜已薄化或萎缩,非经期亦可手术。

(3)如有不可控制的出血,可急诊手术。

### (三)麻醉

除局部麻醉外,其他麻醉方式均可选择,多选择硬膜外麻醉或腰硬联合麻醉。

## 五、手术操作与技巧

### (一)手术操作

(1)扩张子宫颈口:充分扩张子宫颈口至 9 mm,置宫腔镜检视宫腔,如内膜较厚,可先吸宫。

(2)电切方法:①用功率 80～100 W 混合电流完成电切术;②用 0°电切环切割宫底部,电切深达子宫内膜下方浅肌层,也可用滚球电极电凝宫底部子宫内膜;③用 90°电切环按顺时针或逆时针方向,自宫底切面开始,自上而下,依次切除子宫壁的内膜及浅肌层。

(3)电切深度:达子宫内膜下 2～3 mm,此深度足以切净全层子宫内膜及浅肌层,又不致切到大血管,引起出血。

(4)电切顺序:先从后壁开始,依次切除子宫侧壁及前壁的内膜及浅肌层。如下界终止在宫颈内口下 1 cm,为全部子宫内膜切除;下界终止在宫颈内口上方 1 cm,为部分子宫内膜切除。

(5)电极移动速度及长度:电极移动速度控制于 3 cm/s,以无组织牵拉感为宜。电切环移动长度限制在 2.5 cm 以内,首先切净子宫上 1/3 内膜,之后切除中 1/3,如做全部子宫内膜切除,则切除下 1/3 内膜直至宫颈管。如技术娴熟,可通过移动电切镜增加切割长度,自宫底部到子宫峡部。切除的组织碎屑可用卵圆钳夹出,避免妨碍宫腔镜视野。

(6)切除完毕后,再次进镜,检查并切除残存的子宫内膜岛。

(7)术终降低膨宫压力,观察出血点,电凝止血。

### (二)注意事项

(1)宫底部及两宫角部最难切割,易发生穿孔。切割宫角部内膜时应自远离输卵管开口 5 mm处开始,避免将电切环推入过深;可分次薄层削刮,使用滚球电极电凝,更为安全。

(2)膨宫压力不足时,子宫两侧壁可呈闭合状,两侧宫角较深,常有残留的子宫内膜,应于术中加大膨宫压力,彻底切除残存的内膜组织。

(3)如子宫内膜较厚,电切后可再用滚球电极电凝一遍,可提高疗效。

(4)子宫内膜及浅肌层切除后,如自切割基底的肌层中出现粉红或鲜红色的子宫内膜组织,

<<<

呈喇叭花状,则为子宫腺肌病病灶。

**(三)并发症及处理**

常见的术中并发症为子宫穿孔、TURP 综合征、出血等;术后并发症为感染、出血、宫腔粘连、宫腔积血、腹痛、PASS 等。处理见"宫腔镜手术并发症及防治"。

(黄　娟)

# 第四节　宫腔镜下宫腔粘连分离术

## 一、宫腔粘连概述

宫腔粘连是指因宫腔手术操作或因放射、感染造成子宫内膜破坏,引起宫壁相互粘连而出现的一系列临床病变,包括腹痛、闭经、月经过少或流产、不孕等症状。病因主要是妊娠子宫损伤、非创伤性因素及生殖道结核感染。

正常宫腔前后壁互相接触合拢,基底层完整,即使在月经期出现子宫内膜剥脱,也不会产生粘连。由于各种原因造成子宫基底层破坏,无正常周期性子宫内膜剥脱,纤维蛋白原渗出、沉积,再继发感染则可形成宫腔粘连。宫腔粘连在产后刮宫患者中占 $9.0\%\sim30.0\%$,在流产后清宫患者中占 $7.7\%\sim30.2\%$,在不孕症患者中占 $4.8\%\sim22.0\%$,在继发闭经患者中占 $1.7\%\sim5.1\%$。

宫腔镜问世之前,宫腔粘连的诊断需依靠病史、体格检查及输卵管碘油造影等。目前宫腔镜检查是宫腔粘连诊断的金标准。宫腔粘连的部位、范围、组织类型、内膜纤维化程度及导致的月经改变症状等多种多样。要建立一个完善的诊断标准非常困难。目前为止尚没有一种分类方法能完整地描述宫腔粘连的程度,尤其是无法提示预后。美国生殖协会根据宫腔粘连的范围、粘连类型及月经情况进行分类,并以此判断治疗效果及其预后。虽然仍有许多缺陷,但临床应用方便,是目前国际应用较广泛的分类方法(表 3-1)。

表 3-1　美国生殖协会 IUA 预后分类

| 宫腔粘连范围 | <1/3 | 1/3~2/3 | >2/3 |
|---|---|---|---|
| 评分 | 1 | 2 | 4 |
| 粘连类型 | 菲薄 | 菲薄和致密 | 致密 |
| 评分 | 1 | 2 | 4 |
| 月经模式 | 正常月经 | 月经减少 | 无月经 |
| 评分 | 0 | 2 | 4 |

注:预后评价:Ⅰ级(轻)1~4分,Ⅱ级(中)5~8分,Ⅲ级(重)9~12分

## 二、适应证

由于宫腔粘连引起的不孕、不育、月经减少、闭经及痛经者均可。

### 三、手术准备

#### (一)术前评估

同宫腔镜下子宫内膜电切术。

#### (二)手术时间

对于粘连所致闭经的患者可在月经周期的任何时期实施。对尚有月经来潮的患者,应在月经干净后尽早实施。

#### (三)麻醉

同宫腔镜下子宫内膜电切术。

#### (四)术后处理

术后即刻放置宫内节育器并人工周期治疗,促进创面上皮化,预防粘连再次形成。

### 四、手术操作与技巧

#### (一)手术操作

根据宫腔粘连的性质、范围及内膜破坏程度,又分为如下2种。

1.膜样粘连分离术

膜样粘连组织较为疏松,分离比较容易进行。可在宫腔镜下使用微型剪刀剪开粘连组织。对于范围较大或周边型膜样粘连,可使用针形电极划开。

2.纤维结缔组织粘连分离术

纤维结缔组织粘连较为致密,尤其是粘连组织较宽者,可先用环形电极切除粘连组织,辅以针形电极划开,逐渐显露宫角、宫底及输卵管开口,直至宫腔形态完全显露。

#### (二)注意事项

(1)手术尽量恢复宫腔正常形态,充分暴露两侧宫角及输卵管开口,减少对残留正常内膜的损伤。对于广泛粘连患者需多次手术。

(2)术中腹腔镜或B超监护减少子宫穿孔等损伤。

#### (三)手术并发症

最常见为子宫穿孔,其次术中、术后出血。术后易发生宫腔再次粘连,尤其重度粘连复发率高。术后应短期内宫腔镜二次探查,分离再次形成的粘连。

(黄 娟)

# 第五节 引产、催产术

### 一、引产术

#### (一)概述

引产术是指因母病或胎儿因素采用人工方法诱发子宫收缩达到终止妊娠的目的,是临床常用的一种处理高危妊娠的方法。按孕周分为中期引产和晚期引产,晚期引产是指妊娠满28周以后。这里主要讲述的是晚期引产的处理方法,临床常用的是药物引产。

**（二）引产前的评估**

不论引产原因是什么,引产前一定要对孕妇进行综合评估,首先要检查宫颈是否成熟,如果没有成熟,应先促宫颈成熟,然后再进行引产,以增加引产成功率和安全性。目前公认的评价宫颈成熟度的方法是 Bishop 评分,它是对宫颈管长度、宫颈口扩张程度、宫颈软硬度、宫颈位置及胎先露位置进行评价,总共 13 分。评分越高,宫颈越成熟,引产越容易成功。如果宫颈评分总分在 6 分以下,应促宫颈成熟。

1.促宫颈成熟的方法

目前尚无理想的促宫颈成熟方法,临床比较常用的有机械性扩张和药物性方法。然而临床处理过程中很难将促宫颈成熟和引产截然分开,故有的促宫颈成熟的药物也是引产药物。

（1）机械性扩张:采用水囊或 Foley 导尿管。水囊或 Foley 导尿管促宫颈成熟的方法比较久远,目前临床使用的双球囊装置促宫颈成熟效果较好,放置简单、操作方便、痛苦小、容易被孕妇接受。但这种方法的局限性是有感染、宫颈损伤、出血和胎膜早破的风险。

（2）药物性方法:采用前列腺素制剂。

1）地诺前列酮（普贝生）:引产前将含有 10 mg $PGE_2$ 制剂的普贝生放在阴道后穹隆,它的优点是单次用药,不需严格无菌。

禁忌证包括:①已临产;②已破膜;③正在使用缩宫素;④瘢痕子宫;⑤可疑胎儿窘迫;⑥3 次以上足月妊娠分娩史;⑦多胎妊娠;⑧对前列腺素过敏;⑨有青光眼或哮喘。

注意事项包括:①放置后,产妇应卧床 2 小时,以保证栓剂固定,避免脱落。②2 小时后检查,如位置正常,产妇可下地。如位置不正常可重新放置。③常规监测宫缩和胎儿情况。④放置后 12 小时、临产、破膜、宫缩异常、胎儿窘迫或其他异常情况时应取出栓剂。⑤不要与缩宫素同时使用,可在取出栓剂 30 分钟后给予缩宫素静脉滴注。⑥地诺前列酮仅用于足月妊娠促宫颈成熟,如妊娠不足月者使用,应充分告知。

2）米索前列醇:为前列腺素 $E_1$ 衍生物,又称米索,也可用来促宫颈成熟。常用方法是阴道放置,合适的剂量为 25 $\mu g$,4～6 小时阴道后穹隆放置一次,一般用 4 次（100 $\mu g$）。国内主张 25 $\mu g$ 阴道放置,6 小时无宫缩者可再放一次,每天总量不超过 50 $\mu g$,如需加用缩宫素,应在最后一次放置米索后 4 小时以上。由于药物说明书上没有此项适应证,使用前应充分告知引产者该药促宫颈成熟的利弊,由引产者知情选择。禁忌证和注意事项同地诺前列酮。

（3）药物并发症的防治。①宫缩过强:取出药物,观察宫缩情况,如仍强可用宫缩抑制剂,如硫酸镁。②胎儿窘迫:阴道检查,取出药物,如短期内不能分娩者,手术终止妊娠。③子宫破裂:注意宫缩,如宫缩过强,及时处理。④药物不良反应:如恶心、呕吐等,情况不严重,可继续观察,情况严重者可停药。⑤变态反应:任何药物均有变态反应的可能性,需要临床严密观察,一旦出现可按过敏处理。

（4）促宫颈成熟相关问题。①引产前应查宫颈条件,促成熟可增加引产的成功率。②宫颈成熟后再引产可缩短产程,减少缩宫素的使用。③地诺前列酮在促宫颈成熟中具有重要作用。④最终决定时应充分评估产妇的状态和医院的条件。⑤必须考虑药物的安全性和有效性。

2.药物引产方法

小剂量缩宫素静脉滴注是常用的引产法。

### (三)药物引产适应证和禁忌证

**1.适应证**

(1)妊娠合并高血压。

(2)各种妊娠合并症,如妊娠合并肾脏病、妊娠合并心脏病、妊娠合并糖尿病等。

(3)急性羊水过多出现压迫症状者。

(4)胎膜早破。

(5)过期妊娠。

(6)严重的胎儿畸形,如脑积水、无脑儿等。

(7)死胎。

(8)母儿血型不合,胎儿处于高危阶段又无条件宫内换血者。

**2.药物引产禁忌证**

(1)明显头盆不称,不能阴道分娩者。

(2)产道阻塞如宫颈肌瘤、阴道肿瘤和宫颈异常者。

(3)胎位异常如横位、初产妇臀位估计经阴道分娩有困难者。

(4)前置胎盘、胎盘血管前置、胎盘功能严重减退者。

(5)子宫有瘢痕如古典式剖宫产或子宫肌瘤剔除术后尤其是剔除肌瘤较大数目多、透过内膜者。一次子宫下段剖宫产史者为相对禁忌证。

(6)宫颈恶性肿瘤。

(7)急性生殖道病毒感染。

(8)对引产药物过敏者。

### (四)引产方法

**1.人工破膜术**

人工破膜术常用于催产,但它也是一种最常用的引产方法,一般破膜后 1～2 小时内即可出现宫缩,2 小时后仍无宫缩应静脉滴注缩宫素。由于单纯人工破膜引产成功率和失败率难以估计,加上破膜时间过长可能会招致感染,目前很少单独使用,多采用人工破膜加小剂量缩宫素静脉滴注以提高成功率。

**2.缩宫素静脉滴注术**

(1)缩宫素的使用方法及剂量。

美国妇产科学会(ACOG)提供了一个使用缩宫素的方案:低剂量时,开始剂量为 0.5～2.0 mU/min,增加浓度 1～2 mU/min,间歇时间 15～40 分钟。高剂量时,开始剂量为 0.5～1.0 mU/min直至 6 mU/min,增加浓度 1～6 mU/min,间歇时间 15～40 分钟。出现宫缩过强,要调整剂量。

从安全角度出发,低剂量比较安全。国内目前推荐小剂量、低浓度、静脉滴注给药的方法。

持续性给药法:采用静脉滴注方法,由低浓度(0.5%)开始,即 500 mL 5%葡萄糖液或葡萄糖盐水中加缩宫素 2.5 个单位,每分钟 8 滴(2.5 mU/min),密切观察子宫收缩反应,每隔 10～20 分钟调整滴数,至有效子宫收缩,即达到每 3 分钟一次宫缩,持续 30～60 秒。有两种调节方法:等差法即 2.5 mU/min→5.0 mU/min→7.5 mU/min。等比法即 2.5 mU/min→5.0 mU/min→10 mU/min。若仍无宫缩,可增加缩宫素浓度至 500 ml 5%葡萄糖液或葡萄糖盐水中加缩宫素5个单位,每分钟滴数不能超过 40 滴。

脉冲式给药法:此法符合体内缩宫素释放规律,可减少缩宫素和液体的量,但需要有输液泵才能进行,基层医疗单位缺乏此项设备。故多数仍采用持续性静脉滴注给药。

(2)使用缩宫素注意事项:虽然小剂量、低浓度缩宫素静脉滴注引产是一种安全有效的引产方法。但其成功率只有 69%～87%,缩宫素引产是否成功与宫颈成熟度、孕周、先露高低有关。不可盲目增加剂量,因为使用不当会造成严重后果。

(3)缩宫素不良反应及处理:缩宫素最常见的不良反应是宫缩异常,如宫缩过频(10 分钟内宫缩≥6 次)和过强甚至强直性宫缩(单次宫缩持续 2 分钟或以上,伴有或不伴有胎心变化);及由此导致的急产、子宫破裂、胎儿窘迫;少见的有羊水栓塞;恶心和呕吐;药物变态反应;甚至孕产妇死亡。

(4)并发症的防治。①宫缩过强:一旦发现宫缩异常,应减慢静脉滴注速度,或停止静脉滴注,必要时给硫酸镁缓解子宫收缩。25%硫酸镁 4 g 加入 25%葡萄糖溶液 20 mL 中静脉推注,20 分钟推完,然后,接着用 25%硫酸镁 40 mL 加入 5%葡萄糖 500 mL 中,以 2 g/h 静脉滴注,直至宫缩消失,并取左侧卧位。小剂量给药可以克服宫缩过强、恶心、呕吐等不良反应。②急产:注意宫缩和产程,如进展较快,应调整滴数或停止使用。③子宫破裂:静脉滴注缩宫素应有专人管理,宫缩过频过强,应及时调整。④胎儿窘迫:及时停用,左侧卧位,吸氧,如不能缓解,应手术终止妊娠。

(5)手术技巧与难点。①缩宫素的半衰期短,呈脉冲式释放,并需要与缩宫素受体结合才能发挥作用。缩宫素一旦被吸收,3～5 分钟起作用,20～30 分钟血浆中药物达到稳定水平。剂量过大或调整间歇时间过短,都会出现合并症,导致宫缩过强,造成胎儿窘迫。用量过大,大部分不能与受体结合,会引起其他不良反应。故应采用小剂量、低浓度、静脉滴注给药,不能肌内注射;不能口腔或鼻腔黏膜滴入。②子宫平滑肌对缩宫素的敏感程度和体内灭活速度个体差异较大。所以缩宫素使用无标准剂量、安全剂量和危险剂量,只能按生物测定原则,以子宫收缩反应来定。有的孕妇使用极小量就可引起强烈宫缩,有的孕妇使用大量也只能引起轻微宫缩。临床使用剂量应以个人子宫收缩反应决定,不可盲目加大剂量。③静脉滴注缩宫素时,应先做静脉穿刺调好输液滴数(8 滴/分),然后再加入缩宫素混匀,根据宫缩情况逐渐调整;或使用输液泵。④滴注时必须有专人密切观察孕妇的血压、脉搏、宫缩频率和持续时间及胎儿情况,每 15 分钟记录 1 次,有条件的医院可使用产时胎儿监护仪。一旦发现宫缩过强、过频或呈强直性,胎心率高于 160 次/分,低于 120 次/分,应立即减慢滴速,甚至停止滴入以免胎儿发生宫内窘迫或子宫破裂。

(6)缩宫素引产术应该注意:①缩宫素一定要静脉滴注;②从小剂量开始;③先调好滴数再加缩宫素,配成合适的浓度;④点滴过程中应有人定期观察;⑤根据产程进展随时调整滴数。

3.前列腺素制剂

普贝生或米索:这两种药物主要用来促宫颈成熟,也可用于引产。一般情况下,宫颈条件不成熟时,应该用前列腺素制剂,宫颈条件成熟时,应使用人工破膜加小剂量缩宫素静脉滴注引产。适应证和禁忌证同促宫颈成熟。

(五)引产相关问题探讨

(1)首先要仔细核对孕周,确定胎儿娩出后有存活能力。如当地儿科条件有限,应采取宫内转运到条件较好的医院分娩。

(2)充分了解所采用的引产方法对母儿潜在的危害。

(3)掌握引产的指征和禁忌证,并与引产者充分沟通,交代清楚病情,知情选择引产方法。

（4）引产前应检查阴道、盆腔，了解宫颈条件，胎儿的大小及先露。引产前应行胎心监护。

（5）熟悉引产药物的使用方法和注意事项，了解并能处理药物所造成的不良反应。

（6）引产过程中要做好紧急情况下行急诊剖宫产的条件和医护人员。

（7）对待特殊情况下的引产要结合具体情况，酌情处理。

### （六）手术难点与技巧

**1.延期妊娠的处理**

妊娠满 41 周是否引产应结合孕妇的情况和当地的医疗条件，如宫颈条件已经成熟，可考虑引产，条件不成熟者应先促宫颈成熟后再行引产术。美国妇产科学会（ACOG，2004）建议无妊娠合并症、胎儿状况良好的妊娠满 41 周的孕妇，宫颈条件成熟者给予引产，条件不成熟者加强监测，每周 2 次监测羊水量、胎心监护，若无异常等待宫颈自然成熟或促宫颈成熟后引产。

**2.有剖宫产史的孕妇能否引产**

剖宫产后阴道分娩（vaginal birth after cesarean，VBAC）已成为临床常见问题。由于胎心监护的应用、初产臀位、产妇对产钳助产的顾虑，以及剖宫产技术和麻醉方法的改进等原因，使得初次剖宫产率逐渐升高，剖宫产后再次妊娠者增多。对子宫下段横切口剖宫产史，本次妊娠头先露，又无绝对剖宫产指征的孕妇再次分娩问题越来越受到关注。ACOG（2004）关于剖宫产后再次妊娠阴道分娩指南：一次子宫下段横切口剖宫产者都适合 VBAC，应该进行咨询；骨盆合适；没有其他的子宫瘢痕或子宫破裂史；有监测产程或急诊行剖宫产的条件；具备急诊行剖宫产的麻醉医师和有关人员；VBAC 时也可使用硬膜外麻醉镇痛。

（1）引产禁忌证：①前次剖宫产切口的类型不详。②有子宫破裂史。③绝对的头盆不称。④前置胎盘。⑤严重近视伴有视网膜剥离，或有妨碍阴道分娩的内科合并症。⑥胎位异常。⑦两次剖宫产史且未有过阴道分娩者。⑧没有急诊剖宫产的条件。

（2）剖宫产后再次妊娠阴道分娩处理的注意点：①充分了解孕妇产科病史，如前次剖宫产的类型、指征、切口恢复情况，以及距离此次妊娠间隔的时间。②本次妊娠孕周：超过 40 周者，VBAC 成功率下降。③估计胎儿体重，巨大胎儿会增加 VBAC 的危险性。④孕妇是否肥胖，如果孕妇肥胖也会降低 VBAC 的成功率。⑤有无 VBAC 的禁忌证，如有禁忌证则再次剖宫产。

（3）引产方法：小剂量缩宫素静脉滴注。与孕妇探讨 VBAC 的利弊，孕妇愿意试产，又具备阴道分娩条件，需要引产或改善宫颈条件，最好在严密观察下使用小剂量缩宫素静脉滴注，产程中加强监测。产程进展顺利者阴道分娩，出现并发症经处理改善适合阴道分娩者则阴道分娩，不顺利者则再次剖宫产。如果孕妇自然临产，又无阴道分娩禁忌证，产程中如果出现宫缩乏力可使用小剂量缩宫素催产，严密观察产程进展和子宫下段的情况。①引产前一定要排除头盆不称。②严格掌握适应证、方法和剂量。③要密切观察产程和产妇及胎儿情况。

## 二、催产术

### （一）概述

催产是指临产后因宫缩乏力，采用人工的方法促进宫缩，使得产程得以进展，减少因产程延长导致的母婴并发症。常用的方法有两种：人工破膜和小剂量缩宫素静脉滴注。

### （二）催产前的评估

**1.适应证**

原发性或继发性宫缩乏力者。

2.禁忌证

(1)明显头盆不称。

(2)胎位异常(忽略性横位、不均倾位、高直位、额后位)。

(3)宫缩不协调。

(4)胎儿窘迫。

**(三)手术方法**

1.人工破膜术

可在产程的不同阶段进行人工破膜术,但要掌握适应证。

(1)人工破膜手术操作步骤:取膀胱截石位,常规消毒外阴及阴道。用弯血管钳在手指引导下撕破胎膜使羊水流出,若羊水流出不多,可将胎头轻轻推动,以利于羊水流出。观察羊水的性状、颜色。

(2)人工破膜注意事项:①破膜前应做全面病史询问和检查,确定孕妇无经阴道分娩的禁忌证。②严格无菌操作,防止感染。③破膜应在宫缩间歇期进行。④破膜前后应听胎心音,观察羊水的性状。⑤人工破膜后观察1小时,宫缩无加强,再使用小剂量缩宫素。

(3)并发症的防治。①脐带脱垂:破膜时不要向上推动胎头;破膜后应立即听胎心;不要让羊水流出过快。②羊水栓塞:破膜时应避开宫缩,在宫缩间歇期破膜。③感染:破膜前应消毒外阴和刷手;注意无菌操作;监测体温。

(4)手术难点与技巧:人工破膜操作时动作要轻柔,在手指的指引下,血管钳应紧贴胎膜,钳尖张开约1 cm轻轻钳起胎膜,轻轻牵拉看看有无阻力,如果阻力过大应重新开始,以免夹伤宫颈和胎儿。每次操作都应仔细检查血管钳上有无胎儿的毛发,或有无羊水流出。

(5)手术相关问题探讨:人工破膜术作为产科常用的一种方法,简单容易操作。如果处理不当,也会引起纠纷。因此要认真对待:①术前要告知;②要有适应证;③要无菌操作;④动作要轻柔;⑤操作时要避开宫缩期;⑥破膜后要密切观察宫缩情况。

2.缩宫素静脉滴注术

(1)操作步骤:产程中出现宫缩乏力时,一定要先行人工破膜加强宫缩,如果无效,再用缩宫素静脉滴注。

(2)缩宫素加强宫缩注意事项:①一定要静脉使用,不能采用其他方法。②从小剂量开始,逐渐增加浓度。③监测宫缩和胎心。④注意产程进展。⑤注意变态反应。

(3)并发症的防治。①宫缩过强:减慢滴速或停用;使用宫缩抑制剂。②胎儿窘迫:停用缩宫素;左侧卧位;吸氧;不能缓解者应及时终止妊娠(阴道助产或剖宫产)。③羊水栓塞:停用缩宫素;按羊水栓塞常规处理。④子宫破裂:除停用外,按子宫破裂常规处理。

**(四)相关问题**

产程一旦出现停滞,应积极寻找原因,可从产力、产道、胎儿和产妇的精神心理等方面去考虑,不可盲目使用促宫缩药。因为难产不是单一因素所致,往往是几个因素相互作用的结果。以下几点应注意:①首先除外头盆不称,产道有无异常;②慎重估计胎儿体重;③纠正产妇一般情况,解除产妇紧张情绪和恐惧心理,鼓励产妇的信心;④若是产力异常可行人工破膜,了解羊水性状和胎儿宫内安危状况;⑤人工破膜1小时,如无效,可使用小剂量缩宫素静脉滴注加强宫缩;⑥处理后还应密切观察产程进展及母儿情况。

(1)阴道检查除外头盆不称。

(2)先人工破膜,再用缩宫素。

(3)催产时缩宫素只能静脉使用,禁忌其他使用方法。

(颜　飞)

# 第六节　剖宫产术

## 一、剖宫产的指征

随着围生医学的进展,麻醉、剖宫产技术的提高,以及抗生素的应用和输血支持,剖宫产的安全性大大提高,剖宫产指征发生了演变。各种妊娠并发症及合并症如重度子痫前期、子痫、妊娠合并心脏病等,已不再是剖宫产的禁忌证,剖宫产明显降低了此类孕产妇的病死率。同时因胎儿医学和新生儿医学的发展,使围生儿也成为与母体同等重要的角色,损伤较大的中高位产钳、臀牵引术等已被较为安全的剖宫产代替,胎位异常、胎儿窘迫、巨大儿等也成为剖宫产的适应证,使围生儿病死率也大幅下降。但是欧美国家的经验表明,剖宫产率上升到一定水平后再无节制地上升并没有让孕产妇和围生儿病死率进一步下降,反而是剖宫产的近期和远期并发症越来越成为严重的问题。但近年来,我国剖宫产率迅猛增高,一方面是受社会因素的严重干扰,社会因素的比例逐年上升,甚至成为一些医院剖宫产的首要原因;另一方面是产科医师没有严格掌握剖宫产的指征,特别是因惧怕医疗纠纷或对阴道助产不熟悉而放宽指征。正确掌握剖宫产指征对减少孕产妇和围生儿病死率、降低剖宫产率及其并发症具有重要意义,而能否正确掌握剖宫产指征与产科医师的责任心和决断力、理论水平和临床经验密切相关。

剖宫产的指征是指不能经阴道分娩(如头盆不称、产道梗阻、异常胎位等)和不宜经阴道分娩(母体原因如妊娠合并严重的产科并发症及内外科合并症等,胎儿因素如脐带脱垂、胎儿窘迫等)的情况。

剖宫产手术指征的分类繁多,可以按程度分为绝对指征(如产道梗阻等)和相对指征(指剖宫产比阴道分娩对母子更安全,如妊娠合并心脏病、边缘性前置胎盘等);按时间分为永久性指征(如骨盆严重狭窄或畸形等)和非永久性指征(如因母儿并发症或合并症需急速终止妊娠等);按来源分为母体指征(如骨盆严重狭窄等)、胎儿指征(如胎儿窘迫等)和母儿指征(如前置胎盘和胎盘早剥等)等。剖宫产指征可以是单因素、也可以是多因素,可以是绝对的、也可以是相对,而且分娩是一个动态的过程,许多时候需在分娩过程中不断评估,才能作出正确的判断。本文按照剖宫产指征是否与分娩的各要素直接相关分为难产指征和非难产指征。

### (一)难产指征

难产指征指因产道、产力、胎儿异常所致难产需以剖宫产终止妊娠或结束分娩者。

1.骨盆狭窄或畸形

骨盆狭窄的诊断主要依靠临床上骨盆外测量和内测量,骨盆明显狭窄(如骶耻外径≤16 cm、坐骨结节间径+后矢状径<15 cm 等)或畸形应行择期剖宫产。

2.相对头盆不称

相对头盆不称是指骨盆径线在正常范围,但胎儿过大或胎头与骨盆比例不相适应使骨盆相对狭窄。经严格试产(破膜后正规宫缩6~8小时),胎头仍不下降,宫口扩张受阻者应行剖宫产。

3.软产道异常

(1)阴道异常:阴道创伤、手术或感染后的瘢痕引起阴道狭窄者;阴道横隔位置高、厚,阻挡先露下降者;阴道重建性手术和生殖道瘘修补或陈旧性会阴Ⅲ度裂伤修补术后者;阴道内肿瘤阻挡先露下降又不能切除者;阴道广泛或巨大的尖锐湿疣者;以上情况考虑剖宫产。

(2)宫颈异常:宫颈锥切、深部电灼、宫颈裂伤修补或严重感染后的瘢痕影响宫颈扩张者;宫颈水肿或坚韧经处理(利多卡因或地西泮)和数小时规律宫缩不扩张者;晚期妊娠合并宫颈癌者;广泛宫颈尖锐湿疣者;宫颈肌瘤阻挡先露入盆者;以上情况考虑剖宫产。

(3)子宫异常。①瘢痕子宫:既往剖宫产距今<2年或剖宫产指征仍然存在或估计原子宫切口愈合欠佳或原子宫切口在宫体部或切口位置不明者,应考虑剖宫产;子宫手术史如较大的子宫肌瘤挖出术尤其是深入宫腔者、子宫矫形术等,应考虑剖宫产。②子宫畸形:子宫畸形因宫腔形态异常导致胎位异常、子宫发育不良导致宫缩乏力经处理无效、双子宫之非孕子宫嵌顿骨盆中阻碍分娩者,应考虑剖宫产。

(4)盆腔肿瘤阻碍分娩进程者。

4.产力异常

宫缩乏力经处理无效,伴有产程延长或停滞者,应考虑剖宫产。宫缩过强伴子宫先兆破裂、强直性或痉挛性子宫收缩经处理无缓解伴胎儿窘迫,均应立即剖宫产。

5.胎位异常

(1)胎头位置异常(头位难产):额位、高直后位、前不均倾位、颏后位,如果诊断明确,足月活婴均应考虑剖宫产。持续性枕横位或枕后位,经充分试产并经各种处理不能纠正,宫颈扩张或先露下降阻滞,应行剖宫产;或宫颈虽勉强开全但先露下降不能达+2以下者,也不宜阴道助产而应考虑剖宫产。

(2)横位:足月妊娠横位,胎儿正常,应行择期剖宫产,经产妇也不例外,已临产者应行急症剖宫产。横位或忽略性横位,胎儿已死亡,宫口已开全,若无子宫先兆破裂,可在全身麻醉下行内倒转术或行断头术、碎胎术经阴道取出胎儿,产后应做子宫阴道内诊除外子宫破裂;若有子宫破裂征象,应立即剖宫产。

(3)臀位:骨盆狭窄或临界、足先露、高龄初产妇(≥35岁)、估计胎儿体重>3 500 g、B超提示胎头过度仰伸(望星空式)、过期妊娠、胎膜早破、胎儿珍贵、既往有难产史或臀位死产史、合并子痫前期等均应考虑剖宫产。臀位择期剖宫产远较急诊剖宫产预后佳。

6.胎儿异常

(1)巨大儿:估计非糖尿病孕妇胎儿体重≥4 500 g、糖尿病孕妇胎儿体重≥4 000 g,或合并过期妊娠,均应考虑剖宫产。

(2)联体双胎:足月妊娠应行剖宫产术。

(3)胎儿畸形:胎儿畸形应经阴道分娩,但经各种毁胎术仍不能阴道分娩者可考虑剖宫产。

(二)非难产指征

非难产指征指在妊娠期或分娩期,因母儿并发症或合并症危及母儿健康或生命,需急速终止妊娠或结束分娩,或因阴道分娩条件不成熟,以及阴道分娩有危险而行剖宫产者。

1.胎儿窘迫

此项指征要慎重掌握,既不要轻率诊断增加剖宫产率,也不可犹豫不决而延误抢救时机。

2.脐带脱垂

胎心尚好,估计胎儿能存活而短时间内又不能经阴道分娩者应急诊剖宫产。

3.产前出血

胎盘早剥和前置胎盘多考虑剖宫产,胎盘边缘血窦破裂出血较多者,也应施行剖宫产。而罕见的前置血管致胎儿失血一旦诊断应立即剖宫产。

4.严重的妊娠合并症和并发症

妊娠合并症或并发症病情严重者,不宜耐受分娩过程,需做选择性剖宫产。

(1)重度子痫前期:经治疗后有终止妊娠的指征,而宫颈条件不成熟,不能在短时间内经阴道分娩,或引产失败,或胎盘功能明显减退,或已有胎儿窘迫征象,或病情严重如血压控制不理想或伴眼底出血或伴视网膜剥离等应考虑剖宫产;子痫控制后 2 小时可考虑剖宫产。

(2)妊娠期肝内胆汁淤积症:阴道分娩易发生胎儿窘迫或死亡,病情严重者终止妊娠的方式以剖宫产为宜。

(3)妊娠期急性脂肪肝:一旦确诊或临床高度怀疑时,无论病情轻重、病程早晚,无论胎儿存活还是胎死宫内,均应尽快终止妊娠,并以剖宫产为宜。

(4)妊娠合并心脏病:胎儿偏大或产道条件不佳、风湿性心脏病双瓣膜病变、主动脉瓣关闭不全、发绀型先天性心脏病、心功能Ⅲ～Ⅳ级或有心力衰竭及心房纤颤者,均应择期剖宫产。

(5)妊娠合并严重肝、肾疾病者:妊娠合并糖尿病,病情严重或胎儿巨大或胎盘功能不良者,以剖宫产为宜。

(6)特发性血小板减少性紫癜:血小板计数$<50\times10^9/L$、有出血倾向、胎儿脐带血证实胎儿血小板计数$<50\times10^9/L$,以充分准备下择期剖宫产为宜。

(7)其他:妊娠合并高度近视(≥800 度)、视网膜剥离术后,均应考虑剖宫产。

5.多胎妊娠

双胎如第一胎为臀位或横位、或双胎系易发生胎头交锁和嵌顿的胎位,单羊膜囊双胎,两胎儿体重估计均>3 500 g,应考虑择期剖宫产。三胎及三胎以上者,考虑剖宫产。

6.胎盘功能低下

胎盘功能低下常见于过期妊娠、胎儿生长受限、羊水过少等,若 OCT 阳性或引产失败等应考虑剖宫产。

7.病毒感染

HIV 感染和生殖器疱疹病毒感染活跃期,为降低母婴传播,选择剖宫产为宜。

8.珍贵儿

如多年不育、既往有难产史或死胎死产而无活婴者、反复自然流产史、迫切希望得到活婴者、试管婴儿不愿阴道试产者,均应适当放宽剖宫产指征。

## 二、各种剖宫产术式的选择

剖宫产术式主要包括子宫下段剖宫产术、子宫体剖宫产术和腹膜外剖宫产术。术式的选择恰当与否关系到手术的难易、并发症的多少甚至生命的安危,因此应准确掌握各种术式的选择原则。

### (一)子宫体部剖宫产术

子宫体部剖宫产术,又称古典式剖宫产术系在子宫体部中线做纵行切开,取出胎儿。手术操作比较简单,手术野易暴露,并可在妊娠任何时期施行。但由于子宫体肌层厚,术中出血较多,缝合切口较困难,术后伤口愈合较差,再次妊娠时子宫破裂的机会较多;且术后易发生肠胀气和肠麻痹等,子宫切口也易与腹壁、大网膜及肠管发生粘连,故目前已不大应用。仅适用于某些情况如:①前置胎盘、胎盘种植在子宫下段前壁、下段血管极度怒张者;②既往有剖宫产史、子宫下段与膀胱和腹膜严重粘连、分离困难、难以暴露下段者;③横位、胎背在下、子宫下段形成不好、估计下段横切口行内倒转困难者;④胎儿严重窒息为抢救胎儿须紧急分娩者等。

### (二)腹膜外剖宫产术

腹膜外剖宫产术系通过腹膜外途径进行,切开腹壁至腹膜层,不切开腹膜,将腹膜反折自膀胱剥离,将膀胱与子宫下段分开,暴露子宫前壁下段,做横切口,取出胎儿。该术式优点是不打开腹腔,羊水不会进入腹腔,减少了腹腔内感染的发病率,术后近期并发症如肠胀气和肠麻痹等,远期后遗症少,患者不需禁食,身体恢复较快。适用于手术前疑有感染的病例,有一定临床实用价值。但手术操作难度较大,手术开始至胎儿娩出时间较长,故急需结束分娩以抢救母儿生命者(如胎儿窘迫、重症胎盘早剥、先兆子宫破裂、大出血等)或有腹腔探查指征者(如疑有子宫或附件包块)不宜做腹膜外剖宫产。

### (三)子宫下段剖宫产术

子宫下段剖宫产术系在子宫下段做横切口,取出胎儿,是应用最广的剖宫产术式。其优点是由于子宫下段肌壁薄、伸展性好、血窦少,术时出血少,切口易缝合整齐,术后切口愈合好,再次妊娠时子宫破裂率低,且由于切口在子宫下段,被膀胱子宫反折腹膜遮盖,能避免创面与盆腔脏器粘连,术后病率少。目前子宫下段剖宫产术被认为是较理想的术式,适用范围广,除古典式剖宫产术适应证为其相对禁忌证外,一般均可采用。

新式剖宫产术不是一种单独的术式,是学者们对子宫下段剖宫产术进行了一些改变,其中的优劣尚有争议。

## 三、经腹子宫下段剖宫产术手术操作要点与注意事项

剖宫产是产科常见而重要的手术,古典式剖宫产术(子宫体部剖宫产术)因并发症多,目前已极少采用;腹膜外剖宫产术因操作复杂、并发症较多,目前也很少采用;经腹子宫下段剖宫产术是目前临床应用最广泛的剖宫产术式,新式剖宫产术(包括以色列的 Stark 术式和中国香港的周基杰术式)是对传统经腹子宫下段剖宫产术的改进。现以传统经腹子宫下段剖宫产术为基础,以新式剖宫产术改进中的合理之处为参考,将改良子宫下段剖宫产术的操作要点与注意事项介绍如下。

### (一)切开腹壁打开腹腔

剖宫产腹壁切口主要采用下腹正中纵切口和下腹横切口。

1.下腹正中纵切口操作要点

(1)切开皮肤和皮下脂肪:在脐与耻骨联合中点之间做纵切口,最好一刀完成,切口下端距耻骨联合1 cm为宜,顺次切开皮肤和皮下组织。切开时刀进入组织的角度应正确,开始与终了时应使刀尖与组织垂直,切至切口中部时刀柄与组织应保持30°～40°角,使皮下组织与皮肤切口等大,避免外大内小。边切开边用纱布压迫止血。

（2）切开腹直肌前鞘和分离腹直肌：钝性分离腹直肌时动作不宜粗暴，避免损伤腹直肌和其下的血管。

（3）打开腹膜：先用手指钝性分离腹膜外脂，即可清楚看到腹膜和其下方的子宫，主刀和助手用中弯止血钳（Kelly 钳）轻轻提起腹膜，用刀切开，并用剪刀向上向下扩大切口。

2.下腹横切口操作要点

（1）切口位置：Stark 术式的切口（Joel-Cohen 切口，是位于两髂前上棘连线下 2～3 cm 的直切口）位置太高，不太美观；而周基杰术式的切口（耻骨联合上 1～2 cm）位置太低，此处恰在阴毛线水平或稍下方，因毛孔多，瘢痕反而可能较明显。因此，我们一般仍采用 Pfannenstiel 切口，即耻骨联合上两横指（3 cm）的浅弧形切口。切口的长度以 12 cm 左右为宜。

（2）切开腹壁打开腹腔：结合 Stark 术式和周基杰术式的方法并加以改良。①一刀完成切开皮肤层（表皮及真皮），于中线处切开脂肪 3～5 cm 长，在中线两侧筋膜各切一小口，钝头弯剪沿皮肤切口的弧度向两侧稍剪开筋膜（注意剪刀尖应向上翘，勿损伤筋膜下方的肌肉组织），主刀和助手分别用两示指从中线向两侧一并撕拉开脂肪及筋膜至与皮肤切口等长；皮肤及皮下出血用纱布压迫止血，一般不需结扎，少数较大的血管断裂出血者，可用蚊式止血钳钳夹至开腹，多可达到止血的目的；②主刀和助手分别用鼠齿钳（Allis）提起筋膜上切缘中线两侧，示指钝性向肚脐方向从筋膜下游离两侧腹直肌，并用钝头弯剪剪断筋膜与腹白线的粘连；同法用 Allis 提起筋膜下切缘中线两侧，将锥状肌从筋膜下游离；③用 Kelly 沿中线分离两侧腹直肌，并用手指上下钝分（注意手指应垂直，勿向腹直肌下方弯曲以免损伤其下的血管），如有锥状肌阻挡，应从中间剪开；④手指钝性分离腹膜外脂，暴露腹膜，Kelly 轻轻提起腹膜，先用刀切开一小孔或用 Kelly 打洞，再用剪刀向两侧各横向剪开 1～2 cm（横向剪开的目的是避免撕开时向下损伤到膀胱肌层），然后左右撕开腹膜；⑤主刀和助手双手重叠放入腹腔，提起两侧腹壁和腹膜，向两侧牵拉以扩大腹壁和腹膜切口，用力应均匀、缓慢、逐渐增强，此时主刀应评估腹壁切口各层大小是否能顺利娩出胎儿，必要时扩大切口。

3.注意事项

（1）常规的剖宫产考虑到美观可以选择下腹横切口，前置胎盘、血小板减少或凝血功能障碍者、紧急情况（如胎儿窘迫、重型胎盘早剥）及合并子宫肌瘤等以选用下腹正中纵切口为宜。

（2）无论选用何种腹壁切口，切口的大小均应以充分暴露子宫下段及能顺利娩出胎儿为原则，不要发生"皮梗阻"。具体来说，切口的大小应根据胎儿的大小和孕妇腹壁脂肪厚度而定，胎儿大、腹壁厚者切口应相对大些；切口的大小还要考虑胎方位，一般而言，头位切口可以稍偏小点，臀位和横位则一定要保证足够大，以免后出头和内倒转困难；麻醉效果也影响切口大小，麻醉差者因腹壁各层紧张，切口应相对大些。

（3）采用下腹横切口时，充分游离腹直肌和锥状肌非常重要（是娩头困难的原因之一），在麻醉效果好时，这很容易做到，但麻醉不良时，分离多较困难。如果肌肉和筋膜完全不能放松，可能需要剪断腹直肌或锥状肌。

（4）打开腹膜时要特别注意：①用 Kelly 钳提起腹膜时切忌过深，以免损伤子宫浆膜；②麻醉效果不好或有腹部手术史者，切口处可能有肠管、大网膜、膀胱等，打开腹膜时应特别小心；③向下延长腹膜切口时，切勿损伤膀胱，可从腹膜内面透光观察膀胱顶，或用手指触摸增厚的膀胱界线。

（5）一定不要漏掉开腹的最后一个步骤，即主刀和助手向两侧钝性牵拉腹壁和腹膜切口，这可以进一步扩大切口各层,麻醉效果好者尤其有效。此时主刀应再次评估切口大小,做到心中有数。

**(二)暴露和切开子宫下段**

1.操作要点

(1)暴露子宫下段:观察子宫旋转方向,子宫下段形成情况(宽度和高度),看清子宫膀胱腹膜反折(子宫下段上缘的标志)和膀胱的位置,必要时用右手进入腹腔探查。放置耻骨上拉钩,充分暴露子宫下段。

(2)切开子宫下段:将子宫扶正,于子宫下段腹膜反折下 2 cm 之中线处,横弧形(弧形凹面向上)切开反折腹膜及子宫肌层长 3～4 cm,切开方法采用"漂切法",即用刀腹分次轻轻划开(切勿用刀尖做深切,以免损伤胎儿,对羊水过少及再次剖宫产时尤其应小心),边切边用左手示指触摸感觉,当感觉仅有极薄的肌纤维未切开时,改用 Kelly 钳划开肌纤维及胎膜,助手立即吸羊水,同时主刀用左手示指和右手拇指分别放在子宫切口两端绷紧切口,减少羊水进入切口血窦的可能,待羊水基本吸净后,主刀两手指均匀用力,缓慢地向两侧稍呈弧形撕开子宫切口至约 10 cm 长。

2.注意事项

(1)暴露子宫下段时是否放置纱垫:目前观点未统一,有学者认为放置纱垫可阻挡羊水和血液等流入腹腔,减少术后发热等并发症;也有学者认为因强行塞入纱垫(尤其在麻醉不满意时)可能造成子宫表面的擦伤,导致术后粘连等,因此不主张常规放置,除非有肠管或网膜从子宫两侧滑入手术野,可用纱垫轻轻阻挡,避免损伤。

(2)是否需要分离反折腹膜和下推膀胱:一般情况下,当子宫下段形成良好时,不必专门先剪开子宫膀胱腹膜反折,分离下推膀胱,因手指着力不当或膀胱后血管曲张明显者可导致损伤和出血,也给后续的止血和缝合带来麻烦。事实上,当手术中将反折腹膜和肌层一并切开后,因腹膜和肌层连接极疏松,腹膜尤其是近膀胱侧的腹膜会自动向下与肌层分开一些。但对于子宫下段形成差或膀胱与子宫下段粘连者(如再次剖宫产)则需适当下推膀胱。

(3)子宫切口的选择:子宫切口可为横切口或纵切口,一般均采用横切口,因其与肌纤维走行一致,有利愈合;纵切口因下段长度不够,往往需向上延长到子宫体部成为宫体-下段联合切口,此切口仅用于极少数特殊情况,如子宫下段窄且两侧静脉严重曲张、前置胎盘下段血管怒张等。

(4)子宫横切口位置的选择:周基杰术式推荐的"高位子宫下段横切口"有一定道理,事实上临床上许多医师也已采用较传统术式位置高的切口。非孕期 1 cm 长的子宫峡部到孕晚期和临产后逐渐伸展至 7～10 cm 长的子宫下段,子宫下段自上而下可分为上、中、下 3 部分,分别称为子宫切开区、血管密集区和膀胱后区。上部的特点:与子宫体相连,长 2～4 cm,是子宫下段最宽敞的部分,肌肉层比中部和下部厚,肌层表面血管分布疏松,其表面被光泽而绷紧的腹膜所覆盖,用镊子可稍微将其夹起,而子宫体的浆膜层是无法用镊子夹起的。中部的特点:与上部相连,长 7～8 cm,表面被较疏松的反折腹膜覆盖,肌层较上部薄,表面可有较大的静脉或静脉丛。下部的特点:上与中部相连,下与子宫颈相连,实际长度不定,表面被膀胱所覆盖,肌层菲薄,两侧与子宫动、静脉及输尿管相邻,是子宫下段最狭窄的部分。周氏剖宫产子宫切口位于宫体与子宫下段交界处下 2 cm,即子宫下段上部,远离膀胱,切口具有较强的收缩力,能迅速压迫止血,出血少,切缘整齐,容易缝合。

吸取周氏剖宫产合理之处,结合临床实践,总结出子宫下段横切口位置选择原则:①一般选择在子宫下段腹膜反折下 2～3 cm,即子宫下段中部的上份;②看清膀胱的位置,切口距离膀胱至少应有 2～3 cm,以利于缝合;③根据子宫下段形成情况选择:对于下段形成良好者,切口位置可稍低些;下段形成不良者,切口位置可能需偏高些;④再次剖宫产切口应选择在前次切口瘢痕上方;⑤对于已充分试产、先露深陷的患者,虽然子宫下段拉得很长,但切口不宜过低,因此时子宫下段多有水肿,若切口过低,娩胎时往往造成严重的撕伤。

(5)扩大子宫切口的方法:扩大子宫切口可采用撕开或剪开的方法。撕开法沿子宫弓状血管及环形斜形肌纤维走向进行,损伤较轻,出血较少,临床多采用此法。但对于子宫下段过厚者,撕开法有可能难以达到理想的程度,可配合剪开法(主刀左手示指和中指伸入切口做引导,右手用钝头弯剪向两侧侧上方剪开);而子宫下段过薄或有瘢痕者,撕开法可能引起切口向两侧或下方过度撕裂,也宜结合应用剪开法。

### (三)娩出胎儿和胎盘

#### 1.操作要点

(1)子宫切口扩大后,继续快速吸净羊水,取出耻骨上拉钩;主刀以右手进入宫腔,四指从胎头侧方越过头顶到达胎头后方,托胎头于掌心,手掌要达到枕额周径平面;主刀手指以盆底为支点,屈肘向上向孕妇足方用力,同时助手左手向上向孕妇头方提起子宫切缘上份,右手在宫底加压,利用杠杆原理缓慢将胎头娩出子宫切口。

(2)胎头娩出后,主刀立即用手挤出胎儿口、鼻腔中液体;继而助手继续向下推宫底,主刀顺势牵引,娩出前肩、后肩和躯干;主刀将胎儿置于头低位,再次用手挤出胎儿口鼻黏液和羊水,助手钳夹切断脐带,胎儿交台下人员处理。

(3)胎儿娩出后,台下人员在静脉输液中加入缩宫素(常规是 500 mL 晶体液加入缩宫素10 U,给药速度根据患者反应调整,常规速度是 250 mL/h),主刀和助手迅速用卵圆钳钳夹子宫切口出血点,要特别注意钳夹好切口两端,以免形成血肿,卵圆钳钳夹困难时可换用 Allis。钳夹切口完成后,子宫肌壁注射缩宫素 10 U(前置胎盘、多胎妊娠、羊水过多等产后出血高危产妇,可考虑子宫肌壁注射欣母沛 250 μg)。

(4)给予宫缩剂后,不要急于徒手剥离胎盘,耐心等待胎盘自然剥离后牵引娩出,出血量可减少 30%。我们不赞成 Stark 术式提倡的胎儿娩出后立即手取胎盘,除非有较明显的活动性出血或等待超过 5 分钟后胎盘仍无剥离征象时,再行徒手剥离。娩胎盘时要注意完整娩出胎膜,特别注意子宫切口边缘及宫颈内口上方有无胎膜残留。

(5)胎盘娩出后,检查胎盘胎膜是否完整,并用卵圆钳钳夹纱布块擦拭宫腔,蜕膜组织过多者,可用有齿卵圆钳伸入宫腔悬空钳夹出。

#### 2.注意事项

(1)在娩出胎儿前应吸尽羊水,预防羊水栓塞;娩出胎儿一定要沉着、稳健、宁慢勿快,避免急躁、粗暴,切忌一见胎头就急欲娩出而行暴力引起胎儿损伤和子宫切口的撕裂。

(2)胎头高浮时的娩头技巧:待羊水流净后,助手应先在宫底加推力,使胎头下降后,主刀再进手取胎头,主刀和助手一定要充分利用杠杆原理,多可顺利娩出胎头,也有文献报道可使用双叶产钳助娩。

(3)胎头深定时的娩头技巧:①调整产妇体位,使头低臀高;主刀先将右手四指插入胎头与骨盆之间,屈肘以持续缓慢的斜向上的力量使胎头逐渐移动至子宫切口处,然后上撬胎头,助手再在宫底稍加推力,迫使胎头娩出;②子宫切口下方为胎肩者,主刀先用双手示指和中指分置左右胎肩,以持续向斜上的力量上拉胎肩,使胎头从盆腔脱出至切口水平,再娩出胎头;③经阴道推头法:估计出头困难者,术前外阴阴道消毒,在切开子宫前,台下助手应做好上推胎头的准备;④使用单叶产钳:有报道可用单叶产钳,插入胎头后面逐渐将胎头撬出切口。

(4)出血多时手取胎盘的技巧:子宫收缩差,出血多时,主刀边用右手剥离胎盘,同时左手伸入盆腔,拇指在前,其余四指在后,压迫子宫底体部,可明显减少出血,同时促进子宫收缩。

(5)前置胎盘的娩胎盘技巧:胎盘主体部分在后壁的前置胎盘,切开子宫时多无太多出血,娩出胎儿后,可以立即子宫肌壁注射欣母沛 250 μg(建议用欣母沛代替缩宫素做子宫肌壁注射,原因是缩宫素对子宫下段的收缩作用差,而欣母沛是引起全子宫的强有力收缩),如果无活动性出血,可等待胎盘自然剥离。胎盘主体部分在前壁的前置胎盘,切开子宫后,往往需要胎盘打洞娩出胎儿,胎儿娩出后往往出血多,常需立即徒手剥离胎盘,技巧同前。

(6)臀位的娩胎技巧:腹壁和子宫切口应足够大,麻醉效果不良者,应尽量等待松弛后再娩胎儿。单臀者,主刀双手的示指、中指分别置于胎儿双侧腹股沟处,指端用力抬起胎臀向子宫切口外提拉,助手同时压迫宫底,胎臀娩出子宫切口后,将胎背转向前方,按照臀助产法娩出胎儿;混合臀或足先露者,主刀右手伸入宫腔,先牵拉出双足,再牵引出胎儿。

(7)横位的娩胎技巧:因多需要行内倒转术,如羊水流尽,子宫收缩,内旋转将十分困难,因此横位者,切开子宫后,在助手吸羊水的同时,主刀右手伸入宫腔进行操作。

(8)不论何种情况,当娩胎困难,各种方法无效时,以挽救胎儿生命为原则,必要时可做与横切口垂直的"⊥"切口,缝合时注意良好对合。

### (四)缝合子宫

1.操作要点

子宫切口的缝合方法仍有争议,一般仍采用一根 1-0 薇乔可吸收线,分两层连续缝合。第一层从主刀对侧开始,先用两把 Allis 钳夹好角部,在角部外侧 0.5～1.0 cm 做一八字缝合后,打结,不剪断缝线,然后全层连续缝合至主刀侧,最后一针扣锁缝合,也要超出角部 0.5～1.0 cm。第二层从主刀侧向对侧将浆肌层(包括反折腹膜)做连续包埋缝合,应在第一层缝线中间进针,缝到对侧后,与第一层保留的缝线打结。

2.注意事项

(1)注意子宫切口两侧角的缝合,应于切口侧角外 0.5～1.0 cm 始末。在第一层做第一针八字缝合时,缝合和打结一定要慢,最后一针扣锁缝合也特别重要,注意不能漏掉血管,否则可导致术后严重的出血。

(2)缝合的原则是对齐、止血、疏密松紧适度,缝合时子宫切口上下缘要对合整齐,缝线要拉紧,但又不可过紧,缝合勿过密也勿过稀,针距以 1.0～1.2 cm 为宜,缝针距切缘 0.5～1.0 cm。缝合过密过紧会影响血供,可能造成切口缺血坏死;缝线过稀可能导致止血不彻底或切口封闭不严,继发出血和感染。

(3)缝合方式可随意,可连续也可间断,可一层也可两层。按照传统,缝合时尽量不穿透内膜,但目前已较少采用传统的铬制肠线,而多采用薇乔等合成可吸收缝线,异物反应小,因此缝线不一定非要避开子宫内膜,尤其在两侧角,以及切缘菲薄时。

(4)缝合时如发现切口局部有血肿形成,应切开血肿,清除血凝块,彻底止血。缝合完成而局部仍有出血时,也应彻底止血。可采用细圆针穿 1 号或 4 号丝线止血,注意勿穿透子宫内膜。应注意避免在出血处盲目多次缝扎大块组织,缝扎过多过密往往导致局部缺血坏死,引起晚期产后出血。

**（五）关腹**

**1.操作要点**

（1）关腹前先检查子宫及双附件有无异常，如发现肿瘤而产妇情况允许，应争取切除。彻底清除盆腹水，仔细清点纱布器械无误。

（2）4号丝线或2-0可吸收缝线连续缝合腹膜。

（3）检查、止血，7号丝线或2-0薇乔可吸收线间断缝合腹直肌2～3针。

（4）7号丝线间断或2-0薇乔可吸收线连续缝合腹直肌前鞘或筋膜。

（5）1号丝线或可吸收缝线间断缝合皮下脂肪。

（6）4-0薇乔可吸收线皮内缝合或1号丝线间断缝合皮肤。

（7）切口覆盖纱布，按压宫底，挤出宫腔内积血。

**2.注意事项**

（1）新式剖宫产主张不缝合腹膜，但临床观察到，新式剖宫产后再次手术的患者，粘连常常非常严重，腹膜或腹直肌直接与子宫呈致密片状粘连，分离非常困难。因此，我们仍主张仔细缝合腹膜，而且一定缝到腹膜光滑面。

（2）缝合腹壁各层前要仔细检查、彻底止血，尤其是腹直肌下方和前鞘或筋膜下方。

## 四、剖宫产的并发症及对母儿的近远期影响

剖宫产是解决难产的手段之一，同时剖宫产对解决一些妊娠合并症和并发症、降低围生期母儿病死率起到了积极作用，但剖宫产毕竟是一种非生理性分娩方式，有诸多并发症，对母儿均有一定危害。

### （一）剖宫产近期并发症

**1.剖宫产对母亲的近期影响**

（1）仰卧位低血压综合征发生率增加：孕妇仰卧位时，增大的子宫压迫下腔静脉，使静脉回流受阻，心排血量减少30%，导致明显的低血压。在剖宫产硬膜外麻醉或腰麻联合硬膜外麻醉时，腰及胸低位交感神经被阻断，腹部及下肢血管扩张，造成血容量相对不足，更易发生低血压。仰卧位低血压综合征致使孕妇的重要脏器低灌注，恶心、呕吐中枢兴奋，并可直接影响子宫胎盘血液供应，胎儿出现缺氧和酸中毒，严重者危急孕妇和胎儿的生命安全。

（2）产后出血发生率增加：剖宫产出血增加的原因包括两点。①子宫收缩乏力发生率增加：因剖宫产切口如子宫破裂一样，能使宫缩减弱和消失，宫缩乏力导致血窦开放，出血增加；②子宫切口出血：子宫切口处血管切断增加出血量；子宫切口向下撕裂，可延至宫颈和阴道上段，向两侧撕裂，可损伤子宫血管，甚至致阔韧带血肿，均可导致难以控制的大出血。

（3）羊水栓塞发生率增加：子宫切口开放的血管和血窦使羊水栓塞概率增加，当有异常开放的血管（如子宫破裂、前置胎盘和胎盘早剥）时，更易发生羊水栓塞。

（4）产褥病率和产褥期感染增加：剖宫产术后产褥病率是阴道分娩的5～10倍，造成产褥病率增加的原因是剖宫产术后产褥期感染增加。产褥期感染增加是剖宫产最常见的并发症，包括：①腹壁切口感染；②子宫切口的存在使子宫内膜炎发病率增加；③因剖宫产术后常规留置导尿管，泌尿道感染增加。

（5）脏器损伤。①膀胱损伤：多见于有盆腹腔手术史、剖宫产史等，盆腔严重粘连使膀胱移位，或膀胱解剖、发育异常时，导致在切开壁腹膜进入腹腔或分离子宫膀胱腹膜返折及下推膀胱

时误伤膀胱。腹膜外剖宫产,在分离膀胱筋膜时易损伤膀胱肌层,在反复下推膀胱时可引起挫伤。另外,当取胎困难时,子宫切口撕裂也可延及膀胱。②输尿管损伤:输尿管损伤在剖宫产术中极少发生。子宫右旋明显未注意到时,子宫切口偏左,向左撕裂时可累及到输尿管,或在缝扎撕裂时损伤甚至误扎到输尿管。③肠管损伤:多见于过去有腹腔手术史或有慢性盆腔炎或子宫内膜异位症者,肠管可粘连在腹壁上,在切开壁腹膜时不慎,连同粘连于腹膜上的肠管一并提起切开。在急诊剖宫产肠胀气或麻醉欠佳鼓肠时,开腹都易误伤到肠管。④子宫切口缝合错误:如将向前隆起的子宫下段后壁当作切口上缘与切口下缘缝合在一起;由于子宫畸形时解剖关系不清,术中在切除子宫不全横、斜隔后将切缘与子宫切口的切缘缝合在一起。

(6)肠梗阻:剖宫产术中麻醉和术后镇痛,可能影响肠蠕动的恢复,导致麻痹性肠梗阻;剖宫产术后增大的子宫压迫肠管或术后粘连,可导致机械性肠梗阻。

(7)晚期产后出血发生率增加:一般发生在术后 2~6 周,多数发生在 10~19 天。子宫切口愈合不良或感染裂开是剖宫产术后晚期产后出血的重要原因。

(8)盆腔、下肢静脉血栓栓塞增加:几乎所有的凝血因子(Ⅰ、Ⅱ、Ⅴ、Ⅶ、Ⅹ、Ⅻ)在妊娠期都增加,PT 和 APTT 缩短 20%,纤维蛋白原增加(妊娠期正常范围 300~600 mg/dL)。这些妊娠所致改变的效应是促凝血因子的增加和纤溶活性的下降,因此造成了孕妇的高凝状态。加之增大的子宫压迫下腔静脉,阻碍血液回流,使盆腔及下腔静脉血流缓慢,易形成静脉血栓。而剖宫产麻醉时,下肢静脉扩张,血流缓慢,手术操作损伤血管壁,术后患者卧床时间相对较长,肢体活动少,均增加了下肢静脉血栓形成的风险。

(9)产科子宫切除率增加:国内外文献报道既往剖宫产史或此次剖宫产均是围生期子宫切除的高危因素。

(10)孕产妇病死率增加:因剖宫产术中易发生羊水栓塞、突发性心脏病、术中术后大出血、血栓栓塞等,造成孕产妇病死率增加。国内外资料均显示,剖宫产母亲病死率约是阴道分娩的 2 倍。

2.剖宫产对围生儿的近期影响

(1)医源性早产增加:择期剖宫产时,除外因病情需要提前终止妊娠者,根据孕周决定手术时机,有时会出现孕周与实际孕龄不符,造成不必要的医源性早产。

(2)新生儿湿肺和肺透明膜病变增加:阴道分娩过程中,胎儿胸腹腔被产道挤压,胎儿肺和呼吸道的液体在出生后可自口鼻流出,可减少新生儿湿肺及羊水、胎粪吸入性肺炎的发生。择期剖宫产,无宫缩,胎儿头部和胸壁未受到挤压,娩出后新生儿受到大气压的刺激促使肺呼吸,易发生羊水或胎粪吸入,导致新生儿呼吸障碍,出现特发性呼吸窘迫综合征,也称剖宫产儿综合征。若潴留在肺泡内液体较多,出生后易发生湿肺,使肺组织扩张程度受影响。潴留在肺泡内液体中的纤维蛋白等可黏附在肺泡及支气管壁上,形成嗜伊红膜,阻碍了气体交换导致呼吸困难,称为肺透明膜病。另外,剖宫产儿持续性肺动脉高压的发生率是阴道分娩儿的 5 倍。

(3)新生儿损伤:临床上剖宫产造成的产伤并不少见,主要是皮肤切伤和骨折。①皮肤切伤:术中切开子宫时,由于宫壁过薄或操作时用力过大,切伤皮肤,最常见的是头皮、脸部及臀部;在剪开子宫延长切口时也可能伤及胎儿。②骨折:锁骨骨折多见于胎儿前肩娩出时不够充分,使锁骨与子宫切口上缘发生受力关系,导致骨折。股骨骨折常发生于臀位分娩时,未按分娩机转助娩。尤其在娩出单臀产式时,在牵拉胎体时应向胎儿的躯干部受力,如相反则可能发生股骨骨折。如胎体已入盆,在娩出胎儿腿部时应避免使胎儿的股骨与骨盆下口形成角度,发生骨折。肱骨骨折多见于横位或臀位手术中上肢首先从切口处露出,或将上肢误认为下肢取出,不能回纳,造成骨折。颅骨骨折,由于胎头深固定或枕位异常,胎头娩出困难,术者在胎头某处用力过度所致。

（4）新生儿黄疸增加:有报道认为剖宫产是引起新生儿高胆红素血症的原因之一。

（5）免疫功能低下:剖宫产儿体内的免疫因子($IgG$、$IgA$、$IgM$、$C_3$、$C_4$ 等)的含量明显低于阴道分娩者,所以剖宫产儿对感染的抵抗力较阴道分娩儿低,易患感染性疾病,而且病死率高,更增加了剖宫产儿的病死率。

**（二）剖宫产远期并发症**

**1.剖宫产对母亲的远期影响**

有研究表明,剖宫产对妇女术后 5 年的显著影响是子宫内膜异位症和机体抵抗力下降,对妇女术后 10 年的显著影响是宫外孕、子宫内膜异位症、腹部不适和盆腔炎,对妇女术后 15 年的显著影响是子宫内膜异位症、性生活不适和盆腔炎。这表明,剖宫产虽然是解决难产的手段,但由于产科医疗机构施术条件、手术技术的差异,妇女的个体差异及剖宫产自身的缺陷等原因,对妇女的健康有许多远期的影响。

（1）盆腔粘连:盆腔粘连是剖宫产的常见并发症,腹膜的炎性反应和异物反应、对组织的剥离和缝合导致的缺血、粗暴的操作及麻醉不满意等均促使粘连的形成。盆腔粘连的常见症状是盆腔疼痛或不适、性生活不适及不孕等。

（2）慢性盆腔痛:有研究表明剖宫产是慢性盆腔痛的主要原因之一,与术后盆腔粘连有关。

（3）子宫内膜异位症:包括剖宫产腹壁切口子宫内膜异位症和盆腔子宫内膜异位症,以前者多见,发生率为 $0.03\% \sim 1.70\%$,潜伏期为 6 个月至 1 年,有长达 4 年者。

（4）剖宫产瘢痕妊娠:孕囊着床于剖宫产术后的子宫切口瘢痕处,属于异位妊娠的一种,是一种较罕见的剖宫产远期并发症,临床上很难诊断,常因误行人工流产术而引起大出血,易导致子宫破裂,危害严重。

（5）再次妊娠可能发生子宫破裂:这是剖宫产术后潜在的严重并发症。

（6）再次妊娠易出现严重的胎盘异常:易发生前置胎盘和胎盘植入,因剖宫产后子宫内膜有退行性改变和炎症改变,再次受孕后底蜕膜往往发育不全、血供减少,使胎盘面积扩大,形成前置胎盘;又因剖宫产后子宫瘢痕处内膜局部常有缺损,受精卵在缺损处着床不能充分蜕膜化,绒毛侵入肌层造成胎盘植入。

（7）对以后生育的影响:剖宫产术后发生继发不孕、流产的风险增加。

**2.剖宫产对新生儿的远期影响**

（1）过敏性哮喘发生率高于阴道分娩者:有研究者的远期随访(从出生后到 31 岁)资料表明,剖宫产出生者过敏性哮喘的发生率是阴道分娩者的 3 倍。

（2）剖宫产儿远期神经精神发育问题:近年来的研究认为,阴道分娩时的子宫收缩对儿童的感知觉发育有重要意义,未经自然产程的剖宫产使胎儿被动地在短时间被迅速娩出,缺乏必要的刺激考验,失去了应有的学习机会,国外有研究报道,剖宫产可影响新生儿的嗅觉学习能力。还有学者认为,阴道分娩过程中胎儿受到宫缩、产道的挤压刺激,信息经外周神经传递到中枢神经系统,形成有效的组合和反馈处理,使胎儿能以最佳的姿势、最小的径线,顺应产轴曲线娩出;而剖宫产儿未经这一过程,影响本体感和本位感的建立,以后出现感觉统合失调现象或儿童注意缺陷多动障碍及一系列心理行为问题。还有学者指出,剖宫产可导致与多巴胺有关的神经递质代谢紊乱和调控异常等,使得儿童期和成年期神经精神疾病发生的危险性增加,有研究表明剖宫产出生者,早发的精神分裂症(22 岁前起病)比晚发的精神分裂症高 10 倍。

（黄晓燕）

# 女性生殖系统发育异常

第四章

## 第一节　阴道发育异常

### 一、先天性无阴道

先天性无阴道为双侧副中肾会合后未能向尾端伸展形成管道所致,多数伴无子宫或只有始基子宫,但极少数也可有发育正常的子宫。半数伴泌尿系统畸形。一般均有正常的卵巢功能,第二性征发育也正常。

**(一)临床表现**

(1)先天性无阴道几乎均合并无子宫或仅有痕迹子宫,卵巢一般均正常。

(2)青春期后一直无月经,或婚后性生活困难而就诊。

(3)第二性征发育正常。

(4)无阴道口或仅在阴道外口处见一浅凹陷窝,或有 2 cm 短浅阴道盲端。

(5)极少数先天性无阴道者仍有发育正常的子宫,至青春期因宫腔积血出现周期性腹痛,直肠腹部联合诊可扪及增大子宫。

**(二)诊断**

(1)原发性闭经。

(2)性生活困难。

(3)周期性腹痛:有子宫或残留子宫及卵巢者,可有周期性腹痛,症状同处女膜闭锁。

(4)全身检查:第二性征正常,常伴有泌尿系统和骨骼系统的畸形。

(5)妇科检查:外阴发育正常,无阴道和阴道短浅,肛查无子宫颈和子宫,或只扪到发育不良的子宫。

(6)卵巢功能检查:卵巢性激素正常。

(7)染色体检查:为 46,XX。

(8)B 超检查:无阴道,多数无子宫,双侧卵巢存在。

(9)腹腔镜:可协助诊断有无子宫,卵巢多正常。

**(三)鉴别诊断**

(1)阴道短而无子宫的睾丸女性化,染色体检查异常。

（2）阴道横隔：多伴有发育良好的子宫，横隔左侧多见一小孔。

**（四）治疗**

1.压迫扩张法

此法适用于阴道下段有一定深度者。从光而圆的小棒沿阴道轴方向加压，每天 2 次，每次 20 分钟，2～3 个月为 1 个疗程，可使局部凹陷加深。

2.阴道成形术

（1）手术时间的选择：无阴道无子宫者，术后只能解决性生活问题，故最好在婚前或婚后不久进行，有正常子宫者，在初潮年龄尽早手术，以防经血潴留。

（2）手术方法的选择。①Willian 法：术后 2 个月即可结婚。②羊膜或皮瓣法：应在婚前半年手术。

（3）手术注意点：①避免损伤直肠与尿道。②术后注意外阴清洁，防止感染。③坚持佩戴模型，防止阴道塌陷。④皮肤移植，应于术后取出纱布后全日放模型 3 个月，然后每晚坚持直到结婚，婚后如分居仍应间断放置模型。⑤羊膜移植后，一般放模时间为 6～12 个月。

**（五）注意事项**

（1）阴道成形术并不复杂，但由于瘢痕再次手术更为困难，故应重视术后防止感染、粘连及瘢痕形成，否则会前功尽弃。

（2）副中肾管缺如者半数伴泌尿系统畸形，故于术前须做静脉肾盂造影。

## 二、阴道闭锁或狭窄

胚胎发育时两侧副中肾管下端与泌尿生殖窦未能形成空腔，或空腔贯通后发育不良，则发生阴道闭锁或狭窄。后天性发病多由药物腐蚀或创伤引起。

**（一）临床表现**

（1）症状与处女膜闭锁相似。

（2）处女膜无孔，但表面色泽正常，亦不向外膨隆。

（3）直肠指诊扪及向直肠凸出的阴道积血肿块，其位置较处女膜闭锁者为高。

**（二）诊断**

（1）青春期后无月经来潮，并有逐渐加重的周期性下腹痛。如阴道狭窄，可有经血外流不畅。

（2）性生活困难。

（3）妇科检查：处女膜完整，但无阴道，仅有陷窝，肛门指检于闭锁以上部分扪及积血所形成的包块。阴道窄狭者，阴道壁僵硬，窥器放置困难。

（4）B 超检查：闭锁多为阴道下段，上段可见积液包块，子宫及卵巢正常。

**（三）鉴别诊断**

主要通过 B 超、妇科检查与先天性无阴道及处女膜闭锁相鉴别。

**（四）治疗**

（1）尽早手术治疗，切开闭锁阴道段阴道并游离阴道积血段阴道黏膜，再切开积血段阴道黏膜，再切开积血肿块，排出积血。

（2）利用已游离的阴道黏膜覆盖创面。

**（五）注意事项**

手术治疗应充分注意阴道扩张问题，以防挛缩。

## 三、阴道横隔

胚胎发育时由双侧副中肾管会合后的尾端与泌尿生殖窦未贯通,或部分性贯通所致。横隔位于阴道上、中段交界处为多见,完全性横隔较少见。

**(一)临床表现**

(1)常由偶然或因不育检查而发现,也有少数因性生活不满意而就诊时发现。

(2)横隔大多位于阴道上、中段交界处,其厚度约 1 cm。

(3)月经仍可正常来潮。

**(二)诊断**

1.腹痛

完全性横隔可有周期性腹痛,大多表现为经血外流不畅的痛经。

2.不孕

因横隔而致不孕或受孕率低。

3.闭经

完全性横隔多有原发性闭经。

4.妇科检查

月经来潮时可寻找到横隔的小孔,如有积血可扪及包块。

5.横隔后碘油造影

通过横隔上小孔注入碘油,观察横隔与子宫颈的距离及厚度。

6.B 超检查

子宫及卵巢正常,如有积血可呈现积液影像。

**(三)鉴别诊断**

注意与阴道上段不完全阴道闭锁鉴别:通过肛诊或 B 超探查,观察有无子宫及上段阴道腔可确诊。

**(四)治疗**

1.手术治疗

行横隔切开术。若横隔薄,只需行"X"形切口;横隔厚,应考虑植羊膜或皮片。

2.妊娠期处理

分娩时发现横隔,如薄者可切开横隔,由阴道分娩;如厚者,应行剖宫产,并将横隔上的小孔扩大,以利恶露排出。

**(五)注意事项**

(1)术后应注意预防感染和瘢痕挛缩。

(2)横隔患者经阴道分娩时,要注意检查横隔有无撕裂出血,如有则应及时缝合以防产后出血。

## 四、阴道纵隔

本病由双侧副中肾管会合后,其中隔未消失或未完全消失所致,分为完全纵隔、不完全纵隔。完全纵隔形成双阴道,常合并双子宫颈及双子宫。如发育不等,也可以一侧大而一侧小,有时则可成为斜隔。

**（一）临床表现**

（1）绝大多数阴道纵隔无临床症状。

（2）有些婚后性生活困难才被发现。

（3）也有在做人工流产时发现，一些晚至分娩时产程进展缓慢才发现。

（4）临床有完全纵隔和不全纵隔两种，前者形成双阴道、双宫颈、双子宫。

（5）有时纵隔偏向一侧，形成斜隔，以致该侧阴道闭锁而有经血潴留。

**（二）诊断**

**1.完全性阴道纵隔**

一般无症状，少数人有性交困难，或分娩时造成产程进展缓慢。

**2.阴道斜隔**

因宫腔、宫分泌物引流不畅可出现阴道流恶臭脓样分泌物。

**3.妇科检查**

妇科检查可确诊，但要注意双阴道在进入一侧时常难发现畸形。

**4.B超检查**

子宫、卵巢正常。

**（三）鉴别诊断**

**1.阴道囊性肿物**

斜隔检查时阴道一侧隔易与阴道囊性肿物相混淆，可行碘油造影鉴别。

**2.继发性阴道狭窄**

有外伤、炎症、局部使用腐蚀药史。

**（四）治疗**

**1.完全阴道纵隔**

一般无须特殊处理。

**2.部分性阴道纵隔**

影响性生活、经血排出不畅时，可于非孕时行纵隔切除术。

**3.分娩时发现阴道纵隔阻碍分娩时**

宫口开大 4～5 cm 后，将纵隔中央切断，胎儿娩出后再检查处理伤口。

**4.阴道斜隔合并感染**

斜隔切开术，引流通畅，并用抗生素治疗。

（1）首选青霉素：每次 80 万 U，每天 3 次，肌内注射，皮试阴性后用。

（2）氨苄西林：每天 6 g，分 3 次静脉推注，皮试阴性后用；或氨苄西林每次 1.5 g 加入 5％葡萄糖 100 mL 静脉滴注，每天 4 次，皮试阴性后用。

耐药菌株可选用以下两种：①头孢呋，每天 2～8 g。分 4 次静脉注射或静脉滴注。②头孢哌酮，每天 3～6 g，分 3～4 次静脉注射。

如对青霉素过敏者可选用以下 3 种：①庆大霉素，每次 8 万 U，每天 2～3 次，肌内注射。②复方磺胺甲噁唑，每次 2 片，每天 2 次，口服。③林可霉素，每天 1.2 g，静脉滴注。

（丁翠红）

# 第二节　子宫发育异常

子宫发育异常由副中肾管产生的器官,以子宫最易发生畸形。副中肾管发生、发育异常越早出现,它所造成的畸形越严重。绝大多数的子宫畸形为双角子宫、双输卵管、单子宫颈,占70%;最危险的子宫畸形是双子宫,其中一侧为残角子宫,占5%。其之所以严重是因为残角子宫不易被发现,一旦宫外孕破裂,容易导致死亡。

## 一、分类及临床表现

### (一)子宫未发育或发育不全

#### 1.先天性无子宫

先天性无子宫为两侧副中肾管中段及尾段未发育,未能在中线会合形成子宫。常合并无阴道,但卵巢发育正常,临床表现为原发性闭经,第二性征正常,肛诊触不到子宫,偶尔在膀胱后触及一横行的索条状组织。

#### 2.始基子宫

始基子宫又称痕迹子宫,为双侧副中肾管向中线横行伸展会合后不久停止发育所致。子宫极小,仅长1~3 cm,无宫腔,多数因无子宫内膜而无月经。

#### 3.子宫发育不良

子宫发育不良又称幼稚型子宫,是因两侧副中肾管融合后在短时间内即停止发育。子宫发育小于正常,子宫颈相对较长而外口小,宫体和宫颈之比为1∶1或2∶3,有时子宫体呈极度的前屈或后屈。临床表现为月经量过少,婚后不孕,直肠-腹部诊可扪及小而活动的子宫。

### (二)子宫发育畸形

各子宫发育畸形类型见图4-1。

#### 1.双子宫

双子宫为两侧副中肾管完全未融合,各自发育形成双子宫、双宫颈及双阴道。左右侧子宫各有单一的卵巢和输卵管。患者多无自觉症状,不影响生育,常在产前检查、人工流产或分娩时被发现。偶有双子宫单阴道,或双子宫伴阴道纵隔,常因性交困难或经血不畅而就诊。妊娠晚期胎位异常率增加,产程中难产机会增多,以子宫收缩乏力、胎先露下降受阻为常见。

#### 2.双角子宫及鞍状子宫

两副中肾管中段的上部未完全融合而形成双角子宫,轻者仅子宫底部下陷而呈鞍状或弧形。一般无症状,妊娠后易发生流产及胎位异常。

#### 3.单角子宫

仅一侧副中肾管发育而成为单角子宫,常偏向一侧,仅有一条输卵管及一个卵巢,未发育侧的输卵管及卵巢多缺如。单角子宫一旦妊娠,多发生流产或早产。

#### 4.残角子宫

残角子宫为一侧副中肾管发育正常,另一侧发育不全形成残角子宫,正常子宫与残角子宫各有一条输卵管和一个卵巢。多数残角子宫与对侧的正常子宫腔不相通仅有纤维带相连,若残角子宫内膜无功能,多无自觉症状,若残角子宫内膜有功能,可因宫腔积血而引起痛经,甚至并发子宫内膜异位症。偶有残角子宫妊娠至16～20周时发生破裂,出现典型输卵管妊娠破裂的症状和体征,若不及时手术治疗可因大量内出血而危及生命。

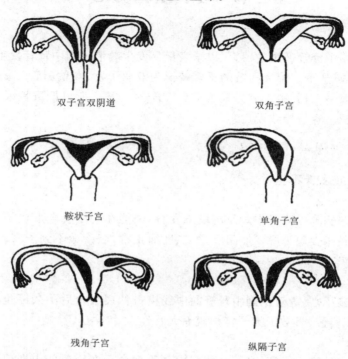

双子宫双阴道　　　　　　　　双角子宫

鞍状子宫　　　　　　　　单角子宫

残角子宫　　　　　　　　纵隔子宫

**图 4-1　各种子宫发育畸形**

5.纵隔子宫

纵隔子宫为两侧副中肾管已完全会合,但纵隔未完全退化所致。子宫外形正常,由宫底至宫颈内口将宫腔完全隔为两部分为完全纵隔,仅部分隔开者为不全纵隔。纵隔子宫易发生流产、早产及胎位异常。子宫输卵管造影及子宫镜检查是诊断纵隔子宫的可靠方法。

## 二、诊断

由于某些子宫畸形不影响生理功能,若无症状可终生不被发现。而部分患者由于生殖系统功能受到不同程度的影响,到了月经初潮、婚后、妊娠期、分娩期出现临床症状或人工流产并发症时才被发现。先天性无子宫患者无月经,因往往同时合并有先天性无阴道,致婚后性交困难;幼稚子宫、残角子宫等可表现为月经过少、痛经、经期不规律;双子宫、双角子宫可表现月经过多及经期延长。患者常有不育。如有妊娠,常有并发症。往往引起流产、早产、胎膜早破、胎位异常,其中臀位、横位发生率高。发育畸形之子宫围生病率、新生儿死亡率均增高。

近年来,由于腔道造影、内镜、超声、CT、MRI等诊断技术的广泛应用,发现女性生殖道畸形这类疾病已非少见,上述畸形的诊断并不困难,关键是要想到这些异常的存在。如患者有原发性闭经、痛经、不孕、习惯性流产、流产不全史、重复胎位不正、难产等病史,家属或姐妹中有子宫畸形史,应考虑到子宫畸形的可能,须做仔细的妇科检查,用探针探测宫腔大小、方向、有无隔的存在,必需时选择下列检查。

**（一）B超检查**

其特点是简便、直观、无损伤、可重复多次检查。能清晰显示子宫形态、大小、位置及内部解剖结构。近年逐渐普及的阴道超声，可更清楚地显示子宫内膜、宫颈和子宫底部。在对纵隔子宫与双子宫或双角子宫的诊断中，应把B超检查作为首要的选择方法。但子宫B超检查难以了解纵隔子宫、双角子宫、残角子宫与阴道的畸形衔接及子宫腔之间相通的情况。

**（二）X线造影**

X线造影是利用一定的器械将造影剂从子宫内口注入子宫、输卵管的检查方法。能较好地显示子宫内腔的形态、输卵管通畅及异常的子宫通道情况，是诊断先天性子宫畸形最常用、最有效的方法之一。但是不能发现Ⅱ型和Ⅲ型残角子宫，改用盆腔充气造影可以发现。

**（三）腹腔镜检查**

可以直接观察子宫、卵巢及输卵管的发育情况。通过对腹腔的窥视，对各类生殖器畸形能做出全面的了解和评估。腹腔镜检查亦有不足之处，因为它只能看到盆腔表面的情况，也就是说只有子宫表面的畸形才能够准确地诊断，并不能了解到宫腔内情况。

**（四）宫腔镜检查**

可证实或发现子宫畸形，但是，它不能提供子宫浆膜表面的情况，有时不能区别纵隔子宫和双角子宫。如果纵隔延伸到宫颈，且宫腔镜仅插入一侧，有时可能误诊为单角子宫。如果宫腔镜和腹腔镜联合运用，即更有利于评价先天性子宫异常，特别是对纵隔子宫和双角子宫的区别。结合宫腔镜，通过腹腔镜对宫底表面轮廓的评价，对区分纵隔子宫和双角子宫有较大价值，同时亦可弥补宫腔镜检查的不足。

宫腔镜检查的一个很大优点是可以施行某些矫治手术。

**（五）静脉肾盂造影**

生殖系统和泌尿系统的先天性畸形常常并存，如70%～90%单肾合并子宫畸形，而15%先天性无阴道合并肾脏畸形，因此，有必要常规做静脉肾盂造影以排除泌尿系统畸形。

**（六）其他**

可行染色体核型分析，H-Y抗原检测，$SRY$基因检测，酶、性激素测定及性腺活检等，以明确有无遗传性疾病或性分化异常。

## 三、手术治疗

对子宫畸形常用的手术矫治方法有下列四种。

**（一）子宫吻合术（双子宫的合并术）**

子宫吻合术适宜于双子宫、纵隔子宫及双侧子宫角发育相称的双角子宫患者。子宫畸形经过整形手术后宫腔成为一较大的整体，有利于胚胎发育，减少流产和早产的发生。

**（二）子宫纵隔切除术**

子宫纵隔切除术适宜于完全或部分子宫纵隔者，有3种手术途径。①经腹部手术。②宫腔镜下切除子宫纵隔：手术时间选在卵泡期。③经阴道切除子宫纵隔：在腹腔镜或B超监视下施行手术。

**（三）残角子宫切除术**

临床上，残角子宫多是由于残角子宫妊娠时被发现，一经确诊，及时切除；在剖宫产或妇科手术时发现残角子宫，亦应切除。若粘连重难以切除时，应将患侧输卵管结扎。

**(四)宫腔积血的人工通道术**

部分双子宫、双宫颈患者,一侧宫颈流出道受阻于起自两侧宫颈之间、斜行附着于同侧阴道壁的隔膜,这称为阴道斜隔综合征。结果是受阻侧宫腔积血,继发感染即形成积脓,一般在初潮后不久即出现进行性痛经。由于隔后的阴道子宫腔积血或积脓,妇科检查时在一侧穹隆或阴道侧壁触到囊性肿物,该侧子宫颈暴露不清,其上子宫有时误诊为包块。一经确诊,即行斜隔切开术。关于患侧子宫去留问题,意见不一。有学者主张开腹切除患侧子宫,而有的学者则持相反意见。因患者都是未婚或尚未生育者,保留积血侧子宫有可能提高受孕能力。

（李　珊）

# 第三节　输卵管发育异常

输卵管是两个苗勒管上端各自分离的一段,因此,输卵管较子宫、阴道发生畸形的机会少得多。

## 一、分类

**(一)输卵管未发育**

尚未见双侧输卵管未发育单独出现的报道。这种畸形多伴有其他严重畸形而不能存活,往往与同侧的子宫不发育合并存在。输卵管不发育的原因,有原发性和继发性两种。前者原因不明,是指整个一侧的苗勒管都未形成,不但没有输卵管,同侧的子宫、子宫颈也不发育。后者如真两性畸形,一侧有卵巢,另一侧有睾丸或卵睾。在有睾丸或卵睾的一侧不形成输卵管,甚至不形成子宫。

**(二)输卵管发育不全**

实性的输卵管、索状的输卵管及发育不良的输卵管,都属于输卵管发育早期受到程度不同的抑制或阻碍使其不能完全发育所致。有时与发育不良的子宫同时存在。

**(三)小副输卵管**

小副输卵管是一个比较短小的输卵管,它有完整的伞端(单侧或双侧),附着于正常输卵管的上面。有的副输卵管腔与正常的输卵管腔沟通,有的不沟通而在其附着处形成盲端。

**(四)单侧双输卵管或双侧双输卵管**

双输卵管均有管腔通于子宫腔,发生机制不明。

**(五)输卵管憩室**

憩室较易发生于输卵管的壶腹部,容易造成宫外孕而危及生命。

**(六)输卵管中段缺如**

类似输卵管绝育手术后的状态,缺失段组织镜下呈纤维肌性。

**(七)输卵管位置异常**

在胎儿的分化发育过程中因发育迟缓未进入盆腔,使之位置异常(包括卵巢)。

## 二、临床表现

无明显临床表现,临床上多因检查不孕症、子宫畸形腹腔镜检查,或剖腹探查,或宫外孕破裂才被发现。

## 三、辅助检查

### (一)子宫输卵管碘油造影

子宫输卵管碘油造影可提示小副输卵管、单侧或双侧双输卵管、输卵管憩室。但不能鉴别输卵管缺如与输卵管梗阻。

### (二)腹腔镜

腹腔镜可在直视下发现输卵管发育异常(包括位置异常,图 4-2)。

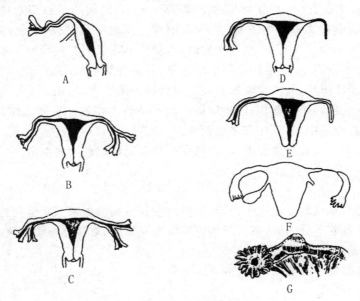

图 4-2　输卵管畸形

A.单侧输卵管及单侧子宫;B.小副输卵管(左侧);C.双侧双输卵管;D.实管输卵管;E.输卵管发育不良(左);F.中段节断性输卵管;G.输卵管憩室

## 四、诊断

输卵管先天性畸形不易被发现,原因首先是常与生殖道先天畸形同时存在而被忽略,其二是深藏在盆腔侧方。常用的诊断方法:子宫输卵管造影术后可发现单角子宫单侧输卵管,双侧双输卵管;腹腔检查可能发现各种畸形;剖腹术可予较明确的诊断。

## 五、治疗

对由于输卵管异常引起不孕者,在腹腔镜或剖腹术行输卵管整形术。发生输卵管妊娠破裂或流产者,术中认真检查,对可修复的输卵管畸形不要轻易切除,应采取显微手术技巧进行整复输卵管,以保留功能。

(李　珊)

# 第四节 卵巢发育异常

## 一、卵巢发育不全

原发性卵巢发育不全多发生于性染色体畸变女性,以 45,XO 为最常见,亦可见于 XO 核型的镶嵌体或单纯的多 X 核型。女性正常发育必须有两条正常结构的 X 性染色体,缺失一条或多一条 X 性染色体即影响卵巢的正常发育,均为双侧性。卵巢细长形、淡白色、质硬、呈条索状。其表现可为女性,但由于卵巢发育不全,性激素缺乏,使性器官及第二性征均不发育,往往伴有其他畸形。可有单侧卵巢发育不全,常伴有同侧输卵管,甚至肾脏缺如。

治疗原则:主要治疗闭经,其次为增加身高。对骨骺未闭合者,均先给予蛋白同化类激素,以促进体内蛋白质合成代谢和钙质蓄积,约半年后再用雌孕激素序贯疗法做人工周期诱导使月经来潮,同时辅以调整月经的中成药,注意增加营养。

此类患者绝大多数都没有生育能力,国内已有采用胚胎移植成功的报道。

## 二、卵巢异位

卵巢异位是由于卵巢在发育过程中受阻,仍停留在胚胎期位置未下降至盆腔,位置即高于正常卵巢部位。如位于肾脏下极附近,或位于后腹膜组织间隙内,常伴有卵巢发育不良。如下降过度,可位于腹股沟疝囊内。

所有异位卵巢都有发生肿瘤的倾向,应予以切除。

## 三、额外卵巢

额外卵巢罕见,除正常位置的卵巢外,尚可在他处发现额外的卵巢组织,其部位可在腹膜后、乙状结肠系膜及盆腔等处。这些额外卵巢是由于胚胎发生的重复而形成的,大小不一,小者仅数毫米,大者可达正常大小。因其他原因行剖腹手术时,若偶然发现,应予以切除。

## 四、副卵巢

副卵巢即在正常卵巢附近出现多余的卵巢组织,一般 <1 cm,偶有 2~3 个副卵巢出现,常呈结节状,易误认为淋巴结,需病理检查才能确诊。

## 五、单侧卵巢缺失和双侧卵巢缺失

单侧卵巢缺失和双侧卵巢缺失均少见,前者可见于单角子宫,后者可见于 45,XO Turner 综合征患者。

治疗:异位卵巢和多余卵巢,一经发现应予切除。双侧卵巢缺如,可行性激素替代疗法。

疗效标准与预后:异位卵巢和多余卵巢有发生肿瘤的倾向。双侧卵巢缺如施行性激素替代疗法,有助于内外生殖器及第二性征发育,对精神有安慰作用,但对性腺发育无作用,不可恢复生育功能。

(丁翠红)

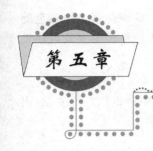

# 女性生殖系统炎症

## 第一节 外 阴 炎

外阴与阴道、尿道、肛门相毗邻,经常受到阴道分泌物、经血、尿液和粪便的刺激,若不注意局部清洁,常诱发外阴皮肤与黏膜的炎症。

### 一、非特异性外阴炎

凡由一般化脓性细菌引起的外阴炎称为非特异性外阴炎,大多为混合性细菌感染,常见病原菌有金黄色葡萄球菌、乙型溶血性链球菌、大肠埃希菌、变形杆菌、厌氧菌等。临床上可分为单纯性外阴炎、毛囊炎、外阴脓疱病、外阴疖病、蜂窝织炎及汗腺炎等。

**(一)单纯性外阴炎**

1.病因

当子宫颈(简称宫颈)或阴道产生炎症时,阴道分泌物流出刺激外阴可引起外阴炎;穿着透气性差的化纤内裤,外阴皮肤经常湿润或尿瘘、粪瘘患者外阴长期被尿液、大便浸渍均可继发感染而导致外阴炎。

2.临床表现

炎症多发生于小阴唇内、外侧或大阴唇甚至整个外阴部,急性期表现为外阴发红、肿胀、灼热、疼痛,亦可发生外阴糜烂、表皮溃疡或成片湿疹样变。有时并发腹股沟淋巴结肿大、压痛。慢性患者由于长期刺激可出现皮肤增厚、粗糙、皲裂,有时呈苔藓化或色素减退。

3.治疗

(1)去除病因:积极治疗子宫颈炎、阴道炎;改穿棉质内裤;有尿瘘或粪瘘者行修补术;糖尿病尿液刺激引起的外阴炎则应治疗糖尿病。

(2)局部用药:1∶5 000 高锰酸钾液温热坐浴,每天 2 次,清洁外阴后涂 1% 硫酸新霉素软膏或金霉素软膏。

(3)物理疗法:红外线、微波或超短波局部治疗,均有一定的疗效。

### (二)外阴毛囊炎

**1.病因**

外阴毛囊炎为细菌侵犯毛囊及其所属皮脂腺引起的急性化脓性感染。病原体多为金黄色葡萄球菌,其次为白色葡萄球菌。全身抵抗力下降、外阴局部不洁或肥胖使表皮摩擦受损均可诱发此病。屡发者应检查有无糖尿病。

**2.临床表现**

最初出现一个红、肿、痛的小结节,逐渐增大,呈锥状隆起,数天后结节中央组织坏死变软,出现黄色小脓栓,再过数天脓栓脱落,排出脓液,炎症逐渐消退,但常反复发作。

**3.治疗**

(1)保持外阴清洁,勤换内裤,勤洗外阴,避免进食辛辣食物或饮酒。

(2)出疹较广泛时,可口服头孢菌素类、大环内酯类抗生素。已有脓疱者,可用消毒针刺破,并局部涂上 1% 新霉素软膏或 2% 莫匹罗星软膏。

### (三)外阴疖病

**1.病因**

由金黄色葡萄球菌或白色葡萄球菌引起。屡发者应检查有无糖尿病。

**2.临床表现**

开始时毛囊口周围皮肤轻度充血肿痛,逐渐形成高于周围皮肤的紫红色硬结,皮肤表面紧张,有压痛,硬结边缘不清楚,常伴腹股沟淋巴结肿大,以后疖肿中央变软,表面皮肤变薄,并有波动感,继而中央顶端出现黄白色点,不久溃破,脓液排出后,疼痛减轻,红肿消失,逐渐愈合。

**3.治疗**

保持外阴清洁,早期用 1 : 5 000 高锰酸钾液温热坐浴后涂敷抗生素软膏,以促使炎症消散或局限化,亦可用红外线照射以促使疖肿软化。有明显炎症或发热者应口服抗生素,有学者主张用青霉素 20 万～40 万 U 溶于 0.5% 普鲁卡因 10～20 mL 做封闭治疗,封闭时应在疖肿边缘外 2～3 cm 处注射。当疖肿变软、有波动感时,应切开引流。切口要适当大,以便脓液及坏死组织能顺利排出。但切忌挤压,以免炎症扩散。

### (四)外阴急性蜂窝织炎

**1.病因**

外阴急性蜂窝织炎为外阴皮下、筋膜下、肌间隙或深部蜂窝组织的一种急性弥漫性炎症。致病菌以溶血性链球菌为主,其次为金黄色葡萄球菌及厌氧菌。炎症由皮肤或软组织损伤引起。

**2.临床表现**

特点是病变不易局限化,迅速扩散,与正常组织无明显界限。表浅的急性蜂窝织炎局部明显红肿、剧痛,并向四周扩大,病变中央常因缺血而坏死。深部的蜂窝织炎局部红肿不明显,只有局部水肿和深部压痛,疼痛较轻,但病情较严重,有高热、寒战、头痛、全身乏力、白细胞计数升高,压迫局部偶有捻发音。蜂窝组织和筋膜有坏死,以后可有进行性皮肤坏死,脓液恶臭。

**3.治疗**

早期采用头孢菌素类或青霉素类抗生素口服或静脉滴注。局部可采用热敷或中药外敷,若不能控制,应多处切开引流(切忌过早引流),去除坏死组织,伤口用 3% 过氧化氢溶液冲洗和湿敷。

### (五)外阴汗腺炎

**1.病因**

青春期外阴部汗腺分泌旺盛,分泌物黏稠,加上继发性葡萄球菌或链球菌感染,致使腺管堵塞导致外阴汗腺炎。

**2.临床表现**

外阴部有多个瘙痒的皮下小结节,若不及时治疗,则会形成脓疱,最后穿破。

**3.治疗**

保持外阴清洁,宣传教育外阴清洁的重要性,避免穿化纤内裤。早期治疗可用1∶5 000高锰酸钾液温热坐浴,每天2～3次。外阴清洁后保持干爽。严重时口服或肌内注射抗生素,形成脓疱时切开排脓。

## 二、婴幼儿外阴炎

### (一)病因

由于婴幼儿卵巢功能尚未成熟,外阴发育较差,自我防御机制不健全,因而外阴易受到各种病原体感染而导致婴幼儿外阴炎。常见病原体为大肠埃希菌、葡萄球菌、链球菌、淋病奈瑟菌、假丝酵母、滴虫或蛲虫等。传播方式为母亲或保育员的手、衣物、毛巾、浴盆等间接传播,也可由于自身大便污染或外阴不洁等引起。

### (二)临床表现

局部皮肤红肿、疼痛或瘙痒致使婴幼儿烦躁不安及哭闹。检查发现外阴、阴蒂部红肿,尿道口或阴道口充血、水肿或破溃,严重时可致小阴唇粘连。因阴唇粘连覆盖尿道口,尿液由粘连部上方或下方裂隙排出,婴幼儿排尿时因尿液刺激致使疼痛加重而哭闹。

### (三)治疗

(1)注意卫生,不穿开裆裤,减少外阴受污染机会。婴幼儿大小便后尤其大便后应清洗外阴,避免用刺激性强的肥皂。清洁外阴后涂抹婴儿浴粉或氧化锌粉,以保持外阴干燥。

(2)急性炎症时,用1∶5 000高锰酸钾液坐浴,每天2～3次。坐浴后擦干外阴,可选用下列药物涂敷:①40％紫草油纱布;②炉甘石洗剂;③15％氧化锌粉;④瘙痒明显者可用10％氢化可的松软膏。

(3)阴唇粘连时,粘连处可用两手大拇指将两侧阴唇向外、向下轻轻按压使粘连分离。分离后创面用40％紫草油涂敷,以免再次粘连,也可涂擦0.1％雌激素软膏。

(4)口服或静脉滴注抗生素治疗。

## 三、老年性外阴炎

### (一)病因

绝经后,雌激素水平明显降低,外阴脂肪减少,大、小阴唇变平,皮肤变薄,弹性消失,阴毛稀疏,腺体减少,容易出现老年性外阴炎。

### (二)临床表现

外阴因干枯发痒而搔抓,抓破后易导致感染,轻度摩擦均会引起外阴皮肤损伤。若外阴萎缩范围达肛门周围,导致肛门括约肌张力降低而发生轻度大便失禁,亦可因粪便污染而致炎症。

### (三)治疗

保持外阴清洁。外阴瘙痒时可用氢化可的松软膏外涂以缓解瘙痒,而且软膏的润滑作用可使皮肤不会因干燥而发生磨损。症状严重者,如无禁忌证可给予雌激素治疗,口服妊马雌酮0.625 mg,每晚 1 次,亦可用妊马雌酮阴道软膏局部涂抹。

## 四、外阴象皮肿

### (一)病因

外阴象皮肿病原体为丝虫。其微丝蚴寄生于外阴淋巴系统中,引起淋巴管炎性阻塞,导致皮肤增厚。

### (二)临床表现

外阴部皮肤(阴蒂、大阴唇、小阴唇)呈局限性或弥漫性增厚,表面粗糙,有时凹凸不平呈结节状、乳头状或疣状。因外阴皮肤肥厚肿大,导致患者坐立不安、大小便困难、性生活受影响。病变局部瘙痒,抓破后容易引起继发性感染,出现溃疡、渗液、疼痛等。患者可有丝虫感染史或乳糜尿。

### (三)治疗

乙胺嗪,4~6 mg/kg,每天 3 次,7 天为 1 个疗程,也有人主张用短程疗法,即每天 1.5 g,分2 次口服,连服 2 天。局部病灶要注意干燥清洁,预防继发性感染,病灶增大及肥厚严重者,可考虑手术切除。

## 五、前庭大腺炎

### (一)病因

前庭大腺为一对管泡状结构的腺体,位于两侧大阴唇下 1/3 深部,腺管开口于处女膜与小阴唇之间。因解剖部位的特点,在性交、流产、分娩等情况污染外阴时,病原体易侵入引起前庭大腺炎。炎症一般发生于生育年龄妇女。病原体多为金黄色葡萄球菌、大肠埃希菌、厌氧菌或淋病奈瑟菌等混合感染。

### (二)临床表现

前庭大腺炎可分为 3 种类型:前庭大腺导管炎、前庭大腺脓肿和前庭大腺囊肿。

1.前庭大腺导管炎

初期感染阶段多为导管炎,局部红肿、疼痛及性交痛,检查可见患侧前庭大腺开口处呈白色小点,有明显压痛。

2.前庭大腺脓肿

导管开口处闭塞,脓性分泌物不能排出,积聚于导管及腺体中,并逐渐扩大形成前庭大腺脓肿。脓肿直径达 3~6 cm,多为单侧,局部有红肿热痛,皮肤变薄,触痛明显,有波动感,脓肿继续增大,壁薄,可自行破溃,症状随之减轻;若破口小,脓液引流不畅,症状可反复发作。全身症状可有发热、白细胞计数增高,患侧腹股沟淋巴结肿大。

3.前庭大腺囊肿

前庭大腺导管因非特异性炎症阻塞,使腺体内分泌物积聚,形成囊性扩张所致,但腺体无炎症。囊肿小者长期存在可无自觉症状;囊肿大者阻塞阴道口,导致患者行动不便,有肿胀感。检查可见大阴唇下方有囊性块状物,呈椭圆形,肿物大小不等,囊肿内含清澈透明液体,感染时可呈脓性。

## (三)治疗

**1.前庭大腺导管炎**

多卧床休息;口服青霉素类、头孢菌素类、喹诺酮类抗生素;局部可用 1∶5 000 高锰酸钾液坐浴。

**2.前庭大腺脓肿**

待脓肿成熟有波动感时行切开引流术。消毒外阴后,在脓肿表面皮肤最薄处(大阴唇内侧)做一半弧形切口,切口不宜过小,便于脓液充分引流排出,术后应置纱条于脓腔内引流,防止切口过早闭合。切开引流术后症状可迅速消除,但愈合后有可能反复发作,故可在炎症消除后,行前庭大腺摘除术。

**3.前庭大腺囊肿**

有感染时,按前庭大腺脓肿处理。无继发感染,则可行囊肿造口术。于大阴唇内侧皮肤与黏膜交界处做一半弧形切口,剪去一菱形状黏膜及囊壁一小块,然后将黏膜与囊壁间断缝合。由于前庭大腺开口未闭塞,故腺体仍有正常分泌功能。亦可采用 $CO_2$ 激光造口术,复发率较低。

# 六、外阴前庭炎

外阴前庭炎为一慢性持续性临床综合征,其特点为外阴前庭部发红,性交时阴道口有剧痛不适,或触摸、压迫前庭时局部疼痛。

## (一)病因

尚不清楚。可能与感染尤其是人乳头瘤病毒感染、尿中尿酸盐刺激及心理因素有关。

## (二)临床表现

外阴前庭炎好发于性生活活跃的妇女。主要症状为性交时阴道口剧痛或长期阴道口处烧灼感,可伴有尿痛、尿频,严重者导致性交畏惧感。检查见前庭部充血、肿胀,压痛明显。

## (三)治疗

由于病因不明,治疗效果不理想。症状较轻者,可采用药物治疗;病变严重或药物治疗无效者,可采用手术治疗。

**1.药物治疗**

1∶5 000 高锰酸钾液温热坐浴,性交前液状石蜡润滑前庭部,1%氢化可的松或 0.025%氟轻松软膏局部外涂,亦可同时应用 2%～5%利多卡因溶液外涂。近年来报道前庭局部黏膜下注射 α 干扰素有一定疗效,有效率为 50%。

**2.手术治疗**

切除前庭部疼痛处黏膜层,然后潜行游离部分阴道黏膜予以覆盖。前庭大腺开口处被切除后仍能自行重建。

# 七、外阴接触性皮炎

## (一)病因

外阴皮肤直接接触某些刺激性物质或变应原而发生的炎症,如接触消毒剂、卫生巾、肥皂、避孕套、紧身内裤等。

## (二)临床表现

外阴接触刺激物或变应原后,局部有灼热感、疼痛、瘙痒,检查见皮肤潮红、皮疹、水肿、水疱甚至坏死、溃疡。

**（三）治疗**

去除病因，避免用刺激性物质。可口服赛庚啶、阿司咪唑或肾上腺皮质激素，局部用 3% 硼酸溶液冲洗后，涂抹炉甘石洗剂。若有继发感染时，可给予 1% 新霉素软膏涂抹。

（薛红杰）

# 第二节 阴 道 炎

女性阴道及其特定的菌群共同形成了一个平衡生态体系，当此平衡被破坏时，即可导致阴道炎。改变阴道生态平衡的药物和其他因素有抗生素、激素、避孕药、阴道冲洗、阴道用药、性交、性传播疾病、紧张和多性伴侣等。

阴道内主要需氧菌有革兰阳性乳酸杆菌、类白喉杆菌、革兰阳性表皮葡萄球菌、链球菌、肠球菌、革兰阴性大肠埃希菌及阴道杆菌。主要厌氧菌有革兰阳性消化球菌及消化链球菌、革兰阴性类杆菌、梭状芽孢杆菌。除细菌外尚有衣原体、支原体、病毒、原虫、真菌等。

阴道炎主要病因：①外阴阴道假丝酵母病；②滴虫性阴道炎；③细菌性阴道病；④老年性阴道炎；⑤阿米巴性阴道炎；⑥婴幼儿阴道炎；⑦过敏性阴道炎。

## 一、外阴阴道假丝酵母病

外阴阴道假丝酵母病是由假丝酵母引起的一种常见外阴阴道炎，约 75% 妇女一生中至少患过 1 次外阴阴道假丝酵母病。

**（一）病因**

假丝酵母呈卵圆形，有芽生孢子及细胞发芽伸长而形成的假菌丝，80%～90% 的病原体为白色假丝酵母，10%～20% 的病原体为光滑假丝酵母、近平滑假丝酵母、热带假丝酵母等。假丝酵母为阴道内常驻菌种，也可由肠道传染，其繁殖、致病、发病取决于宿主抵抗力及阴道内环境的变化。当阴道内糖原增多、酸度增高时，最适宜假丝酵母繁殖而引起炎症。妊娠及避孕药、抗生素、激素和免疫抑制剂的使用均有利于假丝酵母繁殖，阴道和宫颈有病理改变时，假丝酵母发病率亦增高，肥胖及甲状旁腺、甲状腺和肾上腺功能减退等均影响假丝酵母的繁殖和生长，且与发病有关，亦与大量雌激素应用、糖尿病、穿紧身化纤内裤、性交过频、性传播、偏嗜甜食有关。

**（二）临床表现**

主要表现为外阴阴道瘙痒，严重时抓破外阴皮肤，可有外阴烧灼感、阴道痛、性交疼痛及排尿灼热感，排尿或性交可使症状加剧，阴道分泌物增多，典型的白带为白色豆渣样，稠厚，无臭味。

检查时可见阴道黏膜被白色膜状豆渣样分泌物覆盖，擦除后见黏膜充血、水肿或为浅表糜烂面，外阴因搔抓或分泌物刺激可出现抓痕、表皮剥脱、肿胀和红斑。

**（三）诊断**

典型病例不难诊断，若在分泌物中找到假丝酵母的孢子及菌丝即可确诊。检查时可用悬滴法（加 1 滴生理盐水或 10% 氢氧化钾）在显微镜下找孢子和假菌丝。若有症状而多次检查阴性时，可改用培养法。顽固病例应检查尿糖，必要时查血糖，并详细询问有无服用大量皮质激素和长期应用抗生素的病史,以寻找发病的可能诱因。

**(四)治疗**

**1.去除诱因**

及时了解存在的诱因并及时消除,如停服广谱抗生素、雌激素等。合并糖尿病时要同时予以治疗,宜选用棉质内裤,患者的毛巾、内裤等衣物要隔离洗涤,用开水烫,以免传播。假丝酵母培养阳性但无症状者无须治疗,因为10%～20%的妇女阴道内有假丝酵母寄生。

**2.改变阴道 pH**

假丝酵母在 pH 5.5～6.5 环境下最适宜生长繁殖,因此可改变阴道酸碱度造成不利于其生长的环境。方法是用碱性溶液如 2%～4%碳酸氢钠溶液冲洗阴道或坐浴,每天 2 次,10 天为1 个疗程。

**3.药物治疗**

(1)制霉菌素栓:每枚 10 万 U,每晚置阴道内 1 枚,10～14 天为 1 个疗程,怀疑为肠道假丝酵母传播致病者,应口服制霉菌素片剂,每次 50 万～100 万 U,每天 3 次,7～11 天为 1 个疗程,以消灭自身的感染源。

(2)咪唑类药物:包括布康唑、咪康唑、克霉唑、酮康唑、益康唑、伊曲康唑、特康唑、氟康唑等,已成为治疗外阴阴道假丝酵母病的推荐疗法。①布康唑:阴道霜剂,5 g/d,睡时阴道内用,共3 天。②咪康唑:阴道栓剂,每晚 1 粒,每粒 200 mg,共 7 天或每粒 400 mg,共 3 天。2%咪康唑乳膏,5 g/d,睡时阴道内用,共 7 天。③克霉唑:克霉唑阴道片剂,100 mg,每晚 1 次,7 天为 1 个疗程;或 200 mg,每晚 1 次,3 天为 1 个疗程;亦有用 1%克霉唑阴道乳膏 5 g,每晚涂于阴道黏膜上,7～14 天为 1 个疗程。油膏亦可涂在外阴及尿道口周围,以减轻瘙痒症状及小便疼痛。克霉唑 500 mg 单剂阴道给药,疗效与上述治疗方案相近。④酮康唑:是一种新型口服吸收的抗真菌药物,200 mg,每天 1 次或 2 次口服,5 天为 1 个疗程,疗效与克霉唑或咪康唑阴道给药相近。对于复发性外阴阴道假丝酵母病患者,现主张用酮康唑口服治疗。⑤益康唑:为咪唑类药物,抗菌谱较广,对深部或浅部真菌均有效,制剂有 50 mg 或 150 mg 的阴道栓剂,1%的阴道霜剂,3 天为1 个疗程。⑥伊曲康唑:每片 200 mg,口服每天 2 次,每次 1 片即可,也可 200 mg 口服,每天1 次,共 3 天。⑦特康唑:0.4%霜剂,5 g/d,阴道内给药,共 7 天;0.8%霜剂,5 g/d,阴道内给药,共 3 天;阴道栓剂 80 mg/d,共 3 天。⑧氟康唑:唯一获得美国食品药品监督管理局许可的治疗假丝酵母感染的口服药物,每片 150 mg,仅需服用 1 片即可。

(3)顽固病例的治疗:外阴阴道假丝酵母病患者经过治疗,临床症状及体征消失,真菌学检查阴性后,又出现症状,真菌学检查阳性,并且 1 年内发作 4 次或 4 次以上者,称为复发性外阴阴道假丝酵母病,复发原因可能与性交传播或直肠假丝酵母感染有关。①查尿糖、血糖,除外糖尿病。②月经期间不能中断治疗,治疗期间不能性交。③最佳方案尚未确定,推荐一开始给予积极治疗10～14 天,随即维持治疗 6 个月。如酮康唑每次 100 mg,每天 1 次,维持 6 个月;或者治疗 1 个疗程结束后 6 个月内,每次月经前用阴道栓剂,共 3 天。④应用广谱抗生素治疗其他感染性疾病期间,应同时用抗真菌软膏涂抹阴道,以防复发。⑤口服氟康唑、伊曲康唑、制霉菌素治疗直肠假丝酵母感染。⑥当与滴虫性阴道炎并存时,应注意同时治疗。

(4)妊娠期感染的治疗:为避免新生儿感染,应进行局部治疗。目前认为制霉菌素或咪康唑妊娠期局部用药对胎儿无害,可用 2%碳酸氢钠溶液冲洗外阴后,阴道置上述栓剂,孕中期阴道给药时不宜塞入过深。

## 二、滴虫性阴道炎

### (一)病因

滴虫性阴道炎由阴道毛滴虫引起。阴道毛滴虫为厌氧可活动的原虫,呈梨形,全长 $15\sim20~\mu m$ ,虫体前端有 4 根鞭毛,在 pH $5.5\sim6.0$ 时生长繁殖迅速。月经前后阴道 pH 发生变化时,隐藏在腺体及阴道皱襞中的滴虫常得以繁殖,引起炎症发作。滴虫能消除或吞噬阴道细胞内的糖原,阻碍乳酸的生成。本病可因性交引起,也与使用不洁浴具或穿着污染衣裤、接触污染便盆和被褥等有关。

### (二)临床表现

$20\%\sim50\%$ 的患者无症状,称为带虫者。滴虫单独存在时可不导致炎症反应。但由于滴虫消耗阴道细胞内糖原,改变阴道酸碱度,破坏其防御机制,故常在月经前后、妊娠期或产后等阴道 pH 改变时继发细菌感染,引起炎症发作。

临床症状表现为阴道分泌物异常增多,常为稀薄泡沫状,有臭味,当混合细菌感染时分泌物呈脓性。$10\%$ 的患者诉外阴、阴道口瘙痒,有时伴性交痛、尿频、尿痛、血尿。

检查可见阴道黏膜呈散在红色点状皮损或草莓状宫颈,后穹隆有较多的泡沫状分泌物。单纯带虫者阴道黏膜可无异常发现。

### (三)诊断

采用悬滴法在阴道分泌物中找到滴虫即可确诊。阴道分泌物涂片可见大量白细胞而未能从镜下检出滴虫者,可采用培养法。采集分泌物前 $24\sim48$ 小时应避免性交、阴道冲洗或局部用药,且不宜行双合诊检查,窥阴器不涂抹润滑剂。近年来开始运用荧光标记单克隆抗体检测、酶联免疫吸附法和多克隆抗体乳胶凝集法诊断,敏感度为 $76\%\sim95\%$ 。

### (四)治疗

**1.甲硝唑**

传统治疗方案:200 mg 口服,每天 3 次,7 天为 1 个疗程;或 400 mg 口服,每天 2 次,5 天为 1 个疗程。亦可 2 g 单次口服。单剂量治疗的好处是总药量少,患者乐意接受,但因剂量大,可出现不良反应,因此选用单剂量疗法一定要慎重。用药期间或用药后 24 小时内不能饮用含酒精的饮料,配偶亦需同时采用甲硝唑口服治疗。

**2.替代方案**

有以下几种:①替硝唑 500 mg,每天 2 次,连服 7 天。②甲苯达唑 100 mg,每天 2 次,连服 3 天。③硝呋拉太 200 mg,每天 3 次,连服 7 天。

**3.阴道局部用药**

阴道局部用药症状缓解相对较快,但不易彻底杀灭滴虫,停药后易复发。先采用 0.5% 醋酸清洗阴道后,将甲硝唑 200 mg 置入阴道内,每晚 1 次,7 天为 1 个疗程;或用甲硝唑泡腾片 200 mg,卡巴肿 200 mg,曲古霉素栓 10 万 U,每晚 1 枚置阴道内,7 天为 1 个疗程。

**4.治疗中的注意事项**

月经干净后阴道 pH 偏碱性,利于滴虫生长,因而可能在月经干净后复发,故应在下次月经干净后再治疗 1 个疗程,以巩固疗效。

### 三、细菌性阴道病

#### (一)病因

细菌性阴道病为阴道内正常菌群失调所致的一种混合感染。以往曾称非特异性阴道炎、阴道嗜血杆菌性阴道炎、棒状杆菌性阴道炎、加德纳菌性阴道炎、厌氧性阴道病,1984 年被正式命名为细菌性阴道病。此病非单一致病菌引起,而是多种致病菌大量繁殖导致阴道生态系统失调的一种阴道病理状态,因局部无明显炎症反应,分泌物中白细胞少,故而称为细菌性阴道病。

细菌性阴道病为生育妇女最常见的阴道感染性疾病。有统计性传播疾病门诊的发生率为 15%~64%,年龄在 15~44 岁,妊娠妇女发病率为 16%~29%。正常阴道内以产生过氧化氢的乳杆菌占优势,细菌性阴道病时,乳杆菌减少而其他细菌大量繁殖,主要有加德纳菌、动弯杆菌、普雷沃菌、类杆菌等厌氧菌,以及人型支原体,其数量可增加 100~1 000 倍。阴道生态环境和 pH 的改变是加德纳菌等厌氧菌大量繁殖的致病诱因,其发病与妇科手术、既往妊娠数、性伴侣数目有关。口服避孕药有支持乳杆菌占优势的阴道环境的作用,对细菌性阴道病起到一定防护作用。

#### (二)临床表现

20%~50% 的患者无症状,有症状者表现为阴道分泌物增多,呈灰白色或灰黄色,稀薄,腥臭味,尤其是性交后更为明显,这是因为碱性黏液可使阴道 pH 升高,促进加德纳菌等厌氧菌的生长,引起胺类释放。少数患者可有外阴瘙痒及灼热感。细菌性阴道炎可引起宫颈上皮不典型增生、子宫内膜炎、输卵管炎、盆腔炎、异位妊娠与不孕。孕期细菌性阴道炎感染可引起早产、胎膜早破、绒毛膜羊膜炎、产褥感染、新生儿感染。

检查见阴道口有分泌物流出,可闻到鱼腥味,分泌物稀薄并黏着于阴道壁,易擦掉,阴道黏膜无充血等炎症改变。

#### (三)诊断

根据临床特征和阴道分泌物镜检多能明确诊断。临床上如按滴虫性阴道炎、外阴阴道假丝酵母病治疗无效时,应考虑细菌性阴道炎。细菌性阴道炎诊断的 4 项标准,有其中的 3 项即可诊断:①阴道分泌物增多,均匀稀薄。②阴道 pH>4.5。③胺试验阳性,取阴道分泌物少许置玻片上,加入 10% 氢氧化钾溶液 1~2 滴,立即可闻及鱼腥味即为阳性。这是由于厌氧菌产生的胺遇碱释放氨所致,但非细菌性阴道炎患者性生活后由于碱性精液的影响,胺试验也可为阳性。④线索细胞阳性,取少许阴道分泌物置玻片上,加 1 滴生理盐水于高倍镜下观察,视野中见到 20% 以上的线索细胞即为阳性。线索细胞为阴道壁脱落的表层细胞,于细胞边缘吸附大量颗粒状物质,即各种厌氧菌尤其是加德纳菌,以致细胞边缘不清,呈锯齿状。

#### (四)治疗

治疗目的是缓解阴道症状和体征。治疗原则:①无症状者无须治疗;②性伴侣不必治疗;③妊娠期细菌性阴道炎应积极治疗;④经阴道手术,如子宫内膜活体组织检查(简称活检)、宫腔镜、节育环放置、子宫输卵管碘油造影检查、刮宫术等应在术前积极治疗。

**1.全身治疗**

(1)首选药物为口服甲硝唑。甲硝唑有助于细菌性阴道炎患者重建正常阴道内环境。美国疾病控制与预防中心的推荐方案:甲硝唑 500 mg 口服,每天 2 次;或 400 mg 口服,每天 3 次,共 7 天,治愈率达 82%~97%。备用方案:甲硝唑 2 g 单次顿服,治愈率为 47%~85%。

（2）克林霉素对厌氧菌及加德纳菌均有效。用法：300 mg 口服，1 天 2 次，共 7 天，治愈率为97％，尤其适用于妊娠期细菌性阴道炎患者及甲硝唑治疗失败或不能耐受者。不良反应有腹泻、皮疹、阴道刺激症状，均不严重，无须停药。

2.局部治疗

（1）甲硝唑栓剂 500 mg 置于阴道内，每晚 1 次，7～10 天为 1 个疗程，或 0.75％甲硝唑软膏（5 g）阴道涂抹，每天 2 次，5～7 天为 1 个疗程。

（2）2％克林霉素软膏 5 g 阴道涂抹，每天 1 次，7 天为 1 个疗程，治愈率为 80％～85％，适用于妊娠期细菌性阴道炎患者的治疗。

（3）乳酸(pH 为 3.5)5 mL 置入阴道内，每天 1 次，7 天为 1 个疗程。

（4）3％过氧化氢冲洗阴道，每天 1 次，7 天为 1 个疗程。

（5）对于混合感染，如合并滴虫性阴道炎、外阴阴道假丝酵母病的患者，可采用聚甲酚磺醛阴道栓 1 枚，每天 1 次，或保菌清阴道栓(含硫酸新霉素、多黏菌素 B、制霉菌素、乙酰胂胺)1 枚，每天 1 次，6 天为 1 个疗程。

3.妊娠期细菌性阴道炎的治疗

推荐方法为甲硝唑 200 mg，每天 3 次，共 7 天。替代治疗为甲硝唑 2 g 顿服或克林霉素300 mg，每天 2 次，共 7 天。妊娠期不宜阴道内给药，有增加早产的风险。

## 四、老年性阴道炎

### （一）病因

绝经后妇女由于卵巢功能衰竭，雌激素水平下降，阴道黏膜变薄，皱褶消失，细胞内缺乏糖原，阴道内 pH 多呈碱性，杀灭病原菌能力降低，加之血供不足，当受到刺激或被损伤时，毛细血管容易破裂，出现阴道不规则点状出血，如细菌侵入繁殖，可引起老年性阴道炎。

### （二）临床表现

阴道分泌物增多，呈水样、脓性或脓血性。可有下腹坠胀不适及阴道灼热感。由于分泌物刺激，患者感外阴及阴道瘙痒。

检查见阴道呈老年性改变，皱襞消失，上皮菲薄，阴道黏膜充血，有点状出血，严重时形成表浅溃疡。若溃疡面相互粘连，阴道检查分离时可引起出血，粘连严重者可导致阴道闭锁，闭锁段上端分泌物不能排出可形成阴道或子宫腔(简称宫腔)积脓。长期炎症刺激后可因阴道黏膜下结缔组织纤维化，致使阴道狭窄。

### （三）诊断

根据临床表现不难诊断，但必须除外滴虫性阴道炎或外阴阴道假丝酵母病。此外，发现血性白带时还需警惕子宫恶性肿瘤的存在，必要时应行分段诊断性刮宫或局部活检予以确诊。

### （四）治疗

治疗原则为增强阴道抵抗力和抑制细菌生长。

1.保持外阴清洁和干燥

分泌物多时可用 1％乳酸或 0.5％醋酸，或 1：5 000 高锰酸钾液坐浴或冲洗阴道。

2.雌激素制剂全身给药

尼尔雌醇，每半月 2～4 mg 口服；结合雌激素，每天 0.625 mg 口服；戊酸雌二醇，每天 1～2 mg 口服；克龄蒙(每片含戊酸雌二醇 2 mg，醋酸环丙孕酮1 mg)，每天 1 片；诺更宁(每片含雌二醇 2 mg,醋酸炔诺酮 1 mg),每天 1 片。以上药物可任意选用一种。

3.雌激素制剂局部给药

己烯雌酚 0.5 mg,每晚 1 次,7 天为 1 个疗程;或结合雌激素阴道软膏 0.5～2.0 g/d,7 天为 1 个疗程。

4.抗生素软膏或粉剂局部给药

甲硝唑、氧氟沙星、磺胺异唑、氯霉素局部涂抹,隔天 1 次,7 次为 1 个疗程。

## 五、婴幼儿阴道炎

### (一)病因

婴幼儿卵巢尚未发育,阴道细长,黏膜仅由数层立方上皮组成,阴道上皮糖原很少,阴道 pH 为 6.0～7.5,故对细菌的抵抗力弱,阴道内乳杆菌极少,而杂菌较多,这些细菌作用于抵抗力较弱或受损的阴道时,极易产生婴幼儿阴道炎。婴幼儿阴道炎常与外阴炎并存,多见于 1～5 岁的幼女。80％为大肠埃希菌感染,葡萄球菌、链球菌、变形杆菌、淋病奈瑟菌、滴虫、假丝酵母、蛲虫也可引起感染。年龄较大儿童阴道内异物亦常致继发性感染。

### (二)临床表现

主要症状为阴道口处见脓性分泌物,味臭。由于阴道分泌物刺激可导致外阴瘙痒,患者常用手搔抓外阴,甚至哭闹不安。检查可见外阴红肿、破溃、前庭黏膜充血。慢性外阴炎可致小阴唇粘连,慢性阴道炎可致阴道闭锁。

### (三)诊断

根据症状、体征,临床诊断并不困难。应取分泌物找滴虫、假丝酵母或涂片染色找致病菌,必要时做细菌培养。还应做肛门检查以排除阴道异物及肿瘤。

### (四)治疗

(1)保持外阴清洁、干燥,不穿开裆裤。如阴道分泌物较多,可在尿布内垫上消毒棉垫并经常更换棉垫与尿布。

(2)婴幼儿大小便后用 1∶5 000 高锰酸钾液温热冲洗外阴,年龄较大的小儿可用 1∶5 000 高锰酸钾液温热坐浴,每天 3 次。外阴擦干后,可用下列药物:15％氧化锌粉、15％滑石粉、炉甘石洗剂、紫草油。瘙痒剧烈时可用制霉菌素软膏或氢化可的松软膏,外阴及阴道口可适量涂抹雌激素霜剂或软膏,也可口服己烯雌酚 0.1 mg,每晚 1 次,连服 7 天。

(薛红杰)

# 第三节 子宫颈炎

子宫颈炎是妇科常见疾病之一。正常情况下,宫颈具有多种防御功能,包括黏膜免疫、体液免疫及细胞免疫,是阻止病原菌进入上生殖道的重要防线,但宫颈也容易受分娩、性交及宫腔操作的损伤,且宫颈管柱状上皮抗感染能力较差,易发生感染。临床上一般将子宫颈炎分为急性和慢性两种类型。

## 一、急性子宫颈炎

### （一）病因

急性子宫颈炎常发生于不洁性交后，分娩、流产、宫颈手术等亦可导致宫颈损伤而继发感染。此外，接触高浓度刺激性液体、药物，阴道内异物如遗留的纱布、棉球也是引起急性子宫颈炎的原因。最常见病原体为淋病奈瑟菌和沙眼衣原体，淋病奈瑟菌感染时 45%～60% 的患者常合并沙眼衣原体感染，其次为一般化脓菌如链球菌、葡萄球菌、肠球菌、大肠埃希菌，以及假丝酵母、滴虫、阿米巴原虫等。淋病奈瑟菌及沙眼衣原体主要侵犯宫颈管柱状上皮，如直接向上蔓延可导致上生殖道黏膜感染，亦常侵袭尿道移行上皮、尿道旁腺和前庭大腺。一般化脓菌侵入宫颈组织较深，并可沿两侧宫颈淋巴管向上蔓延导致盆腔结缔组织炎。

### （二）临床表现

主要表现为白带增多，呈脓性或脓血性，常伴有下腹坠痛、腰背痛、性交疼痛和尿路刺激症状，体温可轻微升高。妇科检查见宫颈充血、红肿，宫颈管黏膜水肿，宫颈黏膜外翻，宫颈触痛，脓性分泌物从宫颈管内流出，若尿道、尿道旁腺、前庭大腺感染，则可见尿道口、阴道口黏膜充血、水肿及大量脓性分泌物。沙眼衣原体性子宫颈炎症状不典型或无症状，有症状者表现为宫颈分泌物增多，点滴状出血或尿路刺激症状，妇科检查宫颈口可见黏液脓性分泌物。

### （三）诊断

根据病史、症状及妇科检查，诊断急性子宫颈炎并不困难，关键是确定病原体。怀疑为淋病奈瑟菌感染时，应取宫颈管内分泌物做涂片检查（敏感性为 50%～70%）或细菌培养（敏感性为 80%～90%），对培养可疑的菌落，可采用单克隆抗体免疫荧光法检测。检测沙眼衣原体感染时，可取宫颈管分泌物涂片染色找细胞质内包涵体，但敏感性不高，培养法技术要求高，费时长，难以推广，目前推荐的方法是直接免疫荧光法或酶免疫法，敏感性为 89%～98%。注意诊断时要考虑是否合并上生殖道感染。

### （四）治疗

采用抗生素全身治疗。抗生素选择、给药途径、剂量和疗程应根据病原体和病情严重程度决定。目前，淋菌性子宫颈炎推荐的首选药物为头孢曲松，备用药物有大观霉素、青霉素、氧氟沙星、左旋氧氟沙星、依诺沙星等，治疗时需同时加服多西环素。沙眼衣原体性子宫颈炎推荐的首选药物为阿奇霉素或多西环素，备用药物有米诺环素、氧氟沙星等。一般化脓菌感染最好根据药物敏感试验进行治疗。急性子宫颈炎的治疗应力求彻底，以免形成慢性子宫颈炎。

## 二、慢性子宫颈炎

### （一）病因

慢性子宫颈炎常由于急性子宫颈炎未予以治疗或治疗不彻底转变而来。急性子宫颈炎容易转变为慢性子宫颈炎的原因主要是宫颈黏膜皱褶较多，腺体呈葡萄状，病原体侵入腺体深处后极难根除，导致病程反复、迁延不愈。阴道分娩、流产或手术损伤宫颈后继发感染亦可表现为慢性过程，此外，不洁性生活、雌激素水平下降、阴道异物均可引起慢性子宫颈炎。病原体一般为葡萄球菌、链球菌、沙眼衣原体、淋病奈瑟菌、厌氧菌等。

## (二)病理

### 1.宫颈糜烂

宫颈外口处的宫颈阴道部外观呈细颗粒状的红色区,称为宫颈糜烂。这里我们所说的宫颈糜烂一词,专指病理炎性糜烂。宫颈糜烂是慢性子宫颈炎最常见的一种表现,糜烂面呈局部细小颗粒状红色区域,其边界与正常宫颈上皮的界限清楚,甚至可看到交界线处呈现一道凹入的线沟,有的糜烂可见到毛细血管浮现在表面上,表现为局部慢性充血。镜下见黏膜下有白细胞及淋巴细胞浸润,间质有小圆形细胞和浆细胞浸润。

根据糜烂面外观和深浅常分为 3 种类型:①单纯型糜烂,糜烂面仅为单层柱状上皮覆盖,浅而平坦,外表光滑。②颗粒型糜烂,由于腺体和间质增生,糜烂表面凹凸不平,呈颗粒状。③乳突型糜烂,糜烂表面组织增生更明显,呈乳突状。

根据糜烂区所占宫颈的比例可分为 3 度:①轻度糜烂,糜烂面积占整个宫颈面积的 1/3 以内。②中度糜烂,糜烂面积占宫颈的 1/3～2/3。③重度糜烂,糜烂面积占宫颈的 2/3 以上。

宫颈糜烂愈合过程中,柱状上皮下的基底细胞增生,最后分化为鳞状上皮。邻近的鳞状上皮也可向糜烂面的柱状上皮生长,逐渐将腺上皮推移,最后完全由鳞状上皮覆盖而痊愈。糜烂的愈合面呈片状分布,新生的鳞状上皮生长于炎性糜烂组织的基础上,故表层细胞极易脱落而变薄,稍受刺激又可恢复糜烂,因此愈合和炎症的扩展交替发生,不容易治愈。

### 2.宫颈肥大

由于慢性炎症的长期刺激,宫颈组织充血、水肿,腺体和间质增生,纤维结缔组织增厚,导致宫颈肥大,但表面仍光滑,严重者较正常宫颈增大 1 倍以上。

### 3.宫颈息肉

慢性炎症长期刺激,使宫颈管局部黏膜增生并向宫颈外口突出而形成一个或多个息肉,直径在 1 cm 左右,色红,呈舌形,质软而脆,血管丰富易出血,蒂长短不一,蒂根附着于宫颈外口或宫颈管壁内。镜检特点为息肉表面被柱状上皮覆盖,中心为充血、水肿及炎性细胞浸润的结缔组织。息肉的恶变率不到 1%,但极易复发。

### 4.宫颈腺囊肿

宫颈糜烂愈合过程中,宫颈腺管口被新生的鳞状上皮覆盖,腺管口堵塞,导致腺体分泌物排出受阻,液体潴留而形成囊肿。检查时见宫颈表面突出数毫米大小的青白色囊泡,内含无色黏液。

### 5.宫颈管内膜炎

炎症局限于宫颈管黏膜及黏膜下组织,宫颈口充血,有脓性分泌物,而宫颈阴道部外观光滑。

## (三)临床表现

主要症状为白带增多,常刺激外阴引起外阴不适和瘙痒。由于病原体种类及炎症的范围、程度和病程不同,白带的量、颜色、性状、气味也不同,可为乳白色黏液状至黄色脓性,可有血性白带或宫颈接触性出血。若白带增多,似白色干酪样,应考虑可能合并假丝酵母感染;若白带呈稀薄泡沫状,有臭味,则应考虑滴虫性阴道炎。严重感染时可有腰骶部疼痛、下腹坠胀,由于慢性子宫颈炎可直接向前蔓延或通过淋巴管扩散,当波及膀胱三角区及膀胱周围结缔组织时,可出现尿路刺激症状。较多的黏稠脓性白带有碍精子上行,可导致不孕。妇科检查可见宫颈有不同程度的糜烂、肥大,有时可见宫颈息肉、宫颈腺囊肿等,宫颈口多有分泌物,亦可有宫颈触痛和宫颈触血。

**(四)诊断**

宫颈糜烂诊断并不困难,但必须除外宫颈上皮内瘤变、早期宫颈癌、宫颈结核、宫颈尖锐湿疣等,因此应常规进行宫颈细胞学检查。目前已有液基薄层细胞学检查,其准确率显著提高。必要时须做活检以明确诊断,电子阴道镜辅助活检对提高诊断准确率很有帮助。宫颈息肉、宫颈腺囊肿可根据活检确诊。

**(五)治疗**

局部治疗为主,方法有物理治疗、药物治疗及手术治疗。

1.物理治疗

目的在于使糜烂面坏死、脱落,原有柱状上皮为新生鳞状上皮覆盖。

(1)电灼(熨)治疗:采用电灼器或电熨器对整个病变区电灼或电熨,直至组织呈乳白色或微黄色。一般近宫口处电灼(熨)稍深,越近边缘越浅,深度为 2 mm 并超出病变区 3 mm,深入宫颈管内 0.5~1.0 cm,治愈率为 50%~90%。术后涂抹磺胺粉或呋喃西林粉,用醋酸冲洗阴道,每天 1 次,有助于创面愈合。

(2)冷冻治疗:利用液氮快速达到超低温(-196 ℃),使糜烂组织冻结、坏死、变性、脱落,创面修复而达到治疗目的。一般采用接触冷冻法,选择相应的冷冻头,覆盖全部病变区并超过其 2 mm,但不超过 3 mm。根据快速冷冻、缓慢复温的原则,冷冻 1 分钟、复温 3 分钟、再冷冻 1 分钟。进行单次或重复冷冻,治愈率 80%左右。

(3)激光治疗:采用 $CO_2$ 激光器使糜烂部分组织炭化、结痂,痂皮脱落后,创面修复而达到治疗目的。激光头距离糜烂面 3~5 cm,照射范围应超出糜烂面 2 mm,轻症的烧灼深度为 2~3 mm,重症可达 4~5 mm,治愈率为 70%~90%。

(4)微波治疗:微波电极接触局部病变组织时,瞬间产生高热效应(44~61 ℃)而达到组织凝固的目的,并可形成凝固性血栓而止血,治愈率为 90%左右。

(5)波姆光治疗:采用波姆光照射糜烂面,直至其变为均匀灰白色为止,照射深度为 2~3 mm,治愈率可达 80%。

(6)红外线凝结法:红外线照射糜烂面,局部组织凝固、坏死,形成非炎症性表浅溃疡,新生鳞状上皮覆盖溃疡面而达到治愈,治愈率为 90%以上。

(7)高强度聚焦超声治疗:高强度聚焦超声是治疗宫颈糜烂的一种新方法,通过超声波在焦点处产生的热效应、空化效应和机械效应,破坏病变组织。与传统物理治疗方法有所不同的是,利用聚焦超声良好的组织穿透性和定位性,将声波聚焦在宫颈病变深部,其对宫颈组织的损伤是在表皮下的一定深度,而不是直接破坏表面黏膜层;深部病变组织被破坏后,由深及浅,促进健康组织的再生和表皮的重建。

物理治疗的注意事项:①治疗时间应在月经干净后 3~7 天进行。②排除宫颈上皮内瘤变、早期宫颈癌、宫颈结核和急性感染期后方可进行。③术后阴道分泌物增多,甚至有大量水样排液,有时呈血性,脱痂时可引起活动性出血,如量较多,先用过氧化氢清洗伤口,用消毒棉球局部压迫止血,24 小时后取出。④物理治疗的次数、持续时间、强度、范围应严格掌握。⑤创面愈合需要一段时间(2~8 周),在此期间禁止盆浴和性生活。⑥定期复查,随访有无宫颈管狭窄。

2.药物治疗

药物治疗适用于糜烂面积小和炎症浸润较浅的患者。

(1)硝酸银或重铬酸钾溶液:为强腐蚀剂,局部涂擦本品进行治疗,方法简单,但因疗效不佳,现基本已弃用。

（2）聚甲酚磺醛浓缩液或栓剂：目前临床上应用较多，聚甲酚磺醛是一种高酸物质，可使病变组织的蛋白质凝固脱落，对健康组织无损害且可增加阴道酸度，有利于乳酸杆菌生长。用法：将浸有聚甲酚磺醛浓缩液的棉签插入宫颈管，转动数次取出，然后将浸有浓缩液的纱布块轻轻敷贴于病变组织，纱布块应稍大于糜烂面，浸蘸的药液以不滴下为度，持续 1～3 分钟，每周 2 次，1 个月经周期为 1 个疗程；聚甲酚磺醛栓剂为每隔天睡前阴道放置 1 枚，12 次为 1 个疗程。

（3）免疫治疗：采用重组人 α 干扰素栓，每晚 1 枚，6 天为 1 个疗程。近年来报道用红色奴卡放线菌细胞壁骨架菌苗治疗宫颈糜烂，该菌苗具有非特异性免疫增强及消炎作用，能促进鳞状上皮化生，修复宫颈糜烂病变以达到治疗效果。

（4）宫颈管内膜炎时，根据细菌培养和药物敏感试验结果，采用抗生素全身治疗。

3.手术治疗

对于糜烂面积广而深或用上述方法久治不愈的患者，可考虑行宫颈锥切术，多采取宫颈环形电切术。锥切范围从病灶外缘 0.3～0.5 cm 开始，深入宫颈管 1～2 cm，锥切术后压迫止血。宫颈息肉可行息肉摘除术或电切术。

（薛红杰）

# 第四节　盆腔炎性疾病

## 一、概述

盆腔炎性疾病是妇女常见疾病，包括子宫内膜炎、附件炎、盆腔腹膜炎、盆腔结缔组织炎、女性生殖器结核等。美国疾病控制与预防中心已将这一临床综合征定义为盆腔炎性疾病。既往盆腔炎性疾病多因产后、剖宫产后、流产后及妇科手术后细菌进入创面感染而致病，近年来则多由下生殖道的性传播疾病及细菌性阴道病上行感染造成。发病可局限于一个部位、几个部位或整个盆腔脏器。

### （一）发病率

盆腔炎性疾病在一些性生活紊乱及性病泛滥的国家中是最常见的疾病。在工业化国家中，生育年龄组妇女每年盆腔炎性疾病的发生率可达 2%，估计美国每年有 100 万人患此病，其中需住院治疗者约 20 万人。我国盆腔炎性疾病发病率亦有升高的趋势，但尚无此方面确切的统计数字。

### （二）病原体

通过对上生殖道细菌培养的研究，明确证明盆腔炎性疾病的发生为多重微生物感染所致，且许多细菌为存在于下生殖道的正常菌群。常见的致病菌有以下几种。

1.需氧菌

（1）葡萄球菌：为革兰阳性球菌，其中以金黄色葡萄球菌致病力最强，多于产后、剖宫产后、流产后或妇科手术后细菌通过宫颈上行感染至子宫、输卵管黏膜。葡萄球菌对一般常用的抗生素可产生耐药，根据药物敏感试验用药较为理想，耐青霉素的金黄色葡萄球菌对头孢唑林、万古霉素、克林霉素及第三代头孢菌素敏感。

（2）链球菌：为革兰阳性球菌，其中以乙型链球菌致病力最强，能产生溶血素及多种酶，使感染扩散。本菌对青霉素敏感，患病后只要及时、足量、足疗程治疗基本无死亡。此菌可在成年女性阴道长期寄居，有报道妊娠后期此类菌在阴道的携带率为 5%～29%。

（3）大肠埃希菌：为肠道的寄生菌，一般不致病，但在机体抵抗力下降，或因外伤等侵入肠道外组织或器官时可引起严重的感染，甚至产生内毒素休克，常与其他致病菌混合感染。本菌对卡那霉素、庆大霉素、头孢唑林、羧苄西林敏感，但易产生耐药菌株，可在药物敏感试验指导下用药。

此外尚有肠球菌、克雷伯菌属、淋病奈瑟菌、阴道嗜血杆菌等。

2.厌氧菌

厌氧菌是盆腔感染的主要菌种。厌氧菌主要来源于结肠、直肠、阴道及口腔黏膜，肠腔中厌氧菌与需氧菌的数量比为 100∶1，阴道内两者的比例为 10∶1。女性生殖道内常见的厌氧菌有以下几种。

（1）消化链球菌：为革兰阳性菌，易滋生于产后子宫内坏死的蜕膜碎片或残留的胎盘中，其内毒素毒力低于大肠埃希菌，但能破坏青霉素的 β-内酰胺酶，对青霉素有抗药性，还可产生肝素酶，溶解肝素。可促进凝血，导致血栓性静脉炎。

（2）脆弱类杆菌：为革兰阴性菌，为严重盆腔感染中的主要厌氧菌，这种感染易造成盆腔脓肿，恢复期长，伴有恶臭。本菌对甲硝唑、克林霉素、头孢菌素、多西环素敏感，对青霉素易产生耐药。

（3）产气荚膜梭状芽孢杆菌：为革兰阴性菌，多见于创伤组织感染及非法堕胎等的感染，分泌物恶臭，组织内有气体，易产生中毒性休克、弥散性血管内凝血及肾衰竭。对克林霉素、甲硝唑及第三代头孢菌素敏感。

除上述 3 种常见的厌氧菌外，二路拟杆菌和二向拟杆菌也是常见的致病菌，对青霉素耐药，对抗厌氧菌抗生素敏感。

3.性传播的病原体

如淋病奈瑟菌、沙眼衣原体、支原体等。性传播病原体是工业化国家中导致盆腔炎性疾病的主要病原体，占盆腔炎性疾病的 60%～70%。性传播病原体与多种微生物感染导致的盆腔炎性疾病常可混合存在，且在感染过程中可相互作用。淋病奈瑟菌、衣原体所造成的子宫颈炎、子宫内膜炎为阴道内的细菌上行感染创造了条件，也有人认为在发生细菌性阴道病时，淋病奈瑟菌及衣原体更易进入上生殖道。

**（三）感染途径**

盆腔炎性疾病主要由病原体经阴道、宫颈的上行感染引起。其他途径有以下几种。

1.经淋巴系统蔓延

细菌经外阴、阴道、宫颈裂伤和子宫体创伤处的淋巴管侵入内生殖器及盆腔腹膜、盆腔结缔组织等部分，可形成产后感染、流产后感染或手术后感染。

2.直接蔓延

盆腔中其他脏器感染后，直接蔓延至内生殖器。如阑尾炎可直接蔓延到右侧输卵管，发生右侧输卵管炎。盆腔手术损伤后的继发感染亦可引起严重的盆腔炎。

3.经血液循环传播

病原体先侵入人体的其他系统，再经过血液循环达内生殖器，如结核分枝杆菌感染，由肺或其他器官的结核灶可经血液循环而传至内生殖器,菌血症也可导致盆腔炎症。

4.盆腔炎性疾病的预防

盆腔炎性疾病可来自产后、剖宫产、流产及妇科手术操作后。因此必须做好宣传教育,注意孕期的体质,分娩时减少局部的损伤,对损伤部位的操作要轻,注意局部的消毒。月经期生殖器官抵抗力较弱,宫颈口开放,易造成上行感染,故应避免手术。手术前应详细检查患者的体质,有无贫血及其他脏器的感染灶,如有应予以治疗。此外也存在一些盆腔手术后发生的盆腔炎性疾病,妇科围术期应选用广谱类抗生素,常用的有氨苄西林、头孢羟氨苄、头孢唑林、头孢西丁、头孢噻肟、头孢替坦、头孢曲松等。多数学者主张抗生素应在麻醉诱导期,即术前30分钟1次足量静脉输注,20分钟后组织内抗生素浓度可达高峰。必要时加用抗厌氧菌类抗生素,如甲硝唑、替硝唑、克林霉素等。如手术操作需60～90分钟,在给药4小时后给第2次给药。剖宫产术可在钳夹脐带后给药,可选用抗厌氧菌类药物,如甲硝唑、替硝唑、克林霉素等。给药剂量及次数还需根据病变种类、手术的复杂性及患者情况而定。

可导致盆腔炎性疾病常见的其他手术,有各类需将器械伸入宫腔的操作,如人工流产、放环、取环、子宫输卵管造影等。我国在进行宫腔的计划生育手术前,需常规检查阴道清洁度、滴虫、真菌等,发现有阴道炎症者先给予治疗,有助于预防术后盆腔炎性疾病的发生。

性乱史是导致盆腔炎性疾病的重要因素。应加强对年轻妇女及其性伴侣的性传播疾病教育工作,包括延迟初次性交的时间,限制性伴侣的数量,避免与有性传播疾病者进行性接触,坚持使用屏障式的避孕工具,积极诊治无并发症的下生殖道感染等。

## 二、子宫内膜炎

子宫内膜炎是妇科常见的疾病,多与子宫体部的炎症并发,有急性子宫内膜炎及慢性子宫内膜炎两种。

### (一)急性子宫内膜炎

1.概述

急性子宫内膜炎多发生于产后、剖宫产后、流产后及宫腔内的手术后。一些妇女在月经期、身体抵抗力虚弱时性交,或医护人员在不适当的情况下(如宫腔或其他部位的脏器已有感染)进行刮宫术、宫颈糜烂的电熨术、输卵管通液或造影术等均可导致急性子宫内膜炎。感染最常见的细菌为链球菌、葡萄球菌、大肠埃希菌、淋病奈瑟菌、衣原体、支原体、厌氧菌等,细菌可突破宫颈的防御功能侵入子宫内膜发生急性炎症。

(1)病理表现:子宫内膜炎时子宫内膜充血、肿胀,有炎性渗出物,可混有血,也可为脓性渗出物;重症子宫内膜炎内膜坏死,呈灰绿色,分泌物可有恶臭。镜下见子宫内膜有大量多核白细胞浸润,细胞间隙内充满液体,毛细血管扩张,严重者细胞间隙内可见大量细菌,内膜坏死、脱落形成溃疡。如果宫颈开放,引流通畅,宫腔分泌物清除后可自愈;但也有炎症向深部侵入导致子宫肌炎、输卵管炎;如宫颈肿胀,引流不畅,则形成宫腔积脓。

(2)临床表现:急性子宫内膜炎患者可见白带增多、下腹痛,白带呈水样、黄白色、脓性,或混有血,如为厌氧菌感染,则分泌物带有恶臭。下腹痛可向双侧大腿放射,疼痛程度根据病情而异。发生在产后、剖宫产后或流产后者则有恶露长时间不净,如炎症未治疗,可扩散至子宫肌层及输卵管、卵巢、盆腔结缔组织,症状可加重,高热可达39～40 ℃,下腹痛加剧,白带增多。体检子宫可增大,有压痛,全身体质衰弱。

2.诊断要点

主要根据病史和临床表现进行诊断。

3.治疗方案

(1)全身治疗:本病全身治疗较重要,需卧床休息,给予高蛋白流质或半流质饮食,在避免感冒的情况下,开窗通风,体位以头高脚低位为宜,以利于宫腔分泌物引流。

(2)抗生素治疗:在药物敏感试验无结果前给予广谱抗生素,如青霉素,氨基糖苷类抗生素如庆大霉素、卡那霉素等对需氧菌有效,而甲硝唑对厌氧菌有效。细菌培养、药物敏感试验结果得出后,可更换敏感药物。①庆大霉素:80 mg 肌内注射,每 8 小时 1 次。②头孢菌素:可用第三代产品,对革兰阳性和阴性菌、球菌及杆菌均有效,急救情况下,可将此药 1 g 溶于 0.9% 的生理盐水100 mL中,同时加入地塞米松 5～10 mg,静脉滴注,每天 1～2 次,经 3 天治疗后体温下降、病情好转时,可改服头孢唑林 0.25 g,每天 4 次,皮质激素也应逐渐减量至急性症状消失。如对青霉素过敏,可换用林可霉素 300～600 mg,静脉滴注,每天 3 次,体温平稳后,可改口服用药,每天 1.5～2.0 g,分 4 次给药,持续 1 周,病情稳定后停药。③诺氟沙星:对变形杆菌、铜绿假单胞菌具有强大的抗菌作用,可抑制细菌 DNA 合成,服药后可广泛分布于全身,对急性子宫内膜炎有良好的治疗作用。每次 0.2 g,每天 3 次,连服 10～14 天,或氧氟沙星 200 mg 静脉滴注,每天 2～3 次,对喹诺酮类药物过敏者最好不用。④有条件者可对急性子宫内膜炎患者进行住院治疗,以解除症状及保持输卵管的功能。可选择抗生素方案:头孢西丁 2 g 静脉注射,每 6 小时 1 次,或头孢替坦 2 g 静脉注射,每 12 小时 1 次,加多西环素(强力霉素)100 mg,每 12 小时 1 次口服或静脉注射,共 4 天,症状改善后 48 小时,继续使用多西环素 100 mg,每天 2 次,共 10～14 天。此方案对淋病奈瑟菌及衣原体感染均有效。克林霉素 900 mg 静脉注射,每 8 小时 1 次,庆大霉素 2 mg/kg 静脉或肌内注射,此后每次给药约 1.5 mg/kg,每8 小时 1 次,共 4 天,用药48 小时后,如症状改善,继续用多西环素 100 mg,每天 2 次口服,共给药 10～14 天,此方案对厌氧菌及兼性革兰阴性菌有效。使用上述方案治疗后,体温下降或症状消失 4 小时后患者可出院,继续服用多西环素 100 mg,每 12 小时 1 次,共 10～14 天,对淋病奈瑟菌及衣原体感染均有效。

(3)手术治疗:一般急性子宫内膜炎不做手术治疗,以免引起炎症扩散,但如宫腔内有残留物、宫颈引流不畅、宫腔内积留分泌物或老年妇女宫腔积脓时,需在给予大量抗生素、病情稳定后清除宫腔残留物及取出宫内节育器,或扩张宫颈使宫腔分泌物引流通畅,尽量不做刮宫术。

**(二)慢性子宫内膜炎**

1.概述

慢性子宫内膜炎常因宫腔内分泌物通过子宫口流出体外,症状不明显,仅有少部分患者因防御机制受损或病原体作用时间过长,对急性炎症治疗不彻底而形成。其病因如下。

(1)分娩、产后、剖宫产术后:有少量胎膜或胎盘残留于宫腔,子宫复旧不全,引起慢性子宫内膜炎。

(2)宫内节育器:宫内节育器的刺激常可引起慢性子宫内膜炎。

(3)更年期或绝经期:体内雌激素水平降低,子宫内膜菲薄,易受细菌感染而发生慢性子宫内膜炎。

(4)宫腔内有黏膜下肌瘤、息肉、子宫内膜腺癌:子宫内膜易受细菌感染发生炎症。

(5)子宫内膜下基底层炎症:常可感染子宫内膜功能层而发生炎症。

(6)老年性子宫内膜炎:常可与老年性阴道炎同时发生。

(7)细菌性阴道病:病原体上行感染至子宫内膜所致。

**2.病理表现**

其内膜间质常见有大量浆细胞及淋巴细胞,内膜充血、肿胀,有时尚可见到肉芽组织及纤维性变。

**3.临床表现**

慢性子宫内膜炎患者常诉有不规则阴道流血或月经不规则,有时有轻度下腹痛及白带增多。妇科检查可见子宫增大,有触痛。少数子宫内膜炎可导致不孕。

**4.诊断要点**

主要依据患者病史和临床表现来诊断。

**5.治疗方案**

慢性子宫内膜炎在治疗上应去除原因,如在产后、剖宫产后、人工流产后怀疑有胎膜、胎盘残留者,如无急性出血,可给予抗生素 3 天后做刮宫术;如因宫内节育器而致病者,可取出宫内节育器;如有黏膜下息肉、肌瘤或内膜腺癌者,可做相应的处理;如合并有输卵管炎、卵巢炎等的患者,应做相应的处理;同时存在细菌性阴道病者,抗生素中应加用抗厌氧菌药物。

# 三、附件炎、盆腔腹膜炎

## (一)概述

目前本病仍为多发病,国外以淋病奈瑟菌及沙眼衣原体感染为最多,占 60%～80%,其他为厌氧菌及需氧菌多种微生物的混合感染;国内以厌氧菌及需氧菌混合感染为主,但由性传播疾病引起者亦有增加趋势。主要原因有以下几种。

**1.产后、剖宫产后及流产后感染**

内在及外来的细菌上行通过剥离面或残留的胎盘、胎膜、子宫切口等至肌层、输卵管、卵巢及盆腔腹膜发生炎症,也可经破损的黏膜、胎盘剥离面通过淋巴、血行播散到盆腔。通过对上生殖道细菌培养的研究,明确证明盆腔炎性疾病是多重微生物感染,包括阴道的需氧菌、厌氧菌、阴道加德纳菌、流感嗜血杆菌等,其中厌氧菌占 70%～80%。厌氧菌中以各类杆菌及脆弱类杆菌最常见。

**2.月经期性交**

月经期宫颈口开放,子宫内膜剥脱面有扩张的血窦及凝血块,均为细菌的上行及滋生提供了良好的环境。如在月经期性交或使用不洁的月经垫,可使细菌侵入发生炎症。

**3.妇科手术操作**

任何通过宫颈黏液屏障的手术操作导致的盆腔感染,称为医源性盆腔炎性疾病,如放置宫内节育器、人工流产、输卵管通液、造影等。其他妇科手术如宫颈糜烂电熨术、腹腔镜绝育术、人工流产子宫穿孔、盆腔手术误伤肠管等均可导致急性炎症。

**4.邻近器官炎症的蔓延**

邻近器官的炎症最常见者为急性阑尾炎、憩室炎、腹膜炎等。

**5.盆腔炎性疾病**

急性发作的盆腔炎性疾病所造成的盆腔粘连、输卵管积水和扭曲等后遗症,易造成盆腔炎性疾病的再次急性发作,尤其是在患者免疫力低下、有不洁性交史等情况下。

**6.全身性疾病**

如败血症、菌血症等,细菌也可波及输卵管及卵巢发生急性盆腔炎性疾病。

**7.淋病奈瑟菌及沙眼衣原体**

多为上行性急性感染,病原体多为尿道炎、前庭大腺炎、子宫颈炎等的致病菌。

**(二)病理表现**

**1.附件炎**

当多重微生物造成产后、剖宫产后、流产后的急性输卵管炎、卵巢炎、输卵管卵巢脓肿时,病变可通过宫颈的淋巴播散至宫颈旁的结缔组织,首先侵及输卵管浆膜层,再达肌层,输卵管内膜受侵较轻,或可不受累。病变以输卵管间质炎为主,由于输卵管管壁增粗,可压迫管腔变窄,轻者管壁充血、肿胀,重者输卵管肿胀明显且弯曲,并有纤维素性渗出物,引起周围组织粘连。炎症如经子宫内膜向上蔓延,首先引起输卵管内膜炎,使输卵管内膜肿胀,间质充血、肿胀及大量中性多核白细胞浸润,重者输卵管内膜上皮可有退行性变或成片脱落,引起输卵管管腔粘连闭塞或伞端闭锁,如有渗出物或脓液积聚,可形成输卵管积脓,与卵巢粘连形成炎性包块。卵巢表面有一层白膜包被,很少单独发生炎症,卵巢多与输卵管伞端粘连,发生卵巢周围炎,进一步形成卵巢脓肿,如脓肿壁与输卵管粘连贯通,则形成输卵管卵巢脓肿。脓肿可发生于初次感染之后,但往往是在反复发作之后形成。脓肿多位于子宫后方、阔韧带后叶及肠管间,可向阴道、直肠间贯通,也可破入腹腔,发生急性弥漫性腹膜炎。

**2.盆腔腹膜炎**

病变腹膜充血、肿胀,伴有含纤维素的渗出液,可形成盆腔脏器粘连,渗出物聚集在粘连的间隙内,形成多个小脓肿,或聚集在子宫直肠窝形成盆腔脓肿,脓肿破入直肠,症状可减轻;如破入腹腔,则可引起弥漫性腹膜炎,使病情加重。

**(三)临床表现**

视病情及病变范围大小,表现的症状不同。轻者可以症状轻微或无症状;重者可有发热及下腹痛,发热前可先有寒战、头痛,体温可高达40℃,下腹痛多为双侧下腹部剧痛或病变部剧痛,可与发热同时发生。如疼痛发生在月经期,则可有月经的变化,如经量增多、月经期延长;在非月经期发作则可有不规则阴道出血、白带增多、性交痛等。由于炎症的刺激,少数患者也可有膀胱及直肠刺激症状,如尿频、尿急、腹胀、腹泻等。体格检查患者呈急性病容,脉速,唇干。妇科检查见阴道充血,宫颈充血有分泌物,呈黄白色或黏液脓性,有时带恶臭,阴道穹隆有触痛,宫颈有举痛,子宫增大、压痛、活动受限,双侧附件有增厚,或触及包块,压痛明显。下腹部剧痛常拒按,或一侧压痛,摆动宫颈时更明显,炎症波及腹膜时呈现腹膜刺激症状。如已发展为盆腔腹膜炎,则整个下腹部有压痛及反跳痛。

**(四)诊断要点**

重症及典型的盆腔炎性疾病病例根据病史、临床及实验室检查所见,诊断不难,但此部分患者只占盆腔炎性疾病的4%左右。临床上绝大多数盆腔炎性疾病为轻到中度及亚临床感染者。这部分患者可无明确病史,临床症状轻微,或仅表现有下腹部轻微疼痛,白带稍多,给临床诊断带来困难。有研究显示因感染造成的输卵管性不孕患者中,30%～75%的患者无盆腔炎性疾病病史,急性盆腔炎性疾病有发热者仅占30%,有下腹痛、白带多、宫颈举痛者仅占20%。有鉴于此,美国疾病控制与预防中心提出了新的盆腔炎性疾病诊断标准:①必须具备下列3项主要标准,即下腹痛、宫颈举痛、附件区压痛。②此外,下列标准中具备1项或1项以上时,增加诊断的特异性:体温＞38℃、异常的宫颈或阴道排液、沙眼衣原体或淋病奈瑟菌的实验室证据、血沉加快或C反应蛋白升高。③对一些有选择的病例必须有下列的确定标准:阴道超声或其他影像诊断技术的阳性发现,如输卵管增粗,伴或不伴管腔积液、输卵管卵巢脓肿或腹腔游离液体、子宫内膜活检阳性、腹腔镜下有与盆腔炎性疾病一致的阳性所见。

盆腔炎性疾病中有 10％～20％伴有肝周围炎或局部腹膜炎,多在腹腔镜检查时发现,被认为是感染性腹腔液体直接或经淋巴引流到膈下区域造成,以沙眼衣原体引起者最多见,偶见有淋病奈瑟菌及厌氧菌引起者。腹腔镜下见肝周充血、炎性渗出,以及肝膈面与上腹、横膈形成束状、膜状粘连带。此种肝周炎很少侵犯肝实质,肝功能多正常。

**1.阴道分泌物涂片检查**

此方法简便、经济、实用。阴道分泌物涂片检查中每个阴道上皮细胞中有 1 个以上的粒细胞就会出现白带增多,每高倍视野有 3 个以上白细胞诊断盆腔炎性疾病的敏感性达 87％,其敏感性高于血沉、C 反应蛋白及经过内膜活检或腹腔镜证实的有症状的盆腔炎性疾病所呈现出来的外周血的白细胞计数值。

**2.子宫内膜活检**

可得到子宫内膜炎的组织病理学诊断,被认为是一种比腹腔镜创伤小而又能证实盆腔炎性疾病的方法。子宫内膜活检与腹腔镜检查在诊断盆腔炎性疾病上有 90％的相关性。子宫内膜活检的诊断敏感性为 92％,特异性为 87％,并可同时取材做细菌培养,但有被阴道细菌污染的机会。

**3.超声等影像学检查**

在各类影像学检查方法中,B 超是最简便、实用和经济的方法,且与腹腔镜检查有很好的相关性。在急性、严重的盆腔炎性疾病时,经阴道超声可见输卵管增粗、管腔积液或盆腔有游离液体。B 超还可用于监测临床病情的发展,出现盆腔脓肿时,B 超可显示附件区肿块,伴不均匀回声。计算机体层显像(CT)、磁共振成像(MRI)有时也可显示出较清晰的盆腔器官影像,但由于其价值昂贵,不能普遍用于临床。对于早期、轻度的盆腔炎性疾病,B 超敏感性较差。

**4.腹腔镜检查**

目前被认为是诊断盆腔炎性疾病的"金标准",这是因为腹腔镜检查可在直视下观察盆腔器官的病变情况,并可同时取材行细菌鉴定及培养而无阴道污染。腹腔镜下诊断盆腔炎性疾病的最低标准为输卵管表面可见充血、输卵管壁肿胀及输卵管表面与伞端有渗出物,也可显示肝包膜渗出、粘连。

**5.其他实验室检查**

其他实验室检查包括白细胞计数增多、血沉增快、C 反应蛋白升高、血清糖类抗原 125(CA125)升高等,虽对临床诊断有所帮助,但均缺乏敏感性与特异性。

**(五)治疗方案**

盆腔炎性疾病治疗目的是缓解症状、消除当前感染及降低远期后遗症的危险。

**1.全身治疗**

重症者应卧床休息,给予高蛋白流质或半流质饮食,体位以头高脚低位为宜,以利于宫腔内及宫颈分泌物排出体外,盆腔内的渗出物聚集在子宫直肠窝内而使炎症局限。补充液体,纠正电解质紊乱及酸碱平衡,高热时给予物理降温,并应适当给予止痛药,避免无保护性交。

**2.抗生素治疗**

近年来由于新的抗生素不断问世,细菌培养技术的提高及药物敏感试验的配合,使临床上得以合理使用抗生素,对急性炎症可达到微生物学的治愈(治愈率为 84％～98％),一般在做药物敏感试验以前,先使用需氧菌、厌氧菌,以及淋病奈瑟菌、沙眼衣原体兼顾的广谱抗生素,待做药物敏感试验后再更换,一般是根据病因及发病后已用过何种抗生素作为参考来选择用药。急性附件炎、盆腔腹膜炎常用的抗生素有以下几种。

(1)青霉素或红霉素与氨基糖苷类药物及甲硝唑合用:青霉素 G 每天 240 万～1 000 万单位,静脉滴注,病情好转后改为每天 120 万～240 万单位,每 4～6 小时 1 次,分次给药或连续静脉滴注。红霉素每天 0.9～1.25 g 静脉滴注,链霉素 0.75 g 肌内注射,每天 1 次。庆大霉素每天 16 万～32 万单位,分 2～3 次静脉滴注或肌内注射,一般疗程＜10 天。甲硝唑 500 mg 静脉滴注,每 8 小时 1 次,病情好转后改口服 400 mg,每 8 小时 1 次。

(2)第 1 代头孢菌素与甲硝唑合用:对第 1 代头孢菌素敏感的细菌有 β 溶血性链球菌、葡萄球菌、大肠埃希菌等。头孢噻吩每天 2 g,分 4 次肌内注射;头孢唑林每次 0.5～1 g,每天 2～4 次,静脉滴注;头孢拉定,每天 100～150 mg/kg 静脉滴注,或每天 2～4 g 口服,分 4 次空腹服用。

(3)克林霉素与氨基糖苷类药物合用:克林霉素每次 600 mg,每 6 小时 1 次,静脉滴注,体温降至正常后 24～48 小时改口服,每次 300 mg,每 6 小时 1 次。克林霉素对多数革兰阳性、厌氧菌(如类杆菌、消化链球菌等)及沙眼衣原体有效。与氨基糖苷类药物合用有良好的效果。但此类药物与红霉素有拮抗作用,不可与其合用。

(4)林可霉素:其作用与克林霉素相同,用量每次 300～600 mg,每天 3 次,肌内注射或静脉滴注。

(5)第 2 代头孢菌素:对革兰阴性菌的作用较为优越,抗酶性能强,抗菌谱广。临床用于治疗革兰阴性菌感染。如头孢呋辛,每次 0.5～0.75 g,每天 3 次肌内注射或静脉滴注;头孢孟多,轻度感染,每次 0.5～1 g,每天 4 次静脉滴注,较重的感染,每天 6 次,每次 1 g;头孢西丁对革兰阳性及阴性需氧菌与厌氧菌均有效,每次 1～2 g,每 6～8 小时 1 次静脉注射或静脉滴注,可单独使用。

(6)第 3 代头孢菌素:对革兰阴性菌的作用较第 2 代头孢菌素更强,抗菌谱广,抗酶性能强,对第 1、2 代头孢菌素耐药的一些革兰阴性菌株常可有效。头孢噻肟对革兰阴性菌有较强的抗菌效能,但对脆弱杆菌较不敏感。一般感染每天 2 g,分 2 次肌内注射或静脉注射,中度或重度感染每天 3～6 g,分 3 次肌内注射或静脉注射。头孢曲松 1～2 g,每天 2 次静脉注射。

(7)哌拉西林:对多数需氧菌及厌氧菌均有效,每天 4～12 g,分 3～4 次静脉注射或静脉滴注,严重感染每天可用 16～24 g。

(8)喹诺酮类药物:如诺氟沙星、氧氟沙星、环丙沙星等,其抗菌谱广,对革兰阳性、阴性菌有抗菌作用,且具有较好的组织渗透性,口服量每天 0.2～0.6 g,分 2～3 次服用。其中氟罗沙星由于其半衰期长,每天 1 次服 0.2～0.4 g 即可。

3.中药治疗

主要作用为活血化瘀、清热解毒,如用银翘解毒汤、清营汤、安宫牛黄丸、紫雪丹等。

4.手术治疗

(1)经药物治疗 48～72 小时,体温持续不降,肿块增大,出现肠梗阻、脓肿破裂或中毒症状时,应及时行手术处理。年轻妇女要考虑保留卵巢功能,体质衰弱的患者,手术范围需根据具体情况决定。如为盆腔脓肿,可在 B 超、CT 等影像学检查引导下经腹部或阴道切开排脓,也可在腹腔镜下行盆腔脓肿切开引流,同时注入抗生素。

（2）输卵管脓肿、卵巢脓肿经保守治疗病情好转，肿物局限，也可行手术切除肿物。

（3）脓肿破裂，患者出现腹部剧痛，伴高热、寒战、恶心、呕吐、腹胀、拒按等情况时，应立即剖腹探查。

## 四、盆腔结缔组织炎

### （一）急性盆腔结缔组织炎

**1.概述**

盆腔结缔组织是腹膜外的组织，位于盆腔腹膜的后方，子宫两侧及膀胱前间隙处，这些部位的结缔组织间并无明显的界限。急性盆腔结缔组织炎不是继发于输卵管、卵巢的炎症，是初发于子宫旁的结缔组织，然后再扩展至其他部位的炎症。

本病多由于分娩或剖宫产时宫颈或阴道上端的撕裂、困难的宫颈扩张术时宫颈裂伤、经阴道的子宫全切除术时阴道残端周围的血肿，以及人工流产术中误伤子宫及宫颈侧壁等情况时细菌侵入发生感染。

本病的常见病原体多为链球菌、葡萄球菌、大肠埃希菌、厌氧菌、淋病奈瑟菌、衣原体、支原体等。

**2.病理表现**

发生急性盆腔结缔组织炎后，局部组织出现肿胀、充血，并有大量白细胞及浆细胞浸润。炎症初起时多位于生殖器官受到损伤的部位，如自宫颈部的损伤浸润至宫颈一侧盆腔结缔组织，逐渐可蔓延至盆腔对侧的结缔组织及盆腔的前半部分。病变部分易化脓，形成大小不等的脓肿，如未能及时控制，炎症可通过淋巴向输卵管、卵巢或髂窝处扩散，由于盆腔结缔组织与盆腔内血管接近，可引起盆腔血栓性静脉炎。如阔韧带内已形成脓肿且未及时切开引流，脓肿可向阴道、膀胱、直肠破溃，高位的脓肿也可向腹腔破溃引起弥漫性腹膜炎、脓毒血症而使病情急剧恶化，但引流通畅后，炎症可逐渐消失。如排脓不畅，也可形成长期不愈的窦道。

**3.临床表现**

炎症初期患者可有高热、下腹痛，体温可达40℃，下腹痛多与急性输卵管卵巢炎相似。如在发病前曾有全子宫切除术、剖宫产术时有单侧壁或双侧壁损伤病史，诊断更易。如已形成脓肿，除发热、下腹痛外，常见有直肠、膀胱压迫症状，如便意频数、排便痛、恶心、呕吐、尿频、尿痛等症状。

妇科检查在发病初期，子宫一侧或双侧有明显的压痛与边界不明显的增厚感，增厚可达盆壁，子宫略大，活动差，压痛，一侧阴道或双侧阴道穹隆可触及包块，包块上界常与子宫底平行，触痛明显。如已形成脓肿，因脓液向下流入子宫后方，阴道后穹隆常可触及较软的包块，且触痛明显。

**4.诊断要点**

根据病史、临床症状及妇科检查所见诊断不难，但需进行鉴别诊断。

（1）输卵管妊娠破裂：有停经史，下腹痛突然发生，面色苍白，急性病容，腹部有腹膜刺激症状，阴道出血少量，尿人绒毛膜促性腺激素（＋），后穹隆穿刺可见血液。

（2）卵巢囊肿蒂扭转：有突发的一侧性下腹痛，有或无肿瘤病史，有单侧腹膜刺激症状，触痛明显，妇科检查子宫一侧触及肿物及触痛，无停经史。

（3）急性阑尾炎：疼痛缓慢发生，麦氏点有触痛，妇科检查无阳性所见。

5.治疗方案

(1)抗生素治疗:可用广谱抗生素如青霉素、头孢菌素、氨基糖苷类抗生素、林可霉素、克林霉素、多西环素及甲硝唑等。待细菌药物敏感试验出结果后,改用敏感的抗生素。

(2)手术治疗:急性盆腔结缔组织炎,轻症者一般不做手术治疗,以免炎症扩散或出血,但有些情况需手术处理。①宫腔内残留组织伴阴道出血:首先应积极抗感染,如无效或出血较多时,在用药物控制感染的同时,用卵圆钳清除宫腔内容物,避免做刮宫术。②子宫穿孔:如无肠管损伤及内出血,可不必行剖腹修补。③宫腔积脓:应扩张宫口使脓液引流通畅。④已形成脓肿者:根据脓肿的部位采取切开排脓手术,如为接近腹股沟韧带的脓肿,应等待脓肿扩大后再做切开;如脓肿位于阴道一侧,应自阴道做切开,尽量靠近中线,以免损伤输尿管或子宫动脉。

**(二)慢性盆腔结缔组织炎**

1.概述

慢性盆腔结缔组织炎多由于急性盆腔结缔组织炎治疗不彻底,或患者体质较差,炎症迁延而成。由于宫颈的淋巴管直接与盆腔结缔组织相通,故也可因慢性子宫颈炎发展至盆腔结缔组织炎。

2.病理表现

本病的病理变化多为盆腔结缔组织由充血、肿胀转为纤维组织及增厚、变硬的瘢痕组织,与盆壁相连,子宫被固定不能活动,或活动受限,子宫常偏向于患侧的盆腔结缔组织。

3.临床表现

轻度慢性盆腔结缔组织炎一般多无症状,偶尔于身体劳累时有腰痛、下腹坠痛,重度者可有较严重的下腹坠痛、腰酸痛及性交痛。妇科检查子宫多呈后倾后屈位,三合诊时触及宫骶韧带,可见其增粗呈索条状,有触痛,双侧宫旁组织肥厚,有触痛,如为单侧发病,可触及子宫变位,屈向于患侧,如已形成冰冻骨盆,则子宫的活动完全受到限制。

4.诊断要点

根据有急性盆腔结缔组织炎史、临床症状与妇科检查,诊断不难,但需与子宫内膜异位症、结核性盆腔炎、卵巢癌及陈旧性异位妊娠等鉴别。

(1)子宫内膜异位症:多有痛经史,且进行性加重。妇科检查可能触及子宫骶韧带处有触痛结节,或子宫两侧有包块,B超及腹腔镜检查有助于诊断。

(2)结核性盆腔炎:多有其他脏器结核史,腹痛常为持续性,腹胀,偶有腹部包块,有时有闭经史,可同时伴子宫内膜结核,X线检查下腹部可见钙化灶,包块位置较慢性盆腔结缔组织炎高。

(3)卵巢癌:包块多为实质性,较硬,表面不规则,常有腹水,患者一般情况差,晚期患者有下腹痛,诊断时有困难,B超检查、腹腔镜检查、肿瘤标志物及活检有助于诊断。

(4)陈旧性异位妊娠:多有闭经史及阴道出血,下腹痛偏向于患侧,妇科检查子宫旁有分界不清的包块,触痛,B超及腹腔镜检查有助于诊断。

5.治疗方案

需积极治疗慢性子宫颈炎及急性盆腔结缔组织炎。慢性子宫颈炎的治疗包括物理治疗,如超短波、激光、微波、中波直流电离子透入紫外线等。慢性盆腔结缔组织炎可用物理治疗,以减轻疼痛。急性盆腔结缔组织炎需积极彻底治疗,不使病原体潜伏于体内。应用抗生素治疗可取得一定的疗效,与物理治疗合用效果较好。慢性盆腔结缔组织炎经治疗后症状可减轻,但易复发,如复发于月经期后、性交后及过度体力劳动后。

### 五、女性生殖器结核

#### (一)概述

由人型结核分枝杆菌侵入机体后在女性生殖器引起的炎症性疾病称为女性生殖器结核,常继发于肺、肠、肠系膜淋巴结、腹膜等器官的结核,也有少数患者继发于骨、关节结核,多数患者在发现生殖器结核时原发病灶已痊愈。结核分枝杆菌首先侵犯输卵管,然后下行传播至子宫内膜和卵巢,很少侵犯宫颈,阴道及外阴结核更为罕见。由于本病病程缓慢,症状不典型,易被忽视。

#### (二)传播途径

生殖器结核是全身结核的一种表现,一般认为是继发性感染,主要来源于肺或腹膜结核。传播途径可有以下几种。

1.血行传播

最为多见。结核分枝杆菌一般首先感染肺部,短时间即进入血液循环,传播至体内其他器官,包括生殖器官。有研究发现,肺部原发感染发生在月经初期时结核分枝核菌通过血行播散可被单核-吞噬细胞系统清除,但在输卵管内可形成隐性传播灶,处于静止状态可达 1～10 年,直至机体免疫功能低下时细菌重新激活发生感染。青春期时生殖器官发育,血供较为丰富,结核分枝核菌易借血行传播。

2.淋巴传播

较少见。多为逆行传播,如肠结核通过淋巴管逆行传播至生殖器官。

3.直接蔓延

结核性腹膜炎和肠系膜淋巴结核可直接蔓延到输卵管。腹膜结核与输卵管结核常并存,平均占生殖器结核的 50%,两处结核病灶可通过直接接触相互传染。

4.原发性感染

极为少见。一般多为男性附睾结核的结核分枝核菌通过性交传染给女性。

#### (三)病理表现

女性生殖器结核绝大多数首先感染输卵管,其次为子宫内膜、卵巢、宫颈、阴道及外阴。

1.输卵管结核

输卵管结核最常见,多为双侧性。典型病变为输卵管黏膜皱襞可有广泛的肉芽肿反应及干酪样坏死,镜下可见结核结节。由于感染途径不同,结核性输卵管炎初期大致有 3 种类型。

(1)结核性输卵管周围炎:输卵管浆膜面充血、肿胀,见散在黄白色粟粒状小结节,可与周围器官广泛粘连,常为盆腔腹膜炎或弥漫性腹膜炎的一部分。可能出现少量腹水。

(2)结核性输卵管间质炎:由血行播散而来。输卵管黏膜下层或肌层最先出现散在小结节,后波及黏膜和浆膜。

(3)结核性输卵管内膜炎:多由血行播散所致,继发于结核性腹膜炎者较少见,结核分枝杆菌可由输卵管伞端侵入。输卵管黏膜首先受累,发生溃疡和干酪样坏死,病变以输卵管远端为主,伞端黏膜肿胀,黏膜皱襞相互粘连,伞端可外翻呈烟斗状,但并不一定闭锁。

输卵管结核随病情发展可有 2 种类型:①增生粘连型。较多见,此型病程进展缓慢,临床表现多不明显。输卵管增粗僵直,伞端肿大开放呈烟斗状,但管腔可发生狭窄或阻塞。切面可在黏膜及肌壁找到干酪样结节,慢性病例可见钙化灶。当病变扩展到浆膜层或整个输卵管被破坏后,可有干酪样物质渗出,随后肉芽组织侵入,使输卵管与邻近器官(卵巢、肠管、肠系膜、膀胱和直肠等)广泛紧密粘连,形成难以分离的实性肿块,如有积液,则可形成包裹性积液。②渗出型:此型病程呈急性或亚急性。渗出液呈草黄色,澄清,为浆液性,偶可见血性液体,量多少不等。输卵管管壁有干酪样坏死,黏膜有粘连,管腔内有干酪样物质潴留而形成输卵管积脓。与周围器官可无粘连而可活动,易误诊为卵巢囊肿。较大的输卵管积脓可波及卵巢而形成结核性输卵管卵巢脓肿。

### 2.子宫内膜结核

多由输卵管结核扩散而来。由于子宫内膜有周期性脱落而使内膜结核病灶随之排出,病变多局限于子宫内膜,早期呈散在粟粒样结节,极少数严重者病变侵入肌层。子宫体大小正常或略小,外观无异常。刮取的子宫内膜镜下可见结核结节,严重者出现干酪样坏死。典型的结核结节中央为1~2个巨细胞,细胞呈马蹄状排列,周围有类上皮细胞环绕,外侧有大量淋巴细胞和浆细胞浸润。子宫内膜结核结节的特点是结核结节周围的腺体对卵巢激素反应不敏感,表现为持续性增生或分泌不足。严重的内膜结核可出现干酪样坏死而呈表浅的溃疡,致使内膜大部分或全部被破坏,以后还可形成瘢痕,内膜的功能全部丧失而发生闭经。子宫内膜为干酪样组织或形成溃疡时可形成宫腔积脓;全部为干酪样肉芽肿样组织时可出现恶臭的浆液性白带,需排除子宫内膜癌。

### 3.卵巢结核

病变多由输卵管结核蔓延而来,多为双侧性,卵巢表面可见结核结节或干酪样坏死或肉芽肿。卵巢虽与输卵管相邻较近,但因有白膜包裹而较少受累,常仅有卵巢周围炎。若由血行传播引起的感染,可在卵巢深层间质中形成结节,或发生干酪样坏死性脓肿。

### 4.宫颈结核

常由子宫内膜结核下行蔓延形成,或经血行淋巴播散而来。肉眼观察病变呈乳头状增生或溃疡型而不易与宫颈癌鉴别,确诊需经病理组织学检查。宫颈结核一般有4种类型:溃疡型、乳头型、间质型和宫颈黏膜型。

### 5.外阴、阴道结核

多自子宫和宫颈向下蔓延而来或由血行传播所致。病灶表现为外阴和阴道局部单个或数个表浅溃疡,久治不愈可形成窦道。

### (四)临床表现

#### 1.病史

病史对本病的诊断极为重要。需详细询问家族结核史、本人结核接触史及本人生殖器以外脏器结核史,生殖器结核患者中约有1/5的患者有结核家族史。

#### 2.症状

患者的临床症状多为非特异性的。不少患者无不适主诉,而有的则症状严重。

(1)月经失调:为女性生殖器结核较常见的症状,与病情有关。早期患者因子宫内膜充血或形成溃疡而表现为月经量过多、经期延长或不规则阴道出血,易被误诊为功能失调性子宫出血。多数患者就诊时发病已久,此时子宫内膜已遭受不同程度的破坏,表现为月经量过少,甚至闭经。

(2)下腹坠痛:盆腔炎症和粘连、结核性输卵管卵巢脓肿等均可引起不同程度的下腹坠痛,经期症状更加明显。

(3)不孕:输卵管结核患者输卵管管腔可狭窄、阻塞,黏膜纤毛丧失或粘连,输卵管间质发生炎症者输卵管蠕动异常,输卵管失去正常功能而导致不孕。子宫内膜结核是引起不孕的另一主要原因。在原发性不孕患者中,生殖器结核常为主要原因之一。

(4)白带增多:多见于合并宫颈结核者,尤其当合并子宫颈炎时,分泌物可呈脓性或脓血性,组织脆,有接触性出血,易被误诊为癌性溃疡。

(5)全身症状:可有疲劳、消瘦、低热、盗汗、食欲下降或体重减轻等结核的一般症状。无自觉症状的患者临床亦不少见。有的患者可仅有低热,尤其在月经期比较明显,经期低热是生殖器结核的典型临床表现之一。生殖器结核常继发于肺、脑膜、肠和泌尿系统等脏器的结核,因而可有原发脏器结核的症状,如咯血、胸痛、血尿等。

### 3.体征

因病变部位、程度和范围不同而有较大差异。部分患者妇科检查子宫因粘连而活动受限,双侧输卵管增粗、变硬,如索条状。严重患者妇科检查可扪及盆腔包块,质硬、不规则,与周围组织广泛粘连,活动差,无明显触痛。包裹性积液患者可扪及囊性肿物,似卵巢囊肿。生殖器结核与腹膜结核并存时患者腹部可有压痛,腹部触诊腹壁有揉面感,有腹水征。个别患者于子宫旁或子宫直肠窝处扪及小结节,易误诊为盆腔子宫内膜异位症或卵巢恶性肿瘤。生殖器结核患者常有子宫发育不良,宫颈结核患者窥阴器检查时可见宫颈局部乳头状增生或小溃疡形成。

### (五)诊断要点

症状、体征典型的患者诊断多无困难,多数因无明显症状和体征极易造成漏诊或误诊。有些患者仅因不孕行诊断性刮宫,经病理组织学检查才证实为子宫内膜结核。如有以下情况应首先考虑生殖器结核可能:①有家族性结核史,既往有结核接触史,或本人曾患肺结核、胸膜炎和肠结核者。②不孕伴月经过少或闭经,有下腹痛等症状,或盆腔有包块者。③未婚妇女,无性接触史,主诉低热、盗汗、下腹痛和月经失调,肛门指诊盆腔附件区增厚有包块者。④慢性盆腔炎久治不愈者。

由于本病患者常无典型临床表现,需依靠辅助诊断方法确诊。常用的辅助诊断方法有以下几种。

### 1.病理组织学检查

盆腔内见粟粒样结节或干酪样物质者一般必须做诊断性刮宫。对不孕及可疑患者也应取子宫内膜做病理组织学检查。诊断性刮宫应在月经来潮后 12 小时之内进行,这是因为此时病变表现较为明显。刮宫时应注意刮取两侧子宫角内膜,因子宫内膜结核多来自输卵管,使病灶多首先出现在宫腔两侧角。刮出的组织应全部送病理检查,最好将标本做系统连续切片,以免漏诊。如在切片中找到典型的结核结节即可确诊。子宫内膜有炎性肉芽肿者应高度怀疑内膜结核。无结核性病变但有巨细胞体系存在也不能否认结核的存在。可疑患者需每隔 2~3 个月复查 1 次,如 3 次内膜检查均为阴性者,可认为无子宫内膜结核存在。因刮宫术有引起结核扩散的危险性,术前、术后应使用抗结核药物预防性治疗。其他如宫颈、阴道、外阴等病灶也需经病理组织学检查才能明确诊断。

### 2.结核分枝杆菌培养、动物接种

取经血、刮取的子宫内膜、宫颈分泌物、宫腔分泌物、盆腔包块穿刺液或盆腔包裹性积液等做培养,到 2 个月时检查有无阳性结果。或将这些物质接种于豚鼠腹壁皮下,6~8 周进行解剖检查,如在接种部位周围的淋巴结中找到结核分枝杆菌即可确诊。如果结果为阳性,可进一步做药物敏感试验以指导临床治疗。经血培养(取月经第 1 天的经血 6~8 mL)可避免刮宫术引起的结核扩散,但阳性率较子宫内膜细菌学检查为低。一般主张同时进行组织学检查、细菌培养和动物接种,可提高阳性确诊率。本法有一定技术条件要求,而且耗时较长,尚难推广使用。

3.X 线检查

(1)胸部 X 线检查:必要时还可做胃肠系统和泌尿系统 X 线检查,以便发现其原发病灶。但许多患者在发现生殖器结核时其原发病灶往往已经愈合,而且不留痕迹,故 X 线检查阴性并不能排除盆腔结核。

(2)腹部 X 线检查:如显示孤立的钙化灶,提示曾有盆腔淋巴结结核。

(3)子宫输卵管碘油造影:子宫输卵管碘油造影对生殖器结核的诊断有一定的价值。其显影特征:①宫腔形态各不相同,可有不同程度的狭窄或变形,无刮宫或流产病史者边缘亦可呈锯齿状。②输卵管管腔有多发性狭窄,呈典型的串珠状或细小僵直状。③造影剂进入子宫壁间质、宫旁淋巴管或血管时应考虑有子宫内膜结核。④输卵管壶腹部与峡部间有梗阻,并伴有碘油进入物卵管间质中的灌注缺损。⑤相当于输卵管、卵巢和盆腔淋巴结部位有多处散在粟粒状透亮斑点阴影,似钙化灶。子宫输卵管碘油造影有可能将结核分枝核菌或干酪样物质带入盆、腹腔,甚至造成疾病扩散而危及生命,因此应严格掌握适应证。输卵管有积脓或其他疾病时不宜行造影术。造影前后应给予抗结核药物,以防病情加重。造影适宜时间为月经干净后 2~3 天。

4.腹腔镜检查

腹腔镜检查在诊断妇女早期盆腔结核上较其他方法更有价值。对于子宫内膜组织病理学和细菌学检查阴性的患者可行腹腔镜检查。镜下观察子宫和输卵管的浆膜面有无粟粒状结节,输卵管周围有无膜状粘连,以及输卵管卵巢有无肿块等,同时可取可疑病变组织做活检,并取后穹隆液体做结核分枝核菌培养等。

5.聚合酶链反应检测

经血或组织中结核分枝杆菌特异的荧光聚合酶链反应定量测定可对疾病作出迅速诊断,但判断结果时要考虑病程。

6.血清 CA125 值测定

晚期腹腔结核患者血清 CA125 水平明显升高。伴或不伴腹水的腹部肿块患者血清 CA125 值异常升高也应考虑结核的可能,腹腔镜检查结合活检可明确诊断,以避免不必要的剖腹手术。血清 CA125 值的检测还可用于监测抗结核治疗的疗效。

7.宫腔镜检查

宫腔镜检查可直接发现子宫内膜结核病灶,并可在直视下取活组织做病理检查。但有可能使结核扩散,且因结核破坏所致的宫腔严重粘连变形可妨碍观察效果,难以与外伤性宫腔粘连鉴别,故不宜作为首选检查方式。如必须借助宫腔镜诊断,镜检前应排除有无活动性结核,并应进行抗结核治疗。宫腔镜下可见子宫内膜因炎症反应而充血发红,病灶呈黄白色或灰黄色。轻度病变子宫内膜高低不平,表面可附着粟粒样白色小结节;重度病变子宫内膜被结核所破坏,致宫腔粘连,形态不规则,腔内可充满杂乱、质脆的息肉状突起,瘢痕组织质硬,甚至形成石样钙化灶,难以扩张和分离。

8.其他检查

如结核菌素试验、血常规、血沉和血中结核抗体检测等,但这些检查对病变部位无特异性,仅可作为诊断的参考。

**(六)治疗方案**

1.一般治疗

增强机体抵抗力及免疫力对治疗有一定的帮助。活动性结核患者应卧床休息,至少休息

3个月。当病情得到控制后,可从事部分较轻工作,但需注意劳逸结合,加强营养,适当参加体育活动,增强体质。

2.抗结核药物治疗

(1)常用的抗结核药物:理想的抗结核药物具有杀菌、灭菌或较强的抑菌作用,毒性低,不良反应小,不易产生耐药菌株,价格低廉,使用方便,药源充足;经口服或注射后药物能在血液中达到有效浓度,并能渗入吞噬细胞、腹膜腔或脑脊液内,疗效迅速而持久。

目前常用的抗结核药物分为4类:①对细胞内和细胞外菌体效力相仿者,如利福平、异烟肼、乙硫异烟胺和环丝氨酸等。②细胞外作用占优势者,如链霉素、卡那霉素、卷曲霉素和紫霉素等。③细胞内作用占优势者,如吡嗪酰胺。④抑菌药物,如对氨基水杨酸、乙胺丁醇和氨硫脲等。

链霉素、异烟肼和对氨基水杨酸为一线药物;其他药物为二线药物。临床上一般首先选用一线药物,在一线药物产生耐药菌株或因毒性反应患者不能耐受时则可换用1～2种二线药物。

常用的抗结核药物如下:①异烟肼具有杀菌力强、可以口服、不良反应小、价格低廉等优点。结核分枝杆菌对本药的敏感性很易消失,故多与其他抗结核药物联合使用。其作用机制主要是抑制结核分枝核菌DNA的合成,并阻碍细菌细胞壁的合成。口服后吸收快,渗入组织杀灭细胞内、外代谢活跃或静止的结核分枝核菌,局部病灶药物浓度亦相当高。剂量:成人口服1次0.1～0.3 g,1天0.2～0.6 g;静脉用药1次0.3～0.6 g,加5%葡萄糖注射液或等渗氯化钠注射液20～40 mL缓慢静脉注射,或加入250～500 mL液体中静脉滴注;局部(宫腔内、子宫直肠窝或炎性包块内)用药1次50～200 mg;也可1天1次0.3 g顿服或1周2次,1次0.6～0.8 g口服,以提高疗效并减少不良反应。本药常规剂量很少发生不良反应,大剂量或长期使用时可见周围神经炎、中枢神经系统中毒(兴奋或抑制)、肝脏损害(血清丙氨酸氨基转移酶升高)等。异烟肼急性中毒时可用大剂量维生素B$_6$对抗。用药期间注意定期检查肝功能。肝功能不良、有精神病和癫痫史者慎用。本品可加强香豆素类抗凝药、某些抗癫痫药、降压药、抗胆碱药、三环类抗抑郁药等的作用,合用时需注意。抗酸药尤其是氢氧化铝可抑制本品吸收,不宜同时服用。②利福平是广谱抗生素。其杀灭结核分枝核菌的机制在于抑制菌体的RNA聚合酶,阻碍信使RNA(mRNA)合成。对细胞内、外代谢旺盛及偶尔繁殖的结核分枝核菌均有作用,常与异烟肼联合应用。剂量:成人每天1次,空腹1次口服0.45～0.60 g。本药不良反应轻微,除消化道不适、流感症状外,偶有短暂性肝功能损害。与异烟肼、对氨酸水杨酸联合使用可加强肝毒性。用药期间检查肝功能,肝功能不良者慎用。长期服用本品可降低口服避孕药的作用而导致避孕失败。服药后尿、唾液、汗液等排泄物可呈橘红色。③链霉素为广谱氨基糖苷类抗生素,对结核分枝核菌有杀菌作用。其作用机制在于干扰结核分枝杆菌的酶活性,阻碍蛋白合成。对细胞内的结核分枝杆菌作用较小。剂量:成人每天0.75～1.00 g,1次或分2次肌内注射,50岁以上或肾功能减退者每天用量为0.50～0.75 g;间歇疗法,每周2次,每次肌内注射1 g。本药毒副作用较大,主要为第8对脑神经损害,表现为眩晕、耳鸣、耳聋等,严重者应及时停药;对肾脏有轻度损害,可引起蛋白尿和管型尿,一般停药后可恢复,肾功能严重减退者不宜使用;其他变态反应有皮疹、剥脱性皮炎和药物热等,过敏性休克较少见。单独用药易产生耐药性。④吡嗪酰胺能杀灭吞噬细胞内酸性环境中的结核分枝杆菌。剂量:35 mg/(kg·d),分3～4次口服。不良反应为高尿酸血症、关节痛、胃肠不适和肝损害等。⑤乙胺丁醇对结核分枝杆菌有抑菌作用,与其他抗结核药物联用时可延缓细菌对其他药物产生耐药性。剂量:1次0.25 g,1天0.50～0.75 g,也可开始25 mg/(kg·d),分2～3次口服,8周后减量为15 mg/(kg·d),分2次给予;长期联合用药方案中,可1周2次,每次50 mg/kg。

不良反应很少,偶有胃肠不适。剂量过大或长期服用时可引起球后神经炎、视力减退、视野缩小和中心盲点等,一旦停药多能缓慢恢复。与利福平合用有加强视力损害的可能。糖尿病患者需在血糖控制基础上使用,已发生糖尿病性眼底病变者慎用本品。⑥对氨基水杨酸为抑菌药物。其作用机制可能在结核分枝杆菌叶酸的合成过程中与对氨苯甲酸竞争,影响结核分枝杆菌的代谢。与链霉素、异烟肼或其他抗结核药联用可延缓对其他药物发生耐药性。剂量:成人每天8~12 g,每次2~3 g口服;静脉用药每天4~12 g(从小剂量开始),以等渗氯化钠或5%葡萄糖液溶解后避光静脉滴注,5小时内滴完,1个月后改为口服。不良反应有食欲减退、恶心、呕吐和腹泻等,饭后服用或与碳酸氢钠同服可减轻症状。忌与其他水杨酸类药物同服,以免胃肠道反应加重和导致胃溃疡。肝、肾功能减退者慎用。对氨基水杨酸能干扰利福平的吸收,两者同用时给药时间最好间隔6~8小时。

(2)用药方案:了解抗结核药物的作用机制并结合药物的不良反应选择联合用药方案。

长程标准方案:采用链霉素、异烟肼和对氨酸水杨酸三联治疗,疗程为1.5~2年。治愈标准为病变吸收,病情稳定而不再复发。但因疗程长,部分患者由于症状消失而不再坚持正规用药导致治疗不彻底,常是诱发耐药变异菌株的原因。治疗方案为开始2个月每天用链霉素、异烟肼和对氨酸水杨酸,以后10个月用异烟肼和对氨酸水杨酸;或开始2个月用链霉素、异烟肼和对氨酸水杨酸,以后3个月每周用链霉素2次,每天用异烟肼和对氨酸水杨酸,以后7个月用异烟肼和对氨酸水杨酸。

短程方案:与长程标准方案对照,减少用药时间和药量同样可达到治愈效果。近年来倾向于短程方案,以达到疗效高、毒性低和价格低廉的目的。短程治疗要求:①必须含2种或2种以上抑菌药物。②异烟肼和利福平为基础,并贯穿疗程始末。③不加抑菌药物,但乙胺丁醇除外,有乙胺丁醇时疗程应为9个月。治疗方案:开始2个月每天口服链霉素、异烟肼、利福平和吡嗪酰胺,以后4个月每天用异烟肼、利福平和乙胺丁醇;开始2个月每天用链霉素、异烟肼、利福平和吡嗪酰胺,以后6个月每周3次口服异烟肼、利福平和乙胺丁醇;开始2个月每天给予链霉素、异烟肼和利福平,以后2个月每周2次给予链霉素、异烟肼和利福平,以后5个月再每周2次给予链霉素、异烟肼,以后2个月每天给予链霉素、异烟肼、利福平和吡嗪酰胺,以后4~6个月用氨硫脲和异烟肼。

(3)抗结核药物用药原则:①早期用药。早期结核病灶中结核分枝杆菌代谢旺盛,局部血供丰富,药物易杀灭细菌。②联合用药。除预防性用药外,最好联合用药,其目的是取得各种药物的协同作用,并降低耐药性。③不宜同时给予作用机制相同的药物。④选择对细胞内和细胞外均起作用的药物,如异烟肼、利福平、乙胺丁醇。⑤使用不受结核分枝核菌所处环境影响的药物,如链霉素在碱性环境中起作用,在酸性环境中不起作用;吡嗪酰胺则在酸性环境中起作用。⑥应考虑抗结核药物对同一脏器的不良影响,如利福平、异烟肼、乙硫异烟胺等对肝功能均有影响,联合使用时应注意检测血清丙氨酸氨基转移酶。⑦规律用药。中断用药是治疗失败的主要原因,可使细菌不能被彻底消灭,反复发作,出现耐药。⑧适量用药。剂量过大会增加药物不良反应;剂量过小则达不到治疗效果。⑨全程用药。疗程的长短与复发率密切相关,坚持合理全程用药可降低复发率。⑩宜选用杀菌力强、安全性高的药物,如异烟肼、利福平的杀菌作用不受各种条件影响,疗效高;链霉素、吡嗪酰胺的杀菌作用受结核分枝核菌所在环境影响,疗效较差。

3.免疫治疗

结核病病程中可引起T细胞介导的免疫应答,也可发生变态反应。结核病患者处于免疫紊乱状态,细胞免疫功能低下,而体液免疫功能增强,出现免疫功能严重失调,对抗结核药物的治疗反应迟钝,往往单纯抗结核药物治疗疗效不佳。辅助免疫调节剂可及时调整机体的细胞免疫功能,提高治愈率,减少复发率。常用的结核免疫调节剂有以下几种。

(1)卡提素:卡提素是卡介苗的菌体热酚乙醇提取物,含卡介苗多糖核酸等10种免疫活性成分,具有提高细胞免疫功能及巨噬核酸功能,使T细胞功能恢复,提高过氧化氢的释放及自然杀伤细胞的杀菌功能。常用卡提素1 mg肌内注射,每周2次。与异烟肼、链霉素、利福平合用作为短程化疗早期活动性肺结核。

(2)母牛分枝杆菌菌苗:其作用机制一是提高巨噬细胞产生一氧化氮和过氧化氢的水平杀灭结核分枝杆菌,二是抑制变态反应。每3～4周深部肌内注射1次,1次0.1～0.5 mg,共用6次,并联合抗结核药物治疗初次治疗和难治性肺结核,可缩短初次治疗肺结核的疗程,提高难治性结核病的治疗效果。

(3)左旋咪唑:主要通过激活免疫活性细胞,促进淋巴细胞转化产生更多的活性物质,增强单核-吞噬细胞系统的吞噬能力,故对结核病患者治疗有利,但对正常机体影响并不显著。左旋咪唑作为免疫调节剂治疗某些难治性疾病已被临床日益重视。左旋咪唑一般联合抗结核药物辅助治疗初始肺结核。用法:150 mg/d,每周连服3天,同时每天抗结核治疗,疗程为3个月。

(4)γ干扰素:可使巨噬细胞活化产生一氧化氮,从而抑制或杀灭分枝杆菌。常规抗结核药物无效的结核病患者在加用γ干扰素后可以缓解临床症状。1次$25～50\ \mu g/m^2$,皮下注射,每周2次或3次。作为辅助药物治疗难治性播散性分枝杆菌感染的用量为1次$50～100\ \mu g/m^2$,每周至少3次。不良反应有发热、寒战、疲劳、头痛,但较少见。

4.耐药性结核病的治疗

耐药发生的结果必然是近期治疗失败或远期复发。一般结核分枝杆菌对链霉素、卡那霉素、紫霉素有单相交叉耐药性,即链霉素耐药的结核分枝杆菌对卡那霉素和紫霉素敏感,对卡那霉素耐药者对链霉素也耐药,但对紫霉素敏感;对紫霉素耐药者则对链霉素、卡那霉素均耐药。临床上应按链霉素、卡那霉素、紫霉素的顺序给药。

初次治疗患者原始耐药不常见,一般低于2%,主要是对异烟肼和/或链霉素耐药,而对利福平、吡嗪酰胺或乙胺丁醇耐药者很少见。用药前最好做细菌培养和药物敏感试验,以便根据结果调整治疗方案,要保证至少对2种药敏感。如果患者为原发耐药,必须延长治疗时间,才能达到治疗目的。怀疑对异烟肼和/或链霉素有原发耐药时,强化阶段应选择异烟肼、利福平、吡嗪酰胺和乙胺丁醇,巩固阶段则用利福平和乙胺丁醇治疗。继发耐药是最大也是最难处理的耐药形式,一般是由于药物联合应不当、药物剂量不足、用药不规律、中断治疗或过早停药等原因引起。怀疑有继发耐药时,选用化疗方案前一定要做细菌培养和药物敏感试验。如果对异烟肼、利福平、吡嗪酰胺和乙胺丁醇等多药耐药,强化阶段应选用4～5种对细菌敏感的药物,巩固阶段至少用3种药物,总疗程为24个月。为防止出现进一步耐药,必须执行短程化疗。

5.手术治疗

(1)手术适应证:①输卵管卵巢脓肿经药物治疗后症状减退,但肿块未消失,自觉症状反复发作者。②药物治疗无效,形成结核性脓肿者。③已形成较大的包裹性积液者。④子宫内膜广泛破坏,抗结核药物治疗无效者。⑤结核性腹膜炎合并腹水者,手术治疗联合药物治疗有利于腹膜结核的痊愈。

(2)手术方法:手术范围应根据年龄和病灶范围决定。由于患者多为生育年龄妇女,必须手术治疗时也应考虑保留患者的卵巢功能。如患者要求保留月经来潮,可根据子宫内膜结核病灶愈合的情况予以保留子宫。输卵管和卵巢已形成较大的包块且无法分离者,可行子宫附件切除术。盆腔结核导致的粘连极为广泛和致密,以致手术分离困难,若勉强进行手术操作,可造成不必要的损伤,手术者应及时停止手术,术后抗结核治疗 3～6 个月,必要时进行二次手术。

(3)手术前、后和手术时用药:一般患者在术前已进行了 1 个疗程的化疗。手术如行子宫双侧附件切除者,除有其他脏器结核尚需继续正规药物治疗外,一般术后只需再予以药物治疗 1 个月左右即可。如果术前诊断未明确,术中发现结核病变,清除病灶引流通畅,术中可给予 4～5 g 链霉素腹腔灌注,术后正规抗结核治疗。

6.预防生殖器结核

原发病灶以肺最常见,预防措施与肺结核相同。加强预防肺结核的宣传教育,增加营养,增强体质。加强儿童保健,相关组织规定:体重在 2 200 g 以上的新生儿出生 24 小时后即可接种卡介苗;体重不足 2 200 g 或出生后未接种卡介苗者,3 个月内可补种;出生 3 个月后的婴儿需先做结核菌素试验,阴性者可给予接种;青春期少女结核菌素试验阴性者应行卡介苗接种。

生殖器结核患者的阴道分泌物和经血内可有结核分枝核菌存在,应加强隔离,避免传染给接触者。

(朱荣坤)

第六章　女性生殖系统内分泌疾病

# 第一节　性　早　熟

　　青春期为第二性征开始发育和获得性生殖能力的时期。女性第二性征发育以乳房发育为先,继而出现阴毛、腋毛。月经初潮通常晚于第二性征发育,此时已具有生育能力。

　　性早熟是指第二性征出现的年龄比预计青春期发育年龄早2.5个标准差,女性性早熟表现为8岁以前出现任何一种第二性征的发育或月经来潮。女性发病率为男性的5倍。性早熟可以引起患儿的社交心理问题,应特别重视。

## 一、病因和发病机制

　　根据病因和发病机制,基本分为两大类:GnRH依赖性性早熟和非GnRH依赖性性早熟。

### (一)GnRH依赖性性早熟

　　一些病变或目前尚未明了的因素过早激活下丘脑-垂体-性腺轴,启动与正常青春期发育程序相同的第二性征的发育,又称为中枢性性早熟、真性性早熟或完全性性早熟。GnRH依赖性性早熟可由器质性病变所致,也可以是全面检查未能发现任何相关病因。前者病变包括分泌GnRH/LH的肿瘤、下丘脑异(错)构瘤、中隔-视神经发育不良、鞍上囊肿,脑炎、颅脑损伤、原发性甲状腺功能减低症、某些遗传代谢病,以及长期性甾体激素接触。后者又称特发性性早熟。

### (二)非GnRH依赖性性早熟

　　为其他途径促使第二性征提前发育,并非下丘脑-垂体-性腺轴过早激活。非GnRH依赖性性早熟有两类:同性性早熟和异性性早熟。同性性早熟可由分泌雌激素的卵巢肿瘤和肾上腺皮质瘤、异位分泌HCCT的肿瘤及长期接触外源性雌激素等所致。异性性早熟可由分泌雄激素的疾病和肿瘤等引起。

## 二、临床表现

　　临床表现包括女性性早熟的共性表现,以及不同病因出现的相应症状和体征。

### (一)女性性早熟的临床表现

　　主要为过早的第二性征发育、体格生长异常或月经来潮。

1.第二性征的过早出现

8 岁以前出现第二性征发育,如乳房初发育、阴毛或腋毛出现,或月经来潮。临床上偶见第二性征单一过早发育,如单纯乳房发育、单纯阴毛过早发育,或孤立性月经提早初现,而无其他性早熟的表现。单纯乳房发育可早在患儿 3 岁或更早时发生,发育乳房多为 TannerⅢ期。单纯阴毛过早发育常由肾上腺雄激素通路过早启动引起,也可由 21-羟化酶缺乏,以及罕见的 11-羟化酶缺乏所致。

2.体格生长异常

发育年龄提前,初起因雌激素作用于长骨,患儿高于正常发育者。但由于长骨骨骺的提前融合,最终成年身高低于正常发育者。

**(二)不同病因伴随的主要临床表现**

1.GnRH 依赖性性早熟

占女性性早熟的 80％以上,包括特发性性早熟与中枢神经系统异常所致的性早熟。

(1)特发性性早熟:占 80％～90％,无特殊症状。

(2)中枢神经系统异常:占 7％左右,可由下丘脑、垂体肿瘤,脑积水等先天畸形,以及颅部手术、外伤及感染等引起。性早熟常是肿瘤早期仅有的表现,随之可有颅内压增高和肿瘤压迫视神经症状或癫痫发作等。

2.非 GnRH 依赖性性早熟

占女性性早熟的 17％左右,包括同性性早熟与异性性早熟。

(1)同性性早熟:①卵巢肿瘤,约占 11％,由分泌雌激素的卵巢肿瘤(良性或恶性)所致。检查可见 80％的患者有盆腔肿块。②McCune-Albright 综合征,又称多发性、弥漫性囊性骨病变,占 5％。临床特点:易骨折、皮肤色素沉着、出现奶咖斑、卵巢囊肿、甲状腺功能亢进、肾上腺皮质功能亢进或软骨病。③肾上腺肿瘤,可分泌雌激素的肾上腺肿瘤,占 1％。④分泌 HCCT 的卵巢肿瘤,约占 0.5％,其中最常见的有卵巢绒毛膜上皮性癌和无性细胞瘤,患者有盆腔肿块。⑤原发性甲状腺功能减退症,可出现甲状腺功能减退的相应表现。

(2)异性性早熟:分泌雄激素的肾上腺及卵巢肿瘤,可有多毛、无排卵、高胰岛素血症,或肾上腺肿块及盆腔肿块。先天性肾上腺皮质增生症(CAH)是女孩异性性早熟的多见原因,可出现不同程度男性化表现,表现为痤疮多毛,包括性毛和体毛增多,伴阴蒂肥大。

# 三、诊断

性早熟的诊断首先应了解是否有器质性病变(如神经系统、卵巢、肾上腺等部位的肿瘤)及非内分泌异常引起的阴道流血。

**(一)病史**

(1)注意性发育变化,特别是第二性征变化的时间顺序,生长是否加快,月经发生的时间。

(2)是否接触外源性性激素制剂如药物(避孕药)、化妆品、食物(添加催长剂的动植物)等。

(3)神经系统、视觉、行为的变化。

(4)智力学习情况。

(5)家族中的青春发育年龄史。

**(二)体格检查**

记录身高、体重及性发育 Tanner 分期,内、外生殖器发育情况及腹部、盆腔检查了解是否有占位性病变。全身检查应注意有无皮肤斑块,甲状腺功能减退的特有的体征或男性化体征,以及有无神经系统异常。

**(三)辅助检查**

1.激素检测

(1)血浆生殖激素测定。测定 FSH、LH、$E_2$、HCCT,必要时测定硫酸脱氢表雄酮、睾酮、黄体酮。血 LH、FSH 基础值增高提示中枢性性早熟,女孩 LH/FSH＞1 更有意义。

(2)TSH、$T_3$、$T_4$ 测定有助于甲状腺功能的判断。

(3)疑及先天性肾上腺皮质增生或肿瘤时,应查血皮质醇、11-脱氧皮质醇、17α-羟孕酮、24 小时尿 17-酮类固醇等。

(4)GnRH 激发试验。正常 LH 峰值出现在 15～30 分钟,激发后 LH 峰值＞15 U/L,或者较基础值增加 3 倍以上提示为特发性性早熟,LH/FSH＞0.66 更有意义。

2.影像学检查

(1)腕部摄片了解骨龄,超过实际年龄 1 岁以上视为提前。

(2)CT、MRI 和 B 超检查,了解有无颅内肿瘤,腹部及盆腔超声了解卵巢及肾上腺有无肿瘤。

3.阴道上皮细胞检查

能较好地反映卵巢分泌 $E_2$ 水平。在性早熟治疗过程中,该检查对疗效监测作用较检测 $E_2$ 敏感。

## 四、鉴别诊断

首先分辨类型(依赖性或非依赖性),然后寻找病因(器质性;非器质性)。GnRH 依赖性性早熟,特别是特发性者,可出现一系列第二性征、性激素升高、GnRH 激发试验反应强烈;非 GnRH 依赖性性早熟常为性腺、肾上腺疾病和外源性性激素所致,无排卵;单纯乳房、阴毛发育者常无其他性征(表 6-1)。

表 6-1　性早熟疾病的辅助检查结果

| | 性腺大小 | 基础 FSH/LH | $E_2$ | DHAS | 睾酮 | GnRH 反应 |
|---|---|---|---|---|---|---|
| 特发性 | 增大 | 升高 | 升高 | 升高 | 升高 | 增高 |
| 中枢性 | 增大 | 升高 | 升高 | 升高 | 升高 | 增强 |
| 性腺性 | 增大 | 不高 | 升高 | 不高 | 可高 | 无反应 |
| Albright | 增大 | 不高 | 升高 | 可高 | 可高 | 无反应 |
| 肾上腺性 | 小 | 不高 | 升高 | 升高 | 可高 | 无反应 |

## 五、治疗

性早熟的治疗原则:①去除病因。②抑制性发育至正常青春期年龄。③延缓及遏制性早熟体征。④促进生长,改善最终成人身高。⑤正确心理引导及性教育。

**(一)病因治疗**

首先应查明病因,进行相应治疗。肿瘤可采用手术、化疗或放射治疗(简称放疗);脑积水进行引流减压。先天性肾上腺疾病和甲状腺功能减退者可进行激素替代治疗。外源性激素使用者,应停止服用相应药物或食品。

## （二）药物治疗

### 1.GnRH 类似物（GnRHa）

治疗中枢性性早熟（特别是特发性者）的首选药物。治疗目的是停止或减慢第二性征发育，延缓骨成熟的加速，改善最终身高。目前多采用 GnRH 类似物的缓释型制剂。起始剂量 $50\sim80\ \mu g/kg$，维持量为 $60\sim80\ \mu g/kg$。每 4 周 1 次。治疗至少两年，一般建议用至 12 岁时停药。

### 2.甲状腺素替代治疗

可治疗甲状腺功能减退引起的性早熟。

### 3.肾上腺皮质激素替代治疗

CAH 者需要终生使用。

## （三）外科矫形

外生殖男性化者应酌情作矫形手术，即缩小增大的阴蒂，扩大融合的会阴。早手术对患者心理创伤较少。

（田　玉）

# 第二节　痛　经

痛经为月经期出现的子宫痉挛性疼痛，可伴腰酸、下腹坠痛或其他不适，严重者可影响生活和工作。1980 年全国妇女月经生理常数协作组抽样调查结果表明，痛经发生率为 33.9％，其中严重影响工作的约为占 1/10。痛经分为原发性与继发性两种；原发性痛经是无盆腔器质性病变的痛经，发生率占 36.06％，痛经始于初潮或其后不久；继发性痛经通常是器质性盆腔疾病的后果。本节仅介绍原发性痛经。

## 一、病因

原发性痛经的病因和病理生理并未完全明了，目前有以下几种解释。

### （一）前列腺素合成与释放异常

目前已知前列腺素（PGs）可影响子宫收缩：$PGF_2\alpha$ 可刺激子宫平滑肌收缩，节律性增强，张力升高；$PGE_2$ 能抑制子宫收缩，使宫颈松弛。黄体酮能促进子宫内膜合成前列腺素，分泌期子宫内膜 $PGF_2\alpha$ 的量高于 $PGE_2$，故引起子宫平滑肌过强收缩，甚至痉挛而出现痛经。因此，原发性痛经仅发生在有排卵的月经周期。$PGF_2\alpha$ 进入血循环可引起胃肠道、泌尿道和血管等处的平滑肌收缩，从而引发相应的全身症状。

### （二）子宫收缩异常

子宫平滑肌不协调收缩及子宫张力变化可使子宫供血不足，导致子宫缺血和盆腔神经末梢对前列腺素、endoperoxides 的高度敏感，从而降低物理和化学刺激引起的疼痛阈值。

### （三）其他

黄体退化时，黄体酮合成减少，细胞内溶酶体释放磷脂酶 A，后者水解磷脂产生花生四烯酸。花生四烯酸通过环氧化酶途径生成前列腺素；也可通过 5-脂氧化酶途径生成白三烯，后者可刺激子宫收缩。

　　垂体后叶加压素也可能导致子宫肌层的高敏感性,减少子宫血流,引起原发性痛经。还有研究表明原发性痛经的发生还受精神、神经因素的影响,另外与个体痛阈及遗传因素也有关。

## 二、临床表现

　　于月经来潮前数小时即感疼痛,经时疼痛逐步或迅速加剧,历时数小时至 2～3 天不等。疼痛常呈阵发性或痉挛性,通常位于下腹部,放射至腰骶部或大腿内侧。50％患者有后背部痛、恶心呕吐、腹泻、头痛及乏力;严重病例可发生晕厥而急诊就医。一般妇科检查无异常发现。有时可见子宫发育不良,子宫过度前屈、后屈,以及子宫内膜呈管状脱落的膜样痛经等情况。

## 三、诊断与鉴别诊断

　　根据初潮后一段时间月经转规律后,出现经期下腹坠痛,基础体温测定证实痛经发生在排卵周期,妇科检查排除器质性疾病,临床即可诊断。须与子宫内膜异位症,子宫腺肌病,盆腔感染、黏膜下子宫肌瘤及宫腔粘连症等引起的痛经相鉴别。三合诊检查、子宫输卵管碘油造影、腹腔镜及宫腔镜有助于鉴别诊断。

## 四、治疗

　　主要目的是缓解疼痛及其伴随症状。

### (一)一般治疗

　　应重视精神心理治疗,阐明月经期轻度不适是生理反应。必要时可给予镇痛、镇静、解痉治疗。

### (二)药物治疗

1.抑制排卵药物

　　通过抑制下丘脑-垂体-卵巢轴,抑制排卵、抑制子宫内膜生长,降低前列腺素和加压素水平,从而缓解痛经程度。口服避孕药疗效可达 90％以上。主要适用于要求避孕的患者。

2.抑制子宫收缩药物

　　(1)前列腺素合成酶抑制剂:通过抑制前列腺素合成酶的活性,减少 PG 的产生,防止过强子宫收缩和痉挛,降低子宫压力,从而达到治疗的目的,有效率 60％～90％。适用于不要求避孕或对口服避孕药效果不好的原发性痛经患者。月经来潮或痛经出现后连续服药 2～3 天。吲哚美辛栓剂 100 mg 肛塞或吲哚美辛片剂 25 mg,每天 3～4 次口服。布洛芬、酮洛芬、甲氯芬那酸、甲芬那酸是被美国食品和药品管理委员会(FDA)批准的用于治疗痛经的药物。布洛芬 200～400 mg,每天 3～4 次;或酮洛芬 50 mg,每天 3～4 次。该类药物的主要不良反应为胃肠道症状及变态反应。胃肠道溃疡者禁用。

　　(2)钙通道阻滞剂:可干扰钙离子通过细胞膜,并阻止钙离子由细胞释放,降低子宫肌细胞周围的钙离子浓度,使子宫收缩减弱。常用硝苯地平 10 mg,每天 3 次,痛时舌下含服。主要不良反应为血压下降,心动过速,血管扩张性头痛及面部潮红。

### (三)手术治疗

1.宫颈管扩张术

　　适用于已婚宫颈狭窄的患者。用扩张棒扩张宫颈管至 6～8 号,利于经血流畅。

**2.神经切除术**

对顽固性痛经还可考虑经腹腔镜骶前神经切除手术治疗,效果良好,但手术有一定的并发症。

(田　玉)

# 第三节　闭　　经

闭经为月经从未来潮或异常停止。闭经可分生理性闭经和病理性闭经。本节仅介绍病理性闭经。

病理性闭经分为两类:原发性闭经和继发性闭经。原发性闭经是指女性年逾 14 岁,而无月经及第二性征发育,或年逾 16 岁,虽有第二性征发育,但无月经,约占 5%。继发性闭经为曾有月经,但现停经时间超过 6 个月,或≥原 3 个月经周期的时间,约占 95%。

病理性闭经是一种常见症状,可由多种原因所致,应仔细寻找病因,正确诊断和及时治疗。

## 一、分类

正常月经的建立和维持,有赖于下丘脑-垂体-卵巢轴的神经内分泌调节,以及子宫内膜(靶器官)对性激素的周期性反应和下生殖道通畅性,其中任何一个环节发生障碍均可导致闭经。

### (一)按病变部位分类

可分为 4 种:①子宫性闭经。②卵巢性闭经。③垂体性闭经。④中枢神经-下丘脑性闭经。

### (二)按促性腺激素水平分类

有高促性腺激素闭经和低促性腺激素闭经。由于两者性腺功能均处低落状态,故亦称高促性腺激素性腺功能低落和低促性腺激素性腺功能低落。

**1.高促性腺激素性腺功能低落**

指促性腺激素 FSH≥30 IU/L 的性腺功能低落者,提示病变环节在卵巢。

**2.低促性腺激素性腺功能低落**

指促性腺激素 FSH 和 LH 均<5 IU/L 的性腺功能低落者,提示病变环节在中枢(下丘脑或垂体)。

### (三)按卵巢功能障碍的程度分类

将闭经分为两度闭经。

**1.Ⅰ度闭经**

子宫内膜已受一定量的雌激素作用,用孕激素后有撤退性子宫出血,提示卵巢具有分泌雌激素功能。

**2.Ⅱ度闭经**

子宫内膜未受雌激素影响,用孕激素后不出现撤退性子宫出血,提示卵巢分泌雌激素功能缺陷或停止。

## 二、病因和病理生理

原发性闭经多由先天性疾病和生殖道畸形,或功能失调及继发疾病发生于青春期前所致。继发性闭经常由器官功能障碍或肿瘤引起。本节按下丘脑-垂体-卵巢-子宫轴解剖部位介绍引起闭经的相关病变。

### (一)中枢神经-下丘脑性闭经

它包括精神应激性、体重下降、神经性厌食、过度运动、药物等引起的下丘脑分泌 GnRH 功能失调或抑制;另外,尚有先天性疾病或脑发育畸形及肿瘤引起的下丘脑 GnRH 分泌缺陷。

1.精神应激性

环境改变、过度紧张或精神打击等应激引起的应激反应,最重要的是促肾上腺皮质激素释放激素(CRH)和可的松分泌的增加。CRH 可能通过增加内源性阿片肽分泌,抑制垂体促性腺激素分泌而导致闭经。

2.下丘脑多巴胺分泌下降

多巴胺为下丘脑分泌的垂体催乳激素抑制因子。下丘脑多巴胺分泌的下降可引起垂体催乳激素病理性分泌增加,从而产生对生殖轴的抑制。

3.体重下降、神经性厌食

神经性厌食起病于强烈惧怕肥胖而有意节制饮食;体重骤然下降将导致促性腺激素低下状态,原因未明。当体重降至正常体重的 15% 以上时,即出现闭经,继而出现进食障碍和进行性消瘦及多种激素改变;促性腺激素逆转至青春期前水平。此症多发生于 25 岁以下年轻女性,是一种威胁生命的疾病,死亡率高达 9%。

4.运动性闭经

竞争性的体育运动,以及强运动和其他形式的训练,如芭蕾和现代舞蹈,可引起闭经,称运动性闭经,系因体内脂肪减少及应激本身引起下丘脑 GnRH 分泌受抑制。最近的研究还提示强运动的同时不适当地限制能量摄入(低能量摄入)比体脂减少更易引起闭经。现认为,体内脂肪下降及营养低下引起瘦素下降是生殖轴功能抑制的机制之一。

5.嗅觉缺失综合征

一种下丘脑 GnRH 先天性分泌缺陷,同时伴嗅觉丧失或嗅觉减退的低促性腺激素性腺功能低落,称嗅觉缺失综合征。临床表现为原发性闭经,性征发育缺如,伴嗅觉减退或丧失。

6.药物性闭经

口服避孕药或肌内注射甲羟孕酮避孕针引起继发性闭经,是由于药物对下丘脑 GnRH 分泌的抑制。另外,尚有一些药物如氯丙嗪、利血平等通过抑制下丘脑多巴胺使垂体分泌催乳激素增加引起闭经。药物性闭经是可逆的,但若在停药后 6 个月仍不能恢复月经者,应注意排除其他问题。

7.肿瘤

颅咽管瘤是最常见的下丘脑肿瘤,发生于蝶鞍上的垂体柄漏斗部前方。该肿瘤沿垂体柄生长可压迫垂体柄,影响下丘脑 GnRH 和多巴胺向垂体的转运,从而导致低促性腺激素闭经伴垂体催乳激素分泌增加。

### (二)垂体性闭经

指垂体病变使促性腺激素分泌降低引起的闭经。有先天性和获得性两大类,先天性很少见。

常见的获得性垂体病变如下所述。

**1.垂体肿瘤**

位于蝶鞍内的腺垂体各种腺细胞均可发生肿瘤,最常见的是分泌催乳激素的腺瘤。若肿瘤压迫分泌促性腺激素的细胞可使促性腺激素分泌减少引起闭经。肿瘤过多分泌催乳激素使血循环中催乳激素升高,可激发下丘脑多巴胺而抑制 GnRH 分泌;同时,催乳激素的升高可降低卵巢对促性腺激素敏感性。闭经程度与催乳激素对下丘脑 GnRH 分泌的抑制程度呈正相关:微量的垂体催乳激素有时也可引起闭经。

**2.空蝶鞍综合征**

由于蝶鞍隔先天性发育不全或肿瘤及手术破坏蝶鞍隔,而使充满脑脊液的蛛网膜下腔向垂体窝(蝶鞍)延伸,使腺垂体逐渐被脑脊液压扁,蝶鞍被脑脊液充盈,称空蝶鞍。由于脑脊液对垂体柄的压迫使下丘脑 GnRH 和多巴胺经垂体门脉循环向垂体的转运受阻,临床表现为闭经,可伴溢乳。实验室检查催乳激素可高于正常。

**3.希恩综合征**

由于产后出血和休克导致腺垂体急性梗死和坏死,使腺垂体丧失正常功能引起一系列腺垂体功能低下的症状,包括产后无乳,脱发,阴毛腋毛脱落,低促性腺激素闭经,以及肾上腺皮质、甲状腺功能减退症状,如低血压、畏寒、嗜睡、食欲缺乏、贫血、消瘦等。

**(三)卵巢性闭经**

指卵巢先天性发育不全,或卵巢功能衰退或继发性病变所引起的闭经。

**1.性腺先天性发育不全**

性腺条索状或发育不全,性腺内卵泡缺如或少于正常。临床多表现为性征幼稚的原发性闭经,性腺发育不全者由于性激素分泌功能缺陷故促性腺激素升高,属高促性腺激素闭经。占原发性闭经的 35％,分为染色体正常和异常两类。性腺发育不全者,75％患者存在染色体异常;25％患者染色体正常。染色体正常的性腺体发育不全称单纯性性腺发育不全。原发性闭经性腺发育不全最常见的核型异常为 45,XO(50％);其次为 45,XO 的嵌合型(25％)和 46,XX(25％);少见的尚有 46,XY 单纯性腺发育不全和 45,XO/46,XY 嵌合型性腺发育不全。继发性闭经性腺发育不全最常见的核型为 46,XX,按发生频率尚有 45,XO 嵌合型、X 短臂和长臂缺失、47,XXX 及 45,XO。

45,XO 患者除性腺发育不全发生高促性腺激素低雌激素闭经外,尚具有一系列体格发育异常特征:如身材矮小(不足150 cm),蹼颈,盾状胸,肘外翻,称 Turner 综合征。

46,XY 单纯性腺发育不全(Swyer 综合征):具有女性生殖系统,但无青春期性发育,表现为性幼稚型原发性闭经。性腺可在任何年龄发生肿瘤,因此一旦确诊必须切除性腺。

**2.抵抗性卵巢综合征或称不敏感卵巢**

特征为卵巢具有多数始基卵泡及初级卵泡,形态饱满,但对促性腺激素不敏感,故卵泡不分泌雌二醇,促性腺激素升高。临床表现为原发性闭经,但性征发育接近正常。其维持性征发育的雌激素来源于卵巢间质在高 LH 刺激下产生的雄烯二酮在外周组织的转化。

**3.卵巢早衰**

40 岁前由于卵巢内卵泡耗竭或被破坏,或因手术切除卵巢而发生的卵巢功能衰竭,称卵巢早衰。卵巢外观呈萎缩状。由于卵巢分泌性激素功能衰竭,促性腺激素升高,80％以上患者有潮热等绝经过渡期症状。多数患者无明确诱因,属特发性。部分患者由自身免疫性疾病的自身免疫性卵巢炎所致。另外,盆腔放射及全身化疗对卵母细胞有损害作用,儿童期腮腺炎病毒可破坏卵巢卵母细胞可发生卵巢早衰。

### (四)子宫性闭经

由先天性子宫畸形或获得性子宫内膜破坏所致闭经。

**1.先天性无子宫**

因双侧副中肾管形成子宫段未融合,退化所致,常合并无阴道。卵巢发育正常。

**2.Asherman 综合征**

Asherman 综合征是指子宫内膜破坏引起继发性闭经。一般发生于产后或流产后过度刮宫引起的子宫内膜基底层损伤和粘连;粘连可使宫腔、宫颈内口、宫颈管或上述多处部位部分或全部阻塞,从而引起子宫内膜不应性或阻塞性闭经,称 Asherman 综合征或宫腔粘连。

**3.其他**

子宫内膜结核可破坏子宫内膜引起闭经。此外,也有宫内节育器引起宫内感染发生闭经的报道。

### (五)先天性下生殖道发育异常

处女膜无孔、阴道下 1/3 段缺如,均可引起经血引流障碍而发生闭经,其特点是周期性腹痛伴阴道积血和子宫积血或腹腔积血。此类患者一经发现,需做引流及矫治术。

## 三、诊断

### (一)病史

病史包括月经史、婚育史、服药史、子宫手术史、家族史,以及发病可能起因和伴随症状,如环境变化、精神心理创伤、情感应激、运动性职业或过强运动、营养状况及有无头痛、溢乳等。原发性闭经者应了解青春期生长和第二性征发育进程。

### (二)体格检查

体格检查包括智力、身高、体重,第二性征发育状况,有无体格发育畸形,甲状腺有无肿大,乳房有无溢乳,皮肤色泽及毛发分布。原发性闭经性征幼稚者还应检查嗅觉有无缺失,头痛或溢乳者还应行视野测定。

### (三)妇科检查

内、外生殖器发育情况及有无畸形;外阴色泽及阴毛生长情况;已婚妇女可用阴道窥器暴露阴道和宫颈,通过检查阴道壁皱褶多少及宫颈黏液了解体内雌激素的水平。

### (四)实验室辅助检查步骤

已婚妇女月经停止必须首先排除妊娠;通过病史及体格检查应对闭经病变环节及病因应有初步印象。辅助检查的目的是通过选择项目的检查以确定诊断。

**1.评估雌激素水平以确定闭经程度**

(1)宫颈评分法:根据宫颈黏液量、拉丝度、结晶及宫颈口开张程度评分;每项 3 分,共 12 分。见表 6-2。

(2)阴道上皮脱落细胞检查:根据阴道上皮脱落细胞中伊红染色或角化细胞所占比例了解雌激素影响程度。

(3)孕激素试验:肌内注射黄体酮 100 mg(每天 20 mg,连用 5 天,或 100 mg 一次注射)。停药后有撤退流血者表明体内有一定内源性雌激素水平,为 Ⅰ 度闭经;停药后无撤退性流血者可能存在两种情况:①Ⅱ 度闭经,内源性雌激素水平低落。②子宫病变所致闭经。

表 6-2　Insler 宫颈雌激素作用程度评分法

| 项目 | 评分 | | | |
|---|---|---|---|---|
| | 0 | 1 | 2 | 3 |
| 黏液量 | 无 | 颈管内 | 颈管口见黏液 | 溢出宫颈口 |
| 拉丝度 | 无 | 达阴道 1/4 | 达阴道 1/2 | 达阴道口 |
| 结晶 | 无 | 少许细条结晶 | 羊齿结晶 | 典型结晶 |
| 宫颈口 | 无 | 裂隙 | 部分开张 | 开张(瞳孔样) |

**2.雌激素试验**

每天口服己烯雌酚 1 mg 或妊马雌酮 1.25 mg 或雌二醇 2 mg,共服 20 天。最后 5~7 天口服甲羟孕酮,每天 10 mg。停药后有撤退性流血者可排除子宫性闭经;无撤退性流血者则应再重复上述用药方法,停药仍无撤退性流血者可确定子宫性闭经。但如病史及妇科检查已排除子宫性闭经及下生殖道发育异常,此步骤可省略。

**3.激素测定**

(1)催乳激素(PRL)的测定:①PRL 升高者,测定 TSH。TSH 升高者,为甲状腺功能减退所致闭经。TSH 正常,PRL>100 ng/mL 时应行头颅及蝶鞍部位磁共振显像(MRI)或 CT 以明确蝶鞍或蝶鞍以上部位肿瘤或空蝶鞍;MRI 对颅咽管肿瘤、蝶鞍肿瘤及肿瘤向蝶鞍以外部位延伸和空蝶鞍的检测优于 CT。②PRL 正常者,测定促性腺激素值。

(2)促性腺激素测定:以区分以下情况闭经。①孕激素试验阴性者:FSH<5 IU/L 为低促性腺激素性腺功能低落,提示病变环节在下丘脑或垂体。FSH>30 IU/L 为高促性腺激素性腺功能低落,提示病变环节在卵巢,应行染色体检查,明确遗传学病因。②孕激素试验阳性者:LH>FSH 且 LH/FSH 的比例>3 时提示多囊卵巢综合征。LH、FSH 正常范围者为下丘脑功能失调性闭经。

(3)垂体兴奋试验:又称 GnRH 刺激试验。通过静脉注射 GnRH 测定 LH 和 FSH,以了解垂体 LH 和 FSH 对 GnRH 的反应性。将戈那瑞林 25 μg 溶于生理盐水 2 mL,在静息状态下经肘静脉快速推入,注入后 30、90 分钟采血测定 LH 和 FSH。临床意义:①LH 正常反应型。注入后 30 分钟 LH 高峰值比基值升高 2~4 倍。②LH 无反应或低弱反应。注入后 30 分钟 LH 值无变化或上升不足 2 倍,提示垂体功能减退。如希恩综合征、垂体手术或放射线严重破坏正常组织时。③LH 反应亢进型。30 分钟时刻 LH 高峰值比基值升高 4 倍以上,此时须测定 FSH 反应型以鉴别多囊卵巢综合征与卵巢储备功能降低两种不同的生殖内分泌失调。多囊卵巢综合征时 LH 反应亢进,但 FSH 反应低下;30 分钟,90 分钟 FSH 峰值<10 IU/L。卵巢储备功能降低(卵巢功能衰退)时 LH、FSH 反应均亢进;30 分钟,90 分钟 FSH 峰值>20 IU/L。

(4)其他激素测定:肥胖或临床上存在多毛、痤疮等高雄激素体征时尚须测定胰岛素、雄激素(血睾酮,硫酸脱氧表雄酮;尿 17 酮等)和 17 羟孕酮,以确定是否存在胰岛素拮抗、高雄激素血症或先天性 21 羟化酶缺陷所致的青春期延迟或闭经。必要时还应行卵巢和肾上腺超声或 MRI 检查以排除肿瘤。

**4.其他辅助检查**

(1)基础体温测定:了解卵巢排卵功能。

(2)子宫内膜活检:了解子宫内膜有无增生性病变。

（3）子宫输卵管造影：了解有无子宫腔病变和宫腔粘连。

（4）宫腔镜检查：诊断宫腔粘连较子宫造影精确，且能发现轻度宫腔粘连。

（5）超声/腹腔镜检查：对诊断多囊卵巢综合征及卵巢肿瘤有价值。

## 四、治疗

确定闭经病因后，根据病因给予治疗。

### （一）一般处理

疏导神经精神应激起因的精神心理，以消除患者精神紧张、焦虑及应激状态。低体重或因节制饮食消瘦致闭经者应调整饮食，加强营养，以期恢复标准体重。运动性闭经者应适当减少运动量及训练强度，必须维持运动强度者，应供给足够营养及纠正激素失衡。因全身性疾病引起闭经者应积极治疗。

### （二）内分泌药物治疗

根据闭经的病因及其病理生理机制，采用天然激素及其类似物或其拮抗剂，补充机体激素不足或拮抗其过多，以恢复自身的平衡而达到治疗目的。

1.抑制垂体催乳激素过多分泌

（1）溴隐亭：为多巴胺激动剂，与多巴胺受体结合后，起到类似多巴胺作用，直接抑制垂体 PRL 分泌，从而降低循环中 PRL，恢复排卵。还可直接抑制垂体分泌 PRL 肿瘤细胞的生长和肿瘤细胞 PRL 的分泌。无肿瘤的功能性催乳激素分泌过多，口服剂量为每天 $2.5\sim5.0$ mg，一般在服药的第 $5\sim6$ 周能使月经恢复。垂体肿瘤患者每天口服溴隐亭 $5.0\sim7.5$ mg，敏感患者在服药的后 3 个月可见肿瘤明显缩小。不良反应为胃肠道不适，应餐中服。不良反应重者，可经阴道给药（睡前），阴道给药较口服吸收完全，且避免药物肝脏首过效应，不良反应小。溴隐亭长效针剂，肌内注射，作用较口服迅速，适合于大肿瘤对视野有急性损害者。

（2）甲状腺片：适用于甲状腺功能减退所致的高催乳激素血症。

2.雌、孕激素替代治疗

（1）雌孕激素人工周期替代疗法：用于低雌激素性腺功能低落患者。其重要性：①维持女性生殖健康及全身健康，包括神经系统、心血管、骨骼（维持骨矿含量）和皮肤等。②维持性征和引起月经。③维持子宫发育为诱发排卵周期作受孕准备。方法：补佳乐 1 mg 或倍美力 0.625 mg，于月经期第 5 天口服，每晚 1 次，连服 21 天，至服药第 $11\sim16$ 天，每天加用醋酸甲羟孕酮片 10 mg 口服，或地屈孕酮 10 mg，每天 2 次口服。停药后 $3\sim7$ 天月经来潮，此为 1 个周期。

（2）孕激素后半周期疗法：适合于体内有一定内源性雌激素的 I 度闭经患者，以阻断雌激素对内膜持续作用引起的增生，并引起子宫内膜功能层剥脱性出血。于月经周期后半期（撤药性出血的第 $16\sim25$ 天）口服地屈孕酮片 10 mg/d，每天 2 次，共 10 天，或微粒化黄体酮 $200\sim300$ mg/d，$5\sim7$ 天，或醋酸甲羟孕酮 10 mg/d，连用 10 天，或肌内注射黄体酮 20 mg/d，共 5 天。

（3）短效口服避孕药：适用于 I、II 度闭经、同时短期内无生育要求者。其机制是雌、孕激素联合可抑制垂体 LH 的合成和分泌，从而减少对卵巢的过度刺激。另外，避孕药中的雌激素（炔雌醇）具有升高循环中性激素结合蛋白的作用，从而降低循环中的游离雄激素。方法：去氧孕烯炔雌醇片（妈富隆）、复方孕二烯酮片（敏定偶）或复方醋酸环丙孕酮（达英-35），每天 1 片，计 21 天。

### （三）手术治疗

针对器质性病因，采用相应的手术治疗。

1.生殖道畸形

经血引流障碍阻塞部位行切开术,并通过手术矫正(成形术)建立通道。

Asheman 综合征:手术分解宫颈及宫腔粘连,既往采用宫颈扩张器和刮宫术分解粘连,现采用宫腔镜下直视的机械性(剪刀)切割或激光切割粘连带,效果比盲目操作为佳。需生育者还应服用大剂量雌激素,每天口服结合雌激素 2.5 mg/d,连服 3 周后加用如地屈孕酮 10 mg/d 或甲羟孕酮 4～8 mg/d,共 10～12 天;连用 2～3 个周期。

2.肿瘤

卵巢肿瘤一经确诊应手术切除。颅内蝶鞍部位肿瘤应根据肿瘤大小、性质及是否有压迫症状决定治疗方案。垂体催乳激素肿瘤可口服溴隐亭,除非肿瘤过大产生急性压迫症状或对药物不敏感,一般不需手术治疗。颅咽管肿瘤属良性肿瘤,手术可能损伤下丘脑,无压迫症状者也不需手术,至于肿瘤对生殖轴功能的影响可采用激素替代治疗。高促性腺激素闭经、染色体含Y者性腺易发生肿瘤,一经确诊应立即行性腺切除术。

(田　玉)

# 第四节　功能失调性子宫出血

正常月经是下丘脑-垂体-卵巢轴生理调节控制下的周期性子宫内膜剥脱性出血。正常月经的周期、持续时间、月经量呈现明显的规律性和自限性。当机体受到内部和外部各种因素诸如精神过度紧张、情绪变化、环境气候改变、营养不良、贫血、代谢紊乱、甲状腺、肾上腺功能异常等影响时,均可通过中枢神经系统引起下丘脑-垂体-卵巢轴功能调节异常,导致月经失调。

功能失调性子宫出血(DUB)简称功血,是由下丘脑-垂体-卵巢轴功能失调引起的异常子宫出血。按发病机制可分无排卵性和排卵性功血两大类,前者占 70%～80%,多见于青春期和绝经过渡期妇女;后者占 20%～30%,多见于育龄妇女。

## 一、无排卵性功能失调性子宫出血

卵巢不排卵可导致孕激素缺乏,子宫内膜仅受雌激素的作用,可呈现不同程度的增殖改变。继后,可因雌激素量的不足,子宫内膜发生突破性出血;抑或因雌激素持续作用的撤退,子宫内膜发生出血自限机制异常,出现月经量增多或经期延长。常见于卵巢功能初现期和衰退期。

### (一)病因和病理生理

无排卵性功血主要包括青春期功血和绝经过渡期功血,育龄期少见。各期无排卵性功血发病机制不同。

1.青春期功血

青春期女性初潮后需要 1.5～6.0 年时间(平均 4.2 年)建立稳定的月经周期性调控机制。由于该时期下丘脑-垂体-卵巢轴尚未成熟,FSH 呈持续低水平,虽有卵泡生长,但不能发育为成熟卵泡,合成、分泌的雌激素量未能达到促使 LH 高峰(排卵必需)释放的阈值,故无排卵。此外,青春期少女正处于生理与心理的急剧变化期,情绪多变,感情脆弱,发育不健全的下丘脑-垂体-卵巢轴更易受到内、外环境的多因素影响,导致排卵障碍。

2.绝经过渡期功血

该时期女性卵巢功能逐渐衰退,卵泡逐渐耗尽,剩余卵泡对垂体促性腺激素反应性降低,卵泡未能发育成熟,雌激素分泌量波动不能形成排卵前高峰,故不排卵。

3.生育期无排卵功血

生育期妇女既可因内、外环境刺激,如劳累、应激、流产、手术和疾病等引起短暂的无排卵,也可因肥胖、多囊卵巢综合征、高催乳素血症等引起持续无排卵。

各种原因引起的无排卵均可导致子宫内膜受单纯雌激素影响,达到或超过雌激素的内膜出血阈值,而无孕激素对抗,从而发生雌激素突破性出血。雌激素突破性出血分为阈值雌激素水平和高雌激素水平突破性出血两种类型。突破性出血与雌激素浓度之间存在半定量关系。雌激素水平过低可无子宫出血;雌激素达到阈值水平可发生间断性少量出血,内膜修复慢,出血时间延长,临床上表现为出血淋漓不尽;雌激素超过阈值水平并维持较长时期,可引起一定时间的闭经,因无孕激素参与,内膜增厚但不牢固,易发生急性突破性出血,血量汹涌,犹如“血崩”。无排卵性功血也可因雌激素持续作用撤退出血引起,子宫内膜在单纯雌激素的刺激下持续增生,此时可因一批卵泡闭锁导致雌激素水平下降,内膜失去支持而剥脱出血。

无排卵性功血的子宫出血尚与子宫内膜出血的自限性机制缺陷有关:①子宫内膜组织脆性增加。因子宫内膜受单纯雌激素影响,腺体持续增生,间质因缺乏孕激素作用而反应不足,导致子宫内膜组织脆弱,易自发溃破出血。②子宫内膜脱落不全。正常月经前子宫内膜各部剥脱同步、完全、快速,无排卵性功血子宫内膜由于雌激素的波动,脱落不规则和不完整,缺乏足够的功能层组织丢失而难以有效刺激内膜的再生和修复。③血管结构与功能异常。不规则的组织破损和多处血管断裂,以及小动脉螺旋化缺乏,收缩乏力,造成流血时间延长、流血量增多。④凝血与纤溶异常。多次子宫内膜组织的破损不断活化纤溶酶,导致局部纤维蛋白裂解增强,纤溶亢进,凝血功能异常。⑤血管舒缩因子异常。增殖期子宫内膜 $PGE_2$ 含量高于 $PGF_2\alpha$,而在无排卵性功血中,$PGE_2$ 含量更高,血管易于扩张,出血增加。另外,前列环素具有促血管扩张和抑制血小板凝集作用,在无排卵性功血患者,子宫肌层合成前列环素明显增加。

### (二)子宫内膜病理改变

无排卵性功血患者子宫内膜由于受雌激素持续影响而无孕激素拮抗,发生不同程度的增生性改变,少数亦可呈萎缩性改变。

1.子宫内膜增生症

根据世界卫生组织(WHO)制定的标准分型如下所述。

(1)单纯性增生:以前称腺囊型增生过长。组织学特点是内膜腺体和间质细胞增生程度超过正常周期的增殖晚期,常呈局部腺体密集、大小轮廓不规则、腺腔囊性扩大,犹如瑞士干酪样外观,故又称瑞士干酪样增生。腺上皮细胞为高柱状,呈假复层排列;间质细胞质少,排列疏松;螺旋动脉发育差、直竖。表面毛细血管和小静脉增多,常呈充血扩张。

(2)复杂性增生:以前称腺瘤型增生过长。内膜常增生,呈息肉状。腺体增生拥挤,结构复杂。子宫内膜腺体高度增生,呈出芽状生长,形成子腺体或突向腺腔,腺体数目明显增多,腺体背靠背,致使间质明显减少。腺上皮呈复层或假复层排列,细胞核大深染,位于中央,有核分裂象,胞质界限明显但无不典型性改变。

(3)不典型性增生:腺上皮出现异型性改变,表现为腺上皮细胞增生,层次增多,排列紊乱,细胞核大深染有异型性。

不论为单纯性或复杂性增生,只要腺上皮细胞出现不典型增生改变,都应归于不典型增生。此类改变已不属于功血的范畴,属癌前期病变,10%~15%可转化为子宫内膜癌。

各型增生之间的关系 单纯性增生通常是单独存在,但有时也与复杂性增生或不典型增生同时存在。如果组织结构为单纯性增生,而细胞学上具有不典型改变,则为单纯性不典型增生。如果组织结构为复杂性增生,而细胞学上具有不典型改变,则为复杂性不典型增生。内膜不典型增生分为轻、中、重三度。

内膜不典型增生与无不典型增生的单纯性与复杂性增生有以下几点区别。

1)形态学上的不同:组织结构与细胞异型性有一定关系,往往是结构越复杂,细胞有不典型细胞的可能性越大。在不典型区域,腺上皮细胞排列紊乱,极性消失,细胞多形性,有的见多核细胞,筛状结构和"迷宫"样结构尤为明显。

2)组织计量学上的比较:不典型增生及无不典型增生的细胞体积,胞核的大小(包括面积、周长、短径和长径等),以及细胞形态等形态学测量提示,它们之间的区别主要在核的变化,不典型增生特别是重度不典型增生与分化好的腺癌无明显差异。

3)细胞 DNA 合成间期与细胞倍增时间:不典型增生与腺癌相似,而无不典型增生与正常增殖相似。

4)对黄体酮的反应:细胞无不典型增生者比细胞有不典型增生者对黄体酮的反应更明显。

2.增殖期子宫内膜

子宫内膜的形态表现与正常月经周期中的增殖期内膜无区别,只是在月经周期后半期甚至月经期,仍表现为增殖期形态。

3.萎缩性子宫内膜

子宫内膜萎缩菲薄,腺体少而小,腺管狭而直,腺上皮为单层立方形或低柱状细胞,间质少而致密,胶原纤维相对增多。

**(三)临床表现**

无排卵性功血失去正常周期性和出血自限性,临床上最主要的症状是子宫不规则出血:出血间隔长短不一,短者几日,长者数月,常误诊为闭经;出血量多少不一,出血量少者仅为点滴出血,多者大量出血,不能自止,可能导致贫血甚至休克。出血期间一般无腹痛或其他不适。

**(四)诊断**

主要依据病史、体格检查及辅助检查做出诊断。

1.病史

详细了解异常子宫出血的表现(经期长短、经量多少、经血的性质)、发病时间、病程经过、目前出血情况、发病前有无停经史、以往治疗经过。应询问患者的年龄、月经史、婚育史、避孕措施、激素类药物使用史及全身与生殖系统有无相关疾病如肝病、血液病、高血压及代谢性疾病如甲状腺功能亢进或减退、肾上腺或垂体疾病等。

2.体格检查

体格检查包括全身检查和妇科检查,以排除全身性及生殖系统器质性病变。

3.辅助检查

在排除器质性病变后,主要了解血凝功能、有无贫血、卵巢是否排卵和了解子宫内膜情况等。

(1)血凝功能测试:血小板计数,出、凝血时间,凝血酶原时间,活化部分凝血酶原时间等。

(2)血红蛋白、血红细胞计数及血细胞比容:了解患者贫血情况。

（3）妊娠试验：有性生活史者应行妊娠试验，以排除妊娠及妊娠相关疾病。

（4）超声检查：可了解子宫大小、形状，宫腔内有无赘生物，子宫内膜厚度等。

（5）诊断性刮宫（D&C）：简称诊刮。其目的包括止血和取材做病理学检查。年龄＞40 岁的生育期和绝经过渡期妇女、异常子宫出血病程超过半年者、子宫内膜厚度＞12 mm 者，或药物治疗无效、具有子宫内膜癌高危因素患者，应采用诊断性刮宫，以了解子宫内膜有无其他病变。对未婚患者，若激素治疗无效或疑有器质性病变，也应经患者和其家属知情同意后考虑诊刮。不规则流血或大量出血者应及时刮宫，拟确定排卵或了解子宫内膜增生程度，宜在经前期或月经来潮后 6 小时内刮宫。刮宫要全面、特别注意两侧宫角部；注意宫腔大小、形态、宫壁是否光滑、刮出物性质和量。刮出物应全部送病理学检查。

（6）宫腔镜检查：在宫腔镜直视下选择病变区进行活检，较盲取内膜的诊断价值高，尤其可排除早期子宫内膜病变如子宫内膜息肉、子宫黏膜下肌瘤、子宫内膜癌等。

（7）基础体温测定（BBT）：基础体温呈单相型，提示无排卵。

（8）激素测定：酌情检查 FSH、LH、$E_2$、P 及 PRL。为确定有无排卵，可于经前 1 周测定血清黄体酮。

（9）阴道脱落细胞涂片检查：一般表现为中、低度雌激素影响。

（10）宫颈黏液结晶检查：经前检查出现羊齿植物叶状结晶提示无排卵。

（11）宫颈细胞学检查：巴氏分类法或 TBS 报告系统，用于排除宫颈癌及其癌前病变。

**（五）鉴别诊断**

诊断功血，必须排除以下病理原因的子宫出血。

（1）异常妊娠或妊娠并发症：如流产、异位妊娠、葡萄胎、子宫复旧不良，胎盘残留、胎盘息肉或滋养细胞病变等。常可通过仔细询问病史及血或尿 HCCT 测定，B 超检查等协助鉴别。

（2）生殖器官肿瘤：如子宫内膜癌、宫颈癌、滋养细胞肿瘤、子宫肌瘤、卵巢肿瘤等。一般通过盆腔检查、B 超、诊刮及相关特殊检查等鉴别。

（3）生殖器官感染：如急性阴道炎或急、慢性子宫内膜炎、子宫肌炎等。妇科检查可有宫体压痛等。

（4）生殖道损伤：如阴道裂伤出血。

（5）性激素类药物使用不当，宫内节育器或异物引起的子宫不规则出血。

（6）全身性疾病：如血液病、肝肾衰竭、甲状腺功能亢进或减退等。可以通过查血常规、肝功能，以及根据甲状腺病变的临床表现和甲状腺激素的测定来作出鉴别诊断。

**（六）治疗**

1.一般治疗

贫血者应补充铁剂、维生素 C 和蛋白质，严重贫血者需输血。流血时间长者给予抗生素预防感染。出血期间应加强营养，避免过度劳累和剧烈运动，保证充分休息。

2.青春期及生育期无排卵性功血的治疗

以止血、调整周期为治疗原则，有生育要求者需促排卵治疗。

（1）止血：首先采用大剂量雌激素或雌、孕激素联合用药。根据出血量采用合适的制剂和使用方法。①大量出血：要求 6～8 小时内见效，24～48 小时内出血基本停止，若 96 小时以上仍不止血，应考虑有器质性病变存在的可能。大剂量雌激素可迅速促使子宫内膜生长，短期内修复创面而止血，也称"子宫内膜修复法"，适用于出血时间长、量多、血红蛋白＜80 g/L 的患者。主要药物为苯甲酸雌二醇、结合雌激素及戊酸雌二醇。具体用法如下。a.苯甲酸雌二醇：初始剂量3～4 mg/d，分2～3次肌内注射，若出血明显减少，则维持；若出血量未见减少，则加量，也可从6～8 mg/d开始，每天最大量一般不超过12 mg。出血停止3天后开始减量，通常以每3天递减1/3量为宜。b.结合雌激素：25 mg，静脉注射，可4～6小时重复1次，一般用药2～3次；次日应给予结合雌激素（倍美力）3.75～7.5 mg/d，口服，并按每3天递减1/3量为宜。也可在24～48小时内开始用口服避孕药。c.口服结合雌激素（倍美力）每次1.25 mg或戊酸雌二醇（补佳乐）每次2 mg，每4～6小时1次，血止3天后按每3天递减1/3量为宜。大剂量雌激素止血对存在血液高凝状态或有血栓性疾病史的患者应禁用。血红蛋白增加至90 g/L以上后均必须加用孕激素，有利于停药后子宫内膜的完全脱落。若激素治疗无效或疑有器质性病变，应经患者和其家属知情同意后考虑诊刮。②少量出血：使用最低有效量激素，减少药物不良反应。采用孕激素占优势的口服避孕药，如去氧孕烯炔雌醇片（妈富隆）、复方孕二烯酮片（敏定偶）或复方醋酸环丙孕酮（达英-35）。用法为每次1～2片，1天2～3次，血止3天后逐渐减量至1天1片，维持至出血停止后21天周期结束。

（2）调整月经周期：血止后，需恢复正常的内分泌功能，以建立正常月经周期。①孕激素后半周期疗法：适用于有内源性雌激素的青春期或生育期功血患者。于月经周期后半期（撤药性出血的第16～25天）口服地屈孕酮片10 mg/d，每天2次，共10天，或微粒化黄体酮200～300 mg/d，5～7天，或醋酸甲羟孕酮10 mg/d，连用10天，或肌内注射黄体酮20 mg/d，共5天。②雌、孕激素序贯法（即人工周期）：模拟月经周期中卵巢分泌的雌、孕激素变化，将雌、孕激素序贯应用，使子宫内膜发生相应变化。适用于青春期功血或生育期功血内源性雌激素较低者。补佳乐1 mg或倍美力0.625 mg，于月经期第5天口服，每晚1次，连服21天，至服药第11～16天，每天加用醋酸甲羟孕酮片10 mg口服，或地屈孕酮10 mg，每天2次口服。停药后3～7天月经来潮，此为1周期。连用2～3个周期后，部分患者能自发排卵。若正常月经仍未建立，应重复上述序贯疗法。③口服避孕药：此法开始即用孕激素以限制雌激素的促内膜生长作用，使撤药性出血逐步减少，其中雌激素可预防治疗过程中孕激素的突破性出血。口服避孕药可很好地控制周期，尤其适用于有避孕需求的生育期功血患者。应注意口服避孕药潜在风险，不宜用于有血栓性疾病、心脑血管疾病高危因素及40岁以上吸烟的女性。

3.绝经过渡期功血

以止血、调整周期、减少经量，防止子宫内膜病变为治疗原则。常采用性激素药物止血和调整月经周期。

年龄＞40岁的妇女、具有子宫内膜癌高危因素或子宫内膜厚度＞12 mm者，应首先采用诊断性刮宫，以排除子宫内膜其他病变。

（1）止血：主要采用孕激素，也称"内膜萎缩法"。合成孕激素止血的机制是使雌激素作用下持续增生的子宫内膜转化为分泌期，并有对抗雌激素作用，使内膜萎缩，从而达到止血目的。

急性出血：可选用炔诺酮（妇康片）5 mg口服，每6小时1次，一般用药4次后出血量明显减少或停止，改为8小时1次，血止3天后按每3天减量1/3，直至维持量每天5 mg。

生命体征稳定、血红蛋白＞80 g/L的患者也可采用孕激素内膜脱落法或药物刮宫：孕激素停药后，子宫内膜脱落较完全，从而达到止血效果。药物及用法如下：①黄体酮20～40 mg，肌内注射，每天1次，共5天。②口服地屈孕酮片（达芙通）每次10 mg，1天2次，共10天。③口服微粒化孕酮（琪宁），每天200～300 mg，5～7天。④口服醋酸甲羟孕酮片8～10 mg/d，共10天。

此外还可加用雄激素。雄激素有拮抗雌激素、增强子宫平滑肌及子宫血管张力的作用,减轻盆腔充血而减少出血量,但无止血作用,大出血时单独应用效果不佳。

(2)调整月经周期、减少经量:多应用口服妇康片周期治疗,4.375~5.000 mg/d,于月经期第5天口服,共 20 天。也可于月经第16~25 天采用孕激素后半周期疗法,具体方法同上。

对于药物治疗效果不佳或不宜用药、无生育要求的患者,尤其是不易随访的年龄较大者及内膜病理为癌前病变或癌变者,应考虑手术治疗。手术治疗:①子宫内膜去除术,适用于激素等药物治疗无效或复发者。②子宫全切除术。

4.辅助治疗

抗纤溶药物和促凝药物,抗纤溶药物氨甲环酸(妥塞敏)静脉注射或静脉滴注:每次 0.25~0.50 g,1 天 0.75~2.00 g;口服,每次 500 mg,3 次/d;还可以用巴曲酶、酚磺乙胺、维生素 K 等。有减少出血量的辅助作用,但不能赖以止血。

## 二、排卵性功能失调性子宫出血

排卵性功血较无排卵性功血少见,多发生于生育期妇女。患者虽有排卵,但黄体功能异常。常见有两种类型。

### (一)黄体功能不足(LPD)

月经周期中有卵泡发育及排卵,但黄体期孕激素分泌不足或黄体过早衰退,导致子宫内膜分泌反应不良。

1.发病机制

足够水平的 FSH 和 LH、LH/FSH 比值及卵巢对 LH 良好的反应是黄体健全发育的必要前提。黄体功能不足有多种因素。

(1)卵泡发育不良:卵泡颗粒细胞数目和功能分化缺陷,特别是颗粒细胞膜上 LH 受体缺陷,引起排卵后颗粒细胞黄素化不良及分泌黄体酮量不足。神经内分泌调节功能紊乱可导致卵泡期 FSH 缺乏,卵泡发育缓慢,雌激素分泌减少,从而对下丘脑及垂体正反馈不足。

(2)LH 排卵高峰分泌不足:卵泡成熟时 LH 排卵峰分泌量不足,促进黄体形成的功能减弱,是黄体功能不足的常见原因。循环中雄激素水平偏高和垂体泌乳激素升高等因素都可抑制 LH 排卵峰。

(3)LH 排卵峰后低脉冲缺陷:LH 排卵峰后的垂体 LH 低脉冲分泌是维持卵泡膜黄体细胞功能的重要机制,若此分泌机制缺陷将导致黄体功能不足。

2.病理

子宫内膜形态表现为分泌期腺体呈分泌不良,间质水肿不明显或腺体与间质发育不同步,或在内膜各个部位显示分泌反应不均,如在血管周围的内膜,孕激素水平稍高,分泌反应接近正常,远离血管的区域则分泌反应不良。内膜活检显示分泌反应较实际周期日至少落后 2 天。

3.临床表现

一般表现为月经周期缩短,因此月经频发。有时月经周期虽在正常范围内,但卵泡期延长、黄体期缩短(<11 天)。在育龄妇女常可表现为不易受孕或在孕早期流产。

4.诊断

根据月经周期缩短、不孕或早孕时流产,妇科检查无引起功血的生殖器官器质性病变;基础体温双相型,但排卵后体温上升缓慢,上升幅度偏低,高温期短于 11 天。经前子宫内膜活检显示分泌反应至少落后 2 天,可做出诊断。

5.治疗

(1)促进卵泡发育:针对其发生原因,调整性腺轴功能,促使卵泡发育和排卵,以利于正常黄体的形成。

促卵泡发育治疗:首选药物为氯米芬,适用于黄体功能不足卵泡期过长者。氯米芬可通过与内源性雌激素受体竞争性结合而促使垂体释放 FSH 和 LH,达到促进卵泡发育的目的。可于月经第 2～5 天开始每天口服氯米芬 50 mg,共 5 天。应用 3 个周期后停药并观察其恢复情况。疗效不佳,尤其不孕者,考虑每天口服氯米芬量增加至 100～150 mg 或采用 HMG-HCCT 疗法,以促进卵泡发育和诱发排卵,促使正常黄体形成。

(2)促进月经中期 LH 峰形成:在监测到卵泡成熟时,使用绒促性素 5 000～10 000 U 肌内注射,以加强月经中期 LH 排卵峰,达到促进黄体形成和提高其分泌黄体酮的功能。

(3)黄体功能刺激疗法:于基础体温上升后开始,肌内注射 HCCT 1 000～2 000 U 每周 2 次或隔天 1 次,共 2 周,可使血浆黄体酮明显上升。

(4)黄体功能替代疗法:一般选用天然黄体酮制剂。自排卵后或预期下次月经前 12～14 天开始,每天肌内注射黄体酮 10～20 mg,共 10～14 天;也可口服天然微粒化黄体酮,以补充黄体分泌黄体酮的不足。

(5)黄体功能不足合并高催乳素血症的治疗:使用溴隐亭每天 2.5～5.0 mg,可使催乳激素水平下降,并促进垂体分泌促性腺激素及增加卵巢雌、孕激素分泌,从而改善黄体功能。

**(二)子宫内膜不规则脱落**

月经周期中有卵泡发育及排卵,黄体发育良好,但萎缩过程延长,导致子宫内膜不规则脱落。

1.发病机制

由于下丘脑-垂体-卵巢轴调节功能紊乱或溶黄体机制异常引起黄体萎缩不全,内膜持续受孕激素影响,以致不能如期完全脱落。

2.病理

正常月经第 3～4 天时,分泌期子宫内膜已全部脱落,代之以再生的增殖期内膜。但在黄体萎缩不全时,月经期第 5～6 天仍能见到呈分泌反应的子宫内膜。由于患者经期较长,使内膜失水,间质变致密,腺体皱缩,腺腔呈梅花状或星状,腺细胞透亮、核固缩,间质细胞大,间质中螺旋血管退化。此时刮宫,子宫内膜常表现为混合型子宫内膜,即残留的分泌期内膜与出血坏死组织及新增殖的内膜混合共存。有些区域内膜尚有出血,另一些区域已有新的增殖期内膜出现。

3.临床表现

表现为月经周期正常,但经期延长,长达 9～10 天,且出血量多,甚至淋漓数天方止。

4.诊断

临床表现为月经周期正常,经期延长,经量增多,基础体温呈双相型,但下降缓慢。在月经第 5～6 天行诊断性刮宫,病理检查仍能见到呈分泌反应的内膜,且与出血期及增殖期内膜并存。

5.治疗

(1)孕激素:通过下丘脑-垂体-卵巢轴的负反馈功能,使黄体及时萎缩,内膜按时完整脱落。方法:自排卵后第 1～2 天或下次月经前 10～14 天开始,每天口服甲羟孕酮 10 mg,连服 10 天。

有生育要求者可肌内注射黄体酮注射液或口服天然微粒化黄体酮。无生育要求者也可口服避孕药,月经第 5 天开始,每天1片,连续 21 天为 1 周期。

(2)绒促性素:用法同黄体功能不足,HCCT 有促进黄体功能的作用。

(黄　娟)

# 第五节　高催乳激素血症

任何原因导致血清催乳激素(PRL)水平异常升高,超过其检测实验室标准上限数值者(一般>1.14 nmol/L,或 25 μg/L)应视为高催乳激素血症。

## 一、病因

导致高催乳素血症的原因主要有以下病变和药物。

### (一)分泌催乳素的垂体肿瘤

分泌催乳素的垂体肿瘤是高催乳激素血症最常见的原因。此类垂体肿瘤主要为催乳激素瘤。按催乳激素瘤直径大小分微腺瘤(<1 cm)和大腺瘤(≥1 cm)。多数催乳激素瘤患者血清PRL 水平可达100 μg/L,并伴有溢乳。随着催乳激素瘤增大,其可压迫垂体柄,从而阻断下丘脑多巴胺的抑制作用。

### (二)影响下丘脑激素神经递质生成、输送的病变

下丘脑分泌的催乳激素抑制因子(PIF)途经垂体柄至垂体,可抑制垂体 PRL 的分泌,PIF 主要是多巴胺。空蝶鞍综合征、颅咽管瘤、神经胶质瘤、脑膜炎症、颅脑外伤、脑部放疗等影响 PIF 的分泌和传递,均可引起 PRL 的升高。下丘脑功能失调也可使 PRL 升高,如假孕。

### (三)内分泌疾病

原发性甲状腺功能减退、多囊卵巢综合征都可引起 PRL 的升高。原发性甲状腺功能减退时,由于血清甲状腺素水平低下,引起 TRH 分泌增加,TRH 可刺激垂体前叶的分泌促甲状腺素细胞和分泌催乳激素细胞,从而引起促甲状腺素和 PRL 增高。多囊卵巢综合征则通过雌激素的刺激,提高分泌催乳激素细胞的敏感性,引起 PRL 分泌增加。

### (四)胸部疾病

如胸壁的外伤、手术、烧伤、带状疱疹等也可能通过反射引起 PRL 升高。

### (五)其他

肾上腺瘤、异位性癌肿(如支气管癌、肾癌)也可能有 PRL 升高。肾功能不全、肝硬化影响到全身内分泌稳定时也会使 PRL 升高。手术切除卵巢及子宫后,PRL 也可异常增高。

### (六)特发性高催乳激素血症

PRL 多为 60~100 μg/L,无明确原因。诊断前需排除垂体微腺瘤。脑部 CT 检查发现许多此类疾病患者数年后常发展为垂体微腺瘤。

### (七)药物影响

长期服用多巴胺受体阻断剂、儿茶酚胺耗竭类、鸦片类和抗胃酸类药物,以及避孕药等可使垂体分泌 PRL 增多。

## 二、临床表现

### (一)溢乳

＞50％的高催乳激素血症患者伴有溢乳。在非妊娠和非哺乳期出现溢乳或挤出乳汁，或断奶数月仍有乳汁分泌，通常是乳白、微黄色或透明液体，非血性。部分患者 PRL 水平较高但无溢乳表现，可能与其分子结构有关。

### (二)闭经或月经紊乱

高水平的 PRL 可影响垂体前叶促性腺激素的分泌，导致黄体期缩短或无排卵性月经失调；约 20％的患者伴有月经稀发甚至闭经。后者与溢乳表现合称为闭经—溢乳综合征。

### (三)不育或流产

卵巢排卵障碍或黄体功能不足可导致不孕或流产。

### (四)头痛、眼花及视觉障碍

微腺瘤一般无明显症状；大腺瘤可压迫蝶鞍隔出现头痛、头胀等；当腺瘤向前侵犯或压迫视交叉或影响脑脊液回流时，也可出现头痛、呕吐和眼花，甚至视野缺损和动眼神经麻痹。

### (五)性功能改变

部分患者因卵巢功能障碍，表现低雌激素状态，阴道壁变薄或萎缩，分泌物减少，性欲减低。

## 三、辅助检查

### (一)血清学检查

血清 PRL 水平持续异常升高，＞1.14 nmol/L(25 μg/L)。多囊卵巢综合征合并高催乳激素血症患者 LH 和雄激素可升高。

### (二)影像学检查

当血清 PRL 水平高于 4.55 nmol/L(100 μg/L)时，应注意是否存在垂体腺瘤，CT 和 MRI 可明确下丘脑、垂体及蝶鞍情况，是有效的诊断方法。其中 MRI 对软组织的显影较 CT 清晰，因此对诊断空蝶鞍症最为有效，也可使视神经，海绵窦及颈动脉清楚显影。

### (三)眼底、视野检查

垂体肿瘤增大可侵犯和/或压迫视交叉，引起视盘水肿；也可因肿瘤损伤视交叉不同部位而有不同类型视野缺损，因而眼底、视野检查有助于确定垂体腺瘤的部位和大小。

## 四、诊断

根据血清学检查 PRL 持续异常升高，同时出现溢乳、闭经及月经紊乱、不育、头痛、眼花、视觉障碍及性功能改变等临床表现，可诊断为高催乳素血症。诊断时应注意某些生理状态如妊娠、哺乳、夜间睡眠、长期刺激乳头乳房、性交、过饱或饥饿、运动和精神应激等都会导致 PRL 轻度升高。因此，临床测定 PRL 时应避免生理性影响，在 9～12 时取血测定较为合理。诊断高催乳激素血症后，根据病情做必要的辅助检查，以进一步明确发病原因及病变程度，便于治疗。在包括 MRI 或 CT 等各种检查后未能明确催乳激素异常增高原因的患者可诊断为特发性高催乳激素血症，但应注意对其长期随访，小部分患者甚至 10～20 年后出现垂体瘤。

## 五、治疗

根据病因而定。

### （一）随访

对特发性高催乳素血症、PRL 轻微升高、月经规律、卵巢功能未受影响、无溢乳且未影响正常生活时，可不必治疗，应定期复查，观察临床表现和 PRL 的变化。

### （二）药物治疗

#### 1.溴隐亭

为非特异性多巴胺受体激动剂，可兴奋多巴胺 D1 和 D2 受体，抑制催乳素的合成分泌，是治疗高催乳激素血症最常用的药物。一般每天 2.5～5 mg 可降低 PRL 水平、抑制溢乳、恢复排卵，但少数患者需每天 12.5 mg 才见效。对无垂体肿瘤的高催乳激素血症者不必长期用药，一般 1 年后停药，观察 PRL 情况，再做处理。对于催乳激素腺瘤患者，应长期用药，可使部分腺瘤萎缩、退化或停止生长。

对有生育要求的患者应待 PRL 正常稳定一段时间后再妊娠为宜。尽管目前认为溴隐亭对妊娠是安全的，但仍主张一旦妊娠，应考虑停药。虽然，妊娠期催乳激素腺瘤增大情况少见，但仍应加强监测，定期复查视野（妊娠 20、28、38 周）。若有异常，应及时行 MRI 检查。溴隐亭不良反应主要有恶心、呕吐、眩晕、疲劳和直立性低血压等，用药数天后可自行消失，故治疗应从小剂量开始，逐渐增量至有效维持量，可在晚餐后或睡觉前服。新型溴隐亭长效注射剂克服了因口服造成的胃肠道功能紊乱，每次 50～100 mg，每28 天/次，是治疗大催乳激素腺瘤安全有效的方法，可长期控制肿瘤的生长并使瘤体缩小，不良反应较少，用药方便。

#### 2.诺果宁

若溴隐亭不良反应无法耐受或无效时可改用诺果宁。本药是选择性多巴胺 $D_2$ 受体激动剂，不良反应更少。

#### 3.维生素 $B_6$

作为辅酶在下丘脑中多巴向多巴胺转化时加强脱羧及氨基转移作用，与多巴胺受体激动剂起协同作用。临床用量可达 60～100 mg，每天 2～3 次。

### （三）手术治疗

垂体腺瘤如无视神经压迫症状不必手术。但垂体肿瘤产生明显压迫及神经系统症状或药物治疗无效时，应考虑手术治疗。经蝶窦手术是最为常用的方法，开颅手术少用。术前可用溴隐亭使肿瘤减小，减少术中出血。手术后应观察 PRL 水平和垂体的其他功能状况。

### （四）放疗

放疗适用于药物治疗无效或不能坚持和耐受、不愿手术或因其他禁忌证不能手术，以及手术后患者的辅助治疗，一般不单独使用。近年兴起的 γ 刀技术也被应用于垂体肿瘤的治疗。放疗会影响瘤体周围的组织，从而有可能影响垂体功能，诱发其他肿瘤，损伤周围神经等。

（黄　娟）

## 第六节　经前期综合征

经前期综合征（PMS）是指月经前周期性发生的影响妇女日常生活和工作、涉及躯体精神及行为的症候群，月经来潮后可自然消失。伴有严重情绪不稳定者称为经前焦虑障碍（PMDD）。

## 一、病因和发病机制

PMS 的病因尚无定论,目前有以下几种学说。

### (一)脑神经递质学说

研究发现一些与应激反应及控制情感有关的神经递质,如 5-羟色胺、阿片肽、单胺类等,在月经周期中对性激素的变化敏感。雌、孕激素通过对神经递质的影响在易感人群中引起 PMS。

### (二)卵巢激素学说

PMS 症状与月经周期黄体期黄体酮的撤退变化相平行,因而认为中、晚黄体期黄体酮水平的下降或雌/孕激素比值的改变可能诱发 PMS。但近年的研究并未发现 PMS 患者卵巢激素的产生与代谢存在异常。

### (三)精神社会因素

临床上 PMS 患者对安慰剂的治愈反应高达 30%～50%,接受精神心理治疗者也有较好疗效,表明患者精神心理因素与 PMS 的发生有关。另外,个性及社会环境因素对 PMS 症状的发生也极为重要。PMS 患者病史中常有较明显的精神刺激,可能都是产生经前情绪变化的重要因素。

### (四)前列腺素作用

前列腺素可影响钠潴留、精神行为、体温调节及许多 PMS 的有关症状,前列腺素合成抑制剂能改善 PMS 躯体症状,但对精神症状的影响尚不肯定。

### (五)维生素 $B_6$ 缺陷

维生素 $B_6$ 是合成多巴胺和 5-羟色胺的辅酶,对减轻抑郁症状有效,因此认为 PMS 患者可能存在维生素 $B_6$ 缺陷。

PMS 的病理生理存在多种因素的相互影响,卵巢激素是 PMS 的必要因素,但其本身不足以引起 PMS。PMS 的易感因素可能与患者本身的神经敏感体质或其他异常如维生素 $B_6$ 缺陷等有关。在易感患者一些脑神经递质活性的改变是引起 PMS 的可能原因。

## 二、临床表现

典型 PMS 症状出现于经前 1～2 周,逐渐加重,至月经前最后 2～3 天最为严重,月经来潮后迅速减轻直至消失。有些患者症状消退时间较长,逐渐消退,直至月经开始后 3～4 天才完全消失。

本病多见于 25～45 岁妇女,主要表现为周期性出现的易怒、抑郁和疲劳,伴有腹部胀满、四肢水肿、乳房触痛。主要症状归纳为 3 方面:①躯体症状,表现为头痛、乳房胀痛、腹部胀满、肢体浮肿、体重增加、运动协调功能减退。②精神症状,易怒、焦虑、抑郁、情绪不稳定、疲乏,以及饮食、睡眠、性欲改变。③行为改变,思想不集中、工作效率低、意外事故倾向,易有犯罪行为或自杀意图。

## 三、诊断

根据经前期出现的周期性典型症状,PMS 的诊断多无困难。PMDD 的诊断可采用美国精神病协会推荐的标准。

对患者 2～3 个月周期所记录的症状作前瞻性评估。在黄体期的最后一个星期存在 5 种(或更多种)下述症状,并且在经后消失,其中至少有一种症状必须是(1),(2),(3)或(4)。

(1)明显的抑郁情绪,自我否定意识,感到失望。

(2)显焦虑、紧张,感到激动或不安。

(3)情感不稳定,比如突然伤感、哭泣或对拒绝增加敏感性。

(4)持续和明显易怒或发怒,或与他人的争吵增加。

(5)对平时活动(如工作、学习、友谊、嗜好)的兴趣降低。

(6)主观感觉注意力集中困难。

(7)嗜睡、易疲劳或能量明显缺乏。

(8)食欲明显改变,有过度摄食或产生特殊的嗜食渴望。

(9)失眠。

(10)主观感觉不安或失控。

(11)其他躯体症状,如乳房触痛或肿胀,头痛、关节或肌肉痛、肿胀感,体重增加。

这些失调务必是明显干扰工作或学习或日常的社会活动及与他人的关系(如逃避社会活动、生产力和工作学习效率降低),不是另一种疾病加重的表现(加重型抑郁症、恐慌症、恶劣心境或人格障碍)。

诊断PMDD的要求:连续3次月经前具有上述11种症状中的5种,月经来潮4天内缓解,无症状期持续到周期第13天;5种症状中必须至少包括1种精神症状(如易怒、情绪波动、焦虑或抑郁);具有的多种躯体症状仅作为1种症状评估。

## 四、鉴别诊断

PMS的症状为非特异性,需与其他疾病鉴别,包括各种精神病、心肝肾疾病引起的水肿、特发性水肿及经前期加重的疾病。周期性出现症状是PMS的典型特点,而精神病在整个月经周期中症状不变,严重程度也缺乏规律性。其次,经前期加重的疾病在卵泡期也有症状,经前期加重。而PMS卵泡期则无症状。有与PMS同时出现的精神障碍患者,均应首先由精神病学专家诊断,排除精神病后再按照PMS进行治疗。

## 五、治疗

先采用心理疏导及饮食治疗,若无效可给予药物治疗。

**(一)心理疏导**

帮助患者调整心理状态,认识疾病和建立勇气及自信心,这种精神安慰治疗对相当一部分患者有效。

**(二)饮食**

应选择:①高碳水化合物低蛋白饮食。②限制盐。③限制咖啡。④补充维生素E、维生素$B_6$和微量元素镁。

**(三)药物治疗**

1.抗抑郁剂

可选用:①选择性5-羟色胺再摄入抑制剂。对PMS有明显疗效,是治疗PMS的一线药物,如氟西汀20 mg/d,整个月经周期服用,无明显不良反应。②三环类抗抑郁剂。氯丙咪嗪每天25～75 mg,对控制PMS有效。

2.抗焦虑剂

适用于明显焦虑及易怒的患者。阿普唑仑经前用药,起始剂量为 0.25 mg,每天 2~3 次,逐渐递增,最大剂量为每天 4 mg,一直用至月经来潮的第 2~3 天。

3.前列腺素抑制剂

吲哚美辛 25 mg,每天 3 次。可缓解头痛、痛经。

4.促性腺激素释放激素类似剂(GnRH-a)

通过降调节抑制垂体促性腺激素分泌,造成低促性腺激素、低雌激素状态,缓解症状。有一定不良反应,不宜长期应用,且费用较高。

5.达那唑

每天 200 mg,能减轻乳房疼痛,对情感、行为改变有效。但有雄激素特性和肝功能损害作用,只用于其他治疗无效,且症状严重时。

6.溴隐亭

1.25~2.50 mg,每天 2 次,经前 14 天起服用,月经来潮时停药。主要对经前乳房疼痛有效。

7.醛固酮受体拮抗剂

螺内酯 25 mg,每天 2~3 次。不仅可减轻水钠潴留症状,对精神症状也有效。

8.维生素 $B_6$

可调节自主神经系统与下丘脑-垂体-卵巢轴的关系,还可抑制催乳激素的合成。每天口服 100 mg 可改善症状。

（黄　娟）

# 第七节　绝经综合征

绝经指永久性无月经状态,是因为卵巢功能停止所致。绝经的判断是回顾性的,停经后 12 个月随诊方可判定绝经。围绝经期是妇女自生育期的规律月经过渡到绝经的阶段,包括从出现与卵巢功能下降有关的内分泌、生物学和临床特征起,至最后一次月经后 1 年。绝经综合征(MPS)指妇女绝经前后出现的一系列绝经相关症状。

绝经可分为自然绝经和人工绝经两种。前者指卵巢内卵泡耗竭,或剩余的卵泡对促性腺激素丧失了反应,卵泡不再发育和分泌雌激素,不能刺激子宫内膜生长,导致绝经。后者是指手术切除双侧卵巢或用其他方法停止卵巢功能,如放射线治疗和化疗等。单独切除子宫而保留一侧或双侧卵巢者,不作为人工绝经。判定绝经,主要根据临床表现和激素的测定。人工绝经者更易发生绝经综合征。

中国北方城市妇女平均绝经年龄 49.5 岁,农村 47.5 岁;而中国南方妇女平均绝经年龄为 48.99 岁;美国中位绝经年龄51.3(48~55)岁。绝经年龄与曾服用避孕药、营养、地区、环境、吸烟等因素有关,而与教育程度、体形、初潮年龄、妊娠次数、末次妊娠年龄等因素无明显关系。

## 一、围绝经期和绝经后的性激素分泌变化

围绝经期最早的变化是卵巢功能的衰退,继后下丘脑-垂体功能退化。

**(一)雌激素**

卵巢功能衰退的最早征象是卵泡对 FSH 敏感性降低;绝经过渡期早期的特征是雌激素水平波动很大,整个绝经过渡期雌激素不呈逐渐下降趋势,而是在卵泡生长发育停止时,雌激素水平才下降。

绝经后卵巢分泌雌激素极少,妇女体内低水平的雌激素主要是由来自肾上腺皮质及来自卵巢的睾酮和雄烯二酮经周围组织中芳香化酶转化的雌酮,转化的部位主要在肌肉和脂肪。肝、肾、脑等组织也可促进转化。此期血中雌酮水平高于雌二醇。

**(二)黄体酮**

在绝经过渡期,卵巢仍有排卵功能,故仍有黄体酮分泌,但因黄体功能不足,黄体酮量减少。绝经后卵巢不再排卵、分泌黄体酮,极少量黄体酮可能来自肾上腺。

**(三)雄激素**

卵巢产生的雄激素是睾酮和雄烯二酮。绝经前,血液中 50% 的雄烯二酮和 25% 的睾酮来自卵巢;绝经后雄烯二酮产生量约为绝经前的一半,其中 85% 来自肾上腺,15% 来自卵巢间质细胞。绝经后,卵巢主要产生睾酮,而且产量在绝经后早期较绝经前增多,是因卵巢间质细胞受到大量的促性腺激素刺激所致。

由于绝经后雌激素的显著降低,使循环中雄激素与雌激素的比例显著上升;性激素结合蛋白降低,使游离雄激素增高,因而绝经后有些女性出现轻度多毛。

**(四)促性腺激素**

绝经过渡期仍有排卵的妇女,其 FSH 在多数周期中升高,而 LH 还在正常范围,但FSH/LH仍<1。绝经后,FSH、LH 明显升高,FSH 升高更为显著,FSH/LH>1。自然绝经 1 年内,FSH 能上升 13 倍,而 LH 仅上升 3 倍。绝经 2～3 年内,FSH/LH 达最高水平,以后随年龄增长渐下降,但仍在较高水平。

**(五)促性腺激素释放激素(GnRH)**

围绝经期 GnRH 的分泌增加,并与 LH 相平行。

**(六)抑制素**

绝经后妇女血抑制素浓度下降,较雌二醇下降早且明显,可能成为反映卵巢功能衰退更敏感的标志。抑制素有反馈抑制垂体合成分泌 FSH 作用,并抑制 GnRH 对自身受体的升调节,因而抑制素浓度与 FSH 水平呈负相关。绝经后卵泡抑制素极低,而 FSH 升高。

## 二、临床表现

大多数绝经妇女出现雌激素缺乏相关症状是自然和普遍的。绝经早期主要是血管舒缩症状、精神神经系统症状和一些躯体症状,绝经多年后逐渐出现泌尿生殖道萎缩性变化、代谢改变和心血管疾病、骨质疏松及认知功能下降等退行性变化或疾病。

**(一)月经改变**

月经周期改变是围绝经期出现最早的临床症状,大致分为3 种类型。

(1)月经周期缩短,经量减少,最后绝经。

(2)月经周期不规则,周期和经期延长,经量增多,甚至大出血或出血淋漓不断,然后逐渐减少而停止。

(3)月经突然停止,较少见。

由于无排卵,雌激素水平波动,缺乏孕激素的对抗,易发生子宫内膜增殖症甚至子宫内膜癌。

### (二)血管舒缩症状

主要表现为潮热、出汗,是血管舒缩功能不稳定的表现,是绝经期综合征最突出的特征性症状之一。潮热起自前胸,涌向头颈部,然后波及全身。少数妇女仅局限在头、颈和乳房。在潮红的区域患者感到灼热,皮肤发红,紧接着暴发性出汗。持续数秒至数分钟不等,发作频率每天数次至 30～50 次。夜间或应激状态易促发。此种血管功能不稳定可历时 1 年,有时长达 5 年或更长。

### (三)精神神经症状

主要包括情绪、记忆及认知功能症状。围绝经期妇女往往出现激动易怒、焦虑、多疑、情绪低落、自信心降低、不能自我控制等情绪症状。记忆力减退及注意力不集中也较常见。睡眠障碍也是常见表现。

### (四)泌尿生殖道症状

主要表现为泌尿生殖道萎缩症状,外阴瘙痒、阴道干燥疼痛,性交困难,性欲低下,子宫脱垂;膀胱、直肠膨出;尿频,尿急,压力性尿失禁,反复发作的尿路感染。

### (五)代谢异常和心血管疾病

一些绝经后妇女血压升高或血压波动;心悸时心率不快,心律不齐,常为期前收缩,心电图常表现为房性期前收缩,或伴随轻度供血不足表现。绝经后妇女代谢的改变导致体重增加明显、糖脂代谢异常增加、冠心病发生率及心肌梗死的病死率增加较快,并随年龄而增长。

### (六)骨质疏松

妇女从围绝经期开始,骨质吸收速度大于骨质生成,促使骨质丢失而骨质疏松。骨质疏松症大约出现在绝经后 9～13 年,约 1/4 的绝经后妇女患有骨质疏松。绝经早期的骨量快速丢失和骨关节的退行性变可导致腰背、四肢疼痛,关节痛。骨质疏松症患者可出现驼背,严重者可致骨折,最常发生在椎体,其他如桡骨远端、股骨颈等都易发生骨折。

## 三、诊断和鉴别诊断

绝经期综合征症状复杂,对其主要症状应给予正确的估计,并能对器质性病变及早予以鉴别诊断。

### (一)诊断

1.病史

仔细询问症状、月经史,绝经年龄;婚育史;既往史,是否切除子宫或卵巢,有无心血管疾病史、肿瘤史及家族史,以往治疗所用的激素、药物。

2.体格检查

全身检查和妇科检查。对 3 个月未行妇科检查复诊者,必须做妇科检查。

3.辅助检查

(1)激素测定:选择性激素测定有助于判断卵巢功能状态,以及其他相关内分泌腺功能。如 FSH ＞40 U/L,提示卵巢功能衰竭。

(2)B超检查:阴道不规则流血者应排除子宫、卵巢肿瘤,了解子宫内膜厚度。

(3)分段诊刮及子宫内膜病理检查:疑有子宫内膜病变者,应行分段诊刮及子宫内膜病理检查。有条件者可在宫腔镜检查下进行。

（4）骨密度测定：确诊有无骨质疏松。

**(二)鉴别诊断**

妇女在围绝经期容易发生高血压、冠心病、肿瘤等，因此必须除外心血管疾病、泌尿生殖器官的器质性病变，也要与神经衰弱、甲亢等鉴别。

## 四、预防

目前尚未能预防或延迟自然绝经的来临。但围绝经期妇女可以加强自我保健，积极参加体力劳动，参加体育锻炼，积极防治绝经综合征的发生。

有关绝经前妇女切除子宫时，是否切除卵巢的临床问题，多数学者认为应尽可能避免过早切除卵巢，保留卵巢有其恶变和盆腔疼痛等风险，但其可能性极小，而保留卵巢的优点超过其危险性。

## 五、治疗

较多围绝经期妇女可出现症候群，但由于精神状态、生活环境各不相同，其轻重差异很大。有些妇女不需任何治疗；有些只需一般性治疗，就能使症状消失；有的妇女则需要激素替代治疗才能控制症状。

**(一)一般处理和对症治疗**

围绝经期妇女应了解围绝经期是自然的生理过程，应以积极的心态适应这一变化。心理治疗是围绝经期治疗的重要组成部分，可辅助使用自主神经功能调节药物，如谷维素 20 mg 口服，每天 3 次；如有睡眠障碍，影响生活质量，可夜晚服用艾司唑仑2.5 mg。为预防骨质疏松，应鼓励妇女坚持体育锻炼，增加日晒时间，摄入足量蛋白质和含钙食物。潮热治疗可用选择性 5-羟色胺再吸收抑制剂，如文拉法辛、帕罗西汀及加巴喷丁。

**(二)激素治疗**

1.适应证

（1）绝经相关症状：潮热、盗汗、睡眠障碍、疲倦、情绪不振、易激动、烦躁和轻度抑郁。

（2）泌尿生殖道萎缩相关的问题：阴道干涩、疼痛、排尿困难、反复性阴道炎、性交后膀胱炎、夜尿、尿频和尿急。

（3）有骨质疏松症的危险因素（含低骨量）及绝经后骨质疏松症。缺乏雌激素的较年轻妇女和/或有绝经症状的妇女应该首选激素治疗。

2.治疗时机

在卵巢功能开始减退并出现相关症状后即可应用。

3.禁忌证

激素治疗的禁忌证：①已知或可疑妊娠、原因不明的阴道出血。②已知或可疑患有乳腺癌、与性激素相关的恶性肿瘤或脑膜瘤（禁用孕激素）等。③最近 6 个月内患有活动性静脉或动脉血栓栓塞性疾病、严重肝肾功能障碍、血卟啉症、耳硬化症、系统性红斑狼疮。

4.慎用者

子宫肌瘤、子宫内膜异位症、子宫内膜增生史、高催乳素血症、尚未控制的糖尿病及严重的高血压、血栓形成倾向、胆囊疾病、癫痫、偏头痛、哮喘、乳腺良性疾病、乳腺癌家族史者慎用。

5.激素治疗流程

(1)治疗前的评估:根据病史、妇科检查及相关辅助检查(根据需要选择,应注意乳腺和子宫内膜的检查),评估是否有应用激素治疗的适应证、禁忌证或慎用。

(2)权衡利弊:根据年龄、卵巢功能衰退情况(绝经过渡期、绝经早期或绝经晚期)和激素治疗前的评估结果进行综合评价,以确定应用激素治疗的必要性。若难以辨明临床症状与绝经的关系,但无禁忌证者,可给予短期的诊断性激素治疗。应告知患者激素治疗的利弊,使其知情后做出选择。

(3)个体化治疗:应根据患者年龄、子宫及卵巢功能情况(绝经过渡期、绝经早期或绝经晚期),以及是否有其他危险因素等,制定个体化的激素治疗方案。

(4)应用激素治疗过程中的监测及注意事项:激素治疗过程中,须注意判断激素治疗是否有效、有无不良反应、个体危险/受益比是否发生改变、评价是否需要继续激素治疗或调整方案。监测的指标和频度应根据患者的具体情况确定。

6.激素治疗方案、用药方法及用药途径

应用激素治疗时,应在综合评估治疗目的和风险的前提下,采用最低有效剂量。没有必要限制激素治疗的期限,但在应用激素治疗期间应至少于每年进行 1 次个体化危险/受益评估,应根据评估情况决定疗程的长短,并决定是否继续或长期应用。为预防血栓形成,因疾病或手术需要长期卧床者酌情停用。

(1)激素治疗的方案:可采用单纯雌激素、单纯孕激素,以及雌、孕激素联合应用的治疗方案。①单纯雌激素:适用于已切除子宫,不需要保护子宫内膜的妇女。目前,尚无足够证据表明,植物雌激素可以作为激素治疗的替代物。②单纯孕激素:周期使用,用于绝经过渡期,调整卵巢功能衰退过程中出现的月经问题。③雌、孕激素联合应用:适用于子宫完整的妇女。联合应用孕激素的目的在于对抗雌激素所致的子宫内膜过度生长,此外,对增进骨健康可能有协同作用。

(2)用药方法及用药途径。①需要保护子宫内膜患者:多采用雌、孕激素联合应用。雌、孕激素联合应用又分序贯和连续联合用药两种。a.序贯用药是模拟生理周期,在使用雌激素的基础上,每月加用孕激素 10～14 天,继后停药 2～7 天,期间有预期计划性出血。适用于年龄较轻,绝经早期或愿意有月经样定期出血的妇女。用法:序贯用药。a.结合雌激素(倍美力)0.3～0.625 mg/d或戊酸雌二醇(补佳乐)1～2 mg/d,连用 21～28 天,用药第 10～14 天加用醋酸甲羟孕酮(安宫孕酮)4～6 mg/d,共 10～14 天,停药 2～7 天后再开始新一周期。b.戊酸雌二醇片/雌二醇环丙孕酮片(克龄蒙)为雌、孕激素复方制剂,该药是由 11 片 2 mg 的戊酸雌二醇(白色)和 10 片 2 mg 的戊酸雌二醇加 1 mg 醋酸环丙孕酮组成(浅橙色),每天 1 片,连用 21 天。b.连续联合用药是每天联合应用雌激素和孕激素,不停用。连续用药方案可避免周期性出血,适用于年龄较长或不愿意有月经样出血的绝经后妇女。但实施早期可能有难以预料的非计划性出血,通常发生在用药的 6 个月以内。用法:a.结合雌激素 0.3～0.625 mg/d 或戊酸雌二醇 0.5～1.5 mg/d,加用醋酸甲羟孕酮 1～3 mg/d,连用。b.替勃龙(具有雌、孕、雄激素3种活性):1.25 mg/d,连用。②子宫缺失患者:单纯雌激素治疗适用于子宫切除术后或先天性无子宫的卵巢功能低下女性。用法:a.口服单纯雌激素治疗可用结合雌激素(倍美力)0.3～0.625 mg/d 或戊酸雌二醇(补佳乐)0.5～2 mg/d,连用 21 天。b.经皮途径雌二醇(松奇贴)适用于尚未控制的糖尿病及严重的高血压、有血栓形成倾向、胆囊疾病、癫痫、偏头痛、哮喘、高催乳素血症者可采用。③以泌尿生殖道症系统状为主诉者可采用经阴道途径雌激素有结合雌激素(倍美力霜、葆丽软膏)、雌三醇(欧维婷霜)、普罗雌烯(更宝芬胶囊)。

7.不良反应及危险性

(1)子宫出血:用药期间的异常出血,多为突破性出血,应了解有无服药错误,B超检查内膜,必要时做诊刮排除子宫内膜病变。

(2)性激素不良反应:雌激素剂量过大时可引起乳房胀、白带多、头痛、水肿、色素沉着等,酌情减量可减少其不良反应。

(3)孕激素的不良反应:包括抑郁、易怒、乳房痛和浮肿,极少数患者甚至不耐受孕激素。改变孕激素种类可能减少其不良反应。少数妇女接受 HRT 后,可因为水钠潴留造成短期内体重增加明显。

(4)子宫内膜癌:长期单独应用雌激素使子宫内膜癌和子宫内膜增生的危险增加 6～12 倍。雌激素替代治疗时,有子宫的妇女,必须加用孕激素,可以阻止子宫内膜单纯型和复杂型增生,内膜癌的相对危险性降至 0.2～0.4。

(5)乳腺癌:美国国立卫生研究院的"妇女健康倡议研究(WHI)"大型随机对照试验结果显示:有子宫的妇女随机给予雌孕激素联合治疗,平均随访 5.2 年,浸润性乳腺癌相对风险增加 26%,对无子宫妇女给单一结合雌激素治疗平均 6 年浸润性乳癌的发病风险不增加。

### (三)防治骨质疏松症的其他药物

除了 HRT,防治骨质疏松可选用以下药物。

1.钙剂

只有轻微的骨吸收抑制作用,通常作为各种药物治疗的辅助或基础用药。绝经后应用雌激素者妇女的适当钙摄入量为 1 000 mg/d,不用雌激素者为 1 500 mg/d,65 岁以后应为 1 500 mg/d。补钙方法首先是饮食补充,不能补足的部分以钙剂补充,临床应用的钙剂有碳酸钙、磷酸钙、氯酸钙、枸橼酸钙等制剂。

2.维生素 D

适用于围绝经期妇女缺少户外活动者,每天口服 400～500 U,与钙剂合用有利于钙的完全吸收。

3.降钙素

降钙素是作用很强的骨吸收抑制剂,用于骨质疏松症。有效制剂为鲑降钙素。用法,100 U 肌内或皮下注射,每天或隔天1 次,2 周后改为 50 U,皮下注射,每月 2～3 次。

4.双磷酸盐类

可抑制破骨细胞,有较强的抗骨吸收作用,用于骨质疏松症。常用氨基双磷酸盐,预防剂量 5 mg/d,治疗剂量 10 mg/d;利塞膦酸钠,5 mg/d,必须空腹用白水送服,服药后保持直立和禁食至少 30 分钟。

### (四)甲状旁腺素

特立帕肽每天皮下注射 20 $\mu$g。

### (五)雷诺昔芬

雷诺昔芬是选择性雌激素受体调节剂,用法为 60 mg/d。

**(黄　娟)**

# 第八节　多囊卵巢综合征

多囊卵巢综合征(PCOS)是一种以高雄激素血症、排卵障碍及多囊卵巢为特征的病变。1935 年 Stein 和 Leventhal 首次报道,故又称 Stein-Leventhal 综合征。至今,多囊卵巢综合征的定义和诊断标准尚未被广泛接受。因此,其发生率亦不相同。一般认为,多囊卵巢综合征在青春期及育龄期妇女中发生率均较高,为 5%～10%,无排卵性不孕妇女中约为 75%,多毛妇女可高达 85%以上。

## 一、发病相关因素

病因至今尚不十分清楚,其发病相关因素仍以胰岛素抵抗为主。其他的相关因素有遗传学因素和非遗传学因素。

### (一)胰岛素抵抗和高胰岛素血症

胰岛素促进器官、组织和细胞吸收、利用葡萄糖的效能下降时称胰岛素抵抗。为维持正常的血糖水平,机体代偿性分泌更多的胰岛素,形成高胰岛素血症。高水平的胰岛素可促进肾上腺和卵巢产生雄激素,另可使性激素结合球蛋白量下降,从而增加循环血中的有生物活性的雄激素,导致高雄激素血症。

### (二)遗传因素

部分 PCOS 患者存在明显的家族聚集性,主要以常染色体显性遗传方式遗传。研究提示 PCOS 的候选基因位于 19p13.3,而位于 15q24.1 的 CYP11A1 基因可能与 PCOS 患者的高雄激素血症相关。此外 LH-β 基因突变也可能与 PCOS 有关。但临床上患 PCOS 的单卵双胎的同胞不一定患病,故 PCOS 的发病可能与遗传因素和必要的环境因素共同作用有关。

## 二、病理生理

PCOS 的发病机制非常复杂,有关研究仍在发展过程中。目前已认识到 PCOS 是涉及内分泌、代谢和遗传等许多因素的内分泌与代谢紊乱的疾病。PCOS 是高度异质性的临床症候群,不同患者的病理生理特征差异较大,包括高雄激素血症、胰岛素抵抗和高胰岛素血症、高 LH 水平伴有正常或低水平的 FSH、无周期性波动的雌激素水平且雌酮($E_1$)＞雌二醇($E_2$)等。

### (一)胰岛素抵抗

胰岛素抵抗是指外周组织对胰岛素敏感性降低,使胰岛素的生物效能低于正常。胰岛素通过细胞内的信号传导途径发挥对卵巢的作用,包括调节葡萄糖代谢的促代谢途径和引起卵巢细胞分裂增殖作用的促分裂途径。胰岛素和胰岛素样生长因子通过共享细胞内蛋白激酶或信号蛋白机制,实现作用的相互交叉。40%～60% PCOS 患者(特别是肥胖者)存在胰岛素抵抗,其原因包括胰岛素受体丝氨酸残基的过度磷酸化从而减弱了信号传导,或胰岛素受体基因突变、受体底物-I(IRS-I)或受体后葡萄糖转运的缺陷。胰岛素抵抗因促代谢作用途径受损,机体代偿性升高胰岛素水平形成高胰岛素血症,细胞内胰岛素/类胰岛素样生长因子的促分裂途径的作用因而放大,导致卵泡膜细胞和间质细胞的过度增殖,生成更多的雄激素,加重高雄激素血症。高胰岛素血症又通过抑制肝脏的性激素结合球蛋白合成,使体内游离性激素增加,促进其生物学作用。而雄激素在外周组织转化为 $E_1$,更增加垂体 LH 的分泌,过多的 LH 和胰岛素共同刺激卵巢的卵泡膜细胞和间质细胞。促分裂作用的加强使卵泡的募集增加,而 FSH 的相对不足,卵泡发育停滞,卵泡的选择障碍,导致无排卵和多囊卵巢形成。

### (二)下丘脑-垂体-卵巢轴调节功能紊乱

PCOS 患者的雄激素过多,其中的雄烯二酮在外周脂肪组织转化为 $E_1$,又由于卵巢内多个小卵泡而无主导卵泡形成,持续分泌较低水平的 $E_2$,因而 $E_1 > E_2$。外周循环这种失调的雌激素水平使下丘脑 GnRH 脉冲分泌亢进,主要使垂体分泌过量 LH,雌激素对 FSH 的负反馈使 FSH 相对不足,升高的 LH 刺激卵巢卵泡膜细胞和间质细胞产生过量的雄激素,进一步升高雄激素的水平,从而形成"恶性循环"。FSH 的相对不足,以及异常的激素微环境,使卵泡发育到一定程度即停滞,导致多囊卵巢形成,并出现 PCOS 患者特征性的生殖内分泌改变。高雄激素则导致多毛、痤疮等临床表现。

## 三、临床表现

PCOS 常发病于青春期,生育期,以无排卵、不孕和肥胖、多毛等典型临床表现为主;中老年则出现因长期的代谢障碍导致的高血压、糖尿病、心血管疾病等。因此,未得到恰当处理的 PCOS 可影响患者的一生。

### (一)月经失调

患者的初潮年龄多为正常,但常在初潮后即出现月经失调,主要表现为月经稀发、经量少或闭经。临床上可见从月经稀发(周期逐渐延长)至闭经的发展过程。少数患者表现为月经过多或不规则出血。

### (二)不孕

PCOS 患者由于持续的无排卵状态,导致不孕。异常的激素环境可影响卵子的质量、子宫内膜的容受性、甚至胚胎的早期发育,即使妊娠也易发生流产。

### (三)男性化表现

在高雄激素的影响下,PCOS 女性呈现不同程度的多毛,发生率为 17%～18%。多毛以性毛(阴毛和腋毛)浓密为主,尤其是阴毛,分布呈男性型,甚至下延及肛周,上及腹股沟或腹中线。毛发也可分布于面部口周、乳周、下颌、大腿根部等处。多毛的程度与血雄激素升高并不平行,白种患者更为常见。过多的雄激素转化为活性更强的双氢睾酮后,刺激皮脂腺分泌过盛,可出现痤疮。痤疮多分布在额部、颧部及胸背部,伴有皮肤粗糙、毛孔粗大,具有症状重、持续时间长、顽固难愈、治疗反应差的特点。另外,还可有阴蒂肥大、乳腺萎缩等。极少数病例有男性化征象如声音低沉、喉结突出。

### (四)肥胖

PCOS 患者中 40%～60% 的体重指数(BMI)≥25。可能是由于雄激素过多或长期的雌激素刺激,或其他内分泌、代谢紊乱和遗传特征,引起脂肪的堆积,不但腹壁,而且腹腔内脏器官间也出现脂肪堆积。后者的危害更大,更易导致代谢异常、心血管疾病等远期并发症。肥胖的发生与 PCOS 的发生发展存在相互促进的作用,肥胖患者的胰岛素抵抗及高胰岛素血症促进 PCOS 的发展。

**（五）黑棘皮症**

PCOS 患者可出现局部皮肤或大或小的天鹅绒样、片状、角化过度、呈灰棕色的病变，常分布在颈后、腋下、外阴、腹股沟等皮肤皱褶处，称黑棘皮症，与高雄激素和胰岛素抵抗及高胰岛素血症有关。

**（六）卵巢增大**

盆腔检查有时可触及一侧或双侧增大的卵巢。B 超检查可见一侧或双侧卵巢直径 $2\sim9$ mm 的卵泡≥12 个，和/或卵巢体积≥10 $cm^3$。

**（七）内分泌改变**

1.雄激素水平高

血清 T、A 水平升高，少数患者 DHEA 和 DHEAS 升高，SHBG 水平降低。

2.雌激素改变

PCOS 分泌雌酮（$E_1$）明显增多，雌二醇（$E_2$）相当于早、中卵泡期水平。$E_1$ 除了与 $E_2$ 之间的相互转化外，大部分来自 A 在外周组织局部芳香化酶作用下的转化，无周期性变化，这些患者体内总体雌激素处于较高水平。

3.促性腺激素变化

LH 水平升高较恒定地维持在正常妇女月经周期中卵泡期上下水平，而 FSH 则相当于早卵泡期水平，因此 LH/FSH 比值多升高。

4.胰岛素抵抗及高胰岛素血症

50%～60%PCOS 患者呈现高胰岛素分泌和 IR，有发展为糖耐量受损和 2 型糖尿病的危险。

5.血清催乳素（PRL）水平升高

10%～15%PCOS 患者表现为轻度的高催乳素血症，其可能为雌激素持续刺激所致。明显的高催乳素血症或催乳素瘤是 PCOS 的鉴别诊断之一。

**（八）远期并发症**

1.肿瘤

持续的、无周期性的、相对偏高的雌激素水平和升高的雌酮与雌酮/雌二醇比值对子宫内膜的刺激，又无孕激素拮抗，可增加子宫内膜癌和乳腺癌发病率。

2.心血管疾病

血脂代谢紊乱易引起动脉粥样硬化，从而导致冠心病、高血压等。

3.糖尿病

胰岛素抵抗和高胰岛素血症、肥胖，易发展为隐性糖尿病或糖尿病。

## 四、诊断

不同专家组认可的诊断标准不一：美国 NIH 1990 年的诊断标准为高雄激素血症和月经稀发或闭经；2003 年欧洲人类生殖和胚胎与美国生殖医学学会的（ESHRE/ASRM）鹿特丹专家会议诊断标准为月经稀发或闭经、高雄激素血症，以及超声检查诊断多囊卵巢 3 项指标中任何 2 项；而 Androgen Excess Society 2006 年指南为高雄激素血症加上月经稀发或闭经和超声检查诊断多囊卵巢 2 项指标中任何 1 项。但一致认为，诊断时首先需除外高雄激素血症的其他原因。

**（一）推荐的诊断标准**

目前,中华医学会妇产科分会推荐采用 2003 年欧洲人类生殖和胚胎与美国生殖医学学会的(ES HRE/ASRM)鹿特丹专家会议推荐的标准。

1.稀发排卵或无排卵

临床表现为闭经、月经稀发、初潮 2～3 年不能建立规律月经,以及基础体温呈现单相。有时,月经规律者却并非有排卵性月经。

2.高雄激素的临床表现和/或高雄激素血症

临床表现有痤疮、多毛。高雄激素血症者血清总睾酮、游离睾酮指数或游离睾酮高于检测单位实验室参考正常值。

3.卵巢多囊性改变

B 超检查可见一侧或双侧卵巢直径为 2～9 mm 的卵泡≥12 个,和/或卵巢体积≥10 cm³。

符合上述 3 项中任何 2 项者,即可诊断 PCOS。

**（二）辅助检查**

2009 年美国妇产科医师协会(ACOG)建议,若疑及 PCOS 时,可采用以下辅助检查,以便正确诊断、恰当治疗。

1.体格检查

测定血压、确定 BMI、腰围,了解有无高血压和肥胖,确定肥胖类型。

2.实验室测定

(1)了解是否存在生化高雄激素血症、代谢综合征及下丘脑性闭经。①总睾酮、生物活性睾酮或游离睾酮、性激素结合蛋白测定:PCOS 患者血清睾酮、双氢睾酮、雄烯二酮水平升高,性激素结合蛋白(SHBG)水平下降,部分患者表现为血清总睾酮水平不高、但血清游离睾酮升高。由肾上腺产生的脱氢表雄酮或硫酸脱氢表雄酮正常或轻度升高。②TSH、PRL、17-羟孕酮测定:以排除甲状腺功能异常和高催乳素血症引起的高雄激素血症。尿 17-酮皮质类固醇升高时提示肾上腺功能亢进。③2 小时口服葡萄糖耐量试验:空腹血糖值:正常为＜110 mg/dL;损害为 110～150 mg/dL;2 型糖尿病则＞126 mg/dL。口服 75 mg 葡萄糖后 2 小时血糖值:正常糖耐量为＜140 mg/dL;糖耐量损害为 140～199 mg/dL;2 型糖尿病则＞200 mg/dL。④空腹血脂、脂蛋白测定:正常者:高密度脂蛋白＞50 mg,甘油三酯＜150 mg。

(2)根据患者情况,可选择以下测定。①促性腺激素测定:PCOS 患者 FSH 正常或偏低,约60%的患者 LH 升高,LH/FSH≥2。如 LH/FSH≥3 以上,更有助于诊断。约 95%患者的LH/FSH升高。GnRH 刺激后,LH 反应亢进,FSH 反应偏低。②空腹胰岛素水平:年轻 PCOS患者、接受促排卵治疗 PCOS 患者,以及具有胰岛素抵抗或高雄激素血症临床特征者应测定空腹胰岛素水平。③24 小时尿游离皮质醇测定或低剂量地塞米松抑制试验:适用于晚发型 PCOS患者或库欣综合征患者。

3.B 超检查

卵巢多囊性改变为一侧或双侧卵巢中见≥12 个直径为 2～9 mm 的卵泡,卵巢＞10 cm³。一侧卵巢见上述改变也可诊断。阴道超声检查较为准确,无性生活史的患者应经直肠超声检查。宜选择在卵泡早期(月经规律者)或无优势卵泡状态下做超声检查。卵巢体积计算(cm³):0.5×长(cm)×宽(cm)×厚(cm);卵泡数目测量应包括横面与纵面扫描;若卵泡直径＜10 mm,则可取卵泡横径与纵径的平均数。

### 五、鉴别诊断

首先需与 PCOS 鉴别的主要疾病为引起高雄激素的疾病,如先天性肾上腺皮质增生、库欣综合征、雄激素分泌性肿瘤、高催乳素血症和甲状腺功能异常、外源性雄激素应用等。

#### (一)产生雄激素的卵巢肿瘤

如门细胞瘤、支持-间质细胞瘤,可产生大量雄激素,可出现男性化表现如喉结大、阴蒂增大、血雄激素水平较高,可行 B 超、CT 检查协助诊断。

#### (二)先天性肾上腺皮质增生(CAH)

一种常染色体隐性遗传病,分为早发型和迟发型,是由于皮质醇生物合成过程中有酶的缺陷,其中以 21-羟化酶缺陷最常见,可引起 17α-羟孕酮和雄激素水平增高,对 ACTH 兴奋试验反应亢进。

#### (三)库欣综合征

库欣综合征是由各种原因导致肾上腺皮质功能亢进,促使皮质醇及其中间产物雄激素的过量分泌所致。本病少见,典型表现有满月脸,水牛背,向心性肥胖,皮肤紫纹、多毛、痤疮、高血压,以及骨质疏松,糖耐量异常,皮肤色素沉着等。实验室检查发现血浆皮质醇正常的昼夜节律消失,尿游离皮质醇增高,过夜小剂量地塞米松抑制实验是筛选本病的简单方法。

#### (四)甲状腺功能异常

甲状腺功能异常可引起下丘脑-垂体-卵巢轴异常,从而引起持续不排卵。临床上可有月经失调或闭经,可检测血清 TSH 鉴别之。

### 六、治疗

PCOS 的治疗主要为调整月经周期、治疗高雄激素与胰岛素抵抗,以及有生育要求者的促排卵治疗。其次,无论有生育要求与否,均应进行生活方式,调整控制饮食、锻炼,以及戒烟、戒酒。

#### (一)调整月经周期

可采用口服避孕药和孕激素后半周期疗法,有助于调整月经周期、纠正高雄激素血症,改善高雄激素的临床表现。其周期性撤退性出血可改善子宫内膜状态,预防子宫内膜癌的发生。

##### 1.口服避孕药作用及注意点

此法开始即用孕激素以限制雌激素的促内膜生长作用,使撤药性出血逐步减少,其中雌激素可预防治疗过程中孕激素的突破性出血。口服避孕药可很好地控制周期,尤其适用于有避孕需求的生育期患者。应注意口服避孕药潜在风险,不宜用于有血栓性疾病、心脑血管疾病高危因素及 40 岁以上吸烟的女性。PCOS 患者常有糖、脂代谢紊乱,用药期间应监测血糖、血脂变化。青春期女孩应用口服避孕药前,应做好充分的知情同意。

##### 2.孕激素后半周期疗法

适用于无严重高雄症状和代谢紊乱的患者。于月经周期后半期(月经第 16~25 天)口服地屈孕酮片 10 mg/d,每天 2 次,共 10 天,或微粒化孕酮 200~300 mg/d,5~7 天,或醋酸甲羟孕酮 10 mg/d,连用 10 天,或肌内注射黄体酮 20 mg/d,共 5 天。孕激素可能通过减慢 GnRH-LH 脉冲分泌频率,在一定程度上降低雄激素水平。

#### (二)多毛、痤疮及高雄激素治疗

可采用短效口服避孕药,首选复方醋酸环丙孕酮(达英-35)。

达英-35作用机制、用法及注意事项：该药含有醋酸环丙孕酮（CPA）2 mg和炔雌醇（EE）35 μg。炔雌醇可以升高SHBG，以降低游离睾酮水平；醋酸环丙孕酮可抑制P450c17/17-20裂解酶活性，减少雄激素合成，并在靶器官与雄激素竞争结合受体，阻断雄激素的外周作用；通过抑制下丘脑-垂体LH分泌而抑制卵泡膜细胞高雄激素生成。痤疮治疗需用药3个月，多毛治疗需用药6个月，但停药后高雄激素症状将恢复。注意事项同口服避孕药。

## （三）胰岛素抵抗的治疗

适用于肥胖或有胰岛素抵抗的患者，可采用二甲双胍治疗。

二甲双胍作用机制、用法及注意事项：二甲双胍可增强周围组织对葡萄糖的摄入、抑制肝糖产生并在受体后水平增强胰岛素敏感性、减少餐后胰岛素分泌，改善胰岛素抵抗，可预防代谢综合征的发生。用法：500 mg，每天2次或3次，3～6个月复诊，了解月经和排卵恢复情况，有无不良反应，复查血胰岛素。若无月经，须加用孕激素调整月经。二甲双胍最常见的是胃肠道反应，餐中用药可减轻反应。初起可每次250 mg，每天2～3次，2～3周后可根据病情调整用量。严重的不良反应是可能发生肾功能损害和乳酸性酸中毒。须定期复查肾功能。

## （四）促排卵治疗

适用于有生育要求患者。首选氯米芬治疗。若无效，可采用促性腺激素、腹腔镜下卵巢打孔术及体外受精-胚胎移植。

1.氯米芬作用机制、用法及注意事项

氯米芬有弱的抗雌激素作用，可与下丘脑和垂体的内源性雌激素受体相竞争，解除对垂体分泌促性腺激素的抑制，促进FSH和LH的分泌，从而诱发排卵。氯米芬也能影响宫颈黏液，使精子不易生存与穿透；影响输卵管蠕动及子宫内膜发育，不利于胚胎着床。应用氯米芬时，也可于近排卵期适量加用戊酸雌二醇等天然雌激素，以减少其抗雌激素作用对子宫内膜及宫颈黏液的不良影响。用法：自然或人工诱发月经周期的第5天起，50～150 mg/d（可根据患者体重及以往治疗反应决定），共5天。如能应用B超监测卵泡发育，则更能确定是否排卵及卵泡发育情况。卵泡直径达18～20 mm时，可肌内注射HCCT 5 000～10 000 IU，以诱发排卵。治疗后排卵率为60%～80%，妊娠率为30%～40%。20%～25%的患者治疗无效。

2.促性腺激素：尿促性素（HMG）

每支含FSH、LH各75 IU，常规用法：自然月经来潮或黄体酮撤退出血第5天，每天肌内注射HMG 1支，根据B超监测卵泡发育情况增减用量，优势卵泡直径达18 mm时，肌内注射HCCT 5 000～10 000 IU，以诱发排卵。若有3个卵泡同时发育，应停用HCCT，以避免卵巢过度刺激综合征发生。HMG也可和氯米芬联合应用，以促卵泡发育。尿促性素排卵率70%～90%，单卵泡发育率50%～70%，周期妊娠率10%～20%，OHSS发生率0～5%。

3.腹腔镜下卵巢打孔术

主要适用于BMI≤34，LH＞10 mIU/mL，游离睾酮高者，以及氯米芬和常规促排卵治疗无效的患者。现多采用激光或单极电凝将卵泡汽化和电凝。许多妊娠发生在腹腔镜术后1～6个月。作用机制：破坏产生雄激素的卵巢间质，间接调节垂体-卵巢轴，血清LH及睾酮水平下降，增加妊娠机会，并可能降低流产的危险。其主要并发症为盆腔粘连，偶有卵巢萎缩。

## （五）体外受精-胚胎移植

难治性PCOS患者（应用促排卵治疗6个周期无排卵者或有排卵，但未妊娠者）可采用体外受精、胚胎移植方法助孕。

（黄 娟）

# 第七章　子宫内膜异位症与子宫腺肌病

## 第一节　子宫内膜异位症

具有生长功能的子宫内膜组织(腺体和/或间质)出现在宫腔被黏膜覆盖以外的部位时称为子宫内膜异位症(EMT),简称内异症。

EMT 以痛经、慢性盆腔痛、不孕为主要表现,是育龄妇女的常见病。该病的发病率近年有明显增高趋势,发病率占育龄妇女的 10%~15%,占痛经妇女的 40%~60%。在不孕患者中,30%~40%合并 EMT,在 EMT 患者中不孕症的发病率为 40%~60%。

该病一般仅见于生育年龄妇女,以 25~45 岁妇女多见。绝经后或切除双侧卵巢后异位内膜组织可逐渐萎缩吸收,妊娠或使用性激素抑制卵巢功能可暂时阻止此病的发展,故 EMT 是激素依赖性疾病。

EMT 虽为良性病变,但具有类似恶性肿瘤远处转移、浸润和种植的生长能力。异位内膜可侵犯全身任何部位,最常见的种植部位是盆腔脏器和腹膜,以侵犯卵巢和宫底韧带最常见,其次为子宫、子宫直肠陷凹、腹膜脏层、直肠阴道隔等部位,故有盆腔 EMT 之称。

### 一、发病机制

本病的发病机制尚未完全阐明,关于异位子宫内膜的来源,目前有多种学说。

#### (一)经血逆流与种植学说

妇女在经期时子宫内膜碎片可随经血倒流,经输卵管进入盆腔,种植于卵巢和盆腔其他部位,并在该处继续生长和蔓延,形成盆腔 EMT。但已证实 90%以上的妇女可发生经血逆流,却只有 10%~15%的妇女罹患 EMT。剖宫产手术后所形成的腹壁瘢痕 EMT,占腹壁瘢痕 EMT 的 90%左右,是种植学说的典型例证。

#### (二)淋巴及静脉播散

子宫内膜可通过淋巴或静脉播散,远离盆腔部位的器官如肺、手或大腿的皮肤和肌肉发生的 EMT 可能就是通过淋巴或静脉播散的结果。

#### (三)体腔上皮化生学说

卵巢表面上皮、盆腔腹膜都是由胚胎期具有高度化生潜能的体腔上皮分化而来,在反复经血逆流、炎症、机械性刺激、异位妊娠或长期持续的卵巢甾体激素刺激下,易发生化生而成为异位症的子宫内膜。

### (四)免疫学说

免疫异常对异位内膜细胞的种植、黏附、增生具有直接和间接的作用,表现为免疫监视、免疫杀伤功能减弱,黏附分子作用增强,协同促进异位内膜的移植。以巨噬细胞为主的多种免疫细胞可释放多种细胞因子,促进异位内膜的种植、存活和增殖。EMT 患者的细胞免疫和体液免疫功能均有明显变化,患者外周血和腹水中的自然杀伤细胞(NK)的细胞活性明显降低。病变越严重者,NK 细胞活性降低亦越明显。雌激素水平越高,NK 细胞活性则越低。血清及腹水中,免疫球蛋白 IgG、IgA 及补体 $C_3$、$C_4$ 水平均增高,还出现抗子宫内膜抗体和抗卵巢抗体等多种自身抗体。因此,个体的自身免疫能力对异位内膜细胞的抑制作用,在本病的发生中起关键作用。

### (五)在位内膜决定论

中国研究者提出的"在位内膜决定论"揭示了在位子宫内膜在 EMT 发病中的重要作用,在位内膜的组织病理学、生物化学、分子生物学及遗传学等特质,与 EMT 的发生发展密切相关,其"黏附-侵袭-血管形成"过程,即所谓的"三 A 程序",可以解释 EMT 的病理过程,又可以表达临床所见的不同病变。

## 二、病理

EMT 最常见的发生部位为靠近卵巢的盆腔腹膜及盆腔器官的表面。根据其发生部位不同,可分为腹膜 EMT、卵巢 EMT、子宫腺肌病等。

### (一)腹膜 EMT

腹膜和脏器浆膜面的病灶呈多种形态。无色素沉着型为早期细微的病变,具有多种表现形式,呈斑点状或小泡状突起,单个或数个呈簇,有红色火焰样病灶,白色透明病变,黄褐色斑及圆形腹膜缺损。色素沉着型为典型的病灶,呈黑色或紫蓝色结节,肉眼容易辨认。病灶反复出血及纤维化后,与周围组织或器官发生粘连,子宫直肠陷凹常因粘连而变浅,甚至完全消失,使子宫后屈固定。

### (二)卵巢子宫内膜异位症

卵巢 EMT 最多见,约 80% 的内异症位于卵巢。多数为一侧卵巢,部分波及双侧卵巢。初始病灶表浅,于卵巢表面可见红色或棕褐色斑点或小囊泡;随着病变发展,囊泡内因反复出血积血增多,而形成单个或多个囊肿,称为卵巢子宫内膜异位囊肿。因囊肿内含暗褐色黏糊状陈旧血,状似巧克力液体,故又称为卵巢巧克力囊肿,直径大多在 10 cm 以内。卵巢与周围器官或组织紧密粘连是卵巢子宫内膜异位囊肿的临床特征之一,并可借此与其他出血性卵巢囊肿相鉴别。

### (三)子宫骶韧带、直肠子宫陷凹和子宫后壁下段的子宫内膜异位症

这些部位处于盆腔后部较低或最低处,与经血中的内膜碎屑接触机会最多,故为 EMT 的好发部位。在病变早期,子宫骶韧带、直肠子宫陷凹或子宫后壁下段有散在紫褐色出血点或颗粒状散在结节。由于病变伴有平滑肌和纤维组织增生,形成坚硬的结节。病变向阴道黏膜发展时,在阴道后穹隆形成多个息肉样赘生物或结节样瘢痕。随着病变发展,子宫后壁与直肠前壁粘连,直肠子宫陷凹变浅,甚至完全消失。

### (四)输卵管子宫内膜异位症

内异症直接累及黏膜较少,偶在其管壁浆膜层见到紫褐色斑点或小结节。输卵管常与周围

病变组织粘连。

### (五)子宫腺肌病

子宫腺肌病分为弥漫型与局限型两种类型。弥漫型的子宫呈均匀增大,质较硬,一般不超过妊娠 3 个月大小。剖面见肌层肥厚,增厚的肌壁间可见小的腔隙,直径多在 5 mm 以内。腔隙内常有暗红色陈旧积血。局限型的子宫内膜在肌层内呈灶性浸润生长,形成结节,但无包膜,故不能将结节从肌壁中剥出。结节内也可见陈旧出血的小腔隙,结节向宫腔突出颇似子宫肌瘤。偶见子宫内膜在肌瘤内生长,称之为子宫腺肌瘤。

### (六)恶变

EMT 是一种良性疾病,但少数可发生恶变,恶变率为 0.7%～1%,其恶变后的病理类型包括透明细胞癌、子宫内膜样癌、腺棘癌、浆液性乳头状癌、腺癌等。EMT 恶变 78% 发生在卵巢,22% 发生在卵巢外。卵巢外最常见的恶变部位是直肠阴道隔、阴道、结肠、盆腹膜、大网膜、脐部等。

## 三、临床表现

### (一)症状

1.痛经

痛经是常见而突出的症状,多为继发性,占 EMT 的 60%～70%。多于月经前 1～2 天开始,经期第1～2 天症状加重,月经净后疼痛逐渐缓解。疼痛多位于下腹深部及直肠区域,以盆腔中部为多,多随局部病变加重而逐渐加剧,但疼痛的程度与病灶的大小不成正比。

2.性交痛

性交痛多见于直肠子宫陷凹有异位病灶或因病变导致子宫后倾固定的患者。当性交时由于受阴茎的撞动,可引起性交疼痛,以月经来潮前性交痛最明显。

3.不孕

EMT 不孕率为 40%～60%,主要原因是腹水中的巨噬细胞影响卵巢的分泌功能和排卵功能,导致黄体功能不足(LPD)、未破裂卵泡黄素化综合征(LUFS)、早孕自然流产等。EMT 可使盆腔内组织和器官广泛粘连,输卵管变硬僵直,影响输卵管的蠕动,从而影响卵母细胞的拣拾和受精卵的输送。严重的卵巢周围粘连,可妨碍卵子的排出。

4.月经异常

部分患者可因黄体功能不足或无排卵而出现月经期前后阴道少量出血、经期延长或月经紊乱。内在性 EMT 患者往往有经量增多、经期延长或经前点滴出血。

5.慢性盆腔痛

71%～87%的 EMT 患者有慢性盆腔痛,慢性盆腔痛患者中有 83%活检确诊为 EMT。常表现为性交痛、大便痛、腰骶部酸胀及盆腔器官功能异常等。

6.其他部位 EMT 症状

肠道 EMT 可出现腹痛、腹泻或便秘。泌尿道 EMT 可出现尿路刺激症状等。肺部 EMT 可出现经前咯血、呼吸困难和/或胸痛。

### (二)体征

典型的盆腔 EMT 在盆腔检查时,可发现子宫后倾固定,直肠子宫陷凹、子宫骶韧带或子宫颈后壁等部位扪及 1～2 个或更多触痛性结节,如绿豆或黄豆大小,肛诊更明显。有卵巢 EMT

时,在子宫的一侧或双侧附件处扪到与子宫相连的囊性偏实不活动包块(巧克力囊肿),往往有轻压痛。若病变累及直肠阴道隔,病灶向后穹隆穿破时,可在阴道后穹隆处扪及甚至可看到隆起的紫蓝色出血点或结节,可随月经期出血。内在性 EMT 患者往往子宫胀大,但很少超过 3 个月妊娠,多为一致性胀大,也可能感到某部位比较突出犹如子宫肌瘤。如直肠有较多病变时,可触及一硬块,甚至误诊为直肠癌。

## 四、诊断

### (一)病史

凡育龄妇女有继发性痛经进行性加重和不孕史、性交痛、月经紊乱等病史者,应仔细询问痛经出现的时间、程度、发展及持续时间等。

### (二)体格检查

(1)妇科检查(三合诊)扪及子宫后位固定、盆腔内有触痛性结节或子宫旁有不活动的囊性包块,阴道后穹隆有紫蓝色结节等。

(2)其他部位的病灶如脐、腹壁瘢痕、会阴侧切瘢痕等处,可触及肿大的结节,经期明显。

临床上单纯根据典型症状和准确的妇检可以初步诊断 50% 左右的 EMT,但大约有 25% 的病例无任何临床症状,尚需借助下列辅助检查,特别是腹腔镜检查和活组织检查才能最后确诊。

### (三)影像学检查

1.超声检查

超声检查可应用于各型内异症,通常用于Ⅲ～Ⅳ期的患者,是鉴别卵巢子宫内膜异位囊肿、直肠阴道隔 EMT 和子宫腺肌症的重要手段。巧克力囊肿一般直径为 5～6 cm,直径大于 10 cm 的囊肿较少,其典型的声像图特征如下。

(1)均匀点状型:囊壁较厚,囊壁为结节状或粗糙回声,囊内布满均匀细小颗粒状的反光点。

(2)混合型:囊内大部分为无回声区,可见片状强回声或小光团,但均不伴声影。

(3)囊肿型:囊内呈无回声的液性暗区,多孤立分布,但与卵巢单纯性囊肿难以区分。

(4)多囊型:包块多不规则,其间可见隔反射,分成多个大小不等的囊腔,各囊腔内回声不一致。

(5)实体型:内呈均质性低回声或弱回声。

2.磁共振(MRI)检查

磁共振(MRI)对卵巢型、深部浸润型、特殊部位内异症的诊断和评估有意义,但在诊断中的价值有限。

### (四)CA125 值测定

血清 CA125 浓度变化与病灶的大小和病变的严重程度呈正相关。CA125 大于等于 35 U/mL 为诊断 EMT 的标准,临床上可以辅助诊断并可监测疾病的转归和评估疗效。由于 CA125 在不同的疾病间可发生交叉反应,使其特异性降低而不能单独作为诊断和鉴别诊断的指标。CA125 在监测内异症方面较诊断内异症更有价值。

在Ⅰ～Ⅱ期患者中,血清 CA125 水平正常或略升高,与正常妇女有交叉,提示 CA125 阴性者亦不能排除内异症。而在Ⅲ～Ⅳ期有卵巢子宫内膜异位囊肿、病灶侵犯较深、盆腔广泛粘连者,CA125 值多升高,但一般不超过 200 U/mL。腹腔液 CA125 的浓度可直接反映 EMT 病情,其浓度较血清高出 100 多倍,临床意义比血清 CA125 大。CA125 结合抗子宫内膜抗体

（EMAb）、B超、CT或MRI检查可提高诊断准确率。

### （五）抗子宫内膜抗体（EMAb）

EMT是一种自身免疫性疾病，因为在许多患者体内可以测出抗子宫内膜的自身抗体。EMAb是EMT的标志抗体，其产生与异位子宫内膜的刺激及机体免疫内环境失衡有关。EMT患者血液中EMAb水平升高，经促性腺激素释放激素类似物（GnRHa）治疗后，EMAb水平明显降低。测定抗子宫内膜抗体对内异症的诊断与疗效观察有一定的帮助。

### （六）腹腔镜检查

腹腔镜检查是诊断EMT的金标准，对于盆腔检查和B超检查均无阳性发现的不育或腹痛患者来说更是重要手段。在腹腔镜下对可疑病变进行活检，可以确诊和正确分期，对不孕的患者还可同时检查其他不孕的病因和进行必要的处理，如盆腔粘连分解术、输卵管通液及输卵管造口术等。

## 五、子宫内膜异位症的分期

### （一）美国生殖学会子宫内膜异位症（RAFS）手术分期

目前，世界上公认并应用的子宫内膜异位症分期法是RAFS分期，即按病变部位、大小、深浅、单侧或双侧、粘连程度及范围，计算分值，定出相应期别。

### （二）子宫内膜异位症的临床分期

1.Ⅰ期

不孕症未能找到不孕原因而有痛经者，或为继发痛经严重者。妇科检查后穹隆粗糙不平滑感，或骶韧带有触痛。B超检查无卵巢肿大。

2.Ⅱ期

后穹隆可触及小于1 cm的结节，骶韧带增厚，有明显触痛。两侧或一侧可触及小于5 cm肿块或经B超确诊卵巢增大者，附件与子宫后壁粘连，子宫后倾尚活动。

3.Ⅲ期

后穹隆可触及大于1 cm的结节，骶韧带增厚或阴道直肠可触及结节，触痛明显，两侧或一侧附件可触及大于5 cm的肿块或经B超确诊附件肿物者。肿块与子宫后壁粘连较严重，子宫后倾活动受限。

4.Ⅳ期

后穹隆被块状硬结封闭，两侧或一侧附件可触及直径大于5 cm的肿块与子宫后壁粘连，子宫后倾活动受限，直肠或输尿管受累。

对Ⅰ期、Ⅱ期患者选用药物治疗，如无效时再考虑手术治疗。对Ⅲ期、Ⅳ期患者首选手术治疗，对Ⅳ期患者行保守手术治疗预后较差。对此类不孕患者建议在术前药物治疗2～3个月后再行手术，以期手术容易施行，并可较彻底清除病灶。

## 六、EMT与不孕

在不孕患者中，30%～58%合并EMT，在EMT患者中不孕症的发病率为25%～67%。EMT合并不孕的患者治疗后3年累计妊娠率低于无EMT者，患内异症的妇女因男方无精子行人工授精，成功率明显低于无内异症的妇女。EMT对生育的影响主要有以下因素。

## （一）盆腔解剖结构改变

盆腔内 EMT 所产生的炎性反应及其所诱发的多种细胞因子和免疫反应,均可损伤腹膜表面,造成血管通透性增加,导致水肿、纤维素和血清渗出,经过一段时间后,发生盆腔内组织、器官粘连。其粘连的特点是范围大而致密,容易使盆腔内器官的解剖功能异常。一般 EMT 很少侵犯输卵管的肌层和黏膜层,故输卵管多为通畅。但盆腔内广泛粘连可导致输卵管变硬僵直,影响输卵管的蠕动,或卵巢与输卵管伞部隔离,从而影响卵母细胞的拣拾和受精卵的输送,严重者可导致输卵管阻塞。如卵巢周围的严重粘连或卵巢子宫内膜异位囊肿破坏正常卵巢组织,可妨碍卵子的排出。

## （二）腹水对生殖过程的干扰

内异症患者腹水中的巨噬细胞数量增多且活力增强,不仅吞噬精子,还可释放白细胞介素-1 (IL-1)、白细胞介素-2(IL-2)、肿瘤坏死因子(INF)等多种细胞因子,影响精子的功能和卵子的质量,不利于受精过程及胚胎着床。腹水中的巨噬细胞降低颗粒细胞分泌黄体酮的功能,干扰卵巢局部的激素调节作用,使 LH 分泌异常、催乳素(PRL)水平升高、前列腺素(PG)含量增加,影响排卵的正常进行,可能导致黄体期缺陷(LPD)、未破裂卵泡黄素化综合征(LUFS)、不排卵等。临床发现 EMT 患者体外受精-胚胎移植(IVF-ET)的受精率降低。盆腔液中升高的 PG 可以干扰输卵管的运卵功能,并刺激子宫收缩,干扰着床和使自然流产率升高达 50%。

# 七、EMT 治疗

国际子宫内膜异位症学术会议(WEC)曾总结提出对于 EMT,腹腔镜、卵巢抑制、三期疗法、妊娠、助孕是最好的治疗。中国研究者又明确提出内异症的规范化治疗应达到 4 个目的:减灭和去除病灶,缓解和消除疼痛,改善和促进生育,减少和避免复发。

治疗时主要考虑的因素:①年龄;②生育要求;③症状的严重性;④既往治疗史;⑤病变范围;⑥患者的意愿。

## （一）有生育要求的内异症治疗方案

对有生育要求的内异症患者,应首先行子宫输卵管造影(HSG),输卵管通畅者,可先采用抑制子宫内膜异位病灶有效的药物,如避孕药、孕三烯酮或 GnRHa 等药物 3～6 个周期,然后给予促排卵治疗;对排卵正常但不能受孕者应行腹腔镜检查以明确有无盆腔粘连或引起不孕的其他盆腔因素。若 HSG 提示病变累及输卵管影响输卵管通畅性或功能,则应行腹腔镜检查确诊病因,在检查的同时完成盆腔粘连分离、异位病灶去除及输卵管矫正手术。EMT 患者手术后半年为受孕的黄金时期,术后 1 年以上获得妊娠的机会大大下降。

有研究者认为对 EMT Ⅰ～Ⅱ期不孕患者,首选手术治疗,在无广泛病变或经手术重建盆腔解剖结构后,此时期盆腔内环境最有利于受精,子宫内膜的容受性也最高,应积极促排卵尽早妊娠或促排卵后行人工授精(IUI) 3 个周期,仍未成功则行体外授精(IVF)。对Ⅲ～Ⅳ期内异症不孕患者手术后短期观察或促排卵治疗,如未妊娠,直接 IVF 或注射长效 GnRHa 2～3 支后行 IVF-ET。对病灶残留,内异症生育指数评分低者,术后可用 GnRHa 治疗 3 周期后行 IVF。

## （二）无生育要求的治疗方案

对于无生育要求的内异症患者,治疗并控制病灶,以最简便、最小的代价来提高生活质量。治疗方法可分为手术治疗、药物治疗、介入治疗、中药治疗等。手术是第一选择,腹腔镜手术为首选。手术可以明确诊断,确定病变程度、类型、活动状态,进行切除、减灭病变,分离粘连,减轻症状,减少或预防复发。

子宫腺肌症症状较严重者,一般需行次全子宫切除或全子宫切除术。年轻且要求生育者,如病灶局限,可考虑单纯切除病灶,缓解症状,提高妊娠率,但子宫腺肌症的病灶边界不清又无包膜,故不宜将其全部切除,因此复发率较高。疼痛较轻者,可以药物治疗。

**(三)手术治疗**

手术的目的是切除病灶、恢复解剖。手术又分为保守性手术、半保守性手术及根治性手术。

1.保守性手术

保留患者的生育功能,手术尽量切除肉眼可见的病灶、剔除囊肿及分离粘连。适合年龄较轻、病情较轻又有生育要求者。

2.根治性手术

切除全子宫及双附件,以及所有肉眼可见的病灶。适合年龄50岁以上、无生育要求、症状重或者内异症复发经保守手术或药物治疗无效者。

3.半保守性手术

切除子宫,但保留卵巢。主要适合无生育要求、症状重或者复发经保守手术或药物治疗无效,但年龄较轻希望保留卵巢内分泌功能者。

手术后的复发率取决于病情的严重程度及手术的彻底性。彻底切除或剥除病灶后2年复发率大约为21.5%,5年复发率为40%~50%。手术后使用GnRHa类药物可用于治疗切除不完全的内异症患者的疼痛,尤其是重度内异症者术后盆腔痛。对于术后想受孕的患者可以不使用该类药物,因为这并不能提高受孕率,而且还会因治疗耽搁怀孕。术后使用促排卵药物,争取术后早日怀孕。如果术后需要使用GnRH-a类药物,注射第3支后28天复查CA125及CA199,CA125降至15 U/mL以下,CA199降至20 U/mL以下,待月经复潮后可行IUI或IVF-ET。

**(四)药物治疗**

药物治疗的目的是改善妊娠环境,获得妊娠和止痛。常用药物有以下几种。

1.假孕疗法

长期持续口服高剂量的雌、孕激素,抑制垂体促性腺激素(Gn)及卵巢性激素的分泌,造成无周期性的低雌激素状态,使患者产生一种高雄激素性的闭经,其所发生的变化与正常妊娠相似,故称为假孕疗法。各种口服避孕药和孕激素均可用来诱发假孕。

(1)口服避孕药:低剂量高效孕激素和炔雌醇的复合片,抑制排卵,下调细胞增殖,加强在位子宫内膜细胞凋亡,可有效安全地治疗EMT患者的痛经。长期连续或循环地使用是可靠的手术后用药,可避免或减少复发。通过阴道环给予雌、孕激素的方式治疗EMT相关疼痛效果及依从性良好。近年国外研究认为,避孕药疗效不差于GnRHa,且经济、便捷、不良反应小,可作为术后的一类用药。

用法:每天1片,连续服9~12个月或12个月以上。服药期间如发生阴道突破性出血,每天增加1片直至闭经。

(2)孕激素类:①地诺孕素是一种睾酮衍生物,仅结合于孕激素受体以避免雌激素、雄激素或糖皮质激素活性带来的不良反应。在改善EMT相关疼痛方面,地诺孕素与GnRHa疗效相当。每天口服2 mg,连续使用52周,对骨密度影响轻微。其安全耐受性很好,对血脂、凝血、糖代谢影响很小。给药方便,疗效优异,不良反应轻微。作为保守手术后的用药值得推荐。②炔诺酮

5～7.5 mg/d(每片 0.625 mg),或醋酸甲羟孕酮(MPA)20～30 mg/d(每片 2 mg),连服 6 个月。如用药期间出现阴道突破性出血,可每天加服戊酸雌二醇片 1 mg,或己烯雌酚 0.25～0.5 mg。

由于炔诺酮、醋酸甲羟孕酮类孕激素疗效短暂,妊娠率低,复发率高,现临床上已较少应用。

**2.假绝经疗法**

使用药物阻断下丘脑 GnRHa 和垂体 Gn 的合成和释放,直接抑制卵巢激素的合成,以及有可能与靶器官性激素受体相结合,导致 FSH 和 LH 值低下,从而使子宫内膜萎缩,导致短暂闭经。不像绝经期后 FSH 和 LH 升高,故名假绝经疗法。常用药物有达那唑、孕三烯酮等。

(1)达那唑:是一种人工合成的 17α-乙炔睾酮衍生物,抑制 FSH 和 LH 峰,产生闭经,并直接与子宫内膜的雄激素和孕激素的受体结合,导致异位内膜腺体和间质萎缩、吸收而痊愈。

用法:月经第 1 天开始口服,每天 600～800 mg,分 2 次口服,连服 6 个月。或使用递减剂量,300 mg/d 逐渐减至 100 mg/d 的维持剂量,作为 GnRHa 治疗后的维持治疗,治疗 1 年,能有效维持盆腔疼痛的缓解。

达那唑宫内节育器能有效缓解 EMT 有关的疼痛症状,且无口服时的不良反应。达那唑阴道环给药系统有效治疗深部浸润型 EMT 的盆腔疼痛,不良反应非常少见,可以作为术后长期维持治疗。

(2)孕三烯酮:是 19-去甲睾酮衍生物,有雄激素和抗雌孕激素作用,作用机制类似达那唑,疗效优于达那唑,不良反应较达那唑轻。其耐受性、安全性及疗效不如 GnRHa。

用法:月经第 1 天开始口服,每周 2 次,每次 2.5 mg,连服 6 个月。

**3.其他药物**

(1)三苯氧胺(他莫昔芬,TAM):是一种非甾体类的雌激素拮抗剂,可与雌激素竞争雌激素受体,降低雌激素的净效应,并可刺激孕激素的合成,而起到抑制雌激素作用,能使异位的子宫内膜萎缩,造成闭经,并能缓解因内异症引起的疼痛等症状。但 TAM 治疗中又可出现雌激素样作用,长期应用可引起子宫内膜的增生,诱发卵巢内膜囊肿增大。

用法:每天 20～30 mg,分 2～3 次口服,连服 3～6 个月。

(2)米非司酮:能与黄体酮受体及糖皮质激素受体结合,下调异位和在位内膜的孕激素受体含量并抑制排卵,造成闭经,促进 EMT 病灶萎缩,疼痛缓解。

用法:月经第 1 天开始口服,每天 10～50 mg,连服 6 个月。

(3)有前景的药物:芳香化酶抑制剂类,如来曲唑、GnRHa-A 类药物西曲瑞克、基质金属蛋白酶抑制剂及抗血管生成治疗药物等。

**4.免疫调节治疗**

EMT 是激素依赖性疾病,性激素抑制治疗已广泛应用于临床并取得了一定的短期疗效,包括达那唑、GnRHa 和口服避孕药等。但是高复发率及长期使用产生的严重药物不良反应影响了后续治疗。研究表明 EMT 的形成和发展有免疫系统的参与,包括免疫监视的缺失,子宫内膜细胞对凋亡和吞噬作用的抵抗,以及对子宫内膜细胞有细胞毒性作用的 NK 细胞活性的降低。因此,免疫调节为 EMT 治疗开辟了新的途径。目前,以下几种药物在 EMT 治疗研究中获得了初步疗效。

(1)己酮可可碱:己酮可可碱是一种磷酸二酯酶抑制剂,既可以影响炎症调节因子的产生,也可以调节免疫活性细胞对炎症刺激的反应,近年来被认为可能对 EMT 有效而成为 EMT 免疫调节治疗的研究重点。己酮可可碱可以通过提高细胞内的环磷腺苷水平来减少炎症细胞因子的产生或降低其活性,如肿瘤坏死因子 α(TNF-α)。此外还具有抑制 T 淋巴细胞和 B 淋巴细胞活化,降低 NK 细胞活性,阻断白细胞对内皮细胞的黏附等作用。研究发现己酮可可碱可以调节 EMT 患者腹膜环境的免疫系统功能,减缓子宫内膜移植物的生长,逆转过度活化的巨噬细胞,有效改善 EMT 相关的不孕。己酮可可碱不抑制排卵,对孕妇是安全的,适用于治疗与 EMT 相关的不孕症。

手术后使用己酮可可碱治疗轻度 EMT,800 mg/d,12 个月的妊娠率从 18.5% 提高到 31%,可以明显减轻盆腔疼痛。但也有研究认为其并不能明显改善轻度到重度 EMT 患者的妊娠率,不能降低术后复发率。

(2)抗 TNF-α 治疗药物:TNF-α 是一种促炎症反应因子,是活化的巨噬细胞的主要产物,与 EMT 的形成和发展有关。EMT 患者腹腔液中 TNF-α 水平增高,并且其水平与 EMT 的严重程度相关。抗 TNF-α 治疗除了阻断 TNF-α 对靶细胞的作用外,还包括抑制 TNF-α 的产生。该类药物有己酮可可碱、英夫利昔单抗、依那西普、重组人 TNF 结合蛋白 I 等。

(3)干扰素-α2b:干扰素-α 能刺激 NK 细胞毒活性,并可促使 CD8 细胞表达。无论在体外实验或动物模型中,干扰素-α2b 对于 EMT 的疗效均已得以证实。

(4)白细胞介素-12(IL-12):IL-12 的主要作用是调节免疫反应的可适应性。IL-12 可以作用于 T 淋巴细胞和 NK 细胞,从而诱导其他细胞因子的产生。其中产生的干扰素-γ 可以进一步增强 NK 细胞对子宫内膜细胞的细胞毒性作用,以及促进辅助性 T 淋巴细胞反应的产生。小鼠腹腔内注射 IL-12 明显减小异位子宫内膜病灶的表面积和总重量。但目前缺乏临床试验证实其疗效。

(5)中药:中医认为扶正固本类中药多有免疫促进作用,有促肾上腺皮质功能及增强网状内皮系统的吞噬作用,增加 T 淋巴细胞的比值。活血化瘀类中药对体液免疫与细胞免疫均有一定的抑制作用,不仅能减少已生成的抗体,而且还抑制抗体形成,对已沉积的抗原抗体复合物有促进吸收和消除的作用,还有抗感染、降低毛细血管通透性等作用。由丹参、莪术、三七、赤芍等组方的丹莪妇康煎具有增强细胞免疫和降低体液免疫的双向调节作用,疗效与达那唑相似。由柴胡、丹参、赤芍、莪术、五灵脂组方的丹赤饮使 33% 的 EMT 患者局部体征基本消失,NK 细胞活性升高。但是中药的具体免疫调节作用尚缺乏实验室证据的支持,且报道的临床疗效可重复性不强。

5.左炔诺孕酮宫内缓释系统(LNG-IUS,商品名曼月乐)

LNG-IUS 直接减少病灶中的 $E_2$ 受体,使 $E_2$ 的作用减弱导致异位的内膜萎缩,子宫动脉阻力增加,减少子宫血流量,减少子宫内膜中前列腺素的产生,明显减少月经量,改善 EMT 患者的盆腔疼痛,缓解痛经症状。与 GnRHa 相比,LNG-IUS 缓解 EMT 患者痛经疗效相当,减少术后痛经复发。不增加心血管疾病风险,且降低血脂,不引起低雌激素症状,没有减少骨密度的严重不良反应,可长期应用。不规则阴道流血发生率高于 GnRHa。如果 EMT 患者需要长期治疗,可优先选择 LNG-IUS,在提供避孕的同时,是治疗子宫内膜异位症、子宫腺肌病和慢性盆腔痛的有效、安全、便捷的治疗手段之一,尤其适用于合并有子宫腺肌症的 EMT 患者的长期维持治疗。

曼月乐含 52 mg 左炔诺孕酮,每天释放 20 μg,可有效使用 5 年。

放置曼月乐一般选择在月经的 7 天以内,如果更换新的曼月乐可以在月经周期的任何时间。早孕流产后可以立即放置,产后放置应推迟到分娩后 6 周。

#### 6.促性腺激素释放激素激动剂(GnRHa)

GnRHa 是目前最受推崇、最有效的子宫内膜异位症治疗药物。连续使用 GnRHa 可下调垂体功能,造成药物暂时性去势及体内 Gn 水平下降、低雌激素状态;由于卵巢功能受抑制,产生相应低雌激素环境,使内异症病灶消退。目前常用的有长效制剂如进口的曲普瑞林、戈舍瑞林、布舍瑞林等,国产的长效制剂有亮丙瑞林(丽珠制药),短效制剂如丙氨瑞林(安徽丰原)。

(1)用法:长效制剂于月经第 1 天开始注射,每 28 天注射 1/2～1 支,注射 3～6 支,最多不超过 6 支。

(2)不良反应:主要为雌激素水平降低所引起的类似围绝经期综合征的表现,如潮热、多汗、血管舒缩不稳定、乳房缩小、阴道干燥等反应,占 90% 左右,一般不影响继续用药。严重雌激素减少,$E_2$ 小于734 pmol/L,可增加骨中钙的吸收,而发生骨质疏松。

(3)反向添加疗法(Add-back):指联合应用 GnRHa 及雌、孕激素,使体内雌激素水平达到所谓"窗口剂量",既不影响内异症的治疗,又可最大限度地减轻低雌激素的影响。其目的是减少血管收缩症状,以及长期使用 GnRHa 对于骨密度的损害。可以用雌、孕激素的联合或序贯方法。

用药方法:应用 GnRHa 3 个月后,联合应用以下药物。如:①GnRHa＋戊酸雌二醇片 1～2 mg/d＋醋酸甲羟孕酮 2～4 mg/d;②GnRHa＋戊酸雌二醇片 1～2 mg/d＋炔诺酮 5 mg/d。③GnRHa＋利维爱 2.5 mg/d。

雌二醇阈值窗口概念:血清 $E_2$ 在 110～146 pmol/L 为阈值窗口,在窗口期内可不刺激 EMT 病灶生长,亦能满足骨代谢和血管神经系统对雌激素的需求,故可适当添加激素维持雌激素阈值水平,减少不良反应。适当的反加不影响 GnRHa 疗效,且有效减少不良反应,延长用药时间。

(4)GnRHa 反减治疗:以往采用 GnRHa 先足量再减量方法,近年有更合理的长间歇疗法,延长GnRH-a 用药间隔时间至 6 周一次,共用 4 次,亦能达到和维持有效低雌激素水平,是经济有效且减少不良反应的给药策略,但其远期复发率有待进一步研究。

#### (五)药物与手术联合治疗

手术治疗可恢复正常解剖关系,去除病灶并同时分离粘连,但严重的粘连使病灶不能彻底清除,显微镜下和深层的病灶无法看到,术后的并发症有时难以避免。手术后的粘连是影响手术效果、导致不孕的主要原因。药物治疗虽有较好的疗效,但停药后短期内病变可能复发,致密的粘连妨碍药物到达病灶内而影响疗效。根据病情程度在手术前后药物治疗。术前应用 GnRHa,在低雌激素作用下,腹腔内充血减轻,毛细血管充血和扩张均不明显,使粘连易于分离,卵巢异位瘤易于剥离,有利于手术的摘除,还可预防术后粘连形成。术后用 1～2 个月的药物,可以抑制手术漏掉的病灶,预防手术后的复发。

### 八、EMT 的复发与处理

内异症复发指手术和规范药物治疗,病灶缩小或消失及症状缓解后,再次出现临床症状且恢复至治疗前水平或加重,或再次出现子宫内膜异位病灶。内异症总体的复发率高达 50% 以上,作为一种慢性活动疾病,无论给予什么治疗,患者总处于复发的危险之中,特别是年轻的、保守性手术者。实际上,难以区分疾病的再现或复发,还是再发展或持续存在,更难界定治疗后多长时间再出现复发。无论何种治疗都很难将异位灶清除干净,尤其是药物治疗。复发的生物学基础是异位内膜细胞可以存活并有激素的维持。这种异位灶可以很"顽强",经过全期妊娠,已经萎缩的异位种植可能在产后 1 个月复发。亦有报道在经过卵巢抑制后 3 个星期,仅在激素替代 3 天即可再现病灶。复发的主要表现是疼痛及结节或包块的出现,80％于盆腔检查即可得知,超声扫描、血清 CA125 检查可助诊,最准确的复发诊断是腹腔镜检查。一般以药物治疗的复发率为高,1 年的复发率是 51.6％。保守性手术的每年复发率是 13.6％,5 年复发率是 40％～50％:

EMT 复发的治疗基本遵循初治原则,但应个体化。如药物治疗后痛经复发,应手术治疗。手术后内异症复发可先用药物治疗,仍无效者应考虑手术治疗。如年龄较大、无生育要求且症状严重者,可行根治性手术。对于有生育要求者,未合并卵巢子宫内膜异位囊肿者,给予 GnRHa 3 个月后进行 IVF-ET。卵巢子宫内膜异位囊肿复发可进行手术或超声引导下穿刺,术后给予 GnRHa 3 个月后进行 IVF-ET。

**（李爱凤）**

# 第二节　子宫腺肌病

子宫腺肌病是指子宫内膜向肌层良性浸润并在其中弥散性生长,其特征是在子宫肌层中出现异位的内膜和腺体,伴有周围肌层细胞的代偿性肥大和增生。本病 20％～50％合并子宫内膜异位症,约 30％合并子宫肌瘤。

目前子宫腺肌病的发病有逐渐增加的趋势,其治疗的方法日趋多样化,治疗方法的选择应在考虑患者年龄、生育要求、临床症状的严重程度、病变部位与范围、患者的意愿等的基础上确定。

## 一、临床特征

### (一)病史特点

(1)详细询问相关的临床症状,如经量增多和进行性痛经。

(2)家族中有无相同病史。

(3)医源性因素所致子宫内膜创伤,如多次分娩、习惯性流产、人工流产、宫腔操作史。

### (二)症状

子宫腺肌病的症状不典型,表现多种多样,没有特异性。约 35％的子宫腺肌病无临床症状,临床症状与病变的范围有关。

1.月经过多

月经过多占 40％～50％,一般出血与病灶的深度呈正相关,偶尔也有小病变月经过多者。

2.痛经

逐渐加剧的进行性痛经,痛经常在月经来潮的前一周就开始,至月经结束。15％～30％的患者有痛经,疼痛的程度与病灶的多少有关,约 80％痛经者为子宫肌层深部病变。

3.其他症状

部分患者可有未明原因的月经中期阴道流血及性欲减退,子宫腺肌病不伴有其他不孕疾病时,一般对生育无影响,伴有子宫肌瘤时可出现肌瘤的各种症状。

### (三)体征

妇科检查可发现子宫呈均匀性增大或有局限性结节隆起,质地变硬,一般不超过孕 12 周子宫的大小。近月经期检查,子宫有触痛。月经期,由于病灶充血、水肿及出血,子宫可增大,质地变软,压痛较平时更为明显。月经期后再次妇科检查发现子宫有缩小,这种周期性出现的体征改变为诊断本病的重要依据之一。合并盆腔子宫内膜异位症时,子宫增大、后倾、固定、骶骨韧带增粗,或子宫直肠陷凹处有痛性结节等。

## 二、辅助检查

### (一)实验室检查

1.血常规

明确有无贫血。

2.CA125

子宫腺肌病患者血 CA125 水平明显升高,阳性率达 80%,CA125 在监测疗效上有一定价值。

### (二)影像学检查

1.B 超检查

B 超为子宫腺肌病的常规诊断手段。B 超的图像特点如下。

(1)子宫呈均匀性增大,轮廓尚清晰。

(2)子宫内膜线可无改变,或稍弯曲。

(3)子宫切面回声不均匀,有时可见大小不等的无回声区。

2.MRI 检查

MRI 为目前诊断子宫腺肌病最可靠的无创伤性诊断方法,可以区别子宫肌瘤和子宫腺肌病,并可诊断两者同时并存,对决定处理方法有较大帮助,在发达国家中广泛应用。图像特征如下。

(1)子宫增大,外缘尚光滑。

(2)$T_2WI$ 显示子宫的正常解剖形态扭曲或消失。

(3)子宫后壁明显增厚,结合带厚度大于 8 mm。

(4)$T_2WI$ 显示子宫壁内可见一类似结合带的低信号肿物,与稍高信号的子宫肌层边界不清,类似于结合带的局灶性或广泛性增宽,其中可见局灶性的大小不等斑点状高信号区,即为异位的陈旧性出血灶或未出血的内膜岛。

### (三)其他

1.宫腔镜检查

子宫腔增大,有时可见异常腺体开口,并可除外子宫内膜病变。

2.腹腔镜检查

见子宫均匀增大,前后径增大更明显,子宫较硬,外观灰白或暗紫色,有时浆膜面见突出紫蓝色结节。

3.肌层针刺活检

诊断的准确性依赖于取材部位的选择、取材次数,以及病灶的深度和广度,特异性较高,但敏感性较低,而且操作困难,在临床上少用。

## 三、诊断

子宫腺肌病的诊断一般并不难,最主要的困难在于与子宫肌瘤等疾病的鉴别诊断。子宫腺肌病与子宫肌瘤均是常见的妇科疾病,两种病变均发生在子宫,发病年龄相仿,多见于 30～50 岁的育龄妇女,临床上容易互相混淆。一般来说子宫腺肌病突出症状是继发性逐渐加重的痛经,子宫肌瘤的突出症状却为月经过多及不规则出血,子宫腺肌病时子宫也有增大,但很少超过妊娠 3 个月子宫大小。

## 四、治疗

### (一)治疗原则

由于子宫腺肌病的难治性,目前尚不能使每位患者均获得满意的疗效,应根据患者的年龄、生育要求和症状,实施个体化的多种手段的联合治疗策略。

### (二)药物治疗

药物治疗子宫腺肌病近期疗效明显,但只是暂时性的,停药后症状体征常很快复发,对年轻有生育要求,近绝经期者或不接受手术治疗者可试用达那唑、孕三烯酮或促性腺激素释放激素类似物(GnRHa)等。

1.达那唑

达那唑适用于轻度及中度子宫腺肌病痛经患者。

用法:月经第 1 天开始口服 200 mg,2～3 次/天,持续用药 6 个月。若痛经不缓解或未闭经,可加至 4 次/天。疗程结束后约 90%症状消失。停药后 4～6 周恢复月经及排卵。

不良反应:有恶心、头痛、潮热、乳房缩小、体重增加、性欲减退、多毛、痤疮、声音改变、皮脂增加、肌痛性痉挛等。但发生率低,且症状多不严重。

2.孕三烯酮

19-去甲睾酮的衍生物,有抗雌激素和抗孕激素作用,不良反应发生率同达那唑,但程度略轻。

用法:每周用药 2 次,每次 2.5 mg,于月经第 1 天开始服用,6 个月为 1 个疗程。因为用药量小,用药次数少,其应用近年来增多。孕三烯酮治疗轻症子宫腺肌病具有很好的效果,可达治愈目的,从而可防止其发展为重症子宫腺肌病,减少手术及术后并发症,提高患者生活质量。

3.促性腺激素释放激素激动剂(GnRHa)

其为人工合成的十肽类化合物,能促进垂体细胞分泌黄体生成激素(LH)和卵泡刺激激素(FSH),长期应用对垂体产生降调作用,可使 LH 和 FSH 分泌急剧减少。有研究表明子宫腺肌病导致不孕与化学和免疫等因素有关,而 GnRHa 有调节免疫活性的作用,且使子宫大小形态恢复正常,从而改善了妊娠率。但 GnRHa 作用是可逆性的,故对子宫腺肌病合并不孕的治疗在停药后短期内不能自行受孕者,应选择辅助生殖技术。

4.其他药物

(1)孕激素受体拮抗剂:米非司酮为人工合成 19-去甲基睾酮衍生物,具有抗孕激素及抗皮质激素的活性。用法为米非司酮 10 mg 口服 1 次/天,连续 3 个月,治疗后患者停经,痛经消失,子宫体积明显缩小,不良反应少见。年轻患者停药后复发率高于围绝经期患者,复发者进行长期治疗仍有效。

(2)左旋 18 炔诺孕酮:依伴依(Norplant)为左旋 18 炔诺孕酮皮下埋植剂,可治疗围绝经期子宫腺肌病,治疗后虽子宫体积无明显缩小,但痛经缓解率达 100%。缓释左旋 18 炔诺孕酮宫内节育器(LNG-IUS,曼月乐),国内外报道用 LNG-IUS 治疗子宫腺肌病痛经及月经过多有一定效果。

（3）短效口服避孕药：临床研究显示，长期服用短效避孕药可使子宫内膜和异位内膜萎缩，缓解痛经，减少经量，降低子宫内膜异位症的复发率。但是复方口服避孕药存在不良反应，服用后患者可出现点滴出血或突破性出血、乳房触痛、头痛、体重改变、恶心和呕吐等胃肠道反应，以及情绪改变等不良反应，长期应用有血栓性疾病和心血管疾病风险。因此，复方口服避孕药的使用应综合各方面情况进行个体化用药，以使患者获得最大益处。目前国内外还没有关于该疗法用于子宫腺肌病治疗效果大样本的评价。

（4）孕激素：孕激素作用基于子宫内膜局部高剂量的黄体酮，可引起蜕膜样变，上皮萎缩及产生直接的血管改变，使月经减少，甚至闭经。目前国外研究显示，地屈孕酮是分子结构最接近天然黄体酮的一种孕激素，并具有更高的口服生物利用度。地屈孕酮是一种口服孕激素，可使子宫内膜进入完全的分泌相，从而可防止由雌激素引起的子宫内膜增生和癌变风险。地屈孕酮可用于内源性孕激素不足的各种疾病，它不产热，且对脂代谢无影响；极少数患者可出现突破性出血，一般增加剂量即可防止。地屈孕酮也可能发生其他发生在孕激素治疗中的不良反应，如轻微出血、乳房疼痛，肝功能损害极为少见。目前国内外尚无使用地屈孕酮治疗子宫腺肌病的大型随机对照试验。

### （三）手术治疗

药物治疗无效或长期剧烈痛经时，应行手术治疗。手术治疗包括根治手术（子宫切除术）和保守手术。

#### 1.子宫切除术

子宫切除术是主要的治疗方法，也是唯一循证医学证实有效的方法，可以根治痛经和/或月经过多，适用于年龄较大、无生育要求者。近年来，阴式子宫切除术应用日趋增多，单纯子宫腺肌病子宫体积多小于12孕周子宫大小，行阴式子宫切除多无困难。若合并有内异症，有卵巢子宫内膜异位囊肿或估计有明显粘连，可行腹腔镜子宫切除术。虽然有研究表明腺肌病的子宫有稍多于10%病变可累及宫颈，但也有研究表明腺肌病主要见于子宫体部，罕见于宫颈部位，只要保证切除全部子宫下段，仍可考虑行子宫次全切除术。

#### 2.保守性手术

子宫腺肌病病灶挖除术、子宫内膜去除术和子宫动脉栓塞术都属于保留生育功能的方法。腹腔镜下子宫动脉阻断术和病灶消融术（使用电、射频和超声等能减少子宫腺肌病量），近年来的报道逐渐增多，但这些手术的效果均有待于循证医学研究证实。

（1）子宫腺肌病病灶挖除术：适用于年轻、要求保留生育功能的患者。子宫腺肌瘤一般能挖除干净，可以明显地改善症状，增加妊娠机会。对局限型子宫腺肌病可以切除大部分病灶，缓解症状。虽然弥散型子宫腺肌病做病灶大部切除术后妊娠率较低，但仍有一定的治疗价值。术前使用GnRHa治疗3个月，可以缩小病灶利于手术。做病灶挖除术的同时还可做子宫神经去除术或子宫动脉阻断术以提高疗效。

（2）子宫内膜去除术：近年来，有报道在宫腔镜下行子宫内膜去除术治疗子宫腺肌病，术后患者月经量明显减少，甚至闭经，痛经好转或消失，对伴有月经过多的轻度子宫腺肌病可试用。子宫内膜切除术虽可有效控制月经过多及痛经症状，但对深部病灶治疗效果较差。远期并发症常见的为宫腔粘连、宫腔积血、不孕、流产、早产等。

（3）子宫动脉栓塞术（UAE）：近期效果明显，月经量减少约50%，痛经缓解率达90%以上，子宫及病灶体积缩小显著,彩色超声显示子宫肌层及病灶内血流信号明显减少,该疗法对要求保留子宫和生育功能的患者具有重大意义。但 UAE 治疗的某些并发症尚未解决,远期疗效尚待观察,对日后生育功能的影响还不清楚,临床应用仍未普及,还有待于进一步积累经验。

(4)子宫病灶电凝术:通过子宫病灶电凝可引起子宫肌层内病灶坏死,以达到治疗的目的。但病灶电凝术中很难判断电凝是否完全,因此不如手术切除准确,子宫肌壁电凝术后病灶被瘢痕组织所代替,子宫壁的瘢痕宽大,弹性及强度降低,故术后子宫破裂风险增加。

(5)盆腔去神经支配治疗:近年来国外研究者采用开腹或腹腔镜下骶前神经切除术及子宫神经切除术治疗原发及继发性痛经,取得了较好效果。

(6)腹腔镜下子宫动脉阻断术:子宫动脉结扎治疗子宫腺肌病的灵感来源于子宫动脉栓塞治疗子宫腺肌病的成功经验,但该术式目前应用的病例不多。由于疼痛不能得到完全缓解,多数患者对手术效果并不满意。

## 五、预后与随访

### (一)随访内容

通常包括患者主诉、疼痛评价、妇科检查、超声检查、血清 CA125 检测,如果是药物治疗者,需要检查与药物治疗相关的内容,如肝功能、骨密度等。

### (二)预后

除非实施了子宫切除术,否则子宫腺肌病容易复发。因残留的内膜腺体而发生恶变的较少见,与子宫腺肌病类似的疾病如子宫内膜异位症,其恶变率国内报道为 1.5%,国外报道为 0.7%～1.0%,相比之下,子宫腺肌病发生恶变更为少见。

(李爱凤)

# 第八章 女性生殖系统肿瘤

## 第一节 外阴肿瘤

### 一、外阴良性肿瘤

外阴良性肿瘤较少见。根据良性肿瘤的性状可划分为两大类:囊性或实质性。根据肿瘤的来源也可将其划分为四大类:①上皮来源的肿瘤;②上皮附件来源的肿瘤;③中胚叶来源的肿瘤;④神经源性肿瘤。本节将常见的外阴良性肿瘤按肿瘤的来源归类,介绍如下。

**(一)上皮来源的肿瘤**

1.外阴乳头瘤

外阴部鳞状上皮的乳头瘤较少见。病变多发生在大阴唇,也可见于阴阜、阴蒂和肛门周围。外阴乳头瘤多见于中老年妇女,发病年龄大多在 40～70 岁。

(1)病理特点。①大体所见:单发或多发的突起,呈菜花状或乳头状,大小可由数毫米至数厘米直径,质略硬。②显微镜下所见:复层鳞形上皮中的棘细胞层增生肥厚,上皮向表面突出形成乳头状结构,上皮脚变粗向真皮层伸展。但上皮细胞排列整齐,细胞无异型性。

(2)临床表现:常常无明显的症状,有一些患者有外阴瘙痒;如肿瘤较大,因反复摩擦,表面可溃破、出血和感染。有时,妇科检查时才发现外阴部有乳头状肿块,可单发或多发,质略硬。

(3)诊断和鉴别诊断:根据临床表现,可作出初步的诊断。确诊应根据活检后病理学结果。诊断时应与外阴尖锐湿疣进行鉴别。外阴尖锐湿疣系 HPV 病毒感染,在显微镜下可见典型的挖空细胞。据此,可进行鉴别。

(4)治疗:以局部切除为主要的治疗方法,在病灶外 0.5～1.0 cm 处切除整个肿瘤,切除物必须送病理组织学检查。

2.软垂疣

软垂疣有时也称为软纤维瘤、纤维上皮性息肉或皮垂,常常较小且软,多见于大阴唇。

(1)病理特点。①大体所见:外形呈球形,直径为 1～2 cm,可有蒂。肿瘤表面有皱襞,肿瘤质地柔软。②显微镜下所见:肿瘤由纤维结缔组织构成,表面覆盖较薄的鳞形细胞上皮层,无细胞增生现象。

（2）临床表现：通常无症状，当蒂扭转或破溃时出现症状，主要为疼痛、溃破、出血和感染。有时肿块受摩擦而有不适感。妇科检查时可见外阴部有肿块，质地偏软。

（3）诊断和鉴别诊断：根据临床表现，基本可作出诊断。如肿瘤表面皱襞较多，需与外阴乳头瘤进行鉴别，显微镜下检查可鉴别。

（4）治疗：如患者因肿瘤而担忧、有症状，或肿瘤直径超过 2 cm，则肿瘤应予以切除。同样，切除物应送病理组织学检查。

**（二）上皮附件来源的肿瘤**

1.汗腺瘤

汗腺瘤是由汗腺上皮增生而形成的肿瘤，一般为良性，极少数为恶性。由于大汗腺在性发育成熟后才有功能，因此这种汗腺瘤发生于成年之后。生长部位主要在大阴唇。

（1）病理特点。①大体所见：肿块直径一般小于 1 cm，结节质地软硬不一。有时囊内的乳头状生长物可突出于囊壁。②显微镜下所见：囊性结节，囊内为乳头状结构的腺体和腺管，腺体为纤维小梁所分隔。乳头部分表面有两层细胞：近腔面为立方形或低柱状上皮，胞质淡伊红色，呈顶浆分泌状，核圆形位于底部；其外为一层梭形或圆形、胞质透亮的肌上皮细胞。

（2）临床表现：汗腺瘤病程长短不一，有些汗腺瘤可长达十余年而无变化。汗腺瘤小而未破时，一般无症状，仅偶然发现外阴部有一肿块。有时患者有疼痛、刺痒、灼热等症状。如继发感染则局部有疼痛、溢液、出血等症状。

妇科检查时可发现外阴部肿块，肿块可为囊性、实质性或破溃而成为溃疡型。

（3）诊断和鉴别诊断：诊断常常需要根据病理组织学检查。因汗腺瘤易与皮脂腺囊肿、女阴癌、乳头状腺癌等混淆，若单凭肉眼观察，确实不易鉴别，故必须在活组织检查以后才能确诊。

（4）治疗：汗腺瘤一般为良性，预后良好，故治疗方法大都先做活组织检查，明确诊断后再做局部切除。

2.皮脂腺腺瘤

皮脂腺腺瘤为一圆形或卵圆形的肿块，发生于外阴者较少，一般为黄豆大小，单发或多发，稍隆起于皮肤。

（1）病理特点。大体所见：肿块为黄色，直径 1～3 mm 大小，有包膜，表面光滑，质地偏硬。显微镜下所见：镜下见皮脂腺腺瘤的细胞集合成小叶，小叶的大小轮廓不一。瘤细胞有三种：①成熟的皮脂腺细胞，细胞大，呈多边形，胞质透亮空泡；②较小色深的鳞形样细胞，相当于正常皮脂腺的边缘部分细胞，即生发细胞；③介于两者之间的为成熟中的过渡细胞。

（2）临床表现：一般无症状。妇科检查时可发现肿块多发生于小阴唇，一般为单个，扪之质地偏硬。

（3）诊断和鉴别诊断：诊断可根据临床表现而作出。有时需行切除术，术后病理检查才能确诊。

（4）治疗：一般可行手术切除。

**（三）中胚叶来源的肿瘤**

1.粒细胞成肌细胞瘤

粒细胞成肌细胞瘤可发生于身体的很多部位，其中 35% 发生于舌，30% 在皮肤及其邻近组织，7% 发生于外阴，其余的发生于其他部位，包括上呼吸道、消化道和骨骼肌等。

（1）病理特点。①大体所见：肿瘤直径一般为 0.5～3.0 cm 大小，肿块质地中等，淡黄色。

②显微镜所见:瘤细胞集合成粗条索状或巢状,为细纤维分隔,细胞大,胞质丰富,含有细伊红色颗粒,核或大或小,位于中央,核仁清晰。

特殊染色提示细胞质颗粒并非黏液,也不是糖原,但苏丹黑 B 染色结果为阳性,经 PAS 染色经酶消化后仍为阳性,说明细胞质颗粒很有可能是糖蛋白并有类脂物,这一点支持其为神经源性的组织来源学说。

(2)临床表现:一般无特异的症状,有时患者偶然发现外阴部的肿块,生长缓慢,无压痛,较常发生于大阴唇。妇科检查时可见外阴部肿块质地中等,常为单个,有时为多个,无压痛。

(3)诊断和鉴别诊断:一般需病理检查后才能确诊。同时,需与纤维瘤、表皮囊肿进行鉴别。

(4)治疗:治疗原则是要有足够的手术切除范围,一般在切除标本的边缘应做仔细的检查,如切缘有病变存在,则需再做扩大的手术切除范围。一般预后良好。

2.平滑肌瘤

平滑肌瘤发生于外阴部者还是很少见的。可发生于外阴的平滑肌、毛囊的立毛肌或血管的平滑肌组织中。外阴平滑肌瘤与子宫平滑肌瘤有相似的地方,如好发于生育年龄的妇女,如肌瘤小,可无任何症状。

(1)病理特点。①大体所见:肿块为实质性,表面光滑,切面灰白色,有光泽。②显微镜所见:平滑肌细胞排列成束状,内含胶原纤维,有时可见平滑肌束形成旋涡状结构,有时也可见肌瘤的变性。

(2)临床表现:患者一般无不适症状,有时会感到外阴不适,外阴下坠感,也有患者因自己发现外阴肿块而就诊。外阴平滑肌瘤常常发生在大阴唇,有时可位于阴蒂、小阴唇。妇科检查可见外阴部实质性肿块,边界清楚,可推动,无压痛。

(3)诊断和鉴别诊断:外阴平滑肌瘤的诊断并不困难,有时需与纤维瘤、肉瘤进行鉴别。纤维瘤质地较平滑肌瘤更硬。而肉瘤边界一般不清,有时在术前鉴别困难。

(4)治疗:手术切除,如果肌瘤位于浅表,可行局部切除;如果位置较深,可打开包膜,将肌瘤剜出。切除之组织物送病理组织学检查。

3.血管瘤

血管瘤实际上是先天性血管结构异常形成的,所以,应该说它不是真正的肿瘤。多见于新生儿或幼儿。

(1)病理特点。①大体所见:肿块质地柔软,呈红色或暗红色。②显微镜下所见:常表现为两种结构:一种为无数毛细血管,有的血管腔不明,内皮细胞聚积在一起,有人称其为毛细血管瘤;另一种为腔不规则扩大,壁厚薄不一的海绵状血管瘤,管壁衬以单层扁平内皮细胞,扩大的腔内常有血栓形成,有人称此种血管瘤为海绵状血管瘤。

(2)临床表现:多见于婴幼儿,直径从数毫米至数厘米。常高出皮肤,色鲜红或暗红,质软,无压痛。有时因摩擦而出血。

(3)诊断和鉴别诊断:主要根据临床表现进行初步的诊断。有时需与色素痣进行鉴别诊断。

(4)治疗:如果血管瘤不大,可手术切除;如果面积大或部位不适合手术,则可用冷冻治疗,也可应用激光进行治疗。

**(四)神经源性肿瘤**

1.神经鞘瘤

发生于外阴部的神经鞘瘤常为圆形,生长缓慢。目前一般认为它是来源于外胚层的雪旺鞘细胞。以往有人认为其来源于中胚层神经鞘。

(1)病理特点。①大体所见:肿块大小不等,一般中等大小,有完整的包膜。②显微镜所见:肿瘤组织主要由神经鞘细胞组成。此种细胞呈细长的梭形或星形,细胞质嗜酸,胞核常深染,大小一致,疏松排列成束状、螺旋状或旋涡状结构。

(2)临床表现:外阴部的神经鞘瘤常表现为圆形的皮下结节,一般无症状,质地偏实。

(3)诊断:根据临床表现进行初步的诊断,确诊需要病理组织学检查结果。

(4)治疗:手术切除,切除物送病理组织学检查。

2.神经纤维瘤

外阴神经纤维瘤为孤立的肿块,常位于大阴唇。它主要由神经束衣、神经内衣和神经鞘细胞组成。此肿瘤为中胚层来源。

(1)病理特点。①大体所见:肿瘤无包膜,边界不清。②显微镜下所见:主要为细纤维,平行或交错排列,其中有鞘细胞和轴索的断面,还有胶原纤维。

(2)临床表现:一般无症状,检查发现肿块质地偏实,与周围组织分界不清。

(3)诊断:根据临床表现,进行初步的诊断,确诊需要病理组织学检查结果。

(4)治疗:手术切除,切除物送病理组织学检查。

## 二、外阴恶性肿瘤

外阴恶性肿瘤主要发生于老年妇女,尤其60岁以上者。外阴恶性肿瘤占女性生殖系统恶性肿瘤的3%～5%。外阴恶性肿瘤包括来自表皮的癌,例如,外阴鳞状细胞癌、基底细胞癌、Paget病、汗腺癌和恶性黑色素瘤;来自特殊腺体的腺癌,例如,前庭大腺癌和尿道旁腺癌;来自表皮下软组织的肉瘤,例如,平滑肌肉瘤、横纹肌肉瘤、纤维肉瘤和淋巴肉瘤。

### (一)外阴鳞状细胞癌

外阴鳞状细胞癌是外阴最常见的恶性肿瘤,占外阴恶性肿瘤的90%,好发于大、小阴唇和阴蒂。

1.发病因素

确切的病因不清,可能与下列因素有一定的关系。

(1)人乳头状瘤病毒感染:人乳头状瘤病毒感染与宫颈癌的发生有密切的关系。目前研究发现,人乳头状瘤病毒与外阴癌前病变及外阴癌也有相关性。

(2)外阴上皮内非瘤变:外阴上皮内非瘤变中的外阴鳞状上皮细胞增生及硬化性苔藓合并状上皮细胞增生有一定的恶变率,其恶变率为2%～5%。有时,对可疑病变需行活检以明确诊断。

(3)吸烟:吸烟抑制了人体的免疫力,导致人体的抵抗力下降,不能抵抗病毒等感染,可导致肿瘤的发生。

(4)与VIN关系密切:如VIN未及时发现和治疗,可缓慢发展至浸润癌,尤其是VIN3的患者。

(5)其他:性传播性疾病和性卫生不良也与此病的发生有一定的关系。

2.病理

大体检查:肿瘤可大可小,直径一般为1～8 cm大小,常为质地较硬的结节,常有破溃而成溃疡,周围组织僵硬。显微镜下可分为:①角化鳞形细胞癌。细胞大而呈多边形,核大而染色深,在底部钉脚长短大小和方向不一,多而紊乱,侵入间质。癌细胞巢内有角化细胞和角化珠形成。②非角化鳞形细胞癌。癌细胞常为多边形大细胞,细胞排列紊乱,核质比例大,核分裂多,无角化珠,角化细胞偶见。③基底样细胞癌。由类似鳞形上皮基底层组成。癌细胞体积小,不成熟,核质比例很大。角化细胞偶见或见不到。

3.临床表现

(1)症状:最常见的症状是外阴瘙痒、外阴疼痛或排尿时灼痛,自己发现外阴肿块,肿瘤破溃出血和渗液;若肿瘤累及尿道,可影响排尿;偶尔患者扪及腹股沟肿大的淋巴结而就诊。

(2)体征:病灶可发生于外阴的任何部位,常见于大小阴唇。肿瘤呈结节状质硬的肿块,与周围分界欠清。可见破溃和出血。检查时,需注意有无腹股沟淋巴结的肿大,还需注意阴道和宫颈有无病变。

4.转移途径

以直接浸润和淋巴转移为主,晚期可血行转移。

(1)直接浸润:肿瘤在局部不断增殖和生长,体积逐渐增大,并向周围组织延伸和侵犯:向前方扩散可波及尿道和阴蒂,向后方扩散可波及肛门和会阴,向深部可波及脂肪组织和泌尿生殖膈,向内扩散至阴道。进一步还可累及到膀胱和直肠。

(2)淋巴转移:外阴淋巴回流丰富,早期单侧肿瘤的淋巴回流多沿同侧淋巴管转移,而位于中线部位的肿瘤,如近阴蒂和会阴处的淋巴回流多沿双侧淋巴管转移,一般先到达腹股沟浅淋巴结,再回流至腹股沟深淋巴结,然后进入盆腔淋巴结。若癌灶累及直肠和膀胱,可直接回流至盆腔淋巴结。

(3)血行转移:肿瘤细胞进入静脉,常播散至肺和脊柱,也可播散至肝脏。

5.诊断

(1)根据患者病史、症状和检查结果,初步得出结果。

(2)活组织检查:在病灶处取活检,送病理学检查。取活检时,需一定的组织,组织少,会给病理诊断造成困难;同时,也应避开坏死处活检。

(3)其他辅助检查:宫颈细胞学检查,CT 或 MRI 了解腹股沟和盆腔淋巴结的情况。必要时可行膀胱镜检查或直肠镜检查,了解有无膀胱黏膜或直肠黏膜的侵犯情况。

6.鉴别诊断

需与外阴鳞状上皮细胞增生、外阴尖锐湿疣和外阴良性肿瘤相鉴别,确诊需根据活检病理学检查结果。

7.治疗

外阴癌的治疗强调个体化和综合治疗,了解病史和体格检查,血常规、活检、影像学检查、麻醉下膀胱镜或直肠镜检查、HPV 检测。对早期患者,在不影响预后的基础上,尽量缩小手术范围,以减少手术创伤和手术的并发症。对晚期的患者则采用手术+化疗+放疗,以改善预后,提高患者的生活质量。

(1)$T_1$,$T_2$(肿块≤4 cm),浸润深度≤1 mm,局部广泛切除。

(2)$T_1$,$T_2$(肿块≤4 cm),浸润深度>1 mm,离中线≥2 cm,根治性女阴切除和单侧腹股沟淋巴结评估或切除;中线型,根治性女阴切除和双侧腹股沟淋巴结评估或切除;切缘阴性,手术结束;切缘阳性,能切则继续切,不能切则手术结束,选择术后辅助治疗。

(3)肿块>4 cm 或累及尿道、阴道和肛门,影像学检查淋巴结无转移,可行腹股沟淋巴结切除,切除淋巴结有转移,针对原发肿瘤及腹股沟及盆腔淋巴结放化疗;切除淋巴结无转移可行针对原发肿瘤放化疗±腹股沟淋巴结放疗;影像学检查淋巴结疑转移,可行细针穿刺行活检,再针对原发肿瘤及腹股沟、盆腔淋巴结放化疗。

(4)远处转移,放化疗及支持治疗。

8.治疗注意点

(1)手术治疗。手术切口:目前一般采用三个切口的手术方式,即双侧腹股沟各一个切口,广泛外阴切除则为一个切口。也有双侧腹股沟淋巴结切除应用腔镜进行。若尿道口累及,则可以切除 1 cm 的尿道,一般不影响排尿。切缘距肿瘤边缘 1~2 cm,若<8 mm 建议再切,但也需注意尿道、肛门的情况及淋巴结有无累及。影像学检查淋巴结有无转移,对治疗有一定的指导作用。

危险因素:淋巴血管浸润;切缘距肿瘤边缘<8 mm;肿瘤大小;浸润深度;浸润方式(spray 或 diffuse);淋巴结累及。

前哨淋巴结切除:由于淋巴结清扫增加了死亡率,增加伤口感染的机会及导致淋巴水肿,目前也推荐选择合适的患者行前哨淋巴结切除。

(2)放疗:外阴鳞状细胞癌对放疗敏感,但外阴皮肤不易耐受放疗。所以,放疗仅在下列情况下应用:肿块大,肿块位于特殊部位,如近尿道口或肛门,腹股沟淋巴结有转移。放疗一般作为术前缩小病灶或术后辅助治疗。

(3)化疗:晚期患者可采用静脉或介入化疗。常用的药物有顺铂、博莱霉素及表柔比星等。

9.预后

预后和肿瘤的分期有密切关系:临床期别早,预后好;肿块小,无转移,预后好;淋巴结无转移,预后好;如有淋巴结转移,则转移的个数和包膜有无累及,均与预后相关。

**(二)外阴恶性黑色素瘤**

外阴恶性黑色素瘤发生率仅次于外阴鳞状细胞癌,最常发生的部位是小阴唇或阴蒂部。

1.临床表现

(1)症状:外阴瘙痒,以往的色素痣增大,破溃出血,周围出现小的色素痣。

(2)体征:病灶稍隆起,结节状或表面有溃破,黑色或褐色。仔细检查可见肿块周围有小的色素痣。

2.临床分期

FIGO 分期并不适合外阴恶性黑色素瘤,因为与恶性黑色素瘤预后相关的主要是肿瘤浸润的深度。目前常用的分期方法为 Clark 分期法或 Breslow 分期法(表 8-1)。

**表 8-1 Clark 分期法、Breslow 分期法**

| 级别 | Clark | Breslow(浸润深度) |
| :---: | :---: | :---: |
| Ⅰ | 局限在上皮层内(原位癌) | <0.76 mm |
| Ⅱ | 侵入乳头状的真皮层 | 0.76~1.50 mm |
| Ⅲ | 乳头状及网状真皮层交界处 | 1.51~2.25 mm |
| Ⅳ | 侵犯网状真皮层 | 2.26~3.00 mm |
| Ⅴ | 侵犯皮下脂肪层 | >3.00 mm |

也可参考美国癌症联合会(AJCC)和国际抗癌联盟(UICC)制定的皮肤黑色素瘤分期系统,见表 8-2。

表 8-2 UICC 皮肤黑色素瘤分期法

| 分期 | 肿瘤侵犯深度（mm） | 区域淋巴结转移 | 远处转移 |
|---|---|---|---|
| ⅠA 期 | ≤0.75 | — | — |
| ⅠB 期 | 0.76～1.40 | — | — |
| ⅡA 期 | 1.50～4.00 | — | — |
| ⅡB 期 | ＞4.00 | — | — |
| Ⅲ期 | | +* | |
| Ⅳ期 | | | +# |

注：* 包括卫星转移；# 包括远处淋巴结或其他部位转移

3.诊断

根据临床表现及病理检查可明确诊断。建议外阴色素痣切除送病理，不建议激光气化。医师检查时需仔细观察有无卫星病灶。

4.治疗

外阴恶性黑色素瘤的治疗一般采用综合治疗。由于肿瘤病灶一般较小，故可行局部广泛切除，切除的边缘要求离病灶 1 cm。是否行腹股沟淋巴结清扫术目前仍有争议。有研究认为：如肿瘤侵犯深度超过1～2 mm，则建议行腹股沟淋巴结清扫术。晚期肿瘤考虑给予化疗和免疫治疗。目前，应用免疫治疗恶性黑色素瘤有一些有效的报道，如 anti-CTLA 或 PD-1 也可考虑临床应用。

**（三）外阴前庭大腺癌**

外阴前庭大腺癌是一种较少见的恶性肿瘤，常发生于老年妇女。肿瘤既可以发生于腺体，也可以发生在导管。因此，可有不同的病理组织类型，可以为鳞状细胞癌及腺癌，也可以是移行细胞癌或腺鳞癌。

1.临床表现

（1）症状：患者可扪及肿块而就诊。早期常无症状，晚期肿瘤可发生出血和感染。

（2）体征：外阴的后方前庭大腺的位置可扪及肿块，早期边界尚清晰，晚期则边界不清。

2.诊断

早期肿瘤的诊断较困难，与前庭大腺囊肿难以鉴别，需将肿块完整剥出后送病理检查确诊。晚期肿瘤可根据肿瘤发生的部位及临床表现、经肿瘤活检而作出诊断。

3.治疗

治疗原则为外阴广泛切除术及腹股沟淋巴结清扫术。有研究发现，术后给予放射辅助治疗可降低局部的复发率，如淋巴结阳性，则可行腹股沟和盆腔的放疗。

4.预后

由于前庭大腺位置较深，诊断时临床病期相对较晚，预后较差。

**（四）外阴基底细胞癌**

外阴基底细胞癌为外阴少见的恶性肿瘤，常发生于老年妇女。病灶常见于大阴唇，也可发生于小阴唇或阴蒂。病理组织学显示：瘤组织自表皮的基底层长出，伸向真皮或间质，边缘部有一层栅状排列的基底状细胞。常发生局部浸润，较少发生转移，为低度恶性肿瘤。

1.临床表现

(1)症状:可扪及外阴局部肿块,伴局部的瘙痒或烧灼感。

(2)体征:外阴部肿块,边界可辨认,肿块为结节状,若发病时间长,肿块表面可溃破成溃疡。

2.诊断

根据肿瘤发生的部位及临床表现、肿瘤活检而作出诊断。

3.治疗

手术为主要治疗手段,可行局部广泛切除术,一般不需行腹股沟淋巴结切除。

4.预后

预后较好,若肿瘤复发,仍可行复发病灶的切除。

(崔国莲)

# 第二节  子 宫 肌 瘤

子宫肌瘤是女性生殖器最常见的良性肿瘤,由平滑肌及结缔组织组成。常见于 30～50 岁妇女。据尸检统计,30 岁以上妇女约 20％有子宫肌瘤。因肌瘤多无或很少有症状,临床报道发病率远低于肌瘤真实发病率。

## 一、发病相关因素

确切病因尚未明了。因肌瘤好发于生育年龄,青春期前少见,绝经后萎缩或消退,提示其发生可能与雌、孕激素相关。目前认为, 肌瘤的形成可能是因单平滑肌细胞的突变,如染色体 12 号和 14 号易位、7 号染色体部分缺失等,从而导致肌瘤中促生长的细胞因子增多,如 TGF-β、EGF、IGF-1、IGF-2 等;雌激素受体(ER)和孕激素受体(PR)高表达。

此外,与种族及遗传可能相关。

## 二、分类

### (一)按肌瘤生长部位

分为子宫体肌瘤(90％)和子宫颈肌瘤(10％)。

### (二)按肌瘤与子宫肌壁的关系

按肌瘤与子宫肌壁的关系分为 3 类。

1.肌壁间肌瘤

占 60％～70％,肌瘤位于子宫肌壁间,周围均被肌层包围。

2.浆膜下肌瘤

约占 20％,肌瘤向子宫浆膜面生长,并突出于子宫表面,肌瘤表面仅由子宫浆膜覆盖。若瘤体继续向浆膜面生长,仅有一蒂与子宫相连,称为带蒂浆膜下肌瘤,营养由蒂部血管供应。若血供不足,肌瘤可变性坏死。若蒂扭转断裂,肌瘤脱落形成游离性肌瘤。若肌瘤位于宫体侧壁向宫旁生长,突出于阔韧带两叶之间称阔韧带肌瘤。

### 3.黏膜下肌瘤

占 10%～15%。肌瘤向宫腔方向生长,突出于宫腔,仅为黏膜层覆盖。黏膜下肌瘤易形成蒂,在宫腔内生长犹如异物,常引起子宫收缩,肌瘤可被挤出宫颈外口而突入阴道。

随着子宫镜技术的发展,部分黏膜下肌瘤也可在子宫镜辅助下切除。2011 年 FIGO 将黏膜下肌瘤分为三型:0 型,完全突出于子宫腔内(仅以蒂相连);Ⅰ型,不足 50%的瘤体位于子宫肌层内;Ⅱ型,大于(或含)50%的瘤体位于子宫肌层内。

子宫肌瘤常为多个,大于等于两个不同类型的肌瘤发生在同一子宫,称多发性子宫肌瘤。

## 三、病理

### (一)巨检

肌瘤为实质性球形肿块,表面光滑,质地较子宫肌层硬,压迫周围肌壁纤维形成假包膜,肌瘤与假包膜间有一层疏松网状间隙,故易剥出。肌瘤切面呈灰白色,可见旋涡状或编织状结构。肌瘤颜色和硬度与纤维组织多少有关。

### (二)镜检

肌瘤主要由梭形平滑肌细胞和纤维结缔组织构成。肌细胞大小均匀,排列成旋涡状或栅状,核为杆状。极少情况下尚有一些特殊的组织学类型,如富细胞性、奇异型、上皮样平滑肌瘤及静脉内和播散性腹膜平滑肌瘤等,这些特殊类型平滑肌瘤的性质及恶性潜能与细胞有丝分裂象多少或组织的坏死类型密切相关。

## 四、肌瘤变性

肌瘤变性是肌瘤失去了原有的典型结构。常见的变性如下。

### (一)玻璃样变

玻璃样变又称透明变性,最常见。肌瘤剖面旋涡状结构消失为均匀透明样物质取代。镜下见病变区肌细胞消失,为均匀透明无结构区。

### (二)囊性变

子宫肌瘤玻璃样变继续发展,肌细胞坏死液化即可发生囊性变,此时子宫肌瘤变软,肌瘤内出现大小不等的囊腔,腔内含清亮无色液体,也可凝固成胶冻状。镜下见囊腔为玻璃样变的肌瘤组织构成,内壁无上皮覆盖。

### (三)红色样变

红色样变多见于妊娠期或产褥期,为肌瘤的一种特殊类型坏死,发生机制不清,可能与肌瘤内小血管退行性变引起血栓及溶血,血红蛋白渗入肌瘤内有关。患者可有剧烈腹痛伴恶心呕吐、发热,白细胞计数升高,检查发现肌瘤迅速增大、压痛。肌瘤剖面为暗红色,如半熟的牛肉,有腥臭味,质软,旋涡状结构消失。镜检见组织高度水肿,假包膜内大静脉及瘤体内小静脉血栓形成,广泛出血伴溶血,肌细胞减少,细胞核常溶解消失,并有较多脂肪小球沉积。

### (四)肉瘤样变

肉瘤样变少见,仅为 0.4%～0.8%,常见于绝经后伴疼痛和出血的患者,瘤组织变软且脆,切面灰黄色,似生鱼肉状,与周围组织界限不清。镜下见平滑肌细胞增生,排列紊乱,旋涡状结构消失,细胞有异型性。

## （五）钙化

多见于蒂部细小血供不足的浆膜下肌瘤及绝经后妇女。

## 五、临床表现

### （一）症状

多无明显症状，仅在体检时偶然发现。症状与肌瘤部位、有无变性相关，而与肌瘤大小、数目关系不大。常见症状如下。

1. 经量增多及经期延长

多见于大的肌壁间肌瘤及黏膜下肌瘤者，肌瘤使宫腔增大、子宫内膜面积增加，并影响子宫收缩，可有经量增多、经期延长等症状。黏膜下肌瘤伴坏死感染时，可有不规则阴道流血或血样脓性排液。长期经量增多可继发贫血。

2. 下腹肿块

肌瘤初起时腹部摸不到肿块，当肌瘤逐渐增大使子宫超过了 3 个月妊娠大小，较易从腹部触及。肿块居下腹正中部位，实性、可活动、无压痛、生长缓慢。巨大的黏膜下肌瘤脱出阴道外，患者可因外阴脱出肿物来就医。

3. 白带增多

肌壁间肌瘤使宫腔面积增大，内膜腺体分泌增多，并伴有盆腔充血致使白带增多；子宫黏膜下肌瘤一旦感染，可有大量脓样白带，如有溃烂、坏死、出血时，可有血性或脓血性有恶臭的阴道溢液。

4. 压迫症状

子宫前壁下段肌瘤可压迫膀胱引起尿频、尿急；子宫颈肌瘤可引起排尿困难、尿潴留；子宫后壁肌瘤（峡部或后壁）可引起下腹坠胀不适、便秘等症状。阔韧带肌瘤或宫颈巨型肌瘤向侧方发展嵌入盆腔内，压迫输尿管使上泌尿路受阻，形成输尿管扩张，甚至发生肾盂积水。

5. 其他

常见下腹坠胀、腰酸背痛，经期加重。黏膜下和引起宫腔变形的肌壁间肌瘤可引起不孕或流产。

### （二）体征

体征与肌瘤大小、位置、数目及有无变性相关。大肌瘤可在下腹部扪及实质性不规则肿块，妇科检查子宫增大，表面不规则单个或多个结节状突起。浆膜下肌瘤可扪及单个实质性球状肿块，与子宫有蒂相连。黏膜下肌瘤位于宫腔内者子宫均匀增大；黏膜下肌瘤脱出子宫颈外口，检查即可看到子宫颈口处有肿物，粉红色，表面光滑，宫颈四周边缘清楚，如伴感染时可有坏死、出血及脓性分泌物。

## 六、诊断及鉴别诊断

根据病史及体征诊断多无困难。超声是常用的辅助检查手段，能区分子宫肌瘤与其他盆腔肿块。MRI 可准确判断肌瘤大小、数目和位置。如有需要，还可选择子宫镜、腹腔镜、子宫输卵管造影等协助诊断。

子宫肌瘤应与下列疾病鉴别。

**（一）妊娠子宫**

应注意肌瘤囊性变与妊娠子宫先兆流产鉴别。妊娠时有停经史，早孕反应，子宫随停经月份增大变软，借助尿或血 HCCT 测定、超声可确诊。

**（二）卵巢肿瘤**

多无月经改变，呈囊性位于子宫一侧。注意实质性卵巢肿瘤与带蒂浆膜下肌瘤鉴别，肌瘤囊性变与卵巢囊肿鉴别。注意肿块与子宫的关系，可借助超声协助诊断，必要时腹腔镜检查可明确诊断。

**（三）子宫腺肌病**

局限型子宫腺肌病类似子宫肌壁间肌瘤，质硬，亦可有经量增多等症状。但子宫腺肌病有继发性渐进性痛经史，子宫多呈均匀增大，超声检查可有助于诊断。有时两者可以并存。

**（四）子宫恶性肿瘤**

1.子宫肉瘤

好发于围绝经期妇女，生长迅速。多有腹痛、腹部肿块及不规则阴道流血，超声及磁共振检查有助于鉴别。

2.子宫内膜癌

以绝经后阴道流血为主要症状，好发于老年妇女，子宫呈均匀增大或正常，质软。应注意更年期妇女肌瘤可合并子宫内膜癌。诊刮有助于鉴别。

3.宫颈癌

有不规则阴道流血及白带增多或异常阴道排液等症状。可借助于超声检查、宫颈细胞学刮片检查、宫颈活组织检查及分段诊刮等鉴别。

**（五）其他**

盆腔炎性肿块、子宫畸形等可根据病史、体征及超声检查鉴别。

# 七、处理

处理应根据患者年龄、生育要求、症状及肌瘤的部位、大小综合考虑。

子宫肌瘤的处理可分为随访观察、药物治疗及手术治疗。

**（一）随访观察**

无症状的肌瘤患者一般不需治疗，每 3～6 个月随访一次。若肌瘤明显增大或出现症状可考虑相应的处理。

**（二）药物治疗**

主要用于减轻症状或术前缩小肌瘤体积。

1.减轻症状的药物

雄激素：可对抗雌激素，使子宫内膜萎缩，作用于子宫平滑肌，增强收缩，减少出血，每月总量不超过 300 mg。

2.术前缩小肌瘤体积的药物治疗

（1）促性腺激素释放激素类似物（gonadotropin-releasing hormone agonist，GnRHa）：采用大剂量连续或长期非脉冲式给药可产生抑制 FSH 和 LH 分泌作用，降低雌二醇到绝经水平，可缓解症状并抑制肌瘤生长；但停药后又逐渐增大到原来大小，而且可产生绝经期综合征，骨质疏松等不良反应，故其主要用于：①术前缩小肌瘤，降低手术难度，或使经阴道或腹腔镜手术成为可能;控制症状、有利于纠正贫血;②对近绝经妇女,提前过渡到自然绝经,避免手术。

(2)其他药物:米非司酮可作为术前用药或提前绝经使用,但不宜长期应用。此外,某些中药制剂也可以用于子宫肌瘤的药物治疗。

### (三)手术治疗

手术治疗主要用于有严重症状的患者。手术方式包括肌瘤切除术和子宫切除术。手术途径可采用开腹、经阴道、宫腔镜或腹腔镜辅助下手术。

1.肌瘤切除术

适用于希望保留生育功能的患者。多开腹或腹腔镜辅助下切除;黏膜下肌瘤,尤其是 0 型和 I 型者,多采用子宫镜辅助下切除。

2.子宫切除术

不要求保留生育功能或疑有恶变者,可行子宫切除术,必要时可于术中行冷冻切片组织学检查。术前应行宫颈细胞学筛查,排除宫颈上皮内病变或宫颈癌。发生于围绝经期的子宫肌瘤要注意排除合并子宫内膜癌。

### (四)其他治疗

1.子宫动脉栓塞术

子宫动脉栓塞术通过阻断子宫动脉及其分支,减少肌瘤的血供,从而延缓肌瘤的生长,缓解症状。但其可能引起卵巢功能减退并增加潜在的妊娠并发症的风险,故仅选择性地用于部分患者,一般不建议用于有生育要求的患者。

2.磁共振引导聚焦超声

超声波能量产生的焦点热量可使肌瘤蛋白质变性和细胞坏死,从而缩小肌瘤,适用于无生育要求者。

(李双双)

# 第三节 子宫颈癌

子宫颈癌(简称宫颈癌)是最常见的妇科恶性肿瘤。我国每年新增宫颈癌病例约 13.5 万,占全球发病数量的 1/3。宫颈癌以鳞状细胞癌为主,高发年龄为 50～55 岁。近 40 年由于宫颈细胞学筛查的普遍应用,使宫颈癌和癌前病变得以早期发现和治疗,宫颈癌的发病率和病死率已有明显下降。但是,近年来宫颈癌发病有年轻化的趋势。

## 一、组织发生和发展

宫颈转化区为宫颈癌好发部位。目前认为宫颈癌的发生、发展是由量变到质变,由渐变到突变的过程。在转化区形成过程中,宫颈上皮化生过度活跃,加上外来物质刺激(如人乳头瘤病毒感染、精液组蛋白及其他致癌物质),未成熟的化生鳞状上皮或增生的鳞状上皮细胞可出现间变或不典型的表现,即不同程度的不成熟或分化不良,核异常有丝分裂象增加,形成宫颈上皮内病变。随着宫颈上皮内病变的继续发展,突破上皮下基底膜,浸润间质,则形成宫颈浸润癌。一般从宫颈上皮内病变发展为浸润癌需 10～15 年,但约 25% 在 5 年内发展为浸润癌。

## 二、病理

### (一)宫颈鳞状细胞癌

宫颈鳞状细胞癌占宫颈癌80%～85%，以具有鳞状上皮分化(即角化)、细胞间桥，而无腺体分化或黏液分泌为病理诊断要点。多数起源于鳞状上皮和柱状上皮交接处移行带区的非典型增生上皮或原位癌。老年妇女宫颈鳞癌可位于宫颈管内。

1.巨检

镜下早期浸润癌及极早期宫颈浸润癌肉眼观察常类似宫颈糜烂，无明显异常。随病变发展，可有以下4种类型。

(1)外生型：最常见，癌灶向外生长呈乳头状或菜花样，组织脆，易出血。癌瘤体积较大，常累及阴道，较少浸润宫颈深层组织及宫旁组织。

(2)内生型：癌灶向宫颈深部组织浸润，宫颈表面光滑或仅有轻度糜烂，宫颈扩张、肥大变硬，呈桶状；常累及宫旁组织。

(3)溃疡型：上述两型癌组织继续发展合并感染坏死，脱落后形成溃疡或空洞，似火山口状。

(4)颈管型：指癌灶发生于宫颈管内，常侵入宫颈及子宫下段供血层或转移至盆腔淋巴结。

2.显微镜检

(1)镜下早期浸润癌：指在原位癌基础上镜检发现小滴状，锯齿状癌细胞团突破基底膜，浸润间质。

(2)宫颈浸润癌：指癌灶浸润间质范围已超出镜下早期浸润癌，多呈网状或团块状浸润间质。根据癌细胞分化程度可分以下几级。①Ⅰ级：高分化鳞癌(角化性大细胞型)，大细胞，有明显角化珠形成，可见细胞间桥，瘤细胞异型性较轻，少或无不正常核分裂($<2/HPF$)。②Ⅱ级：中分化鳞癌(非角化性大细胞型)，大细胞，少或无角化珠，细胞间桥不明显，异型性明显，核分裂象较多($2～4/HPF$)。③Ⅲ级：低分化鳞癌即小细胞型，多为未分化小细胞，无角化珠及细胞间桥，细胞异型性明显，核分裂多见($>4/HPF$)，常需做免疫组织化学检查(如细胞角蛋白等)及电镜检查确诊。

### (二)宫颈腺癌

宫颈腺癌占宫颈癌15%～20%，近年来其发病率有上升趋势。

1.巨检

大体形态与宫颈鳞癌相同。来自宫颈管内，浸润管壁；或自颈管内向宫颈外口突出生长；常可侵犯宫旁组织；病灶向宫颈管内生长时，宫颈外观可正常，但因宫颈管向宫体膨大，宫颈管形如桶状。

2.显微镜检

主要组织学类型有3种。

(1)黏液腺癌：最常见，来源于宫颈管柱状黏液细胞，镜下可见腺体结构，腺上皮细胞增生呈多层，异型性明显，可见核分裂象，腺癌细胞可呈乳突状突入腺腔。可分为高、中、低分化腺癌，随分化程度降低腺上皮细胞和腺管异型性增加，黏液分泌量减少，低分化腺癌中癌细胞呈实性巢、索或片状，少或无腺管结构。

(3)宫颈恶性腺瘤：又称微偏腺癌(MDC)，属高分化宫颈内膜腺癌。腺上皮细胞无异型性，但癌性腺体多，大小不一，形态多变，呈点状突起伸入宫颈间质深层，常伴有淋巴结转移。

**（三）宫颈腺鳞癌**

宫颈腺鳞癌较少见，占宫颈癌 3%～5%。是由储备细胞同时向腺癌和鳞状上皮非典型增生鳞癌发展而形成。癌组织中含有腺癌和鳞癌两种成分。两种癌成分的比例及分化程度均可不同，低分化者预后极差。

**（四）其他病理类型**

其他病理类型少见，病理类型如神经内分泌癌、未分化癌、混合性上皮/间叶肿瘤、间叶肿瘤、黑色素瘤、淋巴瘤等。

## 三、转移途径

主要为直接蔓延及淋巴转移，血行转移少见。

**（一）直接蔓延**

直接蔓延最常见。癌组织局部浸润，向邻近器官及组织扩散。向下累及阴道壁，向上由宫颈管累及宫腔；癌灶向两侧扩散可累及主韧带及阴道旁组织直至骨盆壁；晚期可向前、后蔓延侵及膀胱或直肠，形成癌性膀胱阴道瘘或直肠阴道瘘。癌灶压迫或侵及输尿管时，可引起输尿管阻塞及肾积水。

**（二）淋巴转移**

癌灶局部浸润后累及淋巴管，形成瘤栓，并随淋巴液引流进入局部淋巴结，经淋巴引流扩散。淋巴转移一级组包括宫旁、宫颈旁、闭孔、髂内、髂外、髂总、骶前淋巴结；二级组为腹股沟深浅、腹主动脉旁淋巴结。

**（三）血行转移**

血行转移极少见，晚期可转移至肺、肝或骨骼等。

## 四、分期

子宫颈癌的分期是临床分期，国际妇产科联盟（FIGO）的分期见表 8-3。分期应在治疗前进行，治疗后分期不再更改。

表 8-3 宫颈癌的临床分期

| 期别 | 肿瘤范围 |
|---|---|
| Ⅰ 期 | 癌灶局限在宫颈（包括累及宫体） |
| Ⅰ A | 肉眼未见癌灶，仅在显微镜下可见浸润癌 |
| Ⅰ B | 肉眼可见癌灶局限于宫颈，或显微镜下可见病变大于Ⅰ A2 期 |
| Ⅰ B1 | 肉眼可见癌灶最大径线≤4 cm |
| Ⅰ B2 | 肉眼可见癌灶最大径线>4 cm |
| Ⅱ 期 | 病灶已超出子宫颈，但未达骨盆壁。癌累及阴道，但未达阴道下 1/3 |
| Ⅱ A | 无宫旁浸润 |
| Ⅱ A1 | 肉眼可见病灶最大径线≤4 cm |
| Ⅱ A2 | 肉眼可见病灶最大径线>4 cm |
| Ⅱ B | 有宫旁浸润，但未扩展至盆壁 |
| Ⅲ 期 | 癌肿扩展到骨盆壁和/或累及阴道下 1/3，导致肾盂积水或无功能肾 |

续表

| 期别 | 肿瘤范围 |
|------|----------|
| ⅢA | 癌累及阴道下 1/3,但未达骨盆壁 |
| ⅢB | 癌已达骨盆壁和/或引起肾盂积水或无功能肾 |
| Ⅳ期 | 癌播散超出真骨盆或癌浸润膀胱黏膜或直肠黏膜 |
| ⅣA | 癌扩散至邻近盆腔器官 |
| ⅣB | 远处转移 |

## 五、临床表现

早期宫颈癌常无症状和明显体征,宫颈可光滑或与慢性宫颈炎无区别;宫颈管癌患者,宫颈外观正常亦易漏诊或误诊。病变发展后可出现以下症状和体征。

### (一)症状

#### 1.阴道流血

早期多为接触性出血,发生在性生活后或妇科检查后;后期则为不规则阴道流血。出血量多少根据病灶大小、侵及间质内血管情况而变化;晚期因侵蚀大血管可引起大出血。年轻患者也可表现为经期延长,经量增多;老年患者则常以绝经后出现不规则阴道流血就诊。一般外生型癌出血较早,量多;内生型癌则出血较晚。

#### 2.阴道排液

多数有阴道排液增多,可为白色或血性,稀薄如水样或米泔状,有腥臭。晚期因癌组织坏死伴感染,可有大量泔水样或脓性恶臭白带。

#### 3.晚期症状

根据癌灶累及范围,可出现不同的继发症状。邻近组织器官及神经受累时,可出现尿频尿急、便秘,下肢肿胀、疼痛等症状;癌肿压迫或累及输尿管时可引起输尿管梗阻、肾积水及尿毒症;晚期患者可有贫血、恶病质等全身衰竭症状。

### (二)体征

宫颈上皮内病变和镜下早期浸润癌肉眼观局部均无明显病灶,宫颈光滑或为轻度糜烂。随宫颈浸润癌生长发展可出现不同体征。外生型者宫颈可见息肉状、菜花状赘生物,常伴感染,质脆易出血;内生型表现为宫颈肥大,质硬,颈管膨大;晚期癌组织坏死脱落形成溃疡或空洞伴恶臭。阴道壁受累时可见阴道穹隆消失及赘生物生长;宫旁组织受累时,三合诊检查可扪及宫颈旁组织增厚、缩短、结节状、质硬或形成冷冻盆腔。

## 六、诊断

根据病史和临床表现,尤其有接触性阴道出血者,通过"三阶梯"诊断程序,或对宫颈肿物直接进行活体组织检查可以明确诊断。病理检查确诊为宫颈癌后,应由两名有经验的妇科肿瘤医师通过详细全身检查和妇科检查,确定临床分期。根据患者具体情况进行 X 线胸片检查、静脉肾盂造影、膀胱镜及直肠镜检查、超声检查和 CT、MRI、PET 等影像学检查评估病情。

### (一)宫颈细胞学检查

宫颈细胞学检查是宫颈癌筛查的主要方法,应在宫颈转化区取材,行染色和镜检。临床宫颈细胞学诊断的报告方式主要为巴氏五级分类法和 The Bethesda System(TBS)系统分类。巴氏五级分类法是1943 年由 G.N.Papanicolaou 提出,曾作为宫颈细胞学的常规检查方法在我国部分基层医院细胞室沿用至今,是一种分级诊断的报告方式。TBS 系统是近年来提出的描述性细胞病理学诊断的报告方式,也是世界卫生组织和美国细胞病理学家积极提倡的规范细胞学诊断方式。巴氏Ⅲ级及以上或 TBS 分类中有上皮细胞异常时,均应重复刮片检查并行阴道镜下宫颈活组织检查。

### (二)人乳头瘤病毒(human papilloma virus,HPV)检测

因 HPV 感染是导致宫颈癌的主要病因,目前国内外已经将检测 HPV 感染作为宫颈癌的一种筛查手段。其作为初筛手段可浓缩高危人群,比通常采用的细胞学检测更有效。

### (三)碘试验

正常宫颈阴道部鳞状上皮含丰富糖原,碘溶液涂染后呈棕色或深褐色,不能染色区说明该处上皮缺乏糖原,可为炎性或有其他病变区。在碘不染色区取材行活检,可提高诊断率。

### (四)阴道镜检查

宫颈细胞学检查巴氏Ⅱ级以上、TBS 分类上皮细胞异常,均应在阴道镜下观察宫颈表面病变状况,选择可疑癌变区行活组织检查,提高诊断准确率。

### (五)宫颈和宫颈管活组织检查

宫颈和宫颈管活组织检查为宫颈癌及其癌前病变确诊的依据。宫颈无明显癌变可疑区时,可在移行区 3、6、9、12 点 4 处取材或行碘试验、阴道镜观察,可疑病变区取材做病理检查;所取组织应包括一定间质及邻近正常组织。若宫颈有明显病灶,可直接在癌变区取材。宫颈细胞学阳性但宫颈光滑或宫颈活检阴性,应用小刮匙搔刮宫颈管,刮出物送病理检查。

### (六)宫颈锥切术

宫颈细胞学检查多次阳性,而宫颈活检阴性;或活检为高级别宫颈上皮内病变需确诊者,均应做宫颈锥切送病理组织学检查。宫颈锥切可采用冷刀切除、环状电凝切除(LEEP)或冷凝电刀切除术;宫颈组织应做连续病理切片(24～36 张)检查。

## 七、鉴别诊断

应与有临床类似症状或体征的各种宫颈病变鉴别,主要依据是活组织病理检查。①宫颈良性病变:宫颈柱状上皮异位、息肉、宫颈内膜异位、宫颈腺上皮外翻和宫颈结核性溃疡等;②宫颈良性肿瘤:宫颈黏膜下肌瘤、宫颈管肌瘤、宫颈乳头瘤;③宫颈转移性肿瘤:子宫内膜癌宫颈转移应与原发性宫颈癌相鉴别,同时应注意原发性宫颈癌可与子宫内膜癌并存。

## 八、处理

应根据临床分期、年龄、全身情况结合医院医疗技术水平及设备条件综合考虑,制订治疗方案,选用适宜措施,重视首次治疗及个体化治疗。主要治疗方法为手术、放疗及化疗,应根据具体情况配合应用。

### (一)手术治疗

主要用于ⅠA～ⅡA 的早期患者,其优点是年轻患者可保留卵巢及阴道功能。①ⅠA1 期:对于无淋巴管脉管浸润者无生育要求可选用筋膜外全子宫切除术,对要求保留生育功能者可行宫颈锥形切除术(术后病理应注意检查切缘);有淋巴管脉管浸润者无生育要求建议行改良广泛性子宫

切除术和盆腔淋巴结清扫术±腹主动脉旁淋巴结取样术,有生育要求者则建议行锥切术或广泛性宫颈切除术及盆腔淋巴结清扫术±腹主动脉旁淋巴结清扫术。②ⅠA2~ⅡA期:选用广泛性子宫切除术及盆腔淋巴结清扫术,必要时行腹主动脉旁淋巴清扫或取样,年轻患者卵巢正常者可予保留。近年来,对ⅠA1~ⅠB1期、肿瘤直径<2 cm的未生育年轻患者,可选用广泛子宫颈切除术及盆腔淋巴结清扫术,保留患者的生育功能。

**(二)放疗**

适用于ⅡB晚期、Ⅲ、Ⅳ期患者,或无法手术患者。包括近距离放疗及体外照射。近距离放疗采用后装治疗机,放射源为$^{137}$Cs、$^{192}$Ir等;体外照射多用直线加速器、$^{60}$Co等。近距离放疗用以控制局部原发病灶;腔外照射则用以治疗宫颈旁及盆腔淋巴结转移灶。早期病例以局部近距离放疗为主,体外照射为辅;晚期则体外照射为主,近距离放疗为辅。

**(三)手术及放疗联合治疗**

对于局部病灶较大者,可先做放疗,待癌灶缩小后再手术。手术治疗后有盆腔淋巴结阳性、宫旁组织阳性或手术切缘阳性等高危因素者,可术后补充盆腔放疗+顺铂同期化疗±阴道近距离放疗;阴道切缘阳性者,阴道近距离放疗可以增加疗效。

**(四)化疗**

主要用于:①宫颈癌灶>4 cm的手术前化疗,目的是使肿瘤缩小,便于手术切除。②与放疗同步化疗,现有的临床试验结果表明,以铂类为基础的同步放化疗较单纯放疗能明显改善ⅠB~ⅣA期患者的生存期,使宫颈癌复发危险度下降了40%~60%,死亡危险度下降了30%~50%。③不能耐受放疗的晚期或复发转移的患者姑息治疗。常用的一线抗癌药物有顺铂、卡铂、紫杉醇、吉西他滨、托泊替康。常用联合化疗方案有顺铂+紫杉醇,卡铂+紫杉醇,顺铂+托泊替康和顺铂+吉西他滨。用药途径可采用静脉或动脉灌注化疗。

## 九、预后

与临床期别、病理类型及治疗方法密切相关。ⅠB与ⅡA期手术与放疗效果相近。有淋巴结转移者预后差。宫颈腺癌放疗疗效不如鳞癌,早期易有淋巴转移,预后差。晚期死亡主要原因有尿毒症、出血、感染及全身恶病质。

## 十、随访

宫颈癌治疗后复发50%在1年内,75%~80%在2年内;盆腔局部复发占70%,远处为30%。随访内容应包括盆腔检查、阴道涂片细胞学检查(保留宫颈者行宫颈细胞学检查)和高危型HPV检查、胸片及血常规等。治疗后2年内每3月复查1次;3~5年内每6月1次;第6年开始每年复查1次。

## 十一、预防

(1)普及防癌知识,开展性卫生教育,提倡晚婚少育。

(2)注意及重视高危因素及高危人群,有异常症状者应及时就医。

(3)积极治疗性传播疾病;早期发现及诊治SIL患者,阻断浸润性宫颈癌发生。

(4)健全及发挥妇女防癌保健网的作用,开展宫颈癌普查普治,做到早期发现,早期诊断,早期治疗。30岁以上妇女初诊均应常规做宫颈刮片检查和HPV检测,异常者应进一步处理。

(5)HPV 疫苗目前已用于 HPV 感染及癌前病变的预防,是世界上第一个用于肿瘤预防的疫苗,但其效果和安全性有待进一步评价确定。

(李双双)

# 第四节　子宫内膜癌

子宫内膜癌是发生于子宫内膜的一组上皮性恶性肿瘤,为女性生殖道三大恶性肿瘤之一,占女性全身恶性肿瘤 7%,占女性生殖道恶性肿瘤 20%～30%。

## 一、发病相关因素

病因不十分清楚。目前认为子宫内膜癌可能有两种发病机制。

Ⅰ型为雌激素依赖型,其发生可能是在无孕激素拮抗的雌激素长期作用下,发生子宫内膜增生症(单纯型或复杂型,伴或不伴不典型增生),继而癌变。该类型占子宫内膜癌的大多数,均为内膜样腺癌,肿瘤分化较好,雌孕激素受体阳性率高,预后好。患者较年轻,常伴有肥胖、高血压、糖尿病、不孕及绝经延迟。大约 20%内膜癌患者有家族史。大于 50%的病例有 *PTEN* 基因突变或失活。

Ⅱ型为非雌激素依赖型,发病与雌激素无明确关系,与基因突变有关,如抑癌基因 *P53* 突变,抑癌基因 *P16* 失活、*E-cadherin* 失活及 *Her2/neu* 基因过表达等。这类子宫内膜癌的病理形态属少见类型,如子宫内膜浆液性腺癌、透明细胞癌、黏液腺癌等。多见于老年体瘦妇女,在癌灶周围可以是萎缩的子宫内膜,肿瘤恶性度高,分化差,雌孕激素受体多呈阴性,预后不良。

## 二、病理

### (一)巨检

#### 1.弥散型

子宫内膜大部分或全部为癌组织侵犯,并突向宫腔,常伴有出血、坏死,较少有肌层浸润。晚期癌灶可侵及深肌层或宫颈,若阻塞宫颈管可引起宫腔积脓。

#### 2.局灶型

多见于宫腔底部或宫角部,癌灶小,呈息肉或菜花状,易浸润肌层。

### (二)镜检及病理类型

#### 1.内膜样腺癌

占 80%～90%。内膜腺体高度异常增生,上皮复层,并形成筛孔状结构。癌细胞异型明显,核分裂活跃,分化差的腺癌腺体少,腺结构消失,成实性癌块。按腺癌分化程度分为Ⅰ级(高分化 $G_1$)、Ⅱ级(中分化 $G_2$),Ⅲ级(低分化 $G_3$)。分级越高,恶性程度越高。

#### 2.黏液性腺癌

占 1%～9%。有大量黏液分泌,腺体密集,间质少,腺上皮复层。癌细胞异型明显,有间质浸润,大多为宫颈黏液细胞分化。

### 3.浆液性腺癌

占 1‰～9‰。癌细胞异型性明显,多为不规则复层排列,呈乳头状或簇状生长,1/3 可伴砂粒体。恶性程度高,易有深肌层浸润和腹腔、淋巴及远处转移,预后极差。无明显肌层浸润时,也可能发生腹腔播散。

### 4.透明细胞癌

多呈实性片状,腺管样或乳头状排列,癌细胞胞质丰富、透亮,核呈异型性,或靴钉状,恶性程度高,易早期转移。

### 5.其他病理类型

其他病理类型包括神经内分泌癌、混合细胞腺癌、未分化癌等。

癌肉瘤曾在 2010 年 NCCN 病理分类及 2012 年 FIGO 妇癌报告中被列入子宫内膜癌特殊类型,但在 2014 年世界卫生组织和国际妇科病理协会的分类标准中,该种病理类型被归入上皮-间叶细胞混合性肿瘤。

## 三、转移途径

多数子宫内膜癌生长缓慢,局限于内膜或宫腔内时间较长,部分特殊病理类型和低分化癌可发展很快,短期内出现转移。

### (一)直接蔓延

癌灶初期沿子宫内膜蔓延生长,向上可沿子宫角延至输卵管,向下可累及宫颈管及阴道。若癌瘤向肌壁浸润,可穿透子宫肌壁,累及子宫浆肌层,广泛种植于盆腹膜,直肠子宫陷凹及大网膜。

### (二)淋巴转移

淋巴转移为子宫内膜癌主要转移途径。转移途径与癌肿生长部位有关:宫底部癌灶常沿阔韧带上部淋巴管网,经骨盆漏斗韧带转移至卵巢,向上至腹主动脉旁淋巴结。子宫角或前壁上部病灶沿圆韧带淋巴管转移至腹股沟淋巴结。子宫下段或已累及子宫颈癌灶,其淋巴转移途径与宫颈癌相同,可累及宫旁、闭孔、髂内外及髂总淋巴结。子宫后壁癌灶可沿宫骶韧带转移至直肠淋巴结。约 10％的子宫内膜癌经淋巴管逆行引流累及阴道前壁。

### (三)血行转移

晚期患者经血行转移至全身各器官,常见部位为肺、肝、骨等。

## 四、分期

子宫内膜癌的分期现采用国际妇产科联盟(FIGO)制定的手术-病理分期,见表 8-4。

表 8-4　子宫内膜癌手术-病理分期

| 期别 | 范围 |
| --- | --- |
| Ⅰ 期[a] | 肿瘤局限于子宫体 |
| 　Ⅰ A[a] | 无或 1/2 肌层浸润 |
| 　Ⅰ B[a] | ≥1/2 肌层浸润 |
| Ⅱ 期[a] | 癌累及子宫颈间质,但未扩散至宫外[b] |
| Ⅲ 期[a] | 局部和/或区域扩散 |

续表

| 期别 | 范围 |
|---|---|
| ⅢA[a] | 癌累及子宫体浆膜层和/或附件[c] |
| ⅢB[a] | 阴道和/或宫旁受累[c] |
| ⅢC[a] | 癌瘤转移至盆腔和/或腹主动脉旁淋巴结[c] |
| ⅢC1[a] | 癌瘤转移至盆腔淋巴结 |
| ⅢC2[a] | 癌瘤转移至腹主动脉旁淋巴结,有/无盆腔淋巴结转移 |
| Ⅳ期[a] | 癌瘤累及膀胱和/或肠黏膜;或远处转移 |
| ⅣA[a] | 癌瘤累及膀胱和/或肠道黏膜 |
| ⅣB[a] | 远处转移,包括腹腔转移及/或腹股沟淋巴结转移 |

注:[a]可以是 $G_1$、$G_2$、$G_3$;[b]宫颈管腺体累及为Ⅰ期,不再认为是Ⅱ期;[c]腹水细胞学阳性应当单独报告,但不改变分期

## 五、临床表现

### (一)症状

1.阴道流血

主要表现为绝经后阴道流血,量一般不多。尚未绝经者可表现为月经增多、经期延长或月经紊乱。

2.阴道排液

多为血性液体或浆液性分泌物,合并感染则有脓血性排液,恶臭。

3.下腹疼痛及其他

若癌肿累及宫颈内口,可引起宫腔积脓,出现下腹胀痛及痉挛样疼痛。晚期浸润周围组织或压迫神经可引起下腹及腰骶部疼痛。晚期可出现贫血、消瘦及恶病质等相应症状。

### (二)体征

早期子宫内膜癌妇科检查可无异常发现。晚期可有子宫明显增大,合并宫腔积脓时可有明显触痛,宫颈管内偶有癌组织脱出,触之易出血。癌灶浸润周围组织时,子宫固定或在宫旁触及不规则结节状物。

## 六、诊断

除根据临床表现及体征外,病理组织学检查是确诊的依据。诊断步骤见图 8-1。

### (一)病史及临床表现

对于绝经后阴道流血、绝经过渡期月经紊乱均应排除内膜癌后再按良性疾病处理。对以下情况妇女要密切随诊:①有子宫内膜癌发病高危因素者,如肥胖、不孕、绝经延迟者;②多囊卵巢综合征,有长期应用雌激素、他莫昔芬或雌激素增高疾病史者;③有乳腺癌、子宫内膜癌家族史者。

### (二)超声检查

经阴道超声检查可了解子宫大小、宫腔形状、宫腔内有无赘生物、子宫内膜厚度、肌层有无浸润及深度,为临床诊断及处理提供参考。

### (三)诊断性刮宫

诊断性刮宫是最常用最有价值的诊断方法,其优点是能获得子宫内膜的组织标本进行病理诊断。

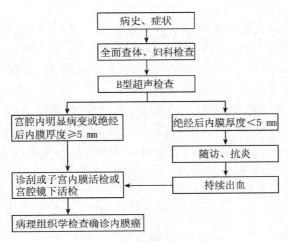

图 8-1　子宫内膜癌诊断步骤

### (四)其他辅助诊断方法

**1.子宫内膜活检**

目前已有行子宫内膜活检的吸管或一次性刮匙,无须麻醉及扩张宫颈。但由于需要专用器械,国内尚未广泛开展。

**2.宫腔镜检查**

宫腔镜检查可直接观察宫腔及宫颈管内有无癌灶存在、大小及部位,直视下取材活检,减少对早期子宫内膜癌的漏诊。但是否有可能促进癌细胞的扩散存在争议。

**3.其他**

MRI、CT、PET-CT 等检查及血清 CA125 测定可协助判断病变范围,有子宫外癌肿播散者其血清 CA125 值可升高。

## 七、鉴别诊断

### (一)绝经过渡期异常子宫出血

以月经紊乱,如经量增多、经期延长及不规则阴道流血为主要表现。妇科检查无异常发现,病理组织学检查是鉴别诊断的主要依据。

### (二)老年性阴道炎

主要表现为血性白带,检查时可见阴道黏膜变薄、充血或有出血点、分泌物增加等表现,治疗后可好转,必要时可先做抗感染治疗后再做诊断性刮宫,排除子宫内膜癌。

### (三)子宫黏膜下肌瘤或内膜息肉

有月经过多或经期延长症状,可行超声检查、宫腔镜及诊刮来确定诊断。

### (四)子宫颈管癌、子宫肉瘤及输卵管癌

均可有阴道排液增多或不规则流血。宫颈活检、诊刮及影像学检查可协助鉴别诊断。

## 八、治疗

治疗原则是以手术为主,辅以放疗、化疗和激素治疗等综合治疗。应根据患者年龄、全身情况、癌变累及范围及组织学类型选用和制订适宜的治疗方案。

## （一）手术分期

开腹后取腹水或腹腔冲洗液进行细胞学检查并单独报告，全面探查，对可疑病变部位取样做冷冻切片检查。行筋膜外全子宫及双附件切除术，剖视宫腔，确定肿瘤生长部位、累及范围，并取癌组织带子宫肌层做冷冻切片，了解浸润深度。对浆液性腺癌、透明细胞癌患者常进行大网膜活检或切除。盆腔淋巴结切除术是手术分期的一个重要步骤，但满足以下低危淋巴结转移因素的患者，可以考虑不行淋巴结切除术：①肌层浸润深度<1/2；②肿瘤直径<2 cm；③$G_1$或$G_2$。此外，有深肌层浸润、子宫内膜样腺癌$G_3$、浆液性腺癌、透明细胞癌等高危因素的患者，还需行腹主动脉旁淋巴结切除术。手术切除的标本应常规进行病理学检查，癌组织还应行雌、孕激素受体检测，作为术后选用辅助治疗的依据。

## （二）放疗

分腔内照射及体外照射。腔内照射多用后装腔内照射，高能放射源为$^{60}$Co或$^{137}$Cs。体外照射常用$^{60}$Co或直线加速器。

单纯放疗：仅用于有手术禁忌证或无法手术切除的晚期内膜癌患者。对Ⅰ期$G_1$，不能接受手术治疗者可选用单纯腔内照射，其他各期均应采用腔内腔外照射联合治疗。

术前放疗：主要是为控制、缩小癌灶，创造手术机会或缩小手术范围。

术后放疗：是对手术-病理分期后具有复发高危因素患者重要的辅助治疗，或作为手术范围不足的补充治疗。

## （三）激素治疗

（1）孕激素治疗：仅用于晚期或复发患者。以高效、大剂量、长期应用为宜，至少应用12周以上方可评定疗效。可延长患者的疾病无进展生存期，对生存率无影响。常用药物：口服甲羟孕酮200～400 mg/d；己酸孕酮500 mg，肌内注射每周2次。

（2）抗雌激素制剂治疗：适应证与孕激素相同。他莫昔芬常用剂量为20～40 mg/d，可先用他莫昔芬2周使孕激素受体含量上升后再用孕激素治疗，或与孕激素同时应用。

（3）近年来亦有采用芳香化酶抑制剂或选择性雌激素受体调节剂（SERM）行激素治疗的报道，如雷洛昔芬。

## （四）化疗

化疗为晚期或复发子宫内膜癌的综合治疗措施之一；也可用于术后有复发高危因素患者的治疗，以期减少盆腔外的远处转移。常用化疗药物有顺铂、阿霉素、紫杉醇、卡铂、环磷酰胺、氟尿嘧啶等，多为联合应用。子宫内膜浆液性腺癌术后应给予化疗，方案同卵巢上皮癌。

## （五）保留生育功能治疗

病例选择尚无统一标准，可按以下标准进行：年龄<40岁；渴望保留生育功能，同意承担治疗风险；病灶局限在内膜、高分化；孕激素受体（+）；血清CA125<35 kU/L。保留生育功能治疗风险大，目前仍处于探索阶段。治疗前应充分告知患者保留生育功能治疗的利弊，3个月进行一次诊断性刮宫，判断疗效，以决定后续治疗。

# 九、预后

影响预后的因素：①病理类型、组织学分级、肌层浸润深度、淋巴转移及子宫外病灶等；②患者全身状况；③治疗方案选择。

## 十、随访

治疗后应定期随访,75%～95%复发在术后2～3年内。随访内容应包括详细病史(包括新的症状)、盆腔检查(三合诊)、阴道细胞学涂片、X线胸片、血清CA125检测等,必要时可做CT及MRI检查。一般术后2～3年内每3个月随访一次,3年后每6个月1次,5年后每年1次。

## 十一、预防

预防措施:①普及防癌知识,定期体检;②重视绝经后妇女阴道流血和围绝经期妇女月经紊乱的诊治;③正确掌握雌激素应用指征及方法;④对有高危因素的人群应进行密切随访或监测。

(李爱凤)

# 第五节 输卵管肿瘤

## 一、输卵管良性肿瘤

输卵管肿瘤占女性生殖系统肿瘤的0.5%～1.1%,其中良性肿瘤罕见。来源于副中肾管或中肾管。大致包括这几种。①上皮细胞肿瘤:腺瘤、乳头瘤;②内皮细胞肿瘤:血管瘤、淋巴管瘤;③间皮细胞肿瘤:平滑肌瘤、脂肪瘤、软骨瘤、骨瘤;④混合性畸胎瘤:囊性畸胎瘤。

### (一)输卵管腺瘤样瘤

输卵管腺瘤样瘤为最常见的一种输卵管良性肿瘤。以生育期年龄妇女为多见。80%以上伴有子宫肌瘤,未见恶变报道。腺瘤样瘤由Golden和Ash于1945年首先报道并命名,它的组织发生一直有争议,近几年的免疫组化和超微结构研究均支持肿瘤起源于多能性间叶细胞。

输卵管良性肿瘤无特异症状,多数患者是以其并发疾病如子宫肌瘤,慢性输卵管炎的症状而就诊,易被其他疾病所蒙蔽,临床极少有确诊病例,常在妇科手术时无意中被发现者居多,造成大体标本检查易忽略而漏诊,导致检出率低。肿瘤体积较小,直径1～3 cm,位于输卵管肌壁或浆膜下。大体形态为实性,灰白色或灰黄色,与周围组织有分界,但无包膜。镜下可见紧密排列的腺体,呈隧道样、微囊样或血管瘤样结构,被覆低柱状上皮,核分裂象罕见。间质由纤维、弹力纤维及平滑肌组成。肿瘤可以浸润性的方式生长到管腔皱襞的支持间质中去。诊断有困难时组织化学和免疫组化可帮助诊断,AB阳性,CK、Vim、SMA、Calretinin阳性即可确诊。治疗为手术切除患侧输卵管。预后良好。

### (二)输卵管乳头状瘤

输卵管乳头状瘤多发生于生育期妇女,与输卵管积水并发率较高,偶尔亦与输卵管结核或淋病并存。

肿瘤直径一般1～2 cm。一般生长在输卵管黏膜,突向管腔,呈疣状或菜花状,剖面见肿瘤自输卵管黏膜长出。镜下典型特点:见乳头结构,大小不等,表面被覆无纤毛细胞或少数纤毛细胞,细胞扁平,立方或柱形,核有中等程度的多形性但是核分裂象很少见,组织学上需要将这种良性病变与输卵管腺癌进行鉴别。输卵管周围及管壁内可见少量的嗜碱性粒细胞和淋巴细胞为主的炎症细胞浸润。

肿瘤早期无症状,患者常常合并输卵管周围炎,常因不孕、腹痛等原因就诊,随肿瘤发展逐渐出现阴道排液,无臭味,合并感染时呈脓性。管腔内液体经输卵管伞端流向腹腔即形成盆腔积液,当有多量液体向阴道排出时,可出现腹部绞痛。盆腔检查可触及附件形成的肿块,超声检查和腹腔镜可协助诊断,但最后诊断有赖于病理检查。治疗为手术切除患侧输卵管,如有恶变者按输卵管癌处理。

### (三)输卵管息肉

输卵管息肉可发生于生育年龄和绝经后,一般无症状,多在不孕患者行检查时发现。输卵管息肉的发生不明,多位于输卵管腔内,与正常黏膜上皮有连续,镜下可无炎症证据。宫腔镜检查和子宫输卵管造影均可发现,但前者优于后者。乳头瘤和息肉的鉴别是前者具有乳头结构。

### (四)输卵管平滑肌瘤

较少见。查阅近年国内外文献共报道20例左右。输卵管平滑肌瘤的发生与胃肠道平滑肌瘤相似,而与雌激素无关。同子宫平滑肌瘤,亦可发生退行性病变。临床上常无症状,多在行其他手术时偶尔发现。肿瘤较小,单个,实质,表面光滑。肿瘤较大时可压迫管腔而致不育及输卵管妊娠,亦可引起输卵管扭转而发生腹痛。处理可手术切除患侧输卵管。

### (五)输卵管成熟性畸胎瘤

比恶性畸胎瘤还少见。文献上仅有少数病例报道,大多数为良性,其来源于副中肾管或中肾管,认为可能是胚胎早期,生殖细胞移行至卵巢的过程中,在输卵管区而形成。一般病变多为单侧,双侧少见,常位于输卵管峡部或壶腹部,以囊性为主,少数为实性病变,少数位于输卵管肌层内或缚于浆膜层,肿瘤体积一般较小,1～2 cm,也有直径达 10～20 cm 者,镜下同卵巢畸胎瘤所见,可含有三个胚层成熟成分。

患者年龄一般在 21～60 岁。常见症状为盆腔或下腹部疼痛、痛经、月经不规则及绝经后流血,由于无典型的临床症状或无症状,因此术前很难作出诊断。输卵管畸胎瘤可合并输卵管妊娠,治疗仅行肿瘤切除或输卵管切除。

### (六)输卵管血管瘤

罕见。有学者认为女性性激素与血管瘤有关。但一般认为在输卵管内的扩张海绵样血管是由于扭转、损伤或炎症引起。

血管瘤一般较小。肿瘤位于浆膜下肌层内,分界不清,可见很多不规则小血管空隙,上覆扁平内皮细胞。血管被疏松结缔组织及管壁平滑肌纤维分隔。临床通常无症状,常在行其他手术时发现,偶可因血管瘤破裂出血而引起腹痛。处理可做患侧输卵管切除术。

## 二、输卵管恶性肿瘤

### (一)原发性输卵管癌

原发性输卵管癌是少见的女性生殖道恶性肿瘤。发病高峰年龄为 52～57 岁,超过 60% 的输卵管癌发生于绝经后妇女,占妇科恶性肿瘤的 0.1%～1.8%。在美国每年的发病率 3.6/10 万。其发生率排列于子宫颈癌、卵巢癌、宫体癌、外阴癌和阴道癌之后居末位。在临床上常容易与卵巢癌发生混淆,而造成临床和病理诊断上的困难。子宫与输卵管皆起源于副中肾管,原发性输卵管癌由于早期诊断困难,其 5 年生存率一直较低,过去仅为 5% 左右。目前随着治疗措施的改进,生存率为 50％左右。

肉眼所见的原发性输卵管癌与卵巢癌的比例在 1∶50 左右。最近,上皮性卵巢癌的卵巢外起源学说认为输卵管浆液性癌可能是卵巢高级别浆液性癌的先期病变,所谓的"原发性"上皮性浆液性卵巢癌很可能是原发性输卵管癌的继发性种植病变。很多卵巢高级别浆液性癌病例经严格标准的输卵管病理取材,可见到输卵管上皮内癌或早期癌病变。临床上见到的单纯输卵管癌可能是由于输卵管炎症粘连阻碍了输卵管癌播散形成浆液性卵巢癌。因此,输卵管癌的真正发病率可能远高于传统概念上的数字,预计将来输卵管癌和卵巢癌的诊断及分期病理标准可能将会发生变化。

1.病因

病因不明,慢性输卵管炎通常与输卵管癌并存,多数学者认为慢性炎症刺激可能是原发的诱因。由于慢性输卵管炎患者相当多见,而原发输卵管癌患者却十分罕见,因此两者是否有病因学联系尚不清楚。另外,患输卵管结核者有时亦与输卵管癌并存,这是否由于在输卵管结核基础上,上皮过度增生而导致恶变,但两者并发率不高。此外,遗传因素可能在输卵管癌的病因中扮演着重要角色,输卵管癌可能是遗传性乳腺癌-卵巢癌综合征的一部分。输卵管癌患者易并发乳腺癌、卵巢癌等其他妇科肿瘤,发病年龄及不孕等一些特点也与卵巢癌、子宫内膜癌相似,故认为其病因可能与卵巢癌、子宫内膜癌的一些致病因素相关。

2.病理

(1)巨检:一般为单侧,双侧占 10％～26％。病灶多见于输卵管壶腹部,其次为伞端。早期输卵管外观可正常,多表现为输卵管增粗,直径在 5～10 cm,类似输卵管积水、积脓或输卵管卵巢囊肿,局部呈结节状肿大,形状不规则呈腊肠样,病灶可呈局限性结节状向管腔中生长,随病程的进展向输卵管伞端蔓延,管壁变薄,伞端常闭锁。剖面上可见输卵管腔内有灰白色乳头状或菜花状组织,质脆,可有坏死团块。晚期癌内有肿瘤组织可由伞端突出于管口外。亦可穿出浆膜面。当侵入卵巢时能产生肿块,与输卵管卵巢炎块相似,常合并有继发感染或坏死,腔内容物呈浑浊脓性液体。

(2)显微镜检查:90％以上的输卵管癌是乳头状腺癌,其中 50％为浆液性癌。其他类型包括透明细胞癌、子宫内膜样癌、鳞癌、腺鳞癌、黏液癌等。其组织病理分级如下。

Gx:组织分级无法评估;$G_1$:高分化(乳头状);$G_2$:中分化(乳头状-囊泡状);$G_3$:低分化(囊泡状-髓样)。

3.组织学分型

组织学分型可分 3 级。

(1)Ⅰ级(即乳头状癌):肿瘤分化较好,呈分枝乳头状,乳头覆以单层或多层异型上皮,呈柱状或立方状,细胞大小不等,核浓染,核分裂象少见。通常癌组织从输卵管壁呈乳头状向管腔内生长。乳头轴心为多少不等的血管纤维组织,较少侵犯输卵管肌层。可见到正常黏膜上皮和癌组织过渡形态。因而有学者将其称为原位癌,此型癌为临床预后最好的类型。

(2)Ⅱ级(即乳头状腺癌):分化程度较乳头状癌低,癌组织形成乳头或腺管状结构。癌细胞异型间变明显,核分裂象增多,常侵犯输卵管壁。

(3)Ⅲ级(即腺泡状髓样癌):分化程度最差。癌细胞排列成实性条索或片块状,某些区域呈腺泡状结构。癌细胞间变及异型性明显,可出现巨细胞。核分裂象多见,并易见病理性核分裂象。管壁明显浸润,常侵犯淋巴管,临床预后差。

**4.转移途径**

原发性输卵管癌的转移方式主要有三种方式,血行转移较少见。

(1)直接扩散:癌细胞可经过输卵管伞端口或直接穿过管壁而蔓延到腹腔、卵巢、肝脏、大网膜等处。经过输卵管子宫口蔓延到子宫腔,甚至到对侧输卵管。穿透输卵管浆膜层扩散到盆腔及邻近器官。

(2)淋巴转移:近年来已注意到淋巴结转移的重要性。输卵管癌可循髂部、腰部淋巴结至腹主动脉旁淋巴结,亦常见转移至大网膜。因子宫及卵巢与输卵管间有密切的淋巴管沟通,故常被累及。偶亦可见沿阔韧带及腹股沟淋巴结。淋巴结是复发病灶最常见的部位。癌细胞充塞输卵管的淋巴管后,淋巴回流将癌细胞带到对侧输卵管形成双侧输卵管癌。

(3)血性转移:晚期癌症患者可通过血行转移至肺、脑、肝、肾、骨等器官。

**5.诊断**

(1)根据病史。①发病年龄:原发性输卵管癌2/3发生于绝经期后,以40～60岁的妇女多见。其发病年龄高于宫颈癌,低于外阴癌而与卵巢上皮癌和子宫内膜癌相近。Peters和Eddy报道的输卵管癌的发病年龄分别为36～84岁和21～85岁。②不育史:原发性输卵管癌患者的不育率比一般妇女要高,1/3～1/2病例有原发或继发不育史。

(2)根据临床表现:临床上常表现为阴道排液、腹痛、盆腔包块,即所谓输卵管癌"三联症"。在临床上表现为这种典型的"三联症"患者并不多见,约占11%。输卵管癌的症状及体征常不典型或早期无症状,故易被忽视而延误诊断。①阴道排液或阴道流血:阴道排液是输卵管癌最常见且具有特征性的症状。其排泄液为浆液性稀薄黄水,有时呈粉红色血清血液性,排液量多少不一,一般无气味。液体可能由于输卵管上皮在癌组织刺激下所产生的渗液,由于输卵管伞端闭锁或被肿瘤组织阻塞而通过宫腔从阴道排出。当输卵管癌有坏死或浸润血管时,可产生阴道流血。水样阴道分泌物占主诉的第三位,分泌物多时个别患者误认为尿失禁而就医。有时白带色黄类似琥珀色(个别患者在输卵管黏膜内含有较多胆固醇,但胆固醇致白带色黄的机制不清),有时为血水样或较黏稠。②下腹疼痛:为输卵管癌的常见症状,约有半数患者发生。多发生在患侧,常表现为阵发性、间歇性钝痛或绞痛。阴道排出水样或血样液体,疼痛可缓解。经过一阶段后逐渐加剧而呈痉挛性绞痛。其发生的机制可能是在癌肿发展的过程中,管腔伞端被肿瘤堵塞,输卵管腔内容物潴留增多,内压增加,引起输卵管蠕动增加,克服输卵管部分梗死将积液排出。③下腹部或盆腔肿块:妇科检查时可扪及肿块,亦有患者自己能扪及下腹部肿块,但很少见。肿块可为癌肿本身,也可为并发的输卵管积水或广泛盆腔粘连形成的包块。常位于子宫的一侧或后方,活动受限或固定不动。④外溢性输卵管积液:即患者经阴道大量排液后,疼痛减轻,盆腔包块缩小或消失的临床表现,但不常见。当管腔被肿瘤堵塞,分泌物郁积至一定程度,引起大量的阴道排液,随之管腔内压力减少,腹痛减轻,肿块缩小。由于输卵管积水的病例也可出现此现象,因此该症状的出现对关注输卵管疾病有价值,但并不是输卵管癌的特异症状。⑤腹水:较少见,约10%的病例伴有腹水。其来源有二:管腔内积液经输卵管伞端开口流入腹腔;因癌瘤种植于腹膜而产生腹水。⑥其他:当输卵管癌肿增大或压迫附近器官或癌肿广泛转移时可出现腹胀、尿频、肠功能紊乱及腰骶部疼痛等,晚期可出现腹水及恶病质。

(3)根据辅助检查手段。①细胞学检查:若阴道脱落细胞内找到癌细胞,特别是腺癌细胞,而宫颈及子宫内膜检查又排除癌症存在者,则应考虑输卵管癌的诊断。但按文献报道阴道脱落细胞的阳性率都较低,在50%以下,其原因可能是因为腺癌细胞在脱落和排出的过程中易被破坏变形,也可能与取片方式有关。对于有大量阴道排液的患者,癌细胞可能被排出液冲走,导致细胞学阴性,需重复涂片检查。可行阴道后穹隆穿刺和宫腔吸出液的细胞学检查,亦可用子宫帽或月经杯收集排出液,增加阳性率,以提高输卵管恶性肿瘤的诊断。当肿瘤穿破浆膜层或有盆腹腔扩散时可在腹水或腹腔冲洗液中找到恶性细胞。②子宫内膜检查:黏膜下子宫肌瘤、子宫内膜癌、宫体癌、宫颈癌均可出现阴道排液增多的症状,因此宫腔探查及全面的分段诊刮很必要。若宫腔探查未发现异常,颈管及子宫内膜病理检查阴性,则应想到输卵管癌的可能。若内膜检查发现癌灶,虽然首先考虑子宫内膜癌,但亦不能排除输卵管癌向宫腔转移的可能。③宫腔镜及腹腔镜检查:通过宫腔镜检查,可观察子宫内膜情况的同时,还可以看到输卵管开口,并吸取液体做脱落细胞学检查;通过腹腔镜检查可直接观察输卵管及卵巢情况,对可疑的病例,可通过腹腔镜检查以明确诊断,早期输卵管癌可见到输卵管增粗,如癌灶已穿破输卵管管壁或已转移至周围脏器,并伴有粘连,则不易与卵巢癌鉴别。④B超检查及CT扫描:B超检查是常用的辅助诊断方法,B超及CT扫描均可确定肿块的部位、大小、形状和有无腹水,并了解盆腔其他脏器及腹膜后淋巴结有无转移的情况。⑤血清CA125测定:到目前为止,CA125是输卵管癌仅有的较有意义的肿瘤标志物,CA125可作为诊断和随诊原发性输卵管癌的指标。亦有报道CA125结果阳性的病例术后临床分期均为Ⅲ、Ⅳ期,术后一周检查CA125值明显降低,甚至达正常范围,提示CA125可能对中、晚期输卵管癌术后监测有参考意义,并对预后判断有指导意义。⑥子宫输卵管碘油造影:对输卵管恶性肿瘤的诊断有一定的价值,但有引起癌细胞扩散的危险,也难以区分输卵管肿瘤、积水、炎症,故一般不宜采用。

(4)根据鉴别诊断。①继发性输卵管癌:要点有以下三点:原发性输卵管癌的病灶,大部分存在于输卵管的黏膜层,继发性输卵管癌的黏膜上皮基本完整而病灶主要在间质内;原发性输卵管癌大多数都能看出乳头状结构,肌层病灶多为散在病灶;原发性输卵管癌的早期癌变处可找到正常上皮到癌变的过渡形态。②附件炎性肿块:输卵管积水或输卵管卵巢囊肿都可表现为活动受限的附件囊性包块,在盆腔检查时很难与原发性输卵管癌区分并且两者均有不孕史,如患者年龄偏大,且有阴道排液,则应要考虑输卵管癌,并进一步做各项辅助检查,以协助诊断。③卵巢肿瘤:无输卵管癌的典型症状,输卵管癌多表现为阴道排液,而卵巢癌常为不规则阴道流血。盆腔检查时,卵巢良性肿瘤一般可活动,而输卵管癌的肿块多固定;卵巢癌表面常有结节感,若伴有腹水者多考虑卵巢癌,还可辅以B超及CT等检查以协助鉴别。④子宫内膜癌:多以不规则阴道流血为主诉,可因有阴道排液而与输卵管恶性肿瘤相混淆。通过诊刮病理以鉴别。

6.治疗

输卵管癌的治疗原则应与卵巢癌一致,即进行手术分期、肿瘤细胞减灭术、术后辅助治疗等。至于早期患者是否应行淋巴结清扫术,现仍有争议。输卵管癌的治疗以手术治疗为主,化疗等为辅的原则,应强调首次治疗的彻底性。

(1)手术治疗:彻底的手术切除是输卵管癌最根本的治疗方法。手术原则应同于上皮性卵巢癌。早期患者行全面的分期手术,包括全子宫、双侧附件、大网膜切除和腹膜后淋巴结清扫;晚期病例行肿瘤细胞减灭术,手术时应该尽可能切净原发病灶及其转移病灶。由于输卵管癌的播散方式与卵巢癌相同,即盆腹腔的局部蔓延和淋巴结转移。输卵管癌的双侧发生率为17%~26%,子宫及卵巢转移常见,盆腹膜转移率高,故手术应该采用正中切口,进行以下操作:仔细评估整个盆、腹腔,全面了解肿瘤的范围;全子宫切除,两侧输卵管卵巢切除;盆腔、腹主动脉旁淋巴结取样;横结肠下大网膜切除;腹腔冲洗;任何可疑部位活检,包括腹腔和盆腔腹膜。

早期输卵管癌的处理如下。①原位癌的处理:患者手术治疗如前所述范围切除肿瘤。输卵管原位癌手术切除后不提倡辅助治疗。②FIGO Ⅰ期、FIGO Ⅱ期的处理:此期患者应该进行手术分期。若最终的组织学诊断为腺癌原位癌或Ⅰ期,分化Ⅰ级,手术后不必辅助化疗。其他患者,应该考虑以铂为基础的化疗。偶然发现的输卵管癌(例如,患者术前诊断为良性疾病,术后组织学诊断含有恶性成分)应该再次手术分期,若有残留病灶,要尽可能行细胞减灭术,患者应该接受以铂类为基础的化疗。

晚期输卵管癌的处理如下。①FIGO Ⅲ期的处理:除非另有论述,所有输卵管癌都指腺癌,和卵巢癌类似,应该采用以铂类为基础的化疗。患者接受减灭术后应该行以铂类为基础的化疗。若患者初次诊断时因为医学禁忌证而未行理想的减灭术,应该接受以铂为基础的化疗,然后再重新评估。化疗3个周期以后,再次评估时可以考虑二次探查,如有残留病灶,应该行二次细胞减灭术。然而,这种治疗未经任何前瞻性研究证实。②FIGO Ⅳ期的处理:患者若有远处转移,必须有原发病灶的组织学证据。手术时应尽可能切出肿瘤病灶,如果有胸膜渗出的症状,术前要抽胸腔积液。患者如果情况足够好,像卵巢癌那样,应该接受以铂类为基础的化疗。其他患者情况不能耐受化疗,应该对症治疗。

保留生育功能的手术:少数情况下,患者年轻、希望保留生育功能,只有在分期为原位癌的情况下,经过仔细评估和充分讨论,可以考虑保守性手术。然而,如果双侧输卵管受累的可能性很大,则不提倡保守性手术。确诊的癌症,不考虑保守手术。

(2)化疗:化疗应与手术治疗紧密配合,是主要的术后辅助治疗,输卵管癌的化疗与卵巢癌相似。紫杉醇和铂类联合化疗在卵巢癌的成功应用现在也用于输卵管癌的化疗。很多回顾性分析提示,对于相同的组织学类型,这个方案的疗效优于烷化剂和铂类的联合。因此,目前紫杉醇和铂类联合的化疗方案是治疗输卵管癌的一线用药。

(3)内分泌治疗:由于输卵管上皮源于副中肾管,对卵巢激素有反应,所以可用激素药物治疗。若输卵管癌肿瘤中含有雌、孕激素受体,可应用抗雌激素药物如他莫昔芬及长期避孕激素如己酸孕酮、甲羟孕酮等治疗。但目前对激素的治疗作用还没得到充分的肯定。

(4)放疗:放疗仅作为输卵管癌的综合治疗的一种手段,一般以体外放射为主。对术时腹水内找到癌细胞者,可在腹腔内注入32P。对于Ⅱ、Ⅲ期手术无肉眼残留病灶,腹水或腹腔冲洗液细胞学阴性,淋巴结无转移者,术后可辅以全腹加盆腔放疗或腹腔内同位素治疗。对不能切除的肿瘤患者,放疗可使癌块缩小,粘连松动,以便争取获得再次手术机会,但残留病灶者效果不及术后辅助化疗。盆腔照射量不应低于5 000～6 000 cGy/4～6周;全腹照射剂量不超过3 000 cGy/5～6周。有学者认为在外照射后再应用放射性胶体32P则效果更好。在放疗后可应用化疗维持。

(5)复发的治疗:在综合治疗后的随诊过程中,如出现局部盆腔复发或原有未切除的残留癌灶经化疗后可考虑第二次手术。

7.预后

原发性输卵管癌预后差,但随着对输卵管癌的认识、诊断及治疗措施的提高和改进,其5年生存率明显提高。因此对晚期的患者术后积极地放、化疗,虽不能根除癌瘤,但能延长生存期。输卵管癌的预后更多地取决于期别,因此分期和区分肿瘤是原发性抑或转移性更为重要。转移性输卵管癌远远多于原发性输卵管癌。

影响预后的因素如下。

(1)临床分期:是重要的影响因素,期别愈晚期预后愈差。随期别的提高生存率逐渐下降。

Peter 等研究了 115 例输卵管癌患者,发现管壁浸润越深,预后越差,术后残留病灶大者预后差。

(2)初次术后残存瘤的大小:也是影响预后的重要因素。Eddy 分析了 38 例输卵管癌病理,初次手术后未经顺铂治疗的患者中,肉眼无瘤者的 5 年生存率为 29%,残存瘤大于或等于 2 cm 者仅为 7%。初次手术后用顺铂治疗的病例,肉眼无瘤者的 5 年生存率为 83%,残存瘤大于或等于 2 cm 者的为 29%。

(3)输卵管浸润深度:肿瘤仅侵犯黏膜层者预后好,相反穿透浆膜层则预后差。

(4)辅助治疗:是否接受辅助治疗对其生存率的影响有显著性差别,接受了以顺铂为主的化疗患者其生存时间明显高于没有接受化疗者。

(5)病理分级:关于肿瘤病理分期对预后的影响尚有争议,近年来多数研究报道病理分期与预后无明显关系,其对预后的影响不如临床分期及其他重要。

**(二)其他输卵管恶性肿瘤**

1.原发性输卵管绒毛膜癌

本病极为罕见,多数发生于妊娠后妇女,和体外受精(IVF)有关,临床表现不典型,故易误诊。输卵管绒毛膜癌大多数来源于输卵管妊娠的滋养叶细胞,少数来源于异位的胚胎残余或具有形成恶性畸胎瘤潜能的未分化胚细胞。来源于前者的绒癌发生于生育期,临床症状同异位妊娠或伴有腹腔内出血,常误诊为输卵管异位妊娠而手术;来源于后者的绒癌,多数在 7～14 岁发病,可出现性早熟症状,由于滋养叶细胞有较强的侵袭性,能迅速破坏输卵管壁,在早期就侵入淋巴及血管而发生广泛转移至肺脏、肝脏、骨及阴道等处。

肿瘤在输卵管表面呈暗红色或紫红色,切面见充血、水肿、管腔扩张,腔内充满坏死组织及血块。镜下见细胞滋养层细胞及合体滋养层细胞大量增生,不形成绒毛。

诊断主要依据临床症状及体征,结合血、尿内绒毛膜促性腺激素(HCCT)的测定,X 线胸片等检查,但最终确诊有待病理结果。本病应与以下疾病鉴别。

(1)子宫内膜癌:可出现阴道排液,但主要临床症状为不规则阴道流血,诊刮病理可鉴别。

(2)附件炎性包块:有不孕或盆腔包块史,妇检可在附件区触及活动受限囊性包块。

(3)异位妊娠:两者均有子宫正常,子宫外部规则包块,均可发生大出血,但宫外孕患者 HCCT 滴度增高程度低于输卵管绒癌,病理有助确诊。

治疗同子宫绒毛膜癌。可以治愈。先采用手术治疗,然后根据预后因素采用化疗。如果肿瘤范围局限,希望保留生育功能者可以考虑保守性手术,如输卵管绒毛膜癌来源于输卵管妊娠的滋养叶细胞,其生存率约 50%,如来源于生殖细胞,预后很差。

2.原发性输卵管肉瘤

罕见,其与原发性输卵管腺癌之比为 1∶25。迄今文献报道不到 50 例。主要为纤维肉瘤和平滑肌肉瘤。肿瘤表面常呈多结节状,可见充满弥散性新生物,质软,大小不等的包块。本病可发生在任何年龄妇女,临床症状同输卵管癌,主要为阴道排液,呈浆液性或血性,继发感染时排出液呈脓性。部分患者亦以腹胀、腹痛或下腹部包块为症状。由于肉瘤生长迅速常伴有全身乏力、消瘦等恶病质症状。此病需与以下疾病相鉴别。

(1)附件炎性包块:均可表现腹痛、白带多及下腹包块,但前者有盆腔炎症病史,抗感染治疗有效。

(2)子宫内膜癌:有阴道排液的患者需要与子宫内膜癌鉴别,分段诊刮病理可确诊。

(3)卵巢肿瘤:多无临床症状,伴有腹水,B 超可协助诊断。

治疗参考子宫肉瘤治疗方案,以手术为主,再辅以化疗或放疗,预后差。

3.输卵管未成熟畸胎瘤

极少见。可是本病却可以发生在有生育要求的年轻女性,虽然治愈率高,但进展较快,因此早期诊断早期治疗十分重要,输卵管未成熟畸胎瘤预后较差。虽然直接决定患者的预后因素是临床分期,但肿瘤组织分化程度、幼稚成分的多少和预后有密切关系。治疗采用手术治疗,然后根据相关预后因素采用化疗。如果要保留生育功能,任何期别的患者均可以行保守性手术。化疗方案采用卵巢生殖细胞肿瘤的化疗方案。

4.转移性输卵管癌

较多见,占输卵管恶性肿瘤的80%～90%。其主要来自卵巢癌、子宫体癌、子宫颈癌,远处如直肠癌、胃癌及乳腺癌亦可转移至输卵管。临床表现因原发癌的不同而有差异。镜下其病理组织形态与原发癌相同。其诊断标准如下。

(1)癌灶主要在输卵管浆膜层,肌层、黏膜层正常或显示慢性炎症。若输卵管黏膜受累,其表面上皮仍完整。

(2)癌组织形态与原发癌相似,最多见为卵巢癌、宫体癌和胃肠癌等。

(3)输卵管肌层和系膜淋巴管内一般有癌组织存在,而输卵管内膜淋巴管很少有癌细胞存在。

治疗按原发癌已转移的原则处理。

5.临床特殊情况的思考和建议

(1)临床特征:对于输卵管癌的临床表现,应对此病有一定认识并提高警惕,并通过进一步的辅助检查,尽可能在术前作出早期诊断。因此,有以下情况下者应考虑输卵管癌的可能:①有阴道排液、腹痛、腹块三大特征者;②持续存在不能解释的不规则子宫出血,尤其在35岁以上,尤其对于细胞学涂片阴性,刮出子宫内膜也阴性的患者;③持续存在不能解释的异常阴道排液,排液呈血性,年龄大于35岁;④持续存在不能解释的下腹和/或下背疼痛;⑤在宫颈涂片中出现一种不正常的腺癌细胞;⑥在绝经前后发现附件肿块。

(2)输卵管癌术前的诊断问题:输卵管癌常误诊,过去术前诊断率为2%,近数年来由于提高认识及进一步的辅助诊断,术前诊断率提高到25%～35%。术前不易作出确诊的原因可能包括以下几点:①由于输卵管癌少见,常被忽视;②输卵管位于盆腔内,常不能感觉到;③较多患者肥胖,而且由于激素低落而阴道萎缩,所以检查不够正确;④肿瘤发展早期症状很不明显,下腹疼痛常伴有其他不同的盆腔疾病,故常误诊为绝经期的功能紊乱。

(3)对于双侧输卵管癌究竟是原发还是继发问题:双侧输卵管均由副中肾管演化而来,在同一致癌因素下,可以同时发生癌。文献报道0～Ⅱ期输卵管癌双侧性占7%,Ⅲ～Ⅳ期占30%。因此,晚期输卵管癌转移是引起双侧累及的主要原因。转移而来的腺癌首先侵犯间质和肌层,而黏膜皱襞上皮常保持完好。但现在也有不少学者认为卵巢癌可能为输卵管癌灶转移而来,尚待进一步证明。

(4)输卵管腺癌合并子宫内膜癌是原发还是继发问题:①两者病灶均较早,无转移可能性,应视两者均为原发性。②子宫内膜转移病灶是局灶性侵犯间质,并见有正常腺体夹杂其中,对四周组织常有压迫,无过渡形态。

(5)输卵管肿瘤合并妊娠问题:输卵管肿瘤是一种较罕见的女性生殖系统的肿瘤。输卵管良性肿瘤较恶性肿瘤更少见。输卵管肿瘤患者常伴有不孕史,故其合并妊娠仅见个案报道。由于常无临床症状,很少在术前作出诊断。1996 年周培莉报道 1 例妊娠合并输卵管畸胎瘤扭转。患者 25 岁,因停经 5+个月,反复左下腹疼痛入院,B 超检查提示宫内妊娠 5 个月,左侧卵巢肿块 7 cm×6.5 cm×6 cm 大小,故诊断"中期妊娠,左侧卵巢肿瘤蒂扭转"而手术。术时见子宫增大 5 个月,左输卵管肿物 10 cm×7 cm×6 cm,呈囊性,灰黑色,蒂长 1.5 cm,扭转 180°行患侧输卵管切除术。病理检查:输卵管畸胎瘤。

　　原发性输卵管癌合并妊娠亦罕见。国外文献曾报道 3 例原发性输卵管癌合并足月妊娠:Schinfeld 报道一患者 40 岁,当足月妊娠时入院检查胎先露呈臀位而行剖宫产,术时发现左侧输卵管伞端有 4.5 cm ×3 cm×2.3 cm 暗色、实质包块,做部分输卵管切除术,病理检查为输卵管腺癌。术后 6 天再行全子宫、双附件及部分大网膜切除术,后继化疗及放疗。另 2 例为产后行输卵管结扎术时发现输卵管癌。国内蔡体铮报道 5 例原发性输卵管癌—其中有 1 例因停经 45 天行人流扎管术,术时发现右侧输卵管肿胀积液、粘连,切除右侧输卵管,病理检查为原发性输卵管腺癌,再次手术,术后 5 年随访健在。胡世昌报道原发性输卵管癌 11 例,有不孕史者 9 例占 81.8%,其中 1 例为原发性输卵管癌伴对侧输卵管妊娠破裂。

(田　玉)

# 第六节　卵　巢　肿　瘤

## 一、卵巢原发上皮性肿瘤

　　卵巢上皮性肿瘤为最常见的卵巢肿瘤,多见于中老年妇女,很少发生在青春期前女孩和婴幼儿。卵巢上皮性肿瘤分为良性、交界性和恶性。交界性肿瘤是指上皮细胞增生活跃及核异型,核分裂象增加,表现为上皮细胞层次增加,但无间质浸润,是一种低度潜在恶性肿瘤,生长缓慢,转移率低,复发迟。卵巢上皮性癌发展迅速,不易早期诊断,治疗困难,死亡率高。

### (一)发病原因及高危因素

　　卵巢上皮癌的发病原因一直未明。近年的研究证据表明,卵巢癌由卵巢表面表面上皮起源假说缺乏科学依据,卵巢外起源学说则引起高度重视,并提出了上皮性卵巢癌发生的二元理论。二元论将卵巢上皮癌分为两型,Ⅰ型卵巢癌包括了低级别卵巢浆液性癌及低级别卵巢子宫内膜样癌、透明细胞癌、黏液性癌和移行细胞癌;Ⅱ型卵巢癌包括了高级别卵巢浆液性癌及高级别卵巢子宫内膜样癌、未分化癌和恶性中胚叶混合性肿瘤(癌肉瘤)。Ⅰ型卵巢癌起病缓慢,常有前驱病变,多为临床早期,预后较好;Ⅱ型卵巢癌发病快,无前驱病变,侵袭性强,多为临床晚期,预后不良。两型卵巢癌的发生、发展可能有两种不同的分子途径,因而具有不同的生物学行为。高级别卵巢浆液性癌大多起源于输卵管的观点已被国际上多数学者所接受。

　　此外,下列因素也可能与卵巢上皮癌的发病密切相关。

#### 1.遗传因素

　　5%～10%的卵巢上皮癌具有遗传异常。上皮性卵巢癌的发生与三个遗传性癌综合征有关,即遗传性乳腺癌-卵巢癌综合征(HBOC)、遗传性位点特异性卵巢癌综合征(HSSOC)和遗传性非息肉性结直肠癌综合征(HNPCC),最常见的是 HBOC。真正的遗传性卵巢癌和乳腺癌一样,主要是由于 BRCA1 和 BRCA2 基因突变所致,属于常染色体显性遗传。

2.子宫内膜异位症

相关的形态学和分子遗传学的证据提示,卵巢子宫内膜样癌和透明细胞癌可能来源于子宫内膜异位症的病灶恶变。抑癌基因 ARID1A 基因突变不仅见于卵巢子宫内膜样癌和透明细胞癌的癌组织,同时见于邻近的子宫内膜异位症和癌变前期病灶,这是卵巢子宫内膜样癌和透明细胞癌起源异位子宫内膜的有力证据。

3.持续排卵

持续排卵使卵巢表面上皮不断损伤与修复,其结果一方面在修复过程中卵巢表面上皮细胞突变的可能性增加。减少或抑制排卵可减少卵巢上皮由排卵引起的损伤,可能降低卵巢癌发病危险。流行病学调查发现卵巢癌危险因素有未产、不孕,而多次妊娠、哺乳和口服避孕药有保护作用。

**(二)病理**

1.组织学类型

卵巢上皮肿瘤组织学类型主要有以下几类。

(1)浆液性肿瘤。①浆液性囊腺瘤:约占卵巢良性肿瘤的 25%。多为单侧,球形,大小不等,表面光滑,囊性,壁薄,内充满淡黄色清亮液体。有单纯性及乳头状两型,前者多为单房,囊壁光滑;后者常为多房,可见乳头,向囊外生长。镜下见囊壁为纤维结缔组织,内为单层柱状上皮,乳头分支较粗,间质内见砂粒体(成层的钙化小球状物)。②交界性浆液性囊腺瘤:中等大小,多为双侧,乳头状生长在囊内较少,多向囊外生长。镜下见乳头分支纤细而密,上皮复层不超过 3 层,细胞核轻度异型,核分裂象<1/HP,无间质浸润,预后好。对于存在浸润性种植患者,晚期和复发概率增加。③浆液性囊腺癌:占卵巢恶性肿瘤的 40%~50%。多为双侧,体积较大,半实性。结节状或分叶状,灰白色,或有乳突状增生,切面为多房,腔内充满乳头,质脆,出血、坏死。镜下见囊壁上皮明显增生,复层排列,一般在 4~5 层以上。癌细胞为立方形或柱状,细胞异型明显,并向间质浸润。

(2)黏液性肿瘤:黏液性肿瘤组织学上分为肠型、宫颈型或混合型,由肠型黏膜上皮或宫颈管黏膜上皮组成。①黏液囊腺瘤:占卵巢良性肿瘤的 20%。多为单侧,圆形或卵圆形,体积较大,表面光滑,灰白色。切面常为多房,囊腔内充满胶冻样黏液,含黏蛋白和糖蛋白,囊内很少有乳头生长。镜下见囊壁为纤维结缔组织,内衬单层柱状上皮;可见杯状细胞及嗜银细胞。恶变率为 5%~10%。偶可自行破裂,瘤细胞种植在腹膜上继续生长并分泌黏液,在腹膜表面形成胶冻样黏液团块,极似卵巢癌转移,称腹膜假黏液瘤。腹膜假性黏液瘤主要继发于肠型分化的肿瘤,瘤细胞呈良性,分泌旺盛,很少见细胞异型和核分裂,多限于腹膜表面生长,一般不浸润脏器实质。手术是主要治疗手段,术中应尽可能切净所有肿瘤。然而,手术很少能根治,本病复发率高,患者需要多次手术,患者常死于肠梗阻。②交界性黏液性囊腺瘤:一般较大,少数为双侧,表面光滑,常为多房。切面见囊壁增厚,有实质区和乳头状形成,乳头细小、质软。镜下见上皮不超过 3 层,细胞轻度异型,细胞核大、染色深,有少量核分裂,增生上皮向腔内突出形成短粗的乳头,无间质浸润。③黏液性囊腺癌:占卵巢恶性肿瘤的 10%。多为单侧,瘤体较大,囊壁可见乳头或实质区,切面为囊、实性,囊液混浊或血性。镜下见腺体密集,间质较少,腺上皮超过 3 层,细胞明显异型,并有间质浸润。

(3)卵巢子宫内膜样肿瘤:良性瘤较少见,为单房,表面光滑,囊壁衬以单层柱状上皮,似正常子宫内膜。囊内被覆扁平上皮,间质内可有含铁血黄素的吞噬细胞。子宫内膜样交界性瘤很少见。卵巢子宫内膜样癌占卵巢恶性肿瘤的 $10\%\sim24\%$,肿瘤单侧多,中等大,囊性或实性,有乳头生长,囊液多为血性。镜下特点与子宫内膜癌极相似,多为高分化腺癌或腺棘皮癌,常并发子宫内膜异位症和子宫内膜癌,不易鉴别何者为原发或继发。

(4)透明细胞肿瘤:来源于苗勒氏管上皮,良性罕见,交界性者上皮由 $1\sim3$ 层多角形靴钉状细胞组成,核有异型性但无间质浸润,常合并透明细胞癌存在。透明细胞癌占卵巢癌 $5\%\sim11\%$,患者均为成年妇女,平均年龄 $48\sim58$ 岁,$10\%$ 合并高血钙症。常合并子宫内膜异位症($25\%\sim50\%$)。易转移至腹膜后淋巴结,对常规化疗不明感。呈囊实性,单侧多,较大;镜下瘤细胞质丰富或呈泡状,含丰富糖原,排列成实性片、索状或乳头状;瘤细胞核异型性明显,深染,有特殊的靴钉细胞附于囊内及管状结构。

(5)勃勒纳瘤:由卵巢表面上皮向移行上皮分化而形成,占卵巢肿瘤 $1.5\%\sim2.5\%$。多数为良性,单侧,体积小(直径<5 cm),表面光滑,质硬,切面灰白色漩涡或编织状。小肿瘤常位于卵巢髓质近卵巢门处。亦有交界性及恶性。

(6)未分化癌:在未分化癌中,小细胞癌最有特征。发病年龄 $9\sim43$ 岁,平均 24 岁,$70\%$ 患者有高血钙。常为单侧,较大,表面光滑或结节状,切面为实性或囊实性,质软、脆,分叶或结节状,褐色或灰黄色,多数伴有坏死出血。镜检癌细胞为未分化小细胞,圆形或梭形,胞质少,核圆或卵圆有核仁,核分裂多见。细胞排列紧密,呈弥散、巢状、片状生长。恶性程度极高,预后极差,$90\%$ 患者在 1 年内死亡。

2.组织学分级

2014 年版 WHO 女性生殖道肿瘤分类中,对卵巢上皮癌的组织学分级达成共识。浆液性癌分为低级别癌与高级别癌两类。子宫内膜样癌根据 FIGO 分级系统分 3 级,1 级实性区域<5%,2 级实性区域 $5\%\sim50\%$,3 级实性区域>50%。黏液性癌不分级,但分为 3 型:非侵袭性(上皮内癌)、侵袭性(膨胀性或融合性)、侵袭性(浸润型)。浆黏液性癌按不同的癌成分各自分级。透明细胞癌和未分化癌本身为高级别癌,不分级。恶性 Brenner 瘤其恶性成分参照尿路上皮癌分级,分为低级别和高级别。

肿瘤组织学分级对患者预后有重要的影响,应引起重视。

(三)治疗

1.良性肿瘤

若卵巢肿块直径<5 cm,疑为卵巢瘤样病变,可作短期观察。一经确诊为卵巢良性肿瘤,应手术治疗。根据患者年龄、生育要求及对侧卵巢情况决定手术范围。年轻、单侧良性肿瘤应行患侧卵巢囊肿剥出或卵巢切除术,尽可能保留正常卵巢组织和对侧正常卵巢;即使双侧良性囊肿,也应争取行囊肿剥出术,保留正常卵巢组织。围绝经期妇女可行单侧附件切除或子宫及双侧附件切除术。术中剖开肿瘤肉眼观察区分良、恶性,必要时做冷冻切片组织学检查明确性质,确定手术范围。若肿瘤大或可疑恶性,尽可能完整取出肿瘤,防止囊液流出及瘤细胞种植于腹腔。巨大囊肿可穿刺放液,待体积缩小后取出,穿刺前须保护穿刺周围组织,以防囊液外溢,放液速度应缓慢,以免腹压骤降发生休克。

2.交界性肿瘤

手术是卵巢交界性肿瘤最重要的治疗,手术治疗的目标是将肿瘤完全切除。卵巢交界瘤建议行全面分期手术,是否要行腹膜后淋巴结系统切除或取样活检,多数学者倾向否定意见,尤其是卵巢黏液性肿瘤。年轻患者可考虑行保留生育功能治疗。晚期复发是卵巢交界瘤的特点，78%在5年后甚至10~20年后复发。复发的肿瘤一般仍保持原病理形态，即仍为交界性肿瘤，复发的肿瘤一般仍可切除。

卵巢交界性瘤一般不主张进行术后化疗，化疗仅在以下几种情况考虑应用：①肿瘤期别较晚，有广泛种植，术后可施行3~6个疗程化疗。②有大网膜、淋巴结或其他远处部位浸润性种植的患者更可能发生早期复发，这些患者应按照低级别浆液性癌进行化疗。

### 3.恶性肿瘤

治疗原则是手术为主，辅以化疗、放疗及其他综合治疗。

(1)手术：是治疗卵巢上皮癌的主要手段。应根据术中探查及冷冻病理检查结果，决定手术范围，卵巢上皮癌第一次手术彻底性与预后密切相关。

早期(FIGO Ⅰ-Ⅱ期)卵巢上皮癌应行全面确定分期的手术，包括以下几方面：留取腹水或腹腔冲洗液进行细胞学检查；全面探查盆、腹腔，对可疑病灶及易发生转移部位多处取材做组织学检查；全子宫和双附件切除(卵巢动静脉高位结扎)；盆腔及腹主动脉旁淋巴结清除；大网膜和阑尾切除。一般认为，对于上皮性卵巢癌施行保留生育功能(保留子宫和对侧附件)的手术应是谨慎和严格选择的，必须具备以下条件方可施行：①患者年轻，渴望生育；②ⅠA期；③细胞分化好(G1)；④对侧卵巢外观正常，剖探阴性；⑤有随诊条件。亦有主张完成生育后视情况再行手术切除子宫及对侧附件。对于有高危因素而要求保留生育功能的患者则需充分知情。

晚期卵巢癌(FIGO Ⅲ-Ⅳ期)，应行肿瘤细胞减灭术，术式与全面确定分期的手术相同，手术的主要目的是尽最大努力切除卵巢癌之原发灶和转移灶，使残余肿瘤直径<1 cm，必要时可切除部分肠管或脾脏等。对于手术困难的患者可在组织病理学确诊为卵巢癌后，先行1~2程先期化疗后再进行手术。

复发性卵巢癌的手术治疗价值尚有争议，主要用于以下几方面：①解除肠梗阻；②对二线化疗敏感的复发灶(化疗后间隔>12月)的减灭；③切除孤立的复发灶。对于复发癌的治疗多数只能缓解症状，而不是为了治愈，生存质量是最应该考虑的因素。

(2)化学药物治疗：为主要的辅助治疗。常用于术后杀灭有残留癌灶，控制复发；也可用于复发病灶的治疗。化疗可以缓解症状，延长患者存活期。暂无法施行手术的晚期患者，化疗可使肿瘤缩小，为以后手术创造条件。

一线化疗是指首次肿瘤细胞减灭术后的化疗。常用化疗药物有顺铂、卡铂、紫杉醇、环磷酰胺、异环磷酰胺、氟尿嘧啶、博来霉素、长春新碱、依托泊苷(VPl6)等。近年来多以铂类药物和紫杉醇为主的化疗药物。根据病情可采用静脉化疗或静脉腹腔联合化疗。腹腔内化疗不仅能控制腹水，又能使小的腹腔内残存癌灶缩小或消失。化疗疗程数一般为6~9疗程。二线化疗主要用于卵巢癌复发的治疗。选择化疗方案前应了解一线化疗用什么药物及药物累积量；一线化疗疗效如何，毒性如何，反应持续时间及停药时间。患者一线治疗中对铂类的敏感性对选择二线化疗具重要参考价值。二线化疗的用药原则：①以往未用铂类者可选用含铂类的联合化疗；②在铂类药物化疗后6个月以上出现复发用以铂类为基础的二线化疗通常有效；③难治性患者不应再选用以铂类为主的化疗，而应选用与铂类无交叉耐药的药物，如紫杉醇、托扑替康、异环磷酰胺、六甲蜜胺、吉西他滨、脂质体阿霉素等。

(3)放疗：外照射对于卵巢上皮癌的治疗价值有限，可用于锁骨上和腹股沟淋巴结转移灶和部分紧靠盆壁的局限性病灶的局部治疗。对上皮性癌不主张以放疗作为主要辅助治疗手段，但在ⅠC期，或伴有大量腹水者经手术后仅有细小粟粒样转移灶或肉眼看不到有残留病灶的可辅以放射性同位素$^{32}$P腹腔内注射以提高疗效，减少复发，腹腔内有粘连时禁用。

（4）免疫治疗：靶向药物治疗是目前改善晚期卵巢癌预后的主要趋势。近几年，贝伐珠单抗在卵巢癌的一线治疗及复发卵巢癌的治疗中都取得了较好的疗效，可提高患者的无瘤生存期，但其昂贵的价格还需进行价值医学方面的评价。

**（四）预后**

预后与分期、组织学分类及分级、患者年龄及治疗方式有关。以分期最重要，期别越早预后越好。据文献报道Ⅰ期卵巢癌，病变局限于包膜内，5年生存率达90%。若囊外有赘生物、腹腔冲洗液找到癌细胞降至68%；Ⅲ期卵巢癌，5年生存率为30%～40%；Ⅳ期卵巢癌仅为10%。低度恶性肿瘤疗效较恶性程度高者为佳，细胞分化良好者疗效较分化不良者好。对化疗药物敏感者，疗效较好。术后残余癌灶直径<1 cm者，化疗效果较明显，预后良好。

**（五）预防**

卵巢上皮癌的病因不清，难以预防。但若能积极采取措施对高危人群严密监测随访，早期诊治可改善预后。

（1）高危人群严密监测：40岁以上妇女每年应行妇科检查；高危人群每半年检查一次，早期发现或排除卵巢肿瘤。若配合超声检查、CA125检测等则更好。

（2）早期诊断及处理：卵巢实性肿瘤或囊肿直径>5 cm者，应及时手术切除。重视青春期前、绝经后或生育年龄口服避孕药的妇女发现卵巢肿大，应及时明确诊断。盆腔肿块诊断不清或治疗无效者，应及早行腹腔镜检查或剖腹探查，早期诊治。

（3）乳癌和胃肠癌的女性患者，治疗后应严密随访，定期做妇科检查，确定有无卵巢转移癌。

（4）家族史和基因检测是临床医师决定是否行预防性卵巢切除的主要考虑因素，基因检测是最关键的因素。对BRCA1（+）的HOCS家族成员行预防性卵巢切除是合理的。

# 二、卵巢生殖细胞肿瘤

卵巢生殖细胞肿瘤是指来源于胚胎性腺的原始生殖细胞而具有不同组织学特征的一组肿瘤，其发病率仅次于上皮性肿瘤，多发生于年轻的妇女及幼女，绝经后仅占4%。卵巢恶性生殖细胞肿瘤恶性程度大，病死率高。由于找到有效的化疗方案，使其预后大为改观。卵巢恶性生殖细胞肿瘤的存活率分别由过去的10%提高到目前90%，大部分患者可行保留生育功能的治疗。

**（一）病理分类**

1.畸胎瘤

畸胎瘤是由多胚层组织结构组成的肿瘤，偶见含一个胚层成分。肿瘤组织多数成熟，少数未成熟；多数为囊性，少数为实性。肿瘤的良、恶性及恶性程度取决于组织分化程度，而不决定于肿瘤质地。

（1）成熟畸胎瘤：又称皮样囊肿，属良性肿瘤，占卵巢肿瘤的10%～20%，占生殖细胞肿瘤的85%～97%，占畸胎瘤的95%以上。可发生于任何年龄，以20～40岁居多。多为单侧，双侧占10%～17%。中等大小，呈圆形或卵圆形，壁光滑、质韧。多为单房，腔内充满油脂和毛发，有时可见牙齿或骨质。囊壁内层为复层鳞状上皮，壁上常见小丘样隆起向腔内突出称"头节"。肿瘤可含外、中、内胚层组织。偶见向单一胚层分化，形成高度特异性畸胎瘤，如卵巢甲状腺肿，分泌甲状腺激素，甚至引起甲亢。成熟囊性畸胎瘤恶变率为2%～4%，多见于绝经后妇女；"头节"的上皮易恶变,形成鳞状细胞癌,预后较差。

(2)未成熟畸胎瘤:属恶性肿瘤,含2~3胚层,占卵巢畸胎瘤1%~3%。肿瘤由分化程度不同的未成熟胚胎组织构成,主要为原始神经组织。多见于年轻患者,平均年龄11~19岁。肿瘤多为实性,可有囊性区域。肿瘤的恶性程度根据未成熟组织所占比例、分化程度及神经上皮含量而定。该肿瘤的复发及转移率均高,但复发后再次手术可见未成熟肿瘤组织具有向成熟转化的特点,即恶性程度的逆转现象。

2.无性细胞瘤

无性细胞瘤为中度恶性的实性肿瘤,占卵巢恶性肿瘤的5%。好发于青春期及生育期妇女,单侧居多,右侧多于左侧。肿瘤为圆形或椭圆形,中等大,实性,触之如橡皮样。表面光滑或呈分叶状。切面淡棕色,镜下见圆形或多角形大细胞,细胞核大,胞质丰富,瘤细胞呈片状或条索状排列,有少量纤维组织相隔,间质中常有淋巴细胞浸润。对放疗特别敏感,纯无性细胞瘤的5年存活率可达90%。混合型(含绒癌,内胚窦成分)预后差。

3.卵黄囊瘤

来源于胚外结构卵黄囊,其组织结构与大鼠胎盘的内胚窦特殊血管周围结构相似,又名内胚窦瘤。卵黄囊瘤占卵巢恶性肿瘤1%,但是恶性生殖细胞肿瘤的常见类型,其恶性程度高,常见于儿童及年轻妇女。多为单侧,肿瘤较大,圆形或卵圆形。切面部分囊性,组织质脆,多有出血坏死区,呈灰红或灰黄色,易破裂。镜下见疏松网状和内皮窦样结构。瘤细胞扁平、立方、柱状或多角形,产生甲胎蛋白(AFP),故患者血清AFP浓度很高,其浓度与肿瘤消长相关,是诊断及治疗监测时的重要标志物。肿瘤生长迅速,易早期转移,预后差,既往平均生存期仅1年,现经手术及联合化疗后,生存期明显延长。

4.胚胎癌

胚胎癌是一种未分化并具有多种分化潜能的恶性生殖细胞肿瘤。极少见,发生率占卵巢恶性生殖细胞瘤的5%以下。胚胎癌具有向胚体方向分化的潜能,可形成不同程度分化的畸胎瘤;向胚外方向分化则形成卵黄囊结构或滋养细胞结构。形态上与睾丸的胚胎癌相似,但发生在卵巢的纯型胚胎癌远较在睾丸少见,其原因尚不明。肿瘤体积较大,有包膜,质软,常伴出血、梗死和包膜破裂。切面为实性,灰白色,略呈颗粒状;与其他生殖细胞瘤合并存在时,则依所含的成分和占的比例不同呈现出杂色多彩状,囊性变和出血坏死多见。瘤组织由较原始的多角形细胞聚集形成的实性上皮样片块和细胞巢与原始幼稚的黏液样间质构成。肿瘤细胞和细胞核的异型性突出,可见瘤巨细胞。在稍许分化的区域,瘤细胞有形成裂隙和乳头的倾向,细胞略呈立方或柱状上皮样,但不形成明确的腺管。胚胎癌具有局部侵袭性强、播散广泛及早期转移的特性;转移的途径早期经淋巴管,晚期合并血行播散。

5.绒癌

原发性卵巢绒癌也称为卵巢非妊娠性绒癌,是由卵巢生殖细胞中的多潜能细胞向胚外结构(滋养细胞或卵黄囊等)发展而来的一种恶性程度极高的卵巢肿瘤,它可分为单纯型或混合型。混合型,即除绒癌成分外,还同时合并存在其他恶性生殖细胞肿瘤,如未成熟畸胎瘤、卵黄囊瘤、胚胎癌及无性细胞瘤等。原发卵巢绒癌多见的是混合型,单纯型极为少见。妊娠性绒癌一般不合并其他恶性生殖细胞肿瘤。典型的肿瘤体积较大,单侧,实性,质软,出血坏死明显。镜下形态如同子宫绒癌,由细胞滋养细胞和合体滋养细胞构成。因其他生殖细胞肿瘤特别是胚胎性癌常有不等量的合体细胞,诊断必须同时具备两种滋养细胞。非妊娠性绒癌预后较妊娠性绒癌差,治疗效果不好,病情发展快,短期内即死亡。

### (二)诊断

卵巢恶性生殖细胞肿瘤在临床表现方面具有一些特点,如发病年龄轻,肿瘤较大,肿瘤标记物异常,很易产生腹水,病程发展快等。若能注意到这些肿瘤的特点,诊断并不难。特别是血清甲胎蛋白(AFP)和人绒毛膜促性腺激素(HCCT)的检测可以起到明确诊断的作用。卵黄囊瘤可以合成 AFP,卵巢绒癌可分泌 HCCT,这些都是很特异的肿瘤标志物。血清 AFP 和 HCCT 的动态变化与癌瘤病情的好转和恶化是一致的,临床完全缓解的患者其血清 AFP 或 HCCT 值轻度升高也预示癌瘤的残存或复发。虽然血清 AFP 和 HCCT 的检测对卵巢内胚窦瘤和卵巢绒癌有明确诊断的意义,但卵巢恶性生殖细胞肿瘤的最后确诊还是依靠组织病理学的诊断。

### (三)治疗

1.良性生殖细胞肿瘤

单侧肿瘤应行卵巢肿瘤剥除或患侧附件切除术;双侧肿瘤争取行卵巢肿瘤剥除术;围绝经期妇女可考虑行全子宫双附件切除术。

2.恶性生殖细胞肿瘤

(1)手术治疗:由于绝大部分恶性生殖细胞肿瘤患者是希望生育的年轻女性,常为单侧卵巢发病,即使复发也很少累及对侧卵巢和子宫,更为重要的是卵巢恶性生殖细胞肿瘤对化疗十分敏感。因此,手术的基本原则是无论期别早晚,只要对侧卵巢和子宫未受肿瘤累及,均应行保留生育功能的手术,即仅切除患侧附件,同时行全面分期探查术。对于复发的卵巢生殖细胞仍主张积极手术。

(2)化疗:恶性生殖细胞肿瘤对化疗十分敏感。根据肿瘤分期、类型和肿瘤标记物的水平,术后可采用 3~6 疗程的联合化疗。

(3)放疗:为手术和化疗的辅助治疗。无性细胞瘤对放疗最敏感,但由于无性细胞瘤的患者多年轻,要求保留生育功能,目前放疗已较少应用。对复发的无性细胞瘤,放疗仍能取得较好疗效。

## 三、卵巢性索间质肿瘤

卵巢性索间质肿瘤来源于原始性腺中的性索及间质组织,占卵巢肿瘤的 4.3%~6%。在胚胎正常发育过程中,原始性腺中的性索组织,在男性将演变成睾丸曲细精管的支持细胞,在女性将演变成卵巢的颗粒细胞;而原始性腺中的特殊间叶组织将演化为男性睾丸的间质细胞及女性卵巢的泡膜细胞。卵巢性索间质肿瘤即是由上述性索组织或特殊的间叶组织演化而形成的肿瘤,它们仍保留了原来各自的分化特性。肿瘤可由单一细胞构成,如颗粒细胞瘤、泡膜细胞瘤、支持细胞瘤、间质细胞瘤;肿瘤亦可由不同细胞组合形成,当含两种细胞成分时,可以形成颗粒-泡膜细胞瘤,支持-间质细胞瘤;而当肿瘤含有上述四种细胞成分时,此种性索间质肿瘤称为两性母细胞瘤。许多类型的性索间质肿瘤能分泌类固醇激素,临床出现内分泌失调症状,但是肿瘤的诊断依据是肿瘤特有的病理形态,临床内分泌紊乱和激素水平异常仅能做参考。

### (一)病理分类和临床表现

1.颗粒细胞-间质细胞瘤

由性索的颗粒细胞及间质的衍生成分如成纤维细胞及卵泡膜细胞组成。

(1)颗粒细胞瘤:在病理上颗粒细胞瘤分为成人型和幼年型两种。95%的颗粒细胞瘤为成人型,属低度恶性的肿瘤,可发生于任何年龄,高峰为 45～55 岁。肿瘤能分泌雌激素,故有女性化作用。青春期前患者可出现假性性早熟,生育年龄患者出现月经紊乱,绝经后患者则有不规则阴道流血,常合并子宫内膜增生过长,甚至发生腺癌。肿瘤多为单侧,圆形或椭圆形,呈分叶状,表面光滑,实性或部分囊性;切面组织脆而软,伴出血坏死灶。镜下见颗粒细胞环绕成小圆形囊腔,菊花样排列、中心含嗜伊红物质及核碎片(Call-Exner 小体)。瘤细胞呈小多边形,偶呈圆形或圆柱形,胞质嗜淡伊红或中性,细胞膜界限不清,核圆,核膜清楚。预后较好,5 年生存率达 80% 以上,但有远期复发倾向。幼年型颗粒细胞瘤罕见,仅占 5%,是一种恶性程度极高的卵巢肿瘤。主要发生在青少年,98% 为单侧。镜下呈卵泡样,缺乏核纵沟,胞质丰富,核分裂更活跃,极少含 Call-Exner 小体,10%～15% 呈重度异型性。

(2)卵泡膜细胞瘤:卵泡膜细胞瘤为有内分泌功能的卵巢实性肿瘤,因能分泌雌激素,故有女性化作用。常与颗粒细胞瘤合并存在,但也有纯卵泡膜细胞瘤。为良性肿瘤,多为单侧,圆形、卵圆形或分叶状,表面被覆薄的有光泽的纤维包膜。切面为实性,灰白色。镜下见瘤细胞短梭形,胞质富含脂质,细胞交错排列呈漩涡状。瘤细胞团为结缔组织分隔。常合并子宫内膜增生过长,甚至子宫内膜癌。恶性卵泡膜细胞瘤较少见,可直接浸润邻近组织,并发生远处转移。其预后较一般卵巢癌为佳。

(3)纤维瘤:纤维瘤为较常见的良性肿瘤,占卵巢肿瘤的 2%～5%,多见于中年妇女,单侧居多,中等大小,表面光滑或结节状,切面灰白色,实性、坚硬。镜下见由梭形瘤细胞组成,排列呈编织状。偶见患者伴有腹水或胸腔积液,称梅格斯综合征,腹水经淋巴或横隔至胸腔,右侧横隔淋巴丰富,故多见右侧胸腔积液。手术切除肿瘤后,胸腔积液、腹水自行消失。

2.支持细胞-间质细胞瘤

支持细胞-间质细胞瘤又称睾丸母细胞瘤,罕见,多发生在 40 岁以下妇女。单侧居多,通常较小,可局限在卵巢门区或皮质区,实性,表面光滑而滑润,有时呈分叶状,切面灰白色伴囊性变,囊内壁光滑,含血性浆液或黏液。镜下见不同分化程度的支持细胞及间质细胞。高分化者属良性,中低分化为恶性,具有男性化作用;少数无内分泌功能呈现女性化,雌激素可由瘤细胞直接分泌或由雄激素转化而来。10%～30% 呈恶性行为,5 年生存率为 70%～90%。

(二)治疗

1.良性的性索间质肿瘤

年轻妇女患单侧肿瘤,应行卵巢肿瘤剥除或患侧附件切除术;双侧肿瘤争取行卵巢肿瘤剥除术;围绝经期妇女可考虑行全子宫双附件切除术。卵巢纤维瘤、卵泡膜细胞瘤和硬化性间质瘤是良性的,可按上述处理。

2.恶性的性索间质肿瘤

颗粒细胞瘤、间质细胞瘤、环管状性索间质瘤是低度或潜在恶性的。Ⅰ期的卵巢性索间质肿瘤希望生育的年轻患者,可考虑行患侧附件切除术,保留生育功能,但应进行全面细致的手术病理分期;不希望生育者应行全子宫双附件切除术和确定分期手术。晚期肿瘤应采用肿瘤细胞减灭术。与上皮性卵巢癌不同,对于复发的性索间质肿瘤仍主张积极手术。术后辅助治疗并没有公认有效的方案。以铂类为基础的多药联合化疗可作为术后辅助治疗的选择,尤其是晚期和复发患者的治疗。常用方案为 TC、PAC、PEB、PVB,一般化疗 6 个疗程。本瘤有晚期复发的特点,应长期随诊。

### 四、卵巢转移性肿瘤

体内任何部位原发性癌均可能转移到卵巢,乳腺、肠、胃、生殖道、泌尿道等是常见的原发肿瘤器官。库肯勃瘤,即印戒细胞癌,是一种特殊的转移性腺癌,原发部位在胃肠道,肿瘤为双侧性,中等大,多保持卵巢原状或呈肾形。一般无粘连,切面实性,胶质样。镜下见典型的印戒细胞,能产生黏液,周围是结缔组织或黏液瘤性间质。

卵巢转移瘤的处理取决于原发灶的部位和治疗情况,需要多学科协作,共同诊治。治疗的原则是有效的缓解和控制症状。如原发瘤已经切除且无其他转移和复发迹象,卵巢转移瘤仅局限于盆腔,可采用原发性卵巢恶性肿瘤的手术方法,尽可能切除盆腔转移瘤,术后应按照原发瘤进行辅助治疗。大部分卵巢转移性肿瘤的治疗效果不好,预后很差。

(冯彬彬)

# 第九章 不孕症

## 第一节 免疫性不孕

免疫性不孕是相对概念,是指免疫功能紊乱使生育力降低,暂时导致不孕。不孕状态能否持续取决于免疫力与生育力间的相互作用,若免疫力强于生育力,则不孕发生,如后者强于前者则妊娠发生。不孕常有多种因素同时存在,免疫因素也可作为不孕的唯一原因或与其他病因并存。

正常机体具有自身免疫调节功能,产生极弱的自身抗体,帮助清除体内衰老变性的自身成分,一旦由于某种原因导致免疫系统对自身组织产生过度免疫应答,则会发生过强的免疫反应,致使所侵及的组织免疫活性细胞增多,免疫复合物沉积,而导致功能改变。因此,免疫因素导致的不孕症包括同种免疫性和自身免疫性不孕及流产。

人体的免疫系统主要有三大功能,即抵御外来的致病微生物侵袭,清除自身衰老死亡的细胞,以及识别并清除突变的细胞,因而是维持机体内环境稳定的必不可少的生理性防御机制。当免疫系统防御功能发生异常,则会导致一系列免疫病理过程,如感染、免疫缺陷、自身免疫性疾病及肿瘤等的发生,也可能导致生殖过程的障碍。一般自身组织不成为抗原,但在有些情况下也会产生抗体,如感染、经血倒流、烧灼或药物作用等,能使组织细胞中的蛋白质发生质的变性而成为自身抗原,这种物质一旦进入血液循环,刺激机体则可产生免疫反应。

### 一、抗精子抗体与不孕

抗精子抗体(ASAb)是一个复杂的病理产物,男女均可罹患。人类精子具有抗原性,可作为自身或同种抗原刺激机体而产生免疫应答,由于正常的精浆中存在有免疫抑制因子,并且女性生殖道内的酶系统能降解进入的精子抗原,可保护精子顺利进行受精而不至于刺激机体产生抗精子抗体。正常机体的血清中不应检出抗精子抗体。若某个环节异常,如精浆中免疫抑制因子缺乏,或女性生殖道内的酶系统缺陷,或生殖道损伤、月经期、子宫内膜炎时接触精子,该精子就可以作为抗原进入血液循环引起免疫反应,产生抗精子抗体,这种抗体可循环至宫颈黏液中,导致精子凝集或制动,造成不孕。

#### (一)男性抗精子抗体产生原因及导致不孕的机制

5%～9%不育男性体内存在 ASAb。正常情况下,男性不产生 ASAb,当血睾屏障受到破坏如手术、外伤等,精子漏出或巨噬细胞进入生殖道吞噬、消化精子细胞,其携带的精子抗原激活免疫系统就会产生 ASAb。泌尿生殖道感染也是男性产生 ASAb 的重要原因。支原体、衣原体等病原体的感染可导致前列腺炎及附睾炎,特别是支原体、衣原体与精子表面有共同抗原均可引起免疫损伤,使血睾屏障受到破坏,使抗体产生并进入精液内,导致精子质量下降。另外输精管手术创伤,发生炎症反应,导致血睾屏障破坏,精子及可溶性抗原漏出,生成抗精子抗体,精子凝集,精子活动度下降或影响顶体酶释放,干扰精子获能,引起精子的自身免疫,导致生育能力下降。

**(二)女性抗精子抗体产生原因及导致不孕的机制**

精子进入女性生殖道后,由于精浆中存在一些免疫性因素和女性生殖道某些蛋白成分包裹精子的保护作用,正常情况下仅少部分人产生 ASAb。如果女性生殖道有感染、子宫内膜损伤、局部炎性渗出增加等导致黏膜免疫防御机制削弱,增加了精子抗原与免疫相关细胞接触机会,感染因子刺激了免疫系统,摆脱上述免疫抑制因素,精子抗原可被女性宫颈上皮或子宫内膜免疫细胞识别,引起生殖道局部或全身免疫性反应,产生 ASAb。

研究表明,ASAb 可降低精子活力及精子穿透宫颈黏液和透明带的能力,干扰精子获能、受精及胚泡植入,是造成不孕及流产的原因之一。ASAb 抗体检测对临床诊断与治疗不孕不育患者有重要的应用价值。宫颈黏液中的 ASAb 使精子在宫颈管内凝集,不能进入宫腔,导致不孕。

**(三)ASAb 检测方法**

抗精子抗体可存在于血清、精浆(宫浆黏液)和精子表面,血清内的 ASAb 主要是 IgG 和 IgM,精浆内的 ASAb 主要是 IgG 和 IgA。目前临床上用于检测 ASAb 的方法很多,各有优缺点,常用的方法有免疫珠试验(IBT)、混合抗球蛋白反应(MAR)试验、ELISA、精子凝集和固定试验等方法,根据其不同的用途简单介绍如下:

1. 检测精子凝集和精子制动的方法

用于检测精子凝集抗体的 Friberg 微孔板凝集试验(17AT)和用于检测补体依赖性精子毒性抗体的 Lsojima 精子制动试验可用于检测男性或女性患者血清、精液及宫颈黏液中的抗精子抗体。

2. 检测精子表面抗体的方法

混合抗球蛋白反应(MAR)试验,是一种扩大的 Coomb's 试验方法,用于检测精子表面的凝集素。

3. 免疫珠试验(IBT)

在检测精子表面抗体的同时还可以鉴定抗体的种类(IgG、IgA 或 IgM)。

4. 检测宫颈黏液中抗体的方法

ASAb 可以出现在女性阴道黏液的分泌物中,可应用精子-宫颈黏液接触试验(SCMC)检测,与 IBT 方法结合,可提高检测的准确性。阴道黏液分泌物中的抗体主要是 IgG 和 IgA;IgA 与血清中补体依赖的精子制动抗体有关,如果宫颈黏液中 IgA 抗体阳性,则明显地抑制精子的穿透力和移动性。

5. 精子-毛细管穿透试验

Kremer 试验。

6. 血清 ASAb 检测

采用酶联免疫吸附试验(ELISA),可用于大批量标本的测量。

抗体在精子上结合部位的不同,对生育力的损害也不同。结合于精子头部的抗精子抗体对生育力的影响较大,而结合于尾尖部的抗体对生育力影响不明显。由于血液循环中的 ASAb 与生殖道局部抗体的存在并不一致,故血液中的 ASAb 是否对生育有影响尚存在争议;而在生殖道局部尤其是精子表面的抗体对生育力有直接影响,故检测生殖道局部包括宫颈黏液、精子表面的抗精子抗体有很重要的临床意义。

## 二、抗子宫内膜抗体与不孕

抗子宫内膜抗体(anti-endometrium antibody,EMAb)属于自身抗体,在正常育龄妇女中可以检测到,但在不孕症人群中,特别是患有子宫内膜异位症(EMT)的妇女中更多见。有报道表明在子宫内膜异位症及不育妇女血中 EMAb 的阳性率比正常对照有显著性增高,其中在子宫内膜异位症血清中,EMAb 的检出率为 70%~80%。在不明原因不孕的复发性流产妇女中也有 30%~40%为阳性。

### (一)EMAb 产生原因

子宫内膜是胚胎着床和生长发育之地,但在病理状态下,如子宫内膜炎、EMT 及子宫腺肌症等,可转化成抗原或半抗原,刺激机体自身产生相应的抗体。此外,人工流产吸宫时,胚囊也可能作为抗原刺激机体产生抗体。一旦女性体内有 EMAb 存在,便会导致不孕、停育或发生流产。部分女性因在初次妊娠时做了人工流产手术,术后发生继发不孕,这种继发不孕症患者部分是因为体内产生了 EMAb。

EMAb 的靶抗原是一种子宫内膜腺上皮中的孕激素依赖糖蛋白,EMAb 以子宫内膜为靶抗原并引起一系列免疫反应的自身抗体,与靶抗原结合可干扰受精卵植入导致不孕。

### (二)EMAb 导致不孕原因

当这种 EMAb 由于反复刺激而大量产生达到一定的含量时,可与自身的子宫内膜组织发生抗原抗体结合反应,并激活免疫系统引起损伤性效应,造成子宫内膜组织细胞生化代谢及生理功能的损害,干扰和妨碍精卵结合及受精卵的着床和胚囊的发育而导致不孕或流产。

正常机体具有自身免疫调节功能,产生极弱的自身抗体,帮助清除体内衰老变性的自身成分,一旦由于某种原因导致免疫系统对自身组织产生过度免疫应答,则会发生过强的一系列免疫反应,致使所侵及的组织免疫活性细胞增多,免疫复合物沉积,而导致功能改变。

### (三)EMAb 检测方法

目前常用的检测血清 EMAb 方法为酶联免疫吸附试验(ELISA)。

## 三、抗卵巢抗体与不孕

抗卵巢抗体(anti-ovary antibody,AOAb)是一种靶抗原在卵巢颗粒细胞、卵母细胞、黄体细胞和间质细胞内的自身抗体。抗卵巢自身免疫可影响卵巢的正常发育和功能,可导致卵巢衰竭或卵泡成熟前闭锁而导致不孕。有卵巢抗体的女性卵泡发育不正常,影响优势卵泡的发育,使成熟卵泡无法自然排出,从而导致原发性不孕和继发性不孕。

### (一)抗卵巢抗体产生的原因

(1)自身免疫功能异常。可能与免疫细胞、抗体、激素 3 个因素有关。细胞因素包括 T 细胞、NK 细胞及巨噬细胞破坏卵巢结构,损伤及溶解各级卵泡。患者血清中可能存在一种类似 IgG 的球蛋白,如抗 FSH 抗体或抗 FSH 受体的抗体,可导致生殖细胞减少、卵泡闭锁加快、生殖细胞破坏。卵巢内生殖细胞、粒层细胞、膜细胞和透明带的自身抗体存在,产生显著的抗生育效应。自身免疫型卵巢炎是以患者卵巢组织作为抗原而引起的一种罕见的自身免疫性疾病,为卵巢早衰的病因之一。

(2)卵巢组织中抗原成分复杂。每一种成分都可能因感染、手术等原因使其抗原表达异常,从而导致抗卵巢抗体的产生。

(3)与体外人工授精时多次穿刺取卵有关。在 IVF-ET 不孕妇女中,AOAb 的阳性率可达28.8%,可能是卵泡的穿刺促使AOAb合成增加有关。

(4)多囊卵巢综合征(PCOS)、卵巢早衰(POF)及其他排卵障碍者,AOAb 阳性率分别是46.76%、45.16%和 42.86%。

(5)病毒感染。病毒进入卵巢组织的细胞内,使其细胞膜上既有来自细胞的自身抗原又携带有病毒抗原。当机体对病毒的抗原发生免疫反应时,往往同时也破坏了卵巢的细胞,发生免疫性卵巢炎,最后导致卵巢功能的衰竭。

(6)一些患有艾迪生病、甲状腺炎、甲亢患者也可为阳性。正常妇女体内可以存在一定量的非致病性的 AOAb。

抗卵巢抗体的产生可影响卵巢和卵泡的发育及功能,导致卵巢早衰、经期不规律。在不明原因不孕妇女中 AOAb 活性明显高于有明确原因者。

### (二)AOAb 导致不孕机制

(1)包裹卵细胞,影响其排出或阻止精子穿入。

(2)AOAb 在补体作用下产生细胞毒作用,破坏卵巢细胞,还能干扰孕卵破壳而妨碍受精和着床。

(3)引起自身免疫性卵巢炎,可能引起卵巢功能衰竭。

(4)影响卵巢内分泌功能,引起下丘脑-垂体-卵巢轴功能紊乱,间接影响卵泡发育、成熟和排出,使得雌激素、孕激素分泌减少,导致不孕。抗颗粒细胞抗体可导致内分泌功能异常;抗卵泡内膜细胞抗体及抗 FSH 受体的抗体影响卵巢内分泌和生殖功能。

## 四、抗 HCG 抗体与不孕

### (一)抗人绒毛膜促性腺激素抗体产生的原因

人绒毛膜促性腺激素(HCG)是维持早期妊娠的主要激素。有自然流产史、人工流产史及生化妊娠史的女性在流产过程中,绒毛组织中的 HCG 可能作为抗原刺激母体产生抗体。另外,曾接受过 HCG 注射以促进排卵的女性,体内的抗 HCG 抗体也有可能为阳性。此类患者可能在临床上表现为不孕或习惯性流产等。

目前认为 HCG 在配子着床和维持妊娠中有重要的作用。HCG 还能阻止胎儿滋养细胞与母体血清中的抗体结合或被母体淋巴细胞识别。绒毛膜促性腺激素可被特异性抗绒毛膜促性腺激素抗体(anti-human chorionic gonadotropin antibody,AHCGAb)灭活。AHCGAb 有肯定致不孕作用,可作为不孕症的临床诊断指标之一。

### (二)抗人绒毛膜促性腺激素抗体检测方法

目前常用的检测血清 AHCGAb 方法为酶联免疫吸附试验(ELISA)。

## 五、抗透明带抗体与不孕

透明带(ZP)是一层包绕着卵母细胞及着床前孕卵的非细胞性明胶样酸性糖蛋白膜,主要由

3 种糖蛋白组成且内含特异性精子受体,是卵母细胞及颗粒细胞分泌的,覆盖于卵母细胞及着床前受精卵外的一层基质。在受精过程中及早期孕卵发育方面具有重要作用:调节精卵识别,激活精子,导致顶体反应的发生;阻断多精受精,并能保护受精卵。

**(一)透明带的生物学特征**

透明带是包绕哺乳动物卵细胞外的一层非细胞结构,受精时,精子首先必须穿过透明带。受精前,精子首先与在 ZP 的精子特异受体位点结合,精子与 ZP 结合后,依靠精子的酶系统产生局部溶解作用,受精后 ZP 恢复完整性,保护受精卵的发育,防止受精卵在输卵管内溶解,并保证受精卵向宫腔内的运送。受精后 ZP 的结构发生改变,受精卵膜的皮质颗粒释放某些物质,抵制 ZP 蛋白再被精子的透明质酸酶溶解,ZP 不再次发生反应,抑制再次受精作用。

**(二)抗透明带抗体产生原因**

ZP 有着很强的免疫原性,能诱发机体产生全身或局部的细胞与体液免疫反应,产生抗透明带抗体(AZPAb),近年来抗 AZPAb 在不孕不育症中的意义逐渐受到关注。

AZPAb 产生的机制尚不完全清楚。目前推测认为育龄妇女透明带在每次排卵和卵泡闭锁后的机体局部反复吸收,当机体遭受与透明带有交叉抗原刺激或各种致病因子使透明带蛋白结构变形,及体内免疫识别功能障碍时,可刺激机体产生透明带抗体,最终产生损伤性抗透明带免疫,使生育力降低;或由于感染致使透明带变性,刺激机体产生抗透明带抗体。透明带抗体可导致卵母细胞加速破坏和耗竭而导致卵巢早衰。此外,也可能抗透明带抗体是自身免疫型卵巢炎的表面现象。

**(三)AZPAb 导致不孕的机制**

(1)AZPAb 与 ZP 上的精子受体结合,或抗透明带抗体遮盖了位于透明带上的精子受体,使精子不能认识卵子,也就无从与卵子结合,阻止精卵结合。

(2)AZPAb 能使 ZP 结构加固,即使精卵结合,受精卵被包裹在坚固的 ZP 内,不能脱壳着床。

(3)抗体可以稳定透明带表面结构,因而能抵抗精子顶体酶对透明带的溶解作用,使精子穿透不了透明带。

(4)卵子如已受精。因透明带结构的稳定,致胚胎被封固在透明带内而无法着床。

## 六、抗滋养层细胞膜抗体与不孕

对孕妇而言,胎儿是一个半非己的同种异体移植物。对胎儿而言,它具有来自父方和母方的基因,胎儿之所以不被排斥,主要依赖于母体对胎儿特殊的免疫调节,这种调节可以制止或改变对胚胎不利的免疫因素,以达到新的免疫平衡,如平衡失调即可导致流产。胚胎的外层即合体滋养层是直接与母体循环相接触的部分,免疫组化证实合体滋养层不表达任何 HLA 或 ABO 抗原,这点被认为是确保胎儿成活的保护性机制之一,但是合体滋养层浆膜上却明显存在有抗原系统,并且可被母体识别。至于这些抗原的性质尚无统一定论,但它们却不容置疑地影响着孕妇与胎儿之间的免疫平衡。

在合体滋养层浆膜上有可被母体识别的抗原系统,它们的存在影响着孕妇与胎儿之间的免疫平衡,研究表明在不明原因流产的妇女血清中,抗滋养层细胞膜抗体(TAAb)比正常孕妇明显增高,这种抗体的增高与流产之间有着密切联系。

## (一)抗滋养层细胞膜抗体的产生及与封闭抗体的关系

滋养层细胞表面有大量的滋养层细胞膜抗原(trophoblastioantigen,TA),其抗血清能和淋巴细胞发生交叉反应,称为滋养层-淋巴细胞交叉反应性抗原(trophoblast-lymphocyte cross reaction antigen,TLX)。正常妊娠时,脱落的滋养层细胞或胎儿细胞通过胎盘进入母体血液循环,刺激母体针对胚胎的 HLA-Ⅱ类抗原和 TLX 产生免疫识别和免疫反应,生成特异性的抗体。这些特异性抗体通过与胎儿胎盘滋养叶抗原或母体淋巴细胞结合,遮盖来自父源的 HLA 或干扰淋巴细胞介导的细胞毒作用,防止胚胎父系抗原被母体免疫系统识别和杀伤,使胎儿、胎盘不致受损,发挥一种保护性免疫增强反应.被称为"封闭抗体(blocking antibody,BA)"。TA 分为 TA1 和 TA2,这两种抗原的作用相互拮抗,前者位于滋养层细胞上,诱导产生细胞毒性淋巴细胞反应,后者位于滋养层细胞、淋巴细胞、内皮细胞上,实质就是 TLX,刺激母体产生封闭抗体,封闭 TA1,使其不被免疫系统识别,正常妊娠得以维持。当夫妇间具有相同的 TLX 时,不能激发母体产生抗 TLX 封闭抗体,从而使滋养细胞 TA1 暴露,遭受母体免疫攻击而流产。因此,TAAb 的存在从某种程度上提示封闭抗体不足。

研究报道有免疫性流产史的未孕妇女外周血 TA-IgG 阳性率为 $28.81\%\sim65.3\%$,显著高于无流产史的未孕妇女,后者TA-IgG阳性率为 $2.9\%\sim3.33\%$,且随着流产次数的增多,TA-IgG 阳性率也升高,二者成正相关。如果是曾经有流产史的女性结果属于阳性,应该在转阴之后考虑怀孕。

## (二)抗滋养层细胞膜抗体检测方法

目前常用的检测血清 TAAb 方法为酶联免疫吸附试验(ELISA)。

# 七、免疫性不孕的诊断

## (一)病史

详细询问患者有无生殖道感染、外伤、手术史。

## (二)体格检查

重点在生殖器官的检查。注意检查宫颈有无糜烂,子宫的位置、大小、形态、质地、活动度、有无压痛;附件有无增厚,有无包块、压痛;子宫骶韧带和直肠陷窝有无结节、触痛等。

## (三)实验室检查

1.免疫学检查

局部(如宫颈、精液、子宫内膜等)抗体浓度的检测临床意义较大,血液中抗体的检测(如 ASAb、AOAb、ACA、EMAb 等),只能作为间接证据。

2.性交后试验(PCT)

检测精子对宫颈黏液穿透性和相容性的试验。PCT 呈阴性者,应检测宫颈黏液中的 ASAb。

## (四)免疫性不孕的诊断标准

(1)不孕期超过 2 年。

(2)除外致不孕的其他原因。

(3)可靠的检测方法证实体内存在抗生育免疫。

(4)体外实验证实抗生育免疫干扰精卵结合。

上述 4 项标准中,满足前 3 项可作出免疫性不孕症的临床诊断;若同时满足 4 项标准则肯定临床诊断。

## 八、免疫性不孕的治疗

### (一)消除致病诱因
积极治疗生殖道炎症,避免不必要的手术操作。

### (二)避免抗原接触
女性抗精子抗体阳性,可用避孕套隔绝 6～12 个月,待抗体转阴或抗体滴度明显下降后排卵期过性生活。但是,因为患者本身存在不孕,因此,应该详细了解不孕原因,针对血清抗精子抗体阳性的患者,排除其他引起不孕的原因后,与其他疗法联合应用治疗不孕症。

### (三)治疗合并症
治疗子宫内膜异位症及其他自身免疫性疾病。

### (四)免疫抑制剂
主要用类固醇类激素。皮质激素对抗体的消除不具特异性,不因多种抗体并存而增加用量,治疗作用可保持半年。对免疫性不孕患者的方法有局部疗法、低剂量持续疗法、大剂量间歇疗法。使用类固醇激素虽能抑制抗体,但不良反应较明显。

(1)泼尼松 5 mg/d,连用 3～12 个月,停药时逐渐减量。

(2)地塞米松 2.25 mg/d,3 天后改用 1.5 mg/d,2 天后改用 0.75 mg/d,2 天后再改用 2.25 mg/d,反复交替使用数周至 6 个月。

(3)大剂量皮质激素:泼尼松 60 mg/d×7 天。甲基泼尼松龙 32 mg,每天 3 次,共 3～7 天,每个月 1 个疗程。不良反应大,目前较少使用。

### (五)局部疗法
用氢化可的松栓置于阴道内,用于宫颈黏液中 ASAb 阳性者。

### (六)中药治疗
中药药理研究证实,活血化瘀中药和部分滋阴中药有抑制异常的免疫反应、消除抗体和抑制抗体形成等作用。如熟地黄、女贞子可抑制免疫功能亢进;当归、丹参、桃仁等有消炎、降低毛细血管通透性、减少炎症渗出及促进吸收的作用;甘草有类激素样作用;甘草粗提物是溶于水的多糖体,为抗体抑制因子,能抑制抗体的产生。

中药的免疫调节作用是一种整体调节,其疗效确切,作用较持久,毒副作用轻微,具有显著的优势。罗颂平等研究表明,中医补肾活血法治疗免疫性不孕安全、有效、简便,并能显著缩短疗程,可广泛应用于临床。

针对 ASAb 和 EMAb 阳性患者,中药消抗灵治疗效果良好。组方:丹参 20 g,赤芍 10 g,红花 3 g,枸杞子 15 g,熟地黄 15 g,当归 12 g,白芍 10 g,益智仁 10 g,黄芪 15 g,党参 15 g,菟丝子 12 g,鹿角霜 10 g,山茱萸肉 10 g,香附 10 g,牡丹皮 6 g,泽泻 6 g,甘草 3 g,并结合辨证施治随证加减。每天 1 剂,水煎服,早晚空腹服用,30 天为 1 个疗程。辨证:肝肾阴虚型,知柏地黄汤合左归饮加减;阴虚夹瘀型,四物汤加减。

针对抗卵巢抗体阳性患者,抗卵衰冲剂效果良好。药物组成:熟地黄 20 g,山药 15 g,山茱萸 15 g,茯苓 15 g,泽泻 15 g,牡丹皮 10 g,女贞子 15 g,墨旱莲 15 g,仙茅 15 g,淫羊藿 20 g,紫河车 3 g,菟丝子 15 g,桃仁 10 g,红花 15 g,川芎 15 g,当归 15 g,香附 15 g,赤芍 20 g,柴胡 15 g,知母 10 g,黄柏 10 g,黄芪 20 g 等,每天 3 次冲服。

## (七)中西医结合治疗

免疫性不孕症是临床难治性疾病,单用免疫抑制剂难以奏效,且产生干扰生殖功能的不良反应。李大金认为滋阴降火中药有调低免疫功能的作用。应用知柏地黄丸治疗免疫性不孕症,精子抗体阴转率为81.3%,妊娠成功率为25.0%。因此,采用中药复方,配合辅助生殖技术,不失为免疫性不孕症的有效治疗手段。

## (八)维生素 E 及维生素 C

维生素 E 可减少抗原的产生,加速抗体的消除。维生素 C 可加强维生素 E 的作用。因此,在免疫性不孕症的治疗中,应常规应用。

维生素 C 100 mg,2～3 次/天;维生素 E 100 mg,1～2 次/天。

## (九)人工授精

### 1.丈夫精液人工授精(AIH)

将丈夫精液洗涤后注入宫腔。新鲜精液用4%人清蛋白稀释液反复洗涤 3 次将去除大部分精子抗体。最近报道用特异性 IgA 蛋白酶体外处理精子使结合抗体的精子数从 90%降至 10%以下,可能是一种有潜力的方法。

### 2.供精人工授精(AID)

确诊男方为免疫性不育,经夫妇双方同意可行 AID。

## (十)IVF-ET 和 ICSI

明显提高 ASAb 和抗透明带抗体阳性患者的妊娠率,但是对其他抗体阳性者,效果不佳。

## (十一)主动免疫和/或被动免疫治疗

针对抗滋养层细胞膜抗体阳性的流产患者,在完善流产相关原因检查后,行主动免疫或被动免疫治疗。

(季晓微)

# 第二节　输卵管性不孕

输卵管因为炎症、肿瘤、息肉宫内感染、子宫内膜异位症等病变导致输卵管阻塞、通而不畅、输卵管周围粘连,是不孕的重要原因,占不孕的 25%～35%。

输卵管在女性生殖中起重要作用,输卵管不仅是连接卵巢和子宫的渠道,而且还具有拾卵、贮卵、输精及担负着运送配子和受精卵的作用,而且为胚胎的早期发育提供场所和环境。受精卵和早期胚胎在输卵管内运输是靠输卵管上皮纤毛运动和输卵管正常蠕动来完成,因此,无论是输卵管器质性病变,还是支配输卵管的自主神经功能障碍,或是内分泌功能失调,只要影响输卵管的通畅和正常生理功能,均可导致不孕。

## 一、病因

引起输卵管性不孕的高危因素包括输卵管原发性病变,如输卵管先天畸形;输卵管继发性损伤或机械性阻塞,如慢性盆腔炎、子宫内膜异位症(EMT)、异位妊娠、腹部手术后盆腔粘连、反复人工流产和药物流产。

输卵管性不孕患者中有盆腔炎史者占 35%～40%，其中约 1/3 有反复感染史；盆腔炎发作 1 次、2 次、3 次后输卵管性不孕的患病率分别为 12%、23% 及 54%。子宫输卵管造影的结果显示输卵管阻塞的发生率为 32%～68%。输卵管阻塞与人工流产术后继发感染相关，且与流产次数成正比。有 1 次人工流产史者，输卵管阻塞约占 22%，有 3 次人工流产史者，输卵管阻塞约占 44%，有 5 次及以上人工流产史者，输卵管阻塞约占 75%。有流产后感染史者，输卵管阻塞可达 70%；有不全流产及流产后出血 2 周以上者，输卵管阻塞可达 40% 以上。

### （一）输卵管和盆腔炎症

输卵管性不孕的最重要最常见的原因是输卵管和盆腔炎症。因不孕就诊的输卵管炎病变皆为慢性输卵管炎，输卵管通畅是受孕必不可少的条件之一。当发生炎症时，输卵管最狭窄的部分及伞端很容易发生粘连或完全闭锁，因而造成不孕。炎症还可以造成输卵管壁僵硬和周围粘连，影响输卵管蠕动，同时输卵管内膜炎可破坏和影响纤毛的活动，妨碍配子、受精卵和早期胚胎在输卵管内的运送，导致不孕，输卵管内膜炎治疗不彻底可导致输卵管黏膜粘连闭塞、伞端闭塞或盆腔炎。如有渗出液或脓液积聚，可形成输卵管积脓，与卵巢粘连形成炎性包块。输卵管炎可以有上行感染造成，如不全流产、残留胎盘的继发炎症、宫内节育器等导致子宫内膜局部病灶而引起上行性感染，也可继发于阑尾炎或其他盆腹膜炎症，尤其是在输卵管伞部或卵巢周围形成炎症粘连，使输卵管伞部不能将卵巢排出的卵细胞吸入输卵管内与精子相遇。输卵管炎症同时又有阻塞时，管腔渗出物逐渐积留于输卵管腔内可造成输卵管积水或积脓。近年来人工流产、药物流产和引产的年轻女性数量明显增加，造成输卵管炎症和输卵管阻塞的发病率明显提高。部分患者无急性输卵管炎临床表现，或只为亚临床感染，引起输卵管黏膜不同程度的粘连、阻塞。常见致病菌有细菌、病毒、衣原体、支原体和淋球菌等。

### （二）子宫内膜异位症

内异症引起不孕的原因有盆腔结构改变、腹水对生殖过程的干扰造成内分泌紊乱等。盆腔解剖结构改变对输卵管功能的影响是重要的原因。盆腔内 EMT 所产生的炎性反应造成盆腔内组织、器官粘连。其粘连的特点是范围大而致密，容易使盆腔内器官的解剖功能异常。一般 EMT 很少侵犯输卵管的肌层和黏膜层，故输卵管多为通畅。但盆腔内广泛粘连可导致输卵管变硬僵直，影响输卵管的蠕动，或卵巢与输卵管伞部隔离，从而影响卵母细胞的拣拾和受精卵的输送，严重者可导致输卵管阻塞。如卵巢周围的严重粘连或卵巢子宫内膜异位囊肿破坏正常卵巢组织，可妨碍卵子的排出。

## 二、输卵管性不孕的诊断

临床常用的有输卵管通液，X 线下子宫输卵管造影（HSG）、子宫输卵管超声造影（HyCoSy）、宫腔镜输卵管插管通液、腹腔镜检查。其他有输卵管镜检查、放射性核素子宫输卵管造影。常用检查方法的应用评价如下。

### （一）输卵管通液

输卵管通液的优点是无需特殊设备、简便易行、不良反应少、费用低，还有治疗作用，能多次重复操作，可作为输卵管通畅性的初步诊断和治疗之用。如在输卵管通液术前和术后阴道 B 超检查，可通过盆腔内液体多少变化来提高输卵管通液诊断的准确性。输卵管通液缺点是无法观察子宫及输卵管的内部情况，无法判断何侧输卵管通畅或阻塞，阻塞部位及阻塞性质，假阻塞或假通畅率较高，如输卵管积水管腔粗大，一侧管腔可以容纳 20 mL 以上的液体而产生通畅的假象。对怀疑输卵管积水者,通液术后做 B 超检查,可确诊有无积水对诊断不明确或怀疑输卵管阻塞、积水或通畅不良伴粘连者,可做 HSG 确诊。循证医学认为输卵管通液检查无助于不孕症患者的病因诊断,故目前多不推荐使用输卵管通液检查作为输卵管性不孕的诊断依据。

### (二)子宫输卵管造影

HSG 反映输卵管通畅性的敏感性和特异性达 79% 和 58%,被多数学者推荐为输卵管性不孕的一线检查方案。HSG 可以直观地显示子宫腔的大小、形态有无畸形,宫颈内口松弛或狭窄,宫腔粘连,输卵管形态、长度、走向管腔直径,能较准确判断输卵管通畅阻塞部位、阻塞性质、输卵管积水、输卵管周围粘连及输卵管功能状态等,并可预测腹腔镜手术的必要性和预后。HSG 在提供输卵管内部结构及确定阻塞部位方面,优于腹腔镜;在明确盆腔内疾病及粘连方面,不及腹腔镜。HSG 诊断准确率较高,与腹腔镜检查相比,诊断符合率约 80%。但推注造影剂时有时发生输卵管痉挛,或增生的内膜、息肉或肿瘤等阻塞输卵管开口时,可能造成输卵管不通的假象。另外,HSG 诊断的准确性与造影技术、摄片时间和阅片医师的经验有关。

### (三)子宫输卵管超声造影

子宫输卵管声学造影操作简便、无放射线、不良反应少、准确性较高,效果优于普通输卵管通液,与腹腔镜检查(腹部 B 超)相比,诊断符合率为 50%。如用阴道 B 超,患者不需充盈膀胱,盆腔扫描清晰度高,与 HSG 准确性基本相同。缺点为对单侧输卵管阻塞的诊断准确率较低,不能观察输卵管内部结构,不能明确输卵管阻塞的确切部位,亦不易获得满意的图片。除碘过敏外目前尚不能取代 HSG 而广泛应用。

采用声诺维造影剂三维彩超子宫输卵管造影术,能够更加准确地反映输卵管的结构、走行阻塞部位,诊断准确率达 89.1%,并且获得的造影图像立体、形象、客观,更有利于临床医师的观察和判断。

### (四)宫腔镜检查

宫腔镜下可以直视子宫腔内的生理与病理变化,直视下定位取内膜活检,进行宫腔内治疗和手术,如宫腔内残留异物取出、子宫内粘连分解、子宫纵隔切开、黏膜下子宫肌瘤或内膜息肉摘除术等。可以观察输卵管开口的形状,子宫内膜发育情况、内膜息肉、肌瘤畸形、粘连、异物、炎症等,也可发现微小组织变异,如局限性子宫内膜增厚、草莓样腺体开口、异性血管等。宫腔镜下输卵管插管通液诊断输卵管通畅性准确性高,对输卵管近端阻塞治疗效果较好。

宫腔镜比传统的诊断性刮宫、HSG 及 B 超检查更直观、准确、可靠,能减少漏渗,被誉为现代诊断宫腔内病变的金标准。

### (五)腹腔镜检查

腹腔镜下通液是评价输卵管通畅性的金标准。在腹腔镜直视下观察盆腔,并经宫颈口注入亚甲蓝液,观察亚甲蓝液在输卵管内的流动情况,即可判断输卵管是否通畅和明确阻塞部位。术中还能直接观察子宫、双侧输卵管和卵巢的形态,了解有无盆腔粘连炎性包块、结核子宫内膜异位症肿瘤或畸形等,且可取活检。腹腔镜检查对子宫内膜异位症的诊断准确性高。检查同时还可对子宫、双侧附件及盆腔的异常情况进行处理,如分离粘连囊肿剥除、电灼内异症病灶、输卵管造口术等。腹腔镜不能了解宫腔及输卵管管腔的情况,手术费用高,对技术和设备的要求也较高,手术可能发生并发症。

近年来,经阴道注水腹腔镜(THL)联合宫腔镜检查在输卵管不孕的诊断和治疗方面得到了广泛的关注。THL 经直肠子宫陷凹入路穿刺套管,注入生理性液体作为盆腔膨胀媒介,进入微小内镜,进行诊断和治疗的新型微创手术。在液体的环境中,输卵管、卵巢保持自然位置,便于对其结构进行系统观察。手术可在门诊局部麻醉下进行,手术创伤小、无需腹壁切口、费用低,对于检查不孕和一些盆腔疾病较为准确。术中可观察盆腔情况,同时还可进行简单的治疗性操作,如分离轻度粘连、输卵管通液、活检,卵巢打孔术等。但 THL 对盆腔前部病变无法观测,另外盆腔粘连可影响对盆腔的全面检查,THL 检查存在一定的局限性,因此应该严格掌握手术指征。

### (六)输卵管镜

输卵管镜是一种可以直视输卵管内部结构以发现输卵管管腔内各种病理改变的检查方法。在输卵管镜下直视整条输卵管内膜情况,可以发现输卵管近段不同程度的狭窄、粘连、息肉、黏液栓及内膜憩室等病变,以及远端炎性血管管型、黏膜萎缩、原发上皮皱襞消失等输卵管积水的特征性改变。并可在直视下插管通液、取出管腔内的栓子、取活检及分离粘连等。其最主要的优点在于,对输卵管性不孕的患者在决定首选显微手术或 IVF 前,对输卵管的病变作出非侵袭性的评价,而对原因不明性不孕症则具有诊断和治疗的双重作用。输卵管镜价格昂贵、易损坏,检查和疏通术费用较高;操作复杂,视野小,对人员和技术的要求均较高,疏通疗效并不突出,临床价值尚待研究。

## 三、输卵管性不孕的治疗

### (一)药物治疗

对患有慢性盆腔炎症者,首先抗炎、对症治疗。

1.抗生素

选择敏感抗生素,月经第 5 天开始,连服 15～20 天第 2 个月开始宫腔注。

2.地塞米松

20 天减量法:月经第 5 天开始服,每天 3 mg 服 5 天,2.25 mg 服 5 天,每天 1.5 mg 服 5 天,每天0.75 mg服 5 天,共 20 天。与抗生素联合应用。

3.中药

选择口服大黄䗪虫丸、桂枝茯苓胶囊、桃红四物汤等。选用活血化瘀、软坚散结中药液保留灌肠。这些中药具有活血化瘀、理气行滞、清热解毒、软坚散结之功效,并具有抑菌、抗炎、消除粘连、疏通管道等作用。

4.物理疗法

超短波透热疗法、药物离子导入等。

### (二)手术治疗

根据输卵管病变的部位性质及阻塞的程度选用不同手术方法治疗。

1.宫腔注药

手术时间、方法及禁忌证同输卵管通液,选择庆大霉素、地塞米松、α-糜蛋白酶加生理盐水或右旋糖酐-40 30~50 mL,隔天 1 次,每月宫腔注药 2～3 次,或复方丹参注射液 14 mL,加生理盐水 20 mL 宫腔注药。

宫腔注药前后 B 超检查对照。根据注液压力大小、注液量、腹痛情况结合 B 超下检查子宫直肠凹液体量的增加与否,可以判断宫腔注药效果。如果注药的阻力越来越小,表示管腔阻塞部分逐渐被疏通;输卵管完全通畅后第 2 个月可做 HSG,了解输卵管通畅度。如果注药治疗2～3 次无明显进展,则应停止宫腔注药治疗。

宫腔注药价格便宜,操作简便,不需特殊设备,适用于输卵管近端管腔狭窄、管腔轻度粘连阻塞,黏液栓阻塞或输卵管通畅不良伴输卵管周围轻度粘连的患者。对输卵管积水伞端阻塞及周围粘连疗效不佳。

反复的宫腔操作可能增加子宫和输卵管感染,导致医源性的输卵管阻塞、盆腔炎症或盆腔粘连。

2.宫腔镜下输卵管插管通液治疗

(1)输卵管插管通液的指征:①HSC 显示输卵管通而不畅;②先天性输卵管纤细、迂曲、过长者;③输卵管近端阻塞,尤其是子宫角部阻塞者效果较好;④轻度管腔粘连或阻塞的患者。

(2)输卵管插管通液通畅度判断及注意事项:插管通液时以液体反流和推注压力大小来判断输卵管通畅度,20 kPa 为阻力小,53.33~106.67 kPa 为阻力中等,>133.33 kPa 为阻力大。

插管通液时可同时用腹部 B 超监测注入液体的流向,以及输卵管内、卵巢窝周围或子宫直肠陷凹液体聚集状况。

通液后 5~7 天 B 超复查,了解有无输卵管积水、盆腔积液等。若无异常情况,可每月通液 1 次,直至输卵管通畅为止。必要时选择 HSG 复查。

输卵管远端阻塞最好选择宫、腹腔镜联合手术。

(3)输卵管插管通液疗效及特点:可直接检视子宫腔内的生理、病理变化和输卵管开口情况,直视下定位子宫内膜活检。对合并有子宫内膜息肉、黏膜下肌瘤等轻微病变的患者可同时给予治疗。输卵管插管通液是直接将液体注入输卵管管腔内,在输卵管管腔内形成较高的压力,容易使管腔轻度粘连、组织碎片及黏液栓、小血栓等被冲开。

输卵管插管通液的疗效高于宫腔注药,且腹痛明显减轻。缺点是宫腔镜无法观察及评价输卵管伞端及盆腔粘连情况,对输卵管远端阻塞、伞端积水治疗效果差。无腹腔镜监视下插管有时可能造成输卵管穿孔。

3.介入放射学治疗

由于输卵管的特殊解剖和形态,药物治疗很难取得满意疗效。输卵管介入再通术主要是采用导管导丝等专门器材,通过插入导管、导丝,利用导丝的推进、扩张、分离作用等,使输卵管疏通至伞端。该手术具有直观性、可视性、操作简便、安全、损伤小的优点,可在门诊进行;熟练者输卵管插管成功率约96%,手术时间一般20分钟左右,术后观察 1 小时即可回家。介入再通术成功者,术后第 2 个月再次行 HSG,评估输卵管通畅情况,如输卵管正常可以促进排卵治疗,早日妊娠如输卵管再次阻塞,可行第 2 次介入再通术。

介入治疗为治疗输卵管阻塞开辟了一条新的治疗途径,主要用于输卵管近端阻塞者。近端阻塞再通成功率为 80%~90%,术后 4 年妊娠率 50%。

输卵管介入再通术对于输卵管近端阻塞比输卵管远端阻塞的再通率和受孕率高,壶腹部阻塞疗效次之,而伞部阻塞疗效最差。

输卵管介入再通术是治疗输卵管阻塞性不孕症较好的方法,但该方法需要一定的设备条件,并难以反复使用而受到限制。

4.腹腔镜治疗

腹腔镜手术适用于输卵管远端阻塞,如伞端狭窄、闭锁、积水、积脓;输卵管结扎术后要求复通;采用辅助生殖技术前的辅助治疗,如输卵管积水行输卵管结扎术;其他类型可进行输卵管造口、整形松解盆腔粘连等治疗,恢复盆腔正常解剖形态和功能。腹腔镜手术创伤小、恢复快、住院时间短、较安全。使用腹腔镜对输卵管伞端及其周围粘连行分离术,术后宫内妊娠率为29%～62%,与显微手术52%的妊娠率相近;造口术后宫内妊娠率为19%～48%。但腹腔镜不能评估不孕症患者宫腔情况,对输卵管近端阻塞或管腔内粘连无法治疗。

常用手术方法有以下几种。

(1)输卵管伞端及其周围粘连分离术:适用于HSG显示输卵管通畅,而伞端周围粘连。首选腹腔镜手术。术后宫内妊娠率与显微手术相近。

(2)输卵管造口术:HSG显示输卵管伞端粘连闭锁,可施行输卵管远端造口。腹腔镜造口术后宫内妊娠率约25%。该手术复发率较高,术后伞端口再闭锁或输卵管周围再次粘连,影响输卵管伞捕捉成熟卵功能。

对患有输卵管积水者不宜做造口术。因为输卵管积水者其输卵管管腔内黏膜、纤毛细胞都已受到损害,伞端有粘连,即使经过手术治疗,通液表示基本通畅,但输卵管黏膜的功能减弱甚至消失,并且输卵管伞端和输卵管管腔很容易再次发生粘连,输卵管妊娠的可能性较高。在IVF-ET时,输卵管积水管腔内的液体不断流入宫腔胚胎移入宫内,受到液体毒性的损害不能生存,必须将积水的输卵管从输卵管根部结扎。

(3)输卵管子宫吻合术:适用于输卵管间质部及峡部阻塞者。

(4)输卵管端端吻合术:适用于输卵管结扎后要求复孕者。此类手术成功率较高,妊娠率可高达84%。

5.宫腔镜联合腹腔镜治疗

宫腔镜联合腹腔镜治疗适用于输卵管阻塞同时可能存在宫腔病变的不孕患者。宫、腹腔镜联合应用治疗输卵管性不孕,克服了二者单独使用的局限性,可在直视下发现宫腔及盆腔异常情况并同时治疗。宫腔镜治疗输卵管近端阻塞和管腔粘连效果最好,在腹腔镜监视下宫腔镜直视输卵管插管通液,可避免插管过深或角度不当引起子宫穿孔的危险。腹腔镜治疗远端阻塞效果较好,并可行盆腔粘连松解以恢复子宫、输卵管、卵巢的正常解剖位置与生理功能,盆腔EMT病灶去除,输卵管末端阻塞的造口术等。

6.体外受精胚胎移植(IVF-FT)

为解决输卵管性不孕,IVF-ET技术应运而生。该技术跨越了妊娠必须依赖输卵管的人类生殖历史,开创了人类治疗不孕症的辅助生殖技术的新纪元。IVF-ET技术的诞生被认为是20世纪世界医学界医学史上最伟大的事件之一,标志性事件为1978年7月25日世界上首位试管婴儿Louise Brown在英国诞生。输卵管性不孕是IVF-ET的首选适应证,对无法疏通或手术难以矫正的输卵管阻塞、输卵管积水、严重盆腔粘连影响拾卵或受精卵输送障碍的输卵管性不孕,可选用IVF-ET。IVF-ET是一种具有远大前景的人工助孕技术,目前国内已普遍开展此项业务。IVF-ET对技术、设备要求较高,妊娠率与年龄密切相关。

(季晓微)

# 第三节　黄体功能不足

黄体功能不足(LPD)指黄体发育不全、过早退化、萎缩不全、分泌黄体酮不足,以致子宫内膜分泌反应不良引起的月经失调和生育功能缺陷综合征。LPD 常导致孕卵着床障碍、黄体期出血、不孕、习惯性流产。

不孕症妇女中 LPD 发生率为 3.5%～10%,早期妊娠流产中 LPD 为 35%,复发性流产患者 LPD 发病率为 23%～67%。

## 一、病因

黄体功能不足的病因源于黄体分泌孕激素不足、子宫内膜接受功能不良、与子宫内膜上的孕激素受体(PR)异常有关。

### (一)促性腺激素释放激素(GnRH)脉冲频率过低

GnRH 脉冲频率过低引起卵泡期(FSH)分泌不足和排卵期(LH)高峰降低,黄体期 LH 分泌不足和抑制素升高,都会影响卵泡发育;在卵泡发育过程中,雌激素分泌不足会影响 FSH 及 LH 受体合成,排卵期和黄体期 LH 分泌不足影响颗粒细胞黄素化,导致黄体酮分泌降低,虽有排卵但影响黄体的发育。因此,卵泡发育异常最终可转变成黄体细胞缺陷。

### (二)甲状腺疾病

甲状腺疾病包括甲状腺功能亢进(简称甲亢)和甲状腺功能低下(简称甲低)可反馈性抑制垂体促性腺激素分泌,造成 LPD。

### (三)子宫内膜细胞孕激素受体异常

子宫内膜细胞 PR 异常对黄体分泌的激素反应性低下,即使黄体功能正常,内膜发育也不良。

### (四)泌乳素(PRL)升高导致 LPD

PRL 可参与 LH 的释放,影响卵巢黄体的发育及黄体酮的合成分泌,LPD 妇女高泌乳素血症(HPRL)的发生率为 46%～70%。

### (五)子宫内膜异位症

微小和轻型子宫内膜异位症不孕妇女 LPD 包括大的和小的黄体细胞功能异常,与卵泡期雌激素和 LH 依赖性黄体酮生成减少相关。

### (六)前列腺素分泌异常

子宫内膜可产生前列腺素,前列腺素分泌增加可导致黄体溶解、过早萎缩和孕激素生成减少。

### (七)高雄激素血症

多囊卵巢综合征和多毛症时,高雄激素血症通过抑制 GnRH-Gn 分泌,干扰卵巢排卵和性激素分泌,导致黄体功能不足、未破裂卵泡黄素化综合征(LUFS)、无排卵和不孕。

### (八)药物因素

药物因素包括氯米芬(CC)、促性腺激素、合成孕激素、前列腺素等。CC 可抑制子宫内膜对黄体酮的反应性,引起雌激素分泌与子宫内膜组织反应失同步化,不利于孕卵植入和胚胎发育。CC 诱发排卵后,有 20%～50% 的患者发生 LPD。CC 可引起子宫内膜组织雌激素受体(ER)、PR 的含量及功能异常,抑制 ER 生成,降低 PR 功能,导致子宫内膜分泌化不足。

## 二、临床表现

### (一)黄体期缩短

正常黄体寿命 14±2 天,如黄体过早退化,黄体期<10 天,可引起月经频发、周期缩短、经前出血、经期延长、月经过多、不孕或早孕期复发性流产。

### （二）黄体萎缩不全

育龄期妇女黄体完全退化时间为 3～5 天，如退化时间＞7 天，可引起子宫内膜不规则性脱落。表现为经前期出血、经期延长、月经过多、淋漓不净。

黄体期缩短和黄体萎缩不全可单独发生，也可同时出现。

### （三）排卵期出血

排卵期出血指月经中期出血，可伴有排卵痛。排卵期出血量较少，一般仅1～2天，伴有轻微下腹痛。个别患者出血较多，呈淋漓状持续到月经来潮，形成假性频发月经。

## 三、诊断

### （一）病史和临床表现

生育期妇女出现月经周期缩短、经前期出血、经期延长、排卵期出血、不孕和早孕期复发性流产等，可考虑是否为黄体功能不足导致。使用 CC 促排卵时注意有无发生黄体功能不足。

### （二）基础体温（BBT）测定

BBT 为双相，高温相≤10 天，体温上升＜0.3 ℃，BBT 曲线呈阶梯形缓缓上升或不稳定。

### （三）黄体中期血 $P$ 测定

黄体中期血 $P$ 浓度是判定 LPD 的重要可靠指标。但由于黄体中期血 $P$ 呈脉冲式分泌，24 小时内波动范围极大，其血 $P$ 峰值出现的时间及脉冲的大小个体差异极大。为准确判断黄体功能，在排卵后第 4,6,8 天动态观察血 $P$ 浓度。3 次 $P$ 的平均值＞15.9 nmol/L 提示有排卵，＜31.8 nmol/L 为 LPD，＞31.8 nmol/L 黄体功能尚可，＞47.7 nmol/L 黄体功能良好。

### （四）子宫内膜活检

子宫内膜活检是诊断黄体功能不足最经典、最可靠的方法，也是诊断黄体功能不足的金标准。因为黄体晚期子宫内膜受血 $P$ 影响最大，因此子宫内膜活检选择在月经前 2～3 天诊刮，如子宫内膜的组织学发展相对于月经周期落后 2 天以上，可诊断为黄体功能不足。

如果以月经来潮作为计算排卵的方法，大部分子宫内膜活检的结果提示子宫内膜发育迟缓。如果以超声和测定 LH 峰的方法确定排卵日期，几乎很少有活检结果提示子宫内膜发育异常。故诊断性刮宫的最佳时间应以超声和 LH 峰的检测来确定。

常见的子宫内膜病理报告为分泌化不良型，提示黄体酮分泌不足。病理报告为不规则脱落型子宫内膜，即退化分泌期子宫内膜和新增生性子宫内膜同时存在者，提示黄体萎缩不全。

由于诊断性刮宫是一种创伤性手术，并且同一患者同一子宫内膜组织标本，不同病理学家的诊断差异率可达 20％～40％，因此，目前子宫内膜病理检查不再作为诊断黄体功能不足的常规方法。

### （五）超声检查

可以从形态学上了解卵泡发育、排卵、子宫内膜和黄体形成情况，并排除 LUFS。

## 四、治疗

治疗原则是控制异常子宫出血，调节月经，促进排卵和补充黄体。

### （一）止血治疗

生育期妇女出现异常子宫出血首先应该排除妊娠合并流产或血液系统疾病，做尿 HCG 或血 β-HCG 检查、血细胞分析，如无异常给予诊断性刮宫止血和/或性激素检测，诊刮兼有诊断和治疗双重作用。在尚未明确黄体功能不足诊断之前,不主张给予任何激素类药物止血。

偶尔出现排卵期少量出血一般不需治疗,出血可自行停止。经常发生排卵期出血的患者,可自月经第10天开始,每天口服补佳乐(戊酸雌二醇)1 mg,血止后3天停药。效果不佳者选用避孕药调整月经周期。

**(二)补充孕激素**

B超监测排卵后或BBT升高第2天补充孕激素,一般需用药12~14天,妊娠后酌情用至8~12周。有以下几种途径给药,可选择其一。

**1.肌内注射黄体酮**

根据不同促排卵方案的需要选择用药。排卵后隔天肌内注射黄体酮20~40 mg,共12~14天。在体外受精-胚胎移植(IVF-ET)使用GnRH激动剂和拮抗剂的预测超促排卵(COH)周期,需要加大黄体酮剂量,每天肌内注射黄体酮40~80 mg,连用14天。妊娠后继续使用。

**2.阴道栓剂**

雪诺酮每剂含微粒化孕酮90 mg,每天1~2次。其疗效与黄体酮肌内注射相似。

**3.口服给药**

(1)地屈孕酮(商品名达芙通):每片10 mg,每天20~40 mg,分2次口服。

(2)黄体酮胶囊(商品名益玛欣):每粒50 mg,每天200~400 mg,分2次口服。

(3)黄体酮胶丸(商品名琪宁):每粒100 mg,每天200~300 mg,分2次口服。

(4)黄体酮软胶囊(安琪坦):每粒100 mg,每天200~300 mg,分2~3次空腹口服或阴道给药;妊娠后选择阴道给药。

**(三)HCG**

排卵后2~3天开始,HCG 2 000 IU肌内注射,每2~3天1次,共3~5次。如促排卵时有多个优势卵泡发育成熟,有发生卵巢过度刺激综合征(OHSS)风险的可能时,禁用HCG补充黄体。

**(四)雌激素**

在COH周期,黄体后期不仅黄体酮水平下降,$E_2$水平也下降。补充$E_2$有助于维持黄体功能和提高妊娠率。排卵后每天口服戊酸雌二醇4~6 mg,持续整个黄体期。

**(五)促排卵治疗**

促排卵治疗适用于计划妊娠的黄体功能不足患者。遵照个体化原则,制定促排卵方案。

(1)CC+HCG:月经第2~5天开始口服CC 50~100 mg/d,连续5天,卵泡直径≥18 mm时,HCG 10 000 IU肌内注射。排卵后2~3天,HCG 2 000 IU肌内注射,每2~3天1次,共3~5次。

(2)HMG/FSH+HCG:月经第2~5天开始肌内注射HMG/FSH 75~150 IU/d,连续5天,卵泡直径≥18 mm时,HCG 10 000 IU肌内注射(多卵泡成熟时不用HCG,改用丙氨瑞林或达菲林)。排卵后2~3天,HCG 2 000 IU肌内注射,每2~3天1次,共3~5次。或肌内注射黄体酮,每天或隔天20~40 mg,连用12~14天。

(3)诱发卵泡成熟后(卵泡直径≥18 mm),注射HCG 10 000 IU,隔天B超监测。卵泡排出后,当天及第2天分别再注射HCG 10 000 IU和5 000 IU,以支持黄体发育且避免干扰孕卵着床(即所谓早早孕期血HCG检测),可能有多个LH峰值促多卵泡排卵。

**（六）其他 LPD 病因治疗**

（1）溴隐亭疗法：适用于合并 HPRL 的 LPD 患者。溴隐亭1.25～5 mg口服，直至月经来潮或确立妊娠停药。

（2）避孕药：卵巢性高雄激素血症合并黄体功能不足者，来月经第 1～5 天开始服达英-35、优思明或其他避孕药，每天 1 片，连续服 21 天，共 3～6 个月。肾上腺性高雄激素血症合并黄体功能不足者，来月经1～20 天口服地塞米松 0.75 mg，每天 3 次。

（3）治疗甲亢或甲低。

（季晓微）

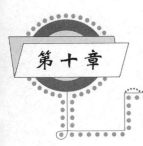

# 病 理 妊 娠

## 第一节 产 前 出 血

### 一、前置胎盘

妊娠 28 周后,胎盘附着于子宫下段,甚至胎盘下缘达到或覆盖宫颈内口,其位置低于胎先露部,称为前置胎盘。前置胎盘是妊娠晚期严重并发症,也是妊娠晚期阴道流血最常见的原因。其发病率国外报道 0.5%,国内报道 0.24%～1.57%。

**(一)病因**

目前尚不清楚,高龄初产妇(年龄＞35 岁)、经产妇及多产妇、吸烟或吸毒妇女为高危人群。其病因可能与下述因素有关。

1.子宫内膜病变或损伤

多次刮宫、分娩、子宫手术史等是前置胎盘的高危因素。上述情况可损伤子宫内膜,引起子宫内膜炎或萎缩性病变,再次受孕时子宫蜕膜血管形成不良、胎盘血供不足,刺激胎盘面积增大延伸到子宫下段。前次剖宫产手术瘢痕可妨碍胎盘在妊娠晚期向上迁移。增加前置胎盘的可能性。据统计发生前置胎盘的孕妇,85%～95% 为经产妇。

2.胎盘异常

双胎妊娠时胎盘面积过大,前置胎盘发生率较单胎妊娠高 1 倍;胎盘位置正常而副胎盘位于子宫下段接近宫颈内口;膜状胎盘大而薄,扩展到子宫下段,均可发生前置胎盘。

3.受精卵滋养层发育迟缓

受精卵到达子宫腔后,滋养层尚未发育到可以着床的阶段,继续向下游走到达子宫下段,并在该处着床而发育成前置胎盘。

**(二)分类**

根据胎盘下缘与宫颈内口的关系,将前置胎盘分为 3 类(图 10-1)。

(1)完全性前置胎盘又称中央性前置胎盘,胎盘组织完全覆盖宫颈内口。

(2)部分性前置胎盘,宫颈内口部分为胎盘组织所覆盖。

(3)边缘性前置胎盘,胎盘附着于子宫下段,胎盘边缘到达宫颈内口,未覆盖宫颈内口。

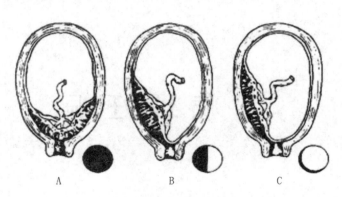

图 10-1　前置胎盘的类型
A.完全性前置胎盘；B.部分性前置胎盘；C.边缘性前置胎盘

胎盘位于子宫下段，与胎盘边缘极为接近，但未达到宫颈内口，称为低置胎盘。胎盘下缘与宫颈内口的关系可因宫颈管消失、宫口扩张而改变。前置胎盘类型可因诊断时期不同而改变，如临产前为完全性前置胎盘，临产后因口扩张而成为部分性前置胎盘。目前临床上均依据处理前最后一次检查结果来决定其分类。

（三）临床表现

1.症状

前置胎盘的典型症状是妊娠晚期或临产时，发生无诱因、无痛性反复阴道流血。妊娠晚期子宫下段逐渐伸展，牵拉宫颈内口，宫颈管缩短；临产后规律宫缩使宫颈管消失成为软产道的一部分。宫颈外口扩张，附着于子宫下段及宫颈内口的胎盘前置部分不能相应伸展而与其附着处分离，血窦破裂出血。前置胎盘出血前无明显诱因，初次出血量一般不多，剥离处血液凝固后，出血自然停止；也有初次即发生致命性大出血而导致休克的。由于子宫下段不断伸展，前置胎盘出血常反复发生，出血量也越来越多。阴道流血发生的迟早、反复发生次数、出血量多少与前置胎盘类型有关。完全性前置胎盘初次出血时间早，多在妊娠28周左右，称为"警戒性出血"。边缘性前置胎盘出血多发生于妊娠晚期或临产后，出血量较少。部分性前置胎盘的初次出血时间、出血量及反复出血次数，介于两者之间。

2.体征

患者一般情况与出血量有关，大量出血呈现面色苍白、脉搏增快微弱、血压下降等休克表现。腹部检查：子宫软，无压痛，大小与妊娠周数相符。由于子宫下段有胎盘占据，影响胎先露部入盆，故胎先露高浮，易并发胎位异常。反复出血或一次出血量过多，使胎儿宫内缺氧，严重者胎死宫内。当前置胎盘附着于子宫前壁时，可在耻骨联合上方听到胎盘杂音。临产时检查见宫缩为阵发性，间歇期子宫完全松弛。

（四）处理原则

处理原则是抑制宫缩、止血、纠正贫血和预防感染。根据阴道流血量、有无休克、妊娠周数、胎位、胎儿是否存活、是否临产及前置胎盘类型等综合做出决定。

1.期待疗法

应在保证孕妇安全的前提下尽可能延长孕周，以提高围生儿存活率。适用于妊娠＜34周、胎儿体重＜2 000 g、胎儿存活、阴道流血量不多、一般情况良好的孕妇。

尽管国外有资料证明，前置胎盘孕妇的妊娠结局住院与门诊治疗并无明显差异，但我国仍应强调住院治疗。住院期间密切观察病情变化,为孕妇提供全面优质护理是期待疗法的关键措施。

2.终止妊娠

(1)终止妊娠指征:孕妇反复发生多量出血甚至休克者,无论胎儿成熟与否,为了母亲安全应终止妊娠;期待疗法中发生大出血或出血量虽少,但胎龄达孕 36 周以上,胎儿成熟度检查提示胎儿肺成熟者;胎龄未达孕 36 周,出现胎儿窘迫征象,或胎儿电子监护发现胎心异常者;出血量多,危及胎儿;胎儿已死亡或出现难以存活的畸形,如无脑儿。

(2)剖宫产:剖宫产可在短时间内娩出胎儿,迅速结束分娩,对母儿相对安全,是处理前置胎盘的主要手段。剖宫产指征应包括:完全性前置胎盘,持续大量阴道流血;部分性和边缘性前置胎盘出血量较多,先露高浮,短时间内不能结束分娩;胎心异常。术前应积极纠正贫血、预防感染等,备血,做好处理产后出血和抢救新生的准备。

(3)阴道分娩:边缘性前置胎盘、枕先露、阴道流血不多、无头盆不称和胎位异常,估计在短时间内能结束分娩者,可予试产。

## 二、胎盘早剥

20 周以后或分娩期正常位置的胎盘在胎儿娩出前部分或全部从子宫壁剥离,称为胎盘早剥。胎盘早剥是妊娠晚期严重并发症,具有起病急、发展快特点,若处理不及时可危及母儿生命。胎盘早剥的发病率:国外 1%～2%,国内 0.46%～2.1%。

### (一)病因

胎盘早剥确切的原因及发病机制尚不清楚,可能与下述因素有关。

1.孕妇血管病变

孕妇患严重妊娠期高血压疾病、慢性高血压、慢性肾脏疾病或全身血管病变时,胎盘早剥的发生率增高。妊娠合并上述疾病时,底蜕膜螺旋小动脉痉挛或硬化,引起远端毛细血管变性坏死甚至破裂出血,血液流至底蜕膜层与胎盘之间形成胎盘后血肿,致使胎盘与子宫壁分离。

2.机械性因素

外伤尤其是腹部直接受到撞击或挤压;脐带过短(<30 cm)或脐带围绕颈、绕体相对过短时,分娩过程中胎儿下降牵拉脐带造成胎盘剥离;羊膜穿刺时刺破前壁胎盘附着处,血管破裂出血引起胎盘剥离。

3.宫腔内压力骤减

双胎妊娠分娩时,第一胎儿娩出过速;羊水过多时,人工破膜后羊水流出过快,均可使宫腔内压力骤减,子宫骤然收缩,胎盘与子宫壁发生错位剥离。

4.子宫静脉压突然升高

妊娠晚期或临产后,孕妇长时间仰卧位,巨大妊娠子宫压迫下腔静脉,回心血量减少,血压下降。此时子宫静脉淤血、静脉压增高、蜕膜静脉床淤血或破裂,形成胎盘后血肿,导致部分或全部胎盘剥离。

5.其他一些高危因素

如高龄孕妇、吸烟、可卡因滥用、孕妇代谢异常、孕妇有血栓形成倾向、子宫肌瘤(尤其是胎盘附着部位肌瘤)等与胎盘早剥发生有关。有胎盘早剥史的孕妇再次发生胎盘早剥的危险性比无胎盘早剥史者高 10 倍。

### （二）分类及病理变化

胎盘早剥主要病理改变是底蜕膜出血并形成血肿,使胎盘从附着处分离。按病理类型,胎盘早剥可分为显性、隐性及混合性3种(图10-2)。若底蜕膜出血量少,出血很快停止,多无明显的临床表现,仅在产后检查胎盘时发现胎盘母体面有凝血块及压迹。若底蜕膜继续出血,形成胎盘后血肿,胎盘剥离面随之扩大,血液冲开胎盘边缘并沿胎膜与子宫壁之间经过颈管向外流出,称为显性剥离或外出血。若胎盘边缘仍附着于子宫壁或由于胎先露部固定于骨盆入口,使血液积聚于胎盘与子宫壁之间,称为隐性剥离或内出血。由于子宫内有妊娠产物存在,子宫肌不能有效收缩,以压迫破裂的血窦而止血,血液不能外流,胎盘后血肿越积越大,子宫底随之升高。当出血达到一定程度时,血液终会冲开胎盘边缘及胎膜外流,称为混合型出血。偶有出血穿破胎膜溢入羊水中成为血性羊水。

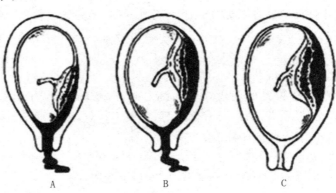

**图10-2 胎盘早剥类型**
A.显性剥离;B.隐性剥离;C.混合性剥离

胎盘早剥发生内出血时,血液积聚于胎盘与子宫壁之间,随着胎盘后血肿压力的增加,血液浸入子宫肌层,引起肌纤维分离、断裂甚至变性,当血液渗透至子宫浆膜层时,子宫表面现紫蓝色瘀斑,称为子宫胎盘卒中,又称为库弗莱尔子宫。有时血液还可渗入输卵管系膜、卵巢表面上皮下、阔韧带内。子宫肌层由于血液浸润、收缩力减弱,造成产后出血。

严重的胎盘早剥可以引发一系列病理生理改变。从剥离处的胎盘绒毛和蜕膜中释放大量组织凝血活酶,进入母体血循环,激活凝血系统,导致弥散性血管内凝血(DIC),肺、肾等脏器的毛细血管内微血栓形成,造成脏器缺血和功能障碍。胎盘早剥持续时间越长,促凝物质不断进入母血,激活纤维蛋白溶解系统,产生大量的纤维蛋白原降解产物(FDP),引起继发性纤溶亢进。发生胎盘早剥后,消耗大量凝血因子,并产生高浓度FDP,最终导致凝血功能障碍。

### （三）临床表现

根据病情严重程度,Sher将胎盘早剥分为3度。

1.Ⅰ度

多见于分娩期,胎盘剥离面积小,患者常无腹痛或腹痛轻微,贫血体征不明显。腹部检查见子宫软,大小与妊娠周数相符,胎位清楚,胎心率正常。产后检查见胎盘母体面有凝血块及压迹即可诊断。

2.Ⅱ度

胎盘剥离面为胎盘面积1/3左右。主要症状为突然发生持续性腹痛、腰酸或腰背痛,疼痛程度与胎盘后积血量成正比。无阴道流血或流血量不多,贫血程度与阴道流血量不相符。腹部检查见子宫大于妊娠周数,子宫底随胎盘后血肿增大而升高。胎盘附着处压痛明显(胎盘位于后壁则不明显),宫缩有间歇,胎位可扪及,胎儿存活。

**3.Ⅲ度**

胎盘剥离面超过胎盘面积 1/2。临床表现较Ⅱ度重。患者可出现恶心、呕吐、面色苍白、四肢湿冷、脉搏细数、血压下降等休克症状,且休克程度大多与阴道流血量不成正比。腹部检查见子宫硬如板状,宫缩间歇时不能松弛,胎位扪不清,胎心消失。

**(四)处理原则**

纠正休克、及时终止妊娠是处理胎盘早剥的原则。患者入院时,情况危重、处于休克状态,应积极补充血容量,及时输入新鲜血液,尽快改善患者状况。胎盘早剥一旦确诊,必须及时终止妊娠。终止妊娠的方法根据胎次、早剥的严重程度、胎儿宫内状况及宫口开大等情况而定。此外,对并发症如凝血功能障碍、产后出血和急性肾衰竭等进行紧急处理。

(神 雪)

# 第二节 流 产

## 一、概述

妊娠不足 28 周、胎儿体重不足 1 000 g 而终止者,称为流产。妊娠 12 周前终止者,称为早期流产,妊娠 12 周至不足 28 周终止者,称为晚期流产。流产分为自然流产和人工流产。自然流产占妊娠总数的 10%~15%,其中早期流产占 80%以上。

## 二、病因

### (一)胚胎因素

染色体异常是早期流产最常见的原因。半数以上与胚胎染色体异常有关。染色体异常包括数目异常和结构异常。数目异常以三体居首位,其次为 X 单体,三倍体及四倍体少见。结构异常主要是染色体易位、嵌合体等,染色体倒置、缺失和重叠也有报道。除遗传因素外,感染、药物等因素也可引起胚胎染色体异常。若发生流产,多为空孕囊或已退化的胚胎。少数至妊娠足月可能娩出畸形儿,或有代谢及功能缺陷。

### (二)母体因素

**1.全身性疾病**

孕妇患全身性疾病(如严重感染、高热等)刺激子宫强烈收缩导致流产,引发胎儿缺氧(如严重贫血或心力衰竭)、胎儿死亡(如细菌毒素和某些病毒,如巨细胞病毒、单纯疱疹病毒经胎盘进入胎儿血液循环)或胎盘梗死(如孕妇患慢性肾炎或高血压)均可导致流产。

**2.生殖器官异常**

子宫畸形(如子宫发育不良、双子宫、子宫纵隔等)、子宫肿瘤(如黏膜下肌瘤等)均可影响胚胎着床发育而导致流产。宫颈重度裂伤、宫颈内口松弛引发胎膜早破而发生晚期自然流产。

3.内分泌异常

黄体功能不足、甲状腺功能减退、严重糖尿病血糖未能控制等,均可导致流产。

4.强烈应激与不良习惯

妊娠期无论严重的躯体(如手术、直接撞击腹部、性交过频)或心理(过度紧张、焦虑、恐惧、忧伤等精神创伤)的不良刺激均可导致流产。孕妇过量吸烟、酗酒、饮咖啡、吸食二醋吗啡(海洛因)等毒品,均可导致流产。

### (三)免疫功能异常

胚胎及胎儿属于同种异体移生物。母体对胚胎及胎儿的免疫耐受是使胎儿在母体内得以生存的基础。若孕妇于妊娠期间对胎儿免疫耐受降低可致流产,如父方的人白细胞抗原(HLA)、胎儿抗原、母胎血型抗原不合、母体抗磷脂抗体过多、抗精子抗体存在、封闭抗体不足等,均可引发流产。已知调节性T细胞(Tr)与效应性T细胞(Te)的平衡是维系免疫反应的关键所在。某些特发性流产与调节性T细胞功能相对或绝对低下存在明显的相关性,可能是导致孕妇对胎儿免疫耐受性降低的主要原因。

### (四)环境因素

过多地接触放射线和砷、铅、甲醛、苯、氯丁二烯、氧化乙烯等化学物质,均可能引起流产。

## 三、临床表现

临床表现主要是停经后阴道流血和腹痛。

### (一)孕12周前的早期流产

开始时绒毛与蜕膜剥离,血窦开放,出现阴道流血,剥离的胚胎和血液刺激子宫收缩,排出胚胎或胎儿,产生阵发性下腹部疼痛。胚胎或胎儿及其附属物完全排出后,子宫收缩,血窦闭合,出血停止。

### (二)孕12周后的晚期流产

晚期流产的临床过程与早产和足月产相似,胎儿娩出后胎盘娩出,出血不多。

可以看出,早期流产的临床全过程表现为先出现阴道流血,而后出现腹痛。晚期流产的临床全过程表现为先出现腹痛(阵发性子宫收缩),而后出现阴道流血。

## 四、实验室检查

### (一)血、尿绒毛膜促性腺激素含量测定

低于正常参考值表示未孕或胚胎死亡。

### (二)尿中雌激素含量测定

先兆流产、不可避免流产和习惯性流产,黄体酮、雌二醇低于正常,雌三醇仍在正常范围,先兆流产和习惯性流产,雌二醇排出量一般在参考值低限,但必须连续测定才有诊断价值,一般认为,雌二醇24小时尿值低于 $15.6\ \mu mol/L$,则可能有 $95\%$ 的孕妇将流产。

### (三)胎盘泌乳素(HPL)测定

测定孕妇血中HPL含量,可迅速反映胎盘功能状态,在血浆HPL连续测定时,若发现HPL急剧上升,预示胎儿即将死亡,如下降为 $4\ \mu g/L$ 以下,则常有胎儿宫内窒息,可能导致流产。

## 五、治疗

### (一)先兆流产

卧床休息,禁性生活,必要时给予对胎儿危害小的镇静剂。黄体功能不足者可给予黄体酮 10~20 mg,每天或隔天肌内注射 1 次,或 HCG 2 000~3 000 U 隔天肌内注射 1 次。其次,维生素 E 及小剂量甲状腺片也可应用。经过治疗,如阴道流血停止,B 超提示胚胎存活,可继续妊娠。若临床症状加重,B 超发现胚胎发育不良,HCG 持续不长或下降表明流产不可避免,应终止妊娠。

### (二)难免流产

一旦确诊,应尽早使胚胎及胎盘组织完全排出。早期流产应及时行刮宫并对刮出物仔细检查,并送病理检查。晚期流产时,子宫较大,出血较多,可用缩宫素 10~20 U 加入 5% 葡萄糖液 500 mL 中静脉滴注,促进子宫收缩。当胎儿及胎盘排出后检查是否完全,必要时刮宫清除宫腔内残留的妊娠物。

### (三)不全流产

一经确诊,应及时行刮宫术或钳刮术,以清除宫腔内残留组织。出血多或伴有休克者应同时输血输液,并给予抗生素预防感染。

### (四)完全流产

症状消失,B 超检查宫腔内无残留物,如无感染,一般不需特殊处理。

### (五)稽留流产

处理较困难。处理前应检查血常规、出凝血时间、血小板计数、血纤维蛋白原、凝血酶原时间、凝血块收缩试验及血浆鱼精蛋白副凝试验等,并做好输血准备。口服炔雌醇 1 mg 每天 2 次,或己烯雌酚 5 mg 每天 3 次,连用 5 天以提高子宫肌对缩宫素的敏感性。子宫<12 周者,可行刮宫术,术中肌内注射缩宫素,若胎盘机化并与宫壁粘连较紧,手术应特别小心,防止子宫穿孔,一次不能刮净,可于 5 天后再次刮宫。如凝血功能障碍,应尽早使用肝素、纤维蛋白原及输新鲜血等,待凝血功能好转后,再行引产或刮宫。

### (六)习惯性流产

染色体异常夫妇应于孕前进行遗传咨询,确定是否可以妊娠,在孕前应进行卵巢功能检查、夫妇双方染色体检查与血型鉴定及其丈夫的精液检查,女方尚需进行生殖道检查,包括有无肿瘤、宫腔粘连,并作子宫输卵管造影和/或宫腔镜检查,以确定子宫有无畸形与病变,有无宫颈内口松弛等。子宫有纵隔的患者,可于宫腔镜下行子宫纵隔切除术;有宫腔粘连者可用探针横向钝性分离粘连;宫颈内口松弛者应在妊娠前行宫颈内口修补术,或于孕 14~18 周行宫颈内口环扎术,术后定期随诊,提前住院,待分娩发动前拆除缝线,若环扎术后有流产征象,应及时拆除缝线,以免造成宫颈撕裂;黄体功能不足或原因不明的习惯性流产妇女当有怀孕征兆时,可按黄体功能不足给以黄体酮治疗,每天 10~20 mg 肌内注射,或 HCG 3 000 U,隔天肌内注射 1 次,确诊妊娠后继续给药直至妊娠 10 周或超过以往发生流产的月份,并嘱其卧床休息,禁性生活,补充维生素 E,注意心理疏导,稳定患者情绪。对不明原因的习惯性流产患者,可予免疫治疗。

### (七)流产感染

治疗原则为积极控制感染,尽快清除宫内残留物。若阴道流血不多,应用广谱抗生素 2~3 天,待控制感染后再刮宫。若阴道流血量多,静脉滴注抗生素及输血的同时,用卵圆钳将宫腔内残留组织夹出,使出血减少,切不可用刮匙全面搔刮宫腔,以免造成感染扩散,术后应继续给予广谱抗生素,待感染控制后再行彻底刮宫。若已合并感染性休克者,在抗感染同时,应积极抢救休克。若感染严重或腹盆腔有脓肿形成,应手术引流,必要时切除子宫。

(朱荣坤)

# 第三节　妊娠时限异常

## 一、早产

### (一)早产定义

1961 年 WHO 将早产(Preterm birth,PTB)定义在孕龄 37 周以下终止者。1997 年美国妇产科医师学会将早产定义为妊娠 20～37 周分娩者。欧美国家普遍接受的早产孕周下限为 20～24 周。

目前我国采用的早产界定在发生于妊娠满 28～36$^{+6}$ 周的分娩。自发性早产(spontaneous preterm birth,SPB)约占所有早产的 80%;因母胎疾病治疗需要终止妊娠者称医学指征性早产,约占所有早产的 20%。早产儿近期影响包括呼吸窘迫综合征、脑室内出血、支气管肺发育不全、动脉导管持续开放、早产儿视网膜病变、坏死性小肠结膜炎、呼吸暂停、高胆红素血症、低血糖、红细胞减少、视觉和听觉障碍等疾病。远期影响包括脑瘫、慢性肺部疾病、感知和运动障碍、视觉和听觉障碍、学习能力低下等。

### (二)病因和发病机制

确切的早产病因和发病机制并不清楚。

1.感染

感染包括局部蜕膜-羊膜炎、细菌性阴道病、全身感染和无症状性菌尿等,以及非细菌性炎症反应。各种炎症通过启动蜕膜-羊膜细胞因子网络系统,增加前列腺素释放,导致早产。

2.母体紧张、胎儿窘迫及胎盘着床异常

母体或胎儿的下丘脑-垂体-肾上腺轴异常活跃,导致胎盘及蜕膜细胞分泌促肾上腺激素释放激素增加,雌激素增加,子宫对缩宫素敏感度增加。

3.蜕膜出血

蜕膜出血导致局部凝血酶及抗凝血酶Ⅲ复合物增加,启动局部细胞因子网络或蛋白分解酶网络或直接引发宫缩。

4.子宫过度膨胀

多胎妊娠,羊水过多,子宫畸形等。

### (三)临床表现和诊断

早产分娩发生前可以历经先兆早产、早产临产和难免早产三个阶段。三个阶段主要是从临床方面的宫缩、宫颈变化和病程可否逆转来考虑,截然界限很难分清楚。

1.先兆早产

出现腹痛、腰酸,阴道流液、流血,宫缩≥6 次/小时,宫颈尚未扩张,但经阴道 B 超测量宫颈长度≤2 cm,或为 2~3 cm,同时胎儿纤维连接蛋白阳性者。

2.早产临产

宫缩≥6 次/小时,宫颈缩短≥80%,宫颈扩张≥3 cm。

3.难免早产

早产临产进行性发展进入不可逆转阶段,如规律宫缩不断加强,子宫颈口扩张至 4 cm 或胎膜破裂,致早产不可避免者。

**(四)处理**

1.高危因素识别

于孕前、孕早期和产前检查时注意对高危因素的警觉,尤其注意叠加因素者。

(1)前次早产史:有早产史的孕妇再发早产风险比一般孕妇高 2.5 倍,前次早产越早,再次早产的风险越高。

(2)宫颈手术史:宫颈锥切、LEEP 手术治疗、反复人工流产扩张宫颈等与早产有关。

(3)子宫畸形:子宫、宫颈畸形增加早产风险。

(4)孕妇年龄等:孕妇<17 岁或>35 岁,文化层次低、经济状况差或妊娠间隔短。

(5)孕妇体质:孕妇体质指数<19 kg/m²,或孕前体重<50 kg,营养状况差,工作时间>80 小时/周。

(6)妊娠异常:接受辅助生殖技术后妊娠、多胎妊娠、胎儿异常、阴道流血、羊水过多/过少者。

(7)妊娠期患病:孕妇患高血压病、糖尿病、甲状腺疾病、自身免疫病、哮喘、腹部手术史、有烟酒嗜好或吸毒者。

(8)生殖器官感染:孕妇患细菌性阴道病、滴虫性阴道炎、衣原体感染、淋病、梅毒、尿路感染、严重的病毒感染、宫腔感染。

(9)宫颈缩短:妊娠 14~28 周,宫颈缩短。

(10)胎儿纤维连接蛋白阳性:妊娠 22~34 周,宫颈或阴道后穹隆分泌物检测胎儿纤维连接蛋白阳性。

(11)生活方式的改变:中国人西方化生活方式。

2.风险评估和预测

(1)妊娠前干预:对有早产史、复发性流产史者在孕前查找原因,必要时进行宫颈内口松弛状况检查。如有生殖系统畸形需要外科手术矫正。指导孕期规律产前检查。

(2)妊娠中检测:对疑似宫颈功能不全或存在早产风险因素者,对出现痛性或频繁无痛性子宫收缩、腹下坠或盆腔压迫感、月经样腹绞痛、阴道排液或出血及腰骶痛等症状时,应联合检测宫颈长度(cervical length, CL)和胎儿纤维连接蛋白(fetal fibronectin, fFN)预测早产。CL≤2.5 cm结合 fFN 阳性,48 小时内分娩者 7.9%,7 天内分娩者 13%,预测敏感性、特异性、阳性预测值、阴性预测值分别为 42%、97%、75%、91%。

3.一般处理

(1)早孕期 B 超检查确定胎龄、了解胎数(如果是双胎应了解绒毛膜性,如果能测 NT 则可了解胎儿非整倍体及部分重要器官畸形的风险)。

(2)对于有早产高危因素者,适时进行针对性预防。

(3)筛查和治疗无症状性菌尿。

(4)平衡饮食,合理增加妊娠期体重。

（5）避免吸烟饮酒、长时间站立和工作时间过长。

4.抗早产干预措施

（1）宫颈环扎术：宫颈环扎术对诊断宫颈功能不全者可于孕 13～14 周后行预防性宫颈环扎术；对于宫颈功能不全所致宫口开大或者胎膜突向阴道时的紧急治疗性环扎是有效的；对有早产史者，如果妊娠 24 周时 CL＜2.5 cm 应进行宫颈环扎；对双胎、子宫发育异常、宫颈锥切者，宫颈环扎没有预防早产作用，但应在孕期注意监测。

（2）黄体酮的应用：预防早产的黄体酮包括天然黄体酮阴道栓（天然黄体酮凝胶每支90 mg、微粒化黄体酮胶囊每粒 200 mg）和 17-α 羟孕酮（每支 250 mg，注射剂）。在单胎无早产史孕妇妊娠 24 周 CL＜2 cm 时，应用天然黄体酮凝胶 90 mg 或微粒化黄体酮胶囊 200 mg 每天 1 次阴道给药，从 24 周开始至 36 周，能减少围生期病死率。对单胎以前有早产史者，可应用 17-α 羟孕酮 250 mg 每天 1 次肌内注射，从 16～20 周开始至 36 周。黄体酮使用总体安全，但有报道应用 17-α 羟孕酮可增加中期妊娠死胎风险，也增加妊娠糖尿病发病风险。

（3）宫缩抑制剂的应用：使用宫缩抑制剂的目的在于延迟分娩，完成促胎肺成熟治疗，以及为孕妇转诊到有早产儿抢救条件的医疗机构赢得时间。宫缩抑制剂只适用于先兆早产和早产临产者、胎儿能存活且无继续妊娠禁忌证者。当孕龄≥34 周时，一般多不再推荐宫缩抑制剂应用。如果没有感染证据，应当对 32 周或 34 周以下 PPROM 患者使用宫缩抑制剂。

1）钙通道阻滞剂：作用机制是在子宫平滑肌细胞动作电位的复极阶段，选择性地抑制钙内流，使胞质内的钙减少，从而有效地减少子宫平滑肌收缩。常用药物是硝苯地平。不良反应：母体一过性低血压、潮红、头晕、恶心等；胎儿无明显不良反应。禁忌证：左心功能不全、充血性心力衰竭、血流动力学不稳定者。给药剂量：尚无一致看法，通常首剂量为 20 mg，口服，90 分钟后重复 1 次；10～20 mg，口服，每 20 分钟 1 次，共 3 次，然后 10～20 mg，每 6 小时 1 次，维持48 小时。

2）$\beta_2$ 受体激动剂：通过作用于子宫平滑肌的 $\beta_2$ 受体，启动细胞内的腺苷酸环化酶，使 cAMP 增加，降低肌浆蛋白轻链激酶的活性，细胞内钙离子浓度降低，平滑肌松弛。主要有利托君。母体不良反应较多，包括恶心、头痛、鼻塞、低钾、心动过速、胸痛、气短、高血糖、肺水肿，偶有心肌缺血等；胎儿及新生儿的不良反应包括心动过速、低血糖、低血钾、低血压、高胆红素，偶有脑室周围出血等。禁忌证：明显的心脏病、心动过速、糖尿病控制不满意、甲状腺功能亢进。用药剂量：利托君起始剂量为 50～100 $\mu$g/min 静脉滴注，每 10 分钟可增加剂量 50 $\mu$g/min，至宫缩停止，最大剂量不超过 350 $\mu$g/min，共 48 小时。用药过程中应观察心率及患者的主诉，必要时停止给药。

3）硫酸镁：从 1969 年开始，硫酸镁作为宫缩抑制剂应用于临床，产前使用硫酸镁可使早产儿脑瘫严重程度及发生率有所降低，有脑神经保护作用，故建议对 32 周前在使用其他宫缩抑制剂抗早产的同时加用硫酸镁。不良反应：恶心、潮热、头痛、视力模糊，严重者有呼吸、心跳抑制。应用硫酸镁过程中要注意呼吸＞16 次/分、尿量＞25 mL、膝反射存在。否则停用，镁中毒时可静脉注射钙剂解救。给药方法与剂量：硫酸镁负荷剂量 5～6 g，加入 5％葡萄糖溶液 100 mL 中，30 分钟滴完，此后，1～2 g/h 维持，24 小时不超过 30 g。

4）前列腺素合成酶抑制剂：用于抑制宫缩的前列腺素合成抑制剂是吲哚美辛（非特异性环氧化酶抑制剂）。①母体不良反应：恶心、胃酸反流、胃炎等。②胎儿不良反应：在妊娠 32 周前给药或使用时间不超过 48 小时，则不良反应很小，否则应注意羊水量、动脉导管有无狭窄或提前关闭。③禁忌证：血小板功能不良、出血性疾病、肝功能不良、胃溃疡、对阿司匹林过敏的哮喘。

④给药方法:50 mg 口服,或 100 mg 阴道内或直肠给药,接着以 25 mg 每 4～6 小时给药 1 次,用药时间不超过 48 小时。

5)催产素受体阻滞剂:阿托西班是一种选择性催产素受体阻滞剂,在欧洲应用较多。不良反应:阿托西班对母儿的不良反应轻微。无明确禁忌证。剂量:负荷剂量 6.75 mg,静脉注射,继之 300 $\mu g/min$,维持 3 小时,接着 100 $\mu g/h$,直到 45 小时。

6)氧化亚氮(nitricoxide,NO)供体制剂:氧化亚氮为平滑肌松弛剂,硝酸甘油为 NO 的供体,用于治疗早产。硝酸甘油的头痛症状较其他宫缩抑制剂发生率要高,但是其他不良反应较轻。其不良反应主要是低血压。

(4)糖皮质激素促胎肺成熟:所有≤34 周,估计 7 天内可能发生早产者应当给予 1 个疗程的糖皮质激素治疗:倍他米松 12 mg,肌内注射,24 小时重复 1 次,共 2 次;地塞米松 6 mg,肌内注射,6 小时重复 1 次,共 4 次。如果 7 天前曾使用过 1 个疗程糖皮质激素未分娩,目前仍有 34 周前早产可能,重复 1 个疗程糖皮质激素可以改善新生儿结局。不主张超过 2 个疗程以上的给药。

(5)抗生素:对于胎膜完整的早产,预防性抗生素给药不能预防早产,除非分娩在即而下生殖道 GBS 阳性,应当用抗生素预防感染,否则不推荐预防性应用抗生素。

(6)联合治疗:早产临产者存在宫缩和宫颈的双重变化,既存在机械性改变又存在生物化学效应,单纯的宫缩抑制剂和单纯的宫颈环扎都不可能有效阻断病程,此时双重阻断突显重要性。此外注意针对病因和风险因素、诱发因素实施相应治疗。

## 二、过期妊娠

凡平时月经周期规则,妊娠达到或超过 42 周尚未临产者,称为过期妊娠。其发生率占妊娠总数的 3%～15%。

### (一)诊断要点

1.计算预产期,准确核实孕周

(1)据末次月经推算预产期,详细询问平时月经变异情况,如果末次月经记不清楚或难以确定可根据:①基础体温推算出排卵日,再加 256～270 天。②根据早孕反应(孕 6 周时出现)时间加以估计。③妊娠早期曾做妇科检查者,按当时子宫大小推算。④孕妇初感胎动的周数×2,为预计可达足月分娩的周数(达 37 周)为足月。

(2)辅助检查:①连续 B 超下胎儿双顶径的测量及股骨长度以推测孕周。②宫颈黏液增多时间等。③妊娠初期血、尿 HCG 增高的时间推算孕周。

2.胎儿情况及胎盘功能检查

(1)胎儿储备里检查。①胎动计数:胎动计数>30 次/12 小时为正常,12 小时内胎动次数累计少于 10 次或逐日下降超过 50%,提示胎儿缺氧。②胎儿电子监护仪检测:NST 或 OCT 实验。若胎心基线伴有轻度加速、早期减速、偶发变异减速,表示宫内缺氧,但胎儿有一定储备,如出现重度以上的加速表示宫内缺氢严重,低储备。

(2)胎盘功能检查。①尿雌三醇($E_3$)的连续测定:24 小时尿雌三醇的值为 25 mg,即使过期仍可继续妊娠;>15 mg,胎儿多数健康;<10 mg,胎盘功能减退;2～6 mg,胎儿濒临死亡。②B 超检查:观察胎动、胎儿肌张力、胎儿呼吸运动及羊水量。胎盘成熟度Ⅲ级,羊水指数<8 mm,胎儿活动呈现保护性抑制。③羊水形状检查:羊水量少,羊水指数<8 mm,羊水浑浊,羊水脂肪细胞计数<50%。阴道细胞涂片出现核致密的表层细胞。临产时胎儿头皮血 pH、

$PCO_2$、$PO_2$、BE 的测定。④胎盘病理检查:25%～30%绒毛和血管正常,15%～20%仅有血管形成不足,但无缺血影响,另有 40%血液灌注不足而导致缺血,供氧不足。

(3)了解宫颈成熟:了解宫颈成熟对预测引产能否成功起重要作用。

**(二)治疗要点**

应力求避免过期妊娠的发生,争取在妊娠足月时处理。确诊过期妊娠后要及时终止妊娠。终止妊娠的方法应酌情而定。

孕妇妊娠 41 周应入院,严密观察胎心、胎动,检查胎盘功能,若无异常情况,待促宫颈成熟后引产。

1.引产

对确诊过期妊娠而无胎儿窘迫、无明显头盆不称、无妊娠并发症者,可引产。

(1)促宫颈成熟:妊娠满 41 周后,应常规行阴道检查进行 Bishop 评分,如<7 分,可用催产素 2.5 U+5%葡萄糖注射液 500 mL 静脉点滴,每天 1 次,连用 3 天,从 6～8 滴开始,逐渐增加滴速,调至 10 分钟内有 3 次宫缩;或用普拉睾酮 200 mg 溶于 5%葡萄糖注射液 20 mL,静脉缓慢注射,每天 1 次,连用 3 天,促宫颈成熟。

(2)引产:对宫颈成熟,Bishop 评分>7 分者引产成功率高。宫口未开或<2 cm 可人工破膜,形成前羊膜囊刺激宫缩。

(3)进入产程后,应间断吸氧、左侧卧休息。行胎心监护,注意羊水性状,如有胎儿窘迫,应及时做相应处理。

2.剖宫产

剖宫产指征如下。

(1)胎盘功能不良,胎儿储备力差,不能耐受宫缩者;引产失败。

(2)产程长,胎先露下降不满意或胎头定位异常。

(3)产程中出现胎儿窘迫。

(4)头盆不称。

(5)巨大胎儿。

(6)臀先露伴骨盆轻度狭窄。

(7)破膜后羊水少、黏稠、粪染,不能在短时间内结束分娩者。

(8)高龄初产妇。

(9)存在妊娠并发症及合并症,如糖尿病、重度子痫前期、慢性肾炎等。

3.新生儿抢救

过期妊娠时,由于胎儿在宫内排出胎粪的概率较高。因此,在分娩时要做好抢救准备,胎儿娩出后立即在直接喉镜指引下行气管插管吸出气管内容物,以减少胎儿胎粪吸入综合征的发生。过期儿病率和死亡率均增高,应及时发现和处理新生儿窒息、脱水、低血容量及代谢性酸中毒等并发症,因此,在分娩时,必须要求新生儿科医师一同行新生儿复苏抢救。

(朱荣坤)

216

# 第四节　多胎妊娠

　　一次妊娠宫腔内同时有两个或两个以上胎儿时,称为多胎妊娠。多胎妊娠与家族史及辅助生育技术有关。近年来多胎妊娠发生率升高可能与人工辅助生殖技术广泛使用有关,多胎妊娠较易出现妊娠期高血压疾病等并发症,孕产妇及围生儿死亡率增高。多胎妊娠以双胎最常见,本节主要讨论双胎妊娠。

## 一、分类

### (一)双卵双胎

　　两个卵子分别受精而成,占双胎的 70%。胎儿的遗传基因不完全相同,性别和血型可以不同,外貌和指纹等表型不同。胎盘可为两个或一个,但胎盘的血液循环各自独立,胎儿分别位于自己的胎囊中,两胎囊之间的中隔由两层羊膜和两层绒毛膜组成,两层绒毛膜有时融合为一层。

### (二)单卵双胎

　　一个受精卵分裂而成,占双胎的 30%。原因不明。胎儿的遗传基因完全相同,性别、血型、表型等也完全相同。根据受精卵分裂时间不同而形成双羊膜囊单绒毛膜单卵双胎、双羊膜囊双绒毛膜单卵双胎、单羊膜囊单绒毛膜单卵双胎及极罕见的连体双胎四种类型;胎儿畸形儿发生率相对较高。

## 二、临床表现及诊断

### (一)病史及临床表现

　　多有双胎妊娠家族史或人工助孕史(如使用促排卵药、移植多个胚胎等),临床表现主要为早孕反应较重,中期妊娠后体重及腹部迅速增加、下肢水肿等压迫症状明显,妊娠晚期常有呼吸困难、心悸、行动不便等。

### (二)产科检查

　　子宫大小超过同孕龄的单胎妊娠子宫;妊娠中晚期腹部可触及多个肢体和两个胎头。在子宫不同部位听到两个节律不同的胎心,两个胎心音之间间隔一个无音区或两个胎心率差异＞10 次/分,产后检查胎盘胎膜有助于判断双胎类型。

### (三)超声检查

　　(1)妊娠早期在子宫内见到两个孕囊、两个原始心管搏动。

　　(2)判断双胎类型:胎儿性别不同可确诊双卵双胎。胎儿性别相同,应测量两个羊膜囊间隔厚度,间隔厚度达到或超过 2 mm,尤其是两个胎盘部位不同,提示双绒毛膜;间隔厚度＜2 mm则提示单绒毛膜。妊娠早期超声检测有助于确定绒毛膜性。

　　(3)筛查胎儿结构畸形。

　　(4)确定胎位。

## 三、并发症

### (一)孕产妇并发症

**1.妊娠期高血压疾病**

妊娠期高血压疾病发病率 40％以上发病早、程度重、易出现主要器官并发症。

**2.妊娠期肝内胆汁淤积综合征**

妊娠期肝内胆汁淤积综合征发生率高于单胎妊娠。常伴随胎盘功能不良而导致围生儿死亡率升高。

**3.贫血**

贫血发生率 40％以上,与机体对铁及叶酸的需求量增加有关,可引起孕妇多系统损害及胎儿生长发育障碍等。

**4.羊水过多**

羊水过多羊水过多发生率约 12％,多见于单卵双胎,尤其是双胎输血综合征、胎儿畸形胎膜早破。

**5.胎膜早破**

胎膜早破发生率约 14％,可能与宫腔压力增高有关。

**6.胎盘早剥**

胎盘早剥是双胎妊娠产前出血的主要原因,可能与妊娠期高血压疾病、羊水过多突然破膜、双胎之第一胎娩出后宫腔压力骤减相关。

**7.宫缩乏力**

宫缩乏力与子宫肌纤维过度伸展有关。

**8.产后出血**

产后出血与宫缩乏力及胎盘附着面积增大有关。

**9.流产**

流产发生率高于单胎妊娠,可能与畸形、胎盘发育异常、胎盘血供障碍、宫内溶剂相对狭窄有关。

### (二)围生儿并发症

**1.早产**

早产发生率约 50％,与胎膜早破、宫腔压力过高及严重母儿并发症相关。

**2.胎儿生长受限**

一般认为,胎儿数量越多,胎儿生长受限越严重。胎儿生长受限可能与胎儿拥挤、胎盘占蜕膜面积相对较小有关。两胎儿大小不一致可能与胎盘血液灌注不均衡,双胎输血综合征,以及一些胎儿畸形有关。应建立多胎妊娠胎儿生长发育生理曲线。

**3.双胎输血综合征**

双胎输血综合征见于双羊膜囊单绒毛膜单卵双胎,发生率 10％～20％。两个胎儿体重差别＞20％、血红蛋白差别＞50 g/L 提示双胎输血综合征可能。

**4.脐带异常**

脐带异常主要是脐带脱垂和脐带互相缠绕、扭转,后者常见于单羊膜囊双胎。

5.胎头碰撞和胎头交锁

胎头碰撞发生于两个胎儿均为头先露且同时入盆。胎头交锁发生于第一胎儿臀先露头未娩出、第二胎儿头先露头已入盆。

6.胎儿畸形

胎儿畸形是单胎的 2 倍,联体双胎、无心畸形等为单卵双胎特有畸形。

## 四、处理

### (一)妊娠期处理

1.一般处理

注意休息和营养,预防贫血及妊娠期高血压疾病等。

2.预防早产

孕龄 34 周前出现产兆者应测量阴道后穹隆分泌物中的胎儿纤维连接蛋白及宫颈长度,胎儿纤维连接蛋白阳性且超声测量宫颈长度<3 cm 者近期早产可能性较大,应预防性使用宫缩抑制剂及糖皮质激素。

3.及时防治妊娠期并发症

注意血压及尿蛋白、血胆汁酸、肝功能等。

4.监护胎儿发育状况及胎位

动态超声及胎儿电子监测观察胎儿生长发育状况、宫内安危及胎位,发现胎儿致死性畸形应及时人工终止妊娠,发现 TTTS 可在胎儿镜下激光凝固胎盘表面可见血管吻合支,胎位异常一般不予处理。

5.终止妊娠指征

合并急性羊水过多伴随明显的压迫症状、胎儿致死性畸形、孕妇严重并发症、预产期已到尚未临产、胎盘功能减退等。

### (二)分娩期处理

1.阴道分娩注意事项

(1)保持体力。

(2)观察胎心变化。

(3)注意宫缩和产程进展。

(4)必要时行会阴后,侧切开术。

(5)第一个胎儿娩出后由助手扶正并固定第二个胎儿为纵产式。

(6)第一个胎儿娩出后立即钳夹脐带以预防胎儿失血或继续受血。

(7)第一胎儿娩出后 15 分钟仍无宫缩可行人工破膜并静脉滴注催产素。

(8)一旦出现脐带脱垂、胎盘早剥等严重并发症应立即行阴道助产结束快速娩出第二胎儿。

2.剖宫产指征

(1)第一胎儿为肩先露或臀先露。

(2)孕龄 26 周以上的联体双胎。

(3)其他:同单胎妊娠。

3.积极防治产后出血

临产时备血,其余见产后出血。

(朱荣坤)

## 第五节 异位妊娠

正常妊娠时受精卵着床于子宫体腔内膜生长发育,若受精卵在子宫体腔以外着床称异位妊娠。异位妊娠根据受精卵种植的部位不同,分为输卵管妊娠、宫颈妊娠、卵巢妊娠、腹腔妊娠、阔韧带妊娠等,其中以输卵管妊娠最常见,占异位妊娠的 90％～95％。异位妊娠是妇产科常见的急腹症之一,发生率约为 1％,并有逐年增高的趋势,是孕产妇主要死亡原因之一,一直被视为是具有高度危险的妊娠早期并发症。

### 一、概述

输卵管妊娠是指受精卵在输卵管的某一部分着床并发育,其中壶腹部最多见,占 50％～70％,其次为峡部,占 25％～30％,伞部、间质部妊娠较少见。

### 二、病因

在正常情况下卵子在输卵管壶腹部受精,然后受精卵在输卵管内缓慢移动,经历 3～4 天的时间进入宫腔。任何因素促使受精卵运行延迟,干扰受精卵的发育、阻碍受精卵及时进入宫腔都可以导致输卵管妊娠。

#### (一)输卵管异常
输卵管异常包括结构和功能上的异常,是引起异位妊娠的主要原因。

1.慢性输卵管炎
输卵管管腔狭窄,呈通而不畅的状态,影响受精卵的正常运行。

2.输卵管发育异常
影响受精卵运送过程及着床。

3.输卵管手术
输卵管妊娠保守性治疗、输卵管整形术、输卵管吻合术等以后,均可引起输卵管妊娠。

4.输卵管周围疾病
不仅引起输卵管周围粘连,而且引起相关的内分泌异常、免疫异常,以及盆腔局部前列腺水平、巨噬细胞数量异常使输卵管痉挛、蠕动异常。

#### (二)受精卵游走
卵子在一侧输卵管受精,经宫腔进入对侧输卵管后着床(受精卵内游走);或游走于腹腔内,被对侧输卵管捡拾(受精卵外游走),由于游走时间较长,受精卵发育增大,故着床于对侧输卵管而形成输卵管妊娠。

#### (三)避孕失败
1.宫内节育器
一旦带器妊娠则输卵管妊娠的可能性增加。

2.口服避孕药
低剂量的纯孕激素不能有效地抑制排卵,却能影响输卵管的蠕动,可能引起输卵管妊娠。应用大剂量雌激素的事后避孕,如果避孕失败,输卵管妊娠的可能性增加。

**(四)辅助生育技术**

辅助生育技术如人工授精、促排卵药物的应用、体外受精-胚胎移植、配子输卵管移植等应用后,输卵管妊娠的危险性增加。有报道施行辅助生育技术后输卵管妊娠的发生率约为5%。

**(五)其他**

内分泌异常、精神紧张、吸烟等也可导致输卵管蠕动异常或痉挛而发生输卵管妊娠。

## 三、病理

**(一)输卵管妊娠流产**

其多见于妊娠8~12周输卵管壶腹部妊娠。受精卵逐渐长大向管腔膨出,以发育不良的蜕膜组织为主形成的包膜难以承受胚胎的膨胀张力,胚胎及绒毛自管壁附着处分离,落入管腔。由于比较接近伞端,通过逆蠕动挤入腹腔,则为输卵管完全流产,流血往往不多。如受精卵仅有部分剥离排出,部分绒毛仍残留管腔内,形成输卵管不全流产。

**(二)输卵管妊娠破裂**

其多见于输卵管峡部妊娠,少数发生于输卵管间质部妊娠。输卵管峡部管腔狭窄,故发病时间较早,多在妊娠6周左右。绒毛侵蚀输卵管后穿破管壁,胚胎由裂口流出。输卵管肌层血管丰富。因此输卵管妊娠破裂的内出血较输卵管妊娠流产者严重,可致休克。亦可反复出血在阔韧带、盆腔和腹腔内形成较大的血肿。输卵管间质部局部肌肉组织较厚,妊娠可达12~16周才发生输卵管破裂,此处血管丰富,一旦破裂出血极为严重,可危及生命。

输卵管妊娠流产或破裂患者中,部分患者未能及时治疗,由于反复腹腔内出血,形成血肿,以后胚胎死亡,内出血停止,血肿机化变硬,与周围组织粘连,临床上称陈旧性宫外孕。

## 四、临床表现

输卵管妊娠的临床表现与病变部位、有无流产或破裂、发病缓急及病程长短有关。典型临床表现包括停经、腹痛及阴道流血。

**(一)症状**

1.停经

除输卵管间质部妊娠停经时间较长外,多数停经6~8周。少数仅月经延迟数天,20%~30%的患者无明显停经史,将异位妊娠时出现的不规则阴道流血误认为月经,或由于月经过期仅数天而不认为是停经。

2.腹痛

95%以上的患者以腹痛为主诉就诊。输卵管妊娠未发生流产或破裂前由于胚胎生长使输卵管膨胀而产生一侧下腹部隐痛或胀痛。当发生输卵管妊娠流产或破裂时,突感一侧下腹部撕裂样疼痛,常伴有恶心、呕吐。内出血积聚在子宫直肠陷凹,刺激直肠产生肛门坠胀感,进行性加重。随着病情的发展,疼痛可扩展至整个下腹部,甚至引起胃部疼痛或肩部放射性疼痛。血液刺激横膈,可出现肩胛部放射痛。

3.阴道流血

多为不规则点滴状流血,量较月经少,色暗红,5%的患者阴道流血量较多。流血可发生在腹痛出现前,也可发生在其后。阴道流血表明胚胎受损或已死亡,导致HCG下降,卵巢黄体分泌的激素难以维持蜕膜生长而发生剥离出血。一般常在异位妊娠病灶去除后才能停止。也有无阴道流血者。

4.晕厥与休克

其发生与内出血的速度和量有关。出血越多越快症状出现越迅速越严重。由于骤然内出血及剧烈腹痛,患者常感头晕眼花,恶心呕吐,心慌,并出现面色苍白,四肢发冷乃至晕厥,诊治不及时将死亡。

### (二)体征

1.一般情况

内出血较多者呈贫血貌。大量出血时脉搏细速,血压下降。体温一般正常,休克患者体温略低。病程长、腹腔内血液吸收时可有低热。如合并感染,则体温可升高。

2.腹部检查

一旦发生内出血,腹部多有明显压痛及反跳痛,尤以下腹患侧最为显著,但腹肌紧张较轻。腹部叩诊可有移动性浊音,内出血多时腹部丰满膨隆。

3.盆腔检查

阴道内可有来自宫腔的少许血液,子宫颈着色可有可无,停经时间较长未发生内出血的患者子宫变软,但增大不明显,部分患者可触及膨胀的输卵管,伴有轻压痛。一旦发生内出血宫颈有明显的举痛或摇摆痛,此为输卵管妊娠的主要体征之一,是因加重对腹膜的刺激所致。内出血多时后穹隆饱满触痛,子宫有漂浮感。血肿多位于子宫后侧方或子宫直肠陷凹处,其大小、形状、质地常有变化,边界可不清楚。病程较长时血肿与周围组织粘连形成包块,机化变硬,边界逐渐清楚,当包块较大、位置较高时可在下腹部摸到压痛的肿块。

## 五、诊断要点

根据上述临床表现,有典型破裂症状和体征的患者诊断并不困难,无内出血或症状不典型者则容易被忽略或误诊。当诊断困难时,可采用以下辅助诊断方法。

### (一)妊娠试验

β-HCG 测定是早期诊断异位妊娠的重要方法,动态监测血 HCG 的变化,对诊断或鉴别宫内或宫外妊娠价值较大。由于异位妊娠时,患者体内的 β-HCG 水平较宫内妊娠低,正常妊娠时血 β-HCG 的倍增在 48 小时上升 60% 以上,而异位妊娠 48 小时上升 <50%。采用灵敏度较高的放射免疫法测定血 β-HCG,该实验可进行定量测定,对保守治疗的效果评价具有重要意义。

### (二)超声诊断

超声诊断已成为诊断输卵管妊娠的重要方法之一。输卵管妊娠的声像特点:①子宫内不见妊娠囊,内膜增厚;②宫旁一侧可见边界不清、回声不均匀的混合性包块,有时可见宫旁包块内有妊娠囊、胚芽及原始血管搏动,为输卵管妊娠的直接证据;③子宫直肠陷凹处有积液。由于子宫内有时可见假妊娠囊,易误诊为宫内妊娠。

### (三)阴道后穹隆穿刺术或腹腔穿刺术

阴道后穹隆穿刺术或腹腔穿刺术是简单可靠的诊断方法,适用于疑有腹腔内出血的患者。由于子宫直肠陷凹是盆腔的最低点,少量出血即可积聚于此,当疑有内出血时,可用穿刺针经阴道后穹隆抽吸子宫直肠陷凹,若抽出物为陈旧性血液或暗红色血液放置 10 分钟左右仍不凝固,则内出血诊断较肯定。内出血量少,血肿位置较高,子宫直肠陷凹有粘连时,可能抽不出血,故穿刺阴性不能否定输卵管妊娠的存在。如有移动性浊音,亦可行腹腔穿刺术。

### (四)腹腔镜检查

适用于早期病例及诊断困难者。大量内出血或休克患者禁用。近年来,腹腔镜在异位妊娠中的应用日益普及,不仅可用于诊断,而且可用于治疗。

### (五)子宫内膜病理检查

目前很少依靠诊断性刮宫协助诊断,只是对阴道流血较多的患者用于止血并借此排除宫内妊娠。病理切片中见到绒毛,可诊断为宫内妊娠,仅见蜕膜未见绒毛有助于诊断异位妊娠。

## 六、治疗方案

输卵管妊娠的治疗方法有:手术治疗和非手术治疗。根据病情缓急,采取相应处理。内出血多,出现休克时,应快速备血、建立静脉通道、输血、吸氧等休克治疗,并立即进行手术。快速开腹后,迅速以卵圆钳钳夹患侧输卵管病灶,暂时控制出血,同时快速输血输液,纠正休克,清除腹腔积血后,视病变情况采取根治性或保守性手术方式。对于无内出血或仅有少量内出血、无休克、病情较轻的患者,可采用药物治疗或手术治疗。近年来,由于阴道超声检查、血 β-HCG 水平测定的广泛应用,80%的异位妊娠可以在未破裂前得到诊断,早期诊断给保守治疗创造了条件。因此,目前处理更多地趋向于保守性治疗,腹腔镜微创技术和药物治疗已成为输卵管妊娠治疗的主流。

### (一)手术治疗

手术治疗是输卵管妊娠的主要治疗方法。如有休克,应在抗休克治疗的同时尽快手术,手术方式可开腹进行,也可在腹腔镜下进行。

1.根治性手术

对无生育要求的输卵管妊娠破裂者,可行患侧输卵管切除。开腹后迅速找到出血点,立刻钳夹止血,再进行患侧输卵管切除术,尽可能保留卵巢。腹腔镜下可以使用双极电凝、单极电凝及超声刀等切除输卵管。输卵管间质部妊娠手术应作子宫角部楔形切除及患侧输卵管切除,必要时切除子宫。

休克患者应尽量缩短手术时间。腹腔游离血多者可回收进行自体输血,但要求此类患者:①停经<12 周,胎膜未破;②内出血<24 小时;③血液未受污染;④镜检红细胞破坏率<30%。回收血操作时应严格遵守无菌原则,如无自体输血设备,每 100 mL 血液加 3.8%枸橼酸钠 10 mL(或肝素 600 U)抗凝,经 8 层纱布过滤后回输。为防止枸橼酸中毒,每回输 400 mL 血液,应补充10%葡萄糖酸钙 10 mL。

2.保守性手术

主要用于未产妇,以及生育能力较低但又需保留其生育能力的妇女。包括:①年龄<35 岁,无健康子女存活,或一侧输卵管已被切除;②患者病情稳定,出血不急剧,休克已纠正;③输卵管无明显炎症、粘连,无大范围输卵管损伤者。

手术仅清除妊娠物而保留输卵管。一般根据病变累及部位及其损伤程度选择术式,包括输卵管伞端妊娠物挤出、输卵管切开妊娠物清除、输卵管造口(开窗)妊娠物清除及输卵管节段切除端端吻合:①输卵管伞端妊娠物挤出术。伞部妊娠可挤压妊娠物自伞端排出,易导致持续性异位妊娠,应加以注意。②输卵管线形切开术(开窗造口术)。切开输卵管取出胚胎后缝合管壁,是一种最适合输卵管妊娠的保守性手术。适应证:患者有生育要求,生命体征平稳;输卵管的妊娠囊直径<6 cm；输卵管壶腹部妊娠者更适宜。禁忌证：输卵管妊娠破裂大出血，患者明显呈休克状态者。腹腔镜下可于局部注射稀释的垂体后叶素盐水或肾上腺素盐水，电凝切开的膨大部位，然后用电针切开输卵管 1 cm 左右，取出妊娠物，检查输卵管切开部位有无渗血，用双极电凝止血，切口可不缝合或仅缝合一针。③节段切除端端吻合输卵管成形术。峡部妊娠则可切除病灶后再吻合输卵管，操作复杂，效果不明确，临床很少用。

对于输卵管妊娠行保守性手术，若术中未完全清除囊胚，或残留有存活的滋养细胞而继续生长，导致术后发生持续性异位妊娠风险增加。术后需 β-HCG 严密随访，可结合 B 超检查。治疗以及时给予 MTX 化疗效果较好，如有腹腔大量内出血，需行手术探查。

**(二)药物治疗**

一些药物抑制滋养细胞，促使妊娠物最后吸收，避免手术及术后的并发症。

1.适应证与禁忌证

(1)适应证：①无药物治疗禁忌证；②患者生命体征平稳无明显内出血情况；③输卵管妊娠包块直径≤4 cm；④血 β-HCG<2 000 IU/L。输卵管妊娠保守性手术失败：输卵管开窗术等保守性手术后 4%～10%患者可能残留绒毛组织，异位妊娠持续存在，药物治疗可避免再次手术。

(2)禁忌证：患者如出现明显的腹痛已非早期病例，腹痛与异位包块的张力，出血对腹膜的刺激，以及输卵管排异时的痉挛性收缩有关，常是输卵管妊娠破裂或流产的先兆；如 B 超已观察到有胎心，不宜药物治疗；有认为血 β-HCG<5 000 IU/L 均可选择药物治疗，但 β-HCG 的水平反映了滋养细胞增殖的活跃程度，随其滴度升高，药物治疗失败率增加；严重肝肾疾病或凝血机制障碍为禁忌证。

(3)目前药物治疗异位妊娠主要适用于早期输卵管妊娠，要求保留生育能力的年轻患者。

2.具体治疗

(1)甲氨蝶呤(MTX)治疗：MTX 为药物治疗首选。MTX 口服：0.4 mg/kg，每天 1 次，5 天为 1 个疗程。目前仅用于保守性手术治疗失败后持续性输卵管妊娠的辅助治疗。MTX 肌内注射：单次给药，剂量为50 mg/m²，肌内注射 1 次，可不加用四氢叶酸，成功率达 87%以上；分次给药，MTX 0.4 mg/kg，肌内注射，每天 1 次，共 5 次。局部用药：局部注射具有用量小、疗效高、可提高局部组织的 MTX 浓度，有利于杀胚和促进胚体吸收等优点。①可采用在 B 超引导下穿刺，将 MTX 直接注入输卵管的妊娠囊内。②可在腹腔镜直视下穿刺输卵管妊娠囊，吸出部分囊液后，将 MTX 10～50 mg 注入其中，适用于未破裂输卵管，血肿直径≤3 cm,血 β-HCG≤2 000 IU/mL者。③宫腔镜直视下，经输卵管开口向间质部内注射 MTX,MTX 10～30 mg 稀释于生理盐水 2 mL中，经导管注入输卵管内。监测指标：用药后 2 周内，宜每隔 3 天复查 β-HCG 及 B 超。β-HCG呈下降趋势并三次阴性，症状缓解或消失，包块缩小为有效。若用药后一周 β-HCG 下降 15%～25%、B 超检查无变化，可考虑再次用药。β-HCG 下降<15%，症状不缓解或反而加重，或有内出血，应考虑手术治疗。用药后 5 周，β-HCG 也可为低值(<15 mIU/mL)，也有至用药 15 周以上者血 β-HCG 才降至正常，故用药2 周后应每周复查 β-HCG,直至降至正常范围。

1)MTX 的药物效应：①反应性血 β-HCG 升高。用药后 1～3 天半数患者血 β-HCG 升高，4～7 天时下降。②反应性腹痛。用药后 1 周左右，约半数患者出现一过性腹痛，多于 4～12 小时内缓解，可能系输卵管妊娠流产所致，应仔细鉴别，不要误认为是治疗失败。③附件包块增大，约 50%患者存在。④异位妊娠破裂。与血 β-HCG 水平无明显关系，应及时发现，及时手术。

2)MTX 的药物不良反应:MTX 全身用药不良反应发生率在 10%～50%。主要表现在消化系统和造血系统,有胃炎、口腔炎、转氨酶升高、骨髓抑制等。多次给药不良反应高于单次给药,局部用药则极少出现上述反应。MTX 对输卵管组织无伤害,治疗后输卵管通畅率达 75%。

(2)氟尿嘧啶治疗:氟尿嘧啶是对滋养细胞极为敏感的化疗药物。在体内转变成氟尿嘧啶脱氧核苷酸,抑制脱氧胸苷酸合成酶,阻止脱氧尿苷酸甲基化转变为脱氧胸苷酸,从而干扰 DNA 的生物合成,致使滋养细胞死亡。

局部注射给药途径同 MTX,可经宫腔镜、腹腔镜或阴道超声引导注射,剂量为全身用药量的 1/4 或 1/5,1 次注射氟尿嘧啶 250 mg。宫腔镜下行输卵管插管,注入氟尿嘧啶可使药物与滋养细胞直接接触,最大限度地发挥其杀胚胎作用。此外由于液压的机械作用,药液能有效地渗入输卵管壁和滋养层之间,促进滋养层的剥离,细胞坏死和胚胎死亡。氟尿嘧啶虽可杀死胚胎,但对输卵管的正常组织却无破坏作用,病灶吸收后可保持输卵管通畅。

(3)其他药物治疗:①米非司酮为黄体期黄体酮拮抗剂,可抑制滋养层发育,用法不一,口服 25～100 mg/d,共 3～8 天或 25 毫克/次,每天 2 次,总量 150 mg 或 200～600 mg 1 次服用。②局部注射前列腺素,尤其是 $PGF_{2\alpha}$,能增加输卵管的蠕动及输卵管动脉痉挛,是一种溶黄体剂,使黄体产生的黄体酮减少,可在腹腔镜下将 $PGF_{2\alpha}$ 0.5～1.5 mg 注入输卵管妊娠部位和卵巢黄体部位治疗输卵管妊娠,如用量大或全身用药,易产生心血管不良反应。③氯化钾相对无不良反应,主要作用于心脏,可引起心脏收缩不全和胎儿死亡,可用于有胎心搏动的异位妊娠的治疗及宫内宫外同时妊娠,保留宫内胎儿。④高渗葡萄糖局部注射,引起局部组织脱水和滋养细胞坏死,进而使妊娠产物吸收。

(4)中医采用活血化瘀、消癥杀胚药物,也有一定疗效。

**(三)期待疗法**

少数输卵管妊娠可能发生自然流产或溶解吸收自然消退,症状较轻无须手术或药物治疗。适应证:①无临床症状或症状轻微;②随诊可靠;③输卵管妊娠包块直径<3 cm;④血 β-HCG <1 000 IU/L,且持续下降;⑤无腹腔内出血。

无论药物治疗还是期待疗法,必须严格掌握指征,治疗期间密切注意临床表现、生命体征,连续测定血 β-HCG、B 超、血红蛋白含量和红细胞计数。如连续 2 次血 β-HCG 不下降或升高,不宜观察等待,应积极处理。个别病例血 β-HCG 很低时仍可能破裂,需警惕。

输卵管间质部妊娠、严重腹腔内出血、保守治疗效果不佳均应及早手术。手术治疗和非手术治疗均应注意合理使用抗生素。

**(四)输卵管妊娠治疗后的生殖状态**

1.生育史

既往有生育力低下或不育史者,输卵管妊娠治疗后宫内妊娠率为 37%～42%,再次异位妊娠率增加 8%～18%。

2.对侧输卵管情况

对侧输卵管健康者,术后宫内妊娠率和再次异位妊娠率分别为 75% 和 9% 左右,对侧输卵管有粘连或损伤者为 41%～56% 和 13%～20%。

3.开腹手术和腹腔镜手术

近年大量研究表明,两者对异位妊娠的生殖状态没有影响。

4.输卵管切除与输卵管保留手术

输卵管保守性手术(线形切开、造口、开窗术、妊娠物挤除),存在持续性异位妊娠发生率为5%～10%。

（朱荣坤）

# 第六节　母儿血型不合

母儿血型不合是孕妇与胎儿之间因血型不合而产生的同种血型免疫性疾病,发生在胎儿期和新生儿早期,是胎儿新生儿溶血性疾病中重要的病因。胎儿的基因,一半来自母亲,一半来自父亲。从父亲遗传来的红细胞血型抗原为其母亲所缺乏时,此抗原在某种情况下可通过胎盘进入母体刺激产生相应的免疫抗体。再次妊娠时,抗体可通过胎盘进入胎儿体内,与胎儿红细胞上相应的抗原结合发生凝集、破坏,出现胎儿溶血,导致流产、死胎或新生儿发生不同程度的溶血性贫血或核黄疸后遗症,造成智能低下、神经系统及运动障碍等后遗症。母儿血型不合主要有 ABO 型和 Rh 型两大类:ABO 血型不合较为多见,危害轻,常被忽视;Rh 血型不合在我国少见,但病情重。

## 一、发病机制

### (一)胎儿红细胞进入母体

血型抗原、抗体反应包括初次反应,再次反应及回忆反应。抗原初次进入机体后,需经一定的潜伏期后产生抗体,但量不多,持续时间也短。一般是先出现 IgM,数周至数月消失,继 IgM 之后出现 IgG,当 IgM 接近消失时 IgG 达到高峰,在血中维持时间长,可达数年。IgA 最晚出现,一般在 IgM、IgG 出现后 2～8 周方可检出,持续时间长;相同抗原与抗体第二次接触后,先出现原有抗体量的降低,然后 IgG 迅速大量产生,维持时间长,可比初次反应时多几倍到几十倍,IgM 则很少增加;抗体经过一段时间后逐渐消失,如再次接触抗原,可使已消失的抗体快速增加。

母胎间血液循环不直接相通,中间存在胎盘屏障,但这种屏障作用是不完善的,在妊娠期微量的胎儿红细胞持续不断的进入母体血液循环中,且这种运输随着孕期而增加,有学者对 16 例妊娠全过程追踪观察:妊娠早、中、晚期母血中有胎儿红细胞发生率分别为6.7%、15.9%、28.9%。足月妊娠时如母儿 ABO 血型不合者,在母血中存在胎儿红细胞者占 20%,而 ABO 相合者可达50%。大多数孕妇血中的胎儿血是很少的,仅 0.1～3.0 mL,如反复多次小量胎儿血液进入母体,则可使母体致敏。早期妊娠流产的致敏危险是 1%,人工流产的致敏危险是 20%～25%,在超声引导下进行羊水穿刺的致敏危险是 2%,绒毛取样的危险性可能高于 50%。

### (二)ABO 血型不合

99%发生在 O 型血孕妇,自然界广泛存在与 A(B)抗原相似的物质(植物、寄生虫、接种疫苗),接触后也可产生抗 A(B)IgG 抗体,故新生儿溶血病有 50%发生在第一胎。另外,A(B)抗原的抗原性较弱,胎儿红细胞表面反应点比成人少,故胎儿红细胞与相应抗体结合也少。孕妇血清中即使有较高的抗 A(B)IgG 滴定度,新生儿溶血病病情却较轻。

### (三)Rh 血型不合

Rh 系统分为 3 组:Cc、Dd 和 Ee,有无 D 抗原决定是阳性还是阴性。孕妇为 Rh 阴性,配偶为 Rh 阳性,再次妊娠时有可能发生新生儿 Rh 溶血病。Rh 抗原特异性强,只存在 Rh 阳性的红细胞上,正常妊娠时胎儿血液经胎盘到母血液循环中大多数不足 0.1 mL,虽引起母体免疫,但产生的抗 Rh 抗体很少,第一胎常因抗体不足而极少发病。随着妊娠次数的增加,母体不断产生抗体而引起胎儿溶血的聚会越多,甚至屡次发生流产或死胎,但如果母亲在妊娠前输过 Rh(+)血,则体内已有 Rh 抗体,在第一胎妊娠时即可发病,尤其是妊娠期接受 Rh(+)输血,对母子的危害更大。虽然不知道引起 Rh 阴性母体同种免疫所需的 Rh 阳性细胞确切数,但临床及实验均已证明 0.03~0.07 mL 的胎儿血就可以使孕妇致敏而产生抗 Rh 抗体。致敏后,再次妊娠时极少量的胎儿血液渗漏都会使孕妇抗 Rh 抗体急剧上升。

### (四)ABO 血型对 Rh 母儿血型不合的影响

Levin 曾首次观察到胎儿血型为 Rh(+)A 或 B 型与 Rh(-)O 型母亲出现 ABO 血型不合时,则 Rh 免疫作用发生率降低。其机制不清楚,有人认为由于母体中含有抗 A 或抗 B 自然抗体,因而进入母体的胎儿红细胞与这些抗体发生凝集,并迅速破坏,从而防止 Rh 抗原对母体刺激,保护胎儿以免发生溶血。

## 二、诊断

### (一)病史

凡过去有不明原因的死胎、死产或新生儿溶血病史孕妇,可能发生血型不合。

### (二)辅助检查

1.血型检查

孕妇血型为 O 型,配偶血型为 A、B 或 AB 型,母儿有 ABO 血型不合可能;孕妇为 Rh 阴性,配偶为 Rh 阳性,母儿有 Rh 血型不合可能。

2.孕妇血液 ABO 和 Rh 抗体效价测定

孕妇血清学检查阳性,应定期测定效价。孕 28~32 周,每 2 周测定一次,32 周后每周测定一次。如孕妇 Rh 血型不合,效价在 1∶32 以上,ABO 血型不合,抗体效价在 1∶512 以上,提示病情严重,结合过去有不良分娩史,要考虑终止妊娠;但是 ABO 母儿血型不合孕妇效价的高低并不与新生儿预后明显相关。

3.羊水中胆红素测定

用分光光度计做羊水胆红素吸光度分析,吸光度值差(Δ94 A450)>0.06 为危险值,0.03~0.06 为警戒值,<0.03 为安全值。

4.B 超检查

在 RH 血型不合的患者,需要定期随访胎儿超声,严重胎儿贫血患儿可见羊水过多、胎儿皮肤水肿、胸腹水、心脏扩大、心胸比例增加、肝脾大及胎盘增厚等。胎儿大脑中动脉血流速度的收缩期的峰值(peak systolic velocity,PSV)升高可判断胎儿贫血的严重程度。

## 三、治疗

### (一)妊娠期治疗

1.孕妇被动免疫

在 RhD(-)的孕妇应用抗 D 的免疫球蛋白主要的目的是预防下一胎发生溶血。指征:在流产或分娩后 72 小时内注射抗 D 免疫球蛋白 300 μg。

**2.血浆置换法**

Rh 血型不合孕妇,在妊娠中期(24~26 周)胎儿水肿未出现时,可进行血浆置换术,300 mL 血浆可降低一个比数的滴定度,此法比直接胎儿宫内输血,或新生儿换血安全,但需要的血量较多,疗效相对较差。

**3.口服中药**

口服中药如三黄汤或茵陈蒿汤。如果抗体效价下降缓慢或不下降,可一直服用至分娩。但目前中药治疗母儿血型不合的疗效缺乏循证依据。

**4.胎儿输血**

死胎和胎儿水肿的主要原因是重度贫血,宫内输血的目的在于纠正胎儿的贫血,常用于 Rh 血型不合的患者。宫内输血的指征:根据胎儿超声检查发现胎儿有严重的贫血可能,主要表现为胎儿大脑中动脉的血流峰值升高,胎儿水肿、羊水过多等;输血前还需要脐带穿刺检查胎儿血红蛋白进一步确定胎儿 Hb<120 g/L。输血的方法有脐静脉输血和胎儿腹腔内输血两种方式。所用血液满足以下条件:不含相应母亲抗体的抗原;血细胞比容为 80%;一般用 Rh(−)O 型新鲜血。在 B 型超声指导下进行,经腹壁在胎儿腹腔内注入 Rh 阴性并与孕妇血不凝集的浓缩新鲜血每次 20~110 mL,不超过 20 mL/kg。腹腔内输血量可按下列公式计算:(孕周−20)×10 mL。输血后需要密切监测抗体滴度和胎儿超声,可反复多次宫内输血。

**5.引产**

妊娠近足月抗体产生越多,对胎儿威胁也越大,故 36 周以后,遇下列情况可考虑引产。①抗体效价:Rh 血型不合,抗体效价达 1∶32 以上;而对于 ABO 母儿血型不合一般不考虑提前终止妊娠;考虑效价高低以外,还要结合其他产科情况,综合决定。②死胎史,特别是前一胎死因是溶血症者。③各种监测手段提示胎儿宫内不安全,如胎动改变、胎心监护图形异常,听诊胎心改变。④羊膜腔穿刺:羊水深黄色或胆红素含量升高。

**(二)分娩期治疗**

(1)争取自然分娩,避免用麻醉药、镇静剂,减少新生儿窒息的机会。

(2)分娩时做好抢救新生儿的准备,如气管插管、加压给氧,以及换血准备。

(3)娩出后立即断脐,减少抗体进入婴儿体内。

(4)胎盘端留脐血送血型、胆红素,抗人球蛋白试验及特殊抗体测定,并查红细胞、血红蛋白、有核红细胞与网织红细胞计数。

**(三)新生儿处理**

多数 ABO 血型不合的患儿可以自愈,严重的患者可出现病理性黄疸、核黄疸等。黄疸明显者,根据血胆红素情况予以蓝光疗法每天 12 小时,分 2 次照射;口服苯巴比妥 5~8 mg/(kg·d);血胆红素高者予以人血清蛋白静脉注射 1 g/(kg·d),使与游离胆红素结合,以减少核黄疸的发生;25%的葡萄糖液注射;严重贫血者及时输血或换血治疗。

(神　雪)

# 第七节 脐 带 异 常

脐带是胎儿与母体进行物质和气体交换的唯一通道。若脐带发生异常(包括脐带过短、缠绕、打结、扭转及脱垂等),可使胎儿血供受限或受阻,导致胎儿窘迫,甚至胎儿死亡。

## 一、脐带长度异常

脐带的长度个体间略有变化,足月时平均长度为55～60 cm,特殊的脐带长度异常病例,长度最小几乎为无脐带,最长为300 cm。正常长度为30～100 cm。脐带过长经常会出现脐带血管栓塞及脐带真结,同时脐带过长也容易出现脐带脱垂。短于30 cm为脐带过短。妊娠期间脐带过短并无临床征象。进入产程后,由于胎先露部下降,脐带被拉紧使胎儿血循环受阻出现胎儿窘迫或造成胎盘早剥和子宫内翻,也可引起产程延长。若临产后疑有脐带过短,应抬高床脚改变体位并吸氧,胎心无改善应尽快行剖宫产术。

通过动物实验及人类自然分娩的研究,似乎支持这样一个论点:脐带的长度及羊水的量和胎儿的运动呈正相关,并受其影响。Miller 等证实:当羊水过少造成胎儿活动受限或因胎儿肢体功能障碍导致活动减少时会使得脐带的长度略微缩短。脐带过长似乎是胎儿运动时牵拉脐带及脐带缠绕的结果。Soernes和Bakke 报道臀位先露者脐带长度较头位者短大约5 cm。

## 二、脐带缠绕

脐带围绕胎儿颈部、四肢或躯干者称为脐带缠绕。约90%为脐带绕颈,Kan 及 Eastman 等研究发现脐带绕颈一周者居多,占分娩总数的21%,而脐带绕颈三周发生率为0.2%。其发生原因和脐带过长、胎儿过小、羊水过多及胎动过频等有关。脐带绕颈一周需脐带20 cm左右。对胎儿的影响与脐带缠绕松紧、缠绕周数及脐带长短有关。脐带缠绕可出现以下临床特点。①胎先露部下降受阻:由于脐带缠绕使脐带相对变短,影响胎先露部入盆,或可使产程延长或停滞;②胎儿宫内窘迫:当缠绕周数过多、过紧时或宫缩时,脐带受到牵拉,可使胎儿血循环受阻,导致胎儿宫内窘迫;③胎心监护:胎心监护出现频繁的变异减速;④彩色超声多普勒检查:可在胎儿颈部找到脐带血流信号;⑤B型超声检查:脐带缠绕处的皮肤有明显的压迹,脐带缠绕1周者为U形压迫,内含一小圆形衰减包块,并可见其中小短光条;脐带缠绕2周者,皮肤压迹为"W"形,其上含一带壳花生样衰减包块,内见小光条;脐带缠绕3周或3周以上,皮肤压迹为锯齿状,其上为一条衰减带状回声。当产程中出现上述情况,应高度警惕脐带缠绕,尤其当胎心监护出现异常,经吸氧、改变体位不能缓解时,应及时终止妊娠。临产前B型超声诊断脐带缠绕,应在分娩过程中加强监护,一旦出现胎儿宫内窘迫,及时处理。值得庆幸的是,脐带绕颈不是胎儿死亡的主要原因。Hankins 等研究发现脐带绕颈的胎儿与对照胎儿对比出现更多的轻度或严重的胎心变异减速,他们的脐带血 pH 也偏低,但是并没有发现新生儿病理性酸中毒。

## 三、脐带打结

脐带打结分为假结和真结两种。脐带假结是指脐静脉较脐动脉长,形成迂曲似结或由于脐血管较脐带长,血管卷曲似结。假结一般不影响胎儿血液循环,对胎儿危害不大。脐带真结是由于脐带缠绕胎体,随后胎儿又穿过脐带套环而成真结,Spellacy 等研究发现,真结的发生率为1.1%。真结在单羊膜囊双胎中发生率更高。真结一旦影响胎儿血液循环,在妊娠过程中出现胎儿宫内生长受限,真结过紧可造成胎儿血循环受阻,严重者导致胎死宫内,多数在分娩后确诊。围生期伴发脐带真结的产妇其胎儿死亡率为 6%。

### 四、脐带扭转

胎儿活动可使脐带顺其纵轴扭转呈螺旋状,生理性扭转可达 6～11 周。若脐带过度扭转呈绳索样,使胎儿血循环缓慢,导致胎儿宫内缺氧,严重者可致胎儿血循环中断造成胎死宫内。已有研究发现脐带高度螺旋化与早产发生率的增加有关。妇女滥用可卡因与脐带高度螺旋化有关。

### 五、脐带附着异常

脐带通常附着于胎盘胎儿面的中心或其邻近部位。脐带附着在胎盘边缘者,称为球拍状胎盘,发现存在于 7% 的足月胎盘中。胎盘分娩过程中牵拉可能断裂,其临床意义不大。

脐带附着在胎膜上,脐带血管如船帆的缆绳通过羊膜及绒毛膜之间进入胎盘者,称为脐带帆状附着。因为脐带血管在距离胎盘边缘一定距离的胎膜上分离,它们与胎盘接触部位仅靠羊膜的折叠包裹,如胎膜上的血管经宫颈内口位于胎先露前方时,称为前置血管。在分娩过程中,脐带边缘附着一般不影响母体和胎儿生命,多在产后胎盘检查时始被发现。前置血管对于胎儿存在明显的潜在危险性,若前置血管发生破裂,胎儿血液外流,出血量达 200～300 mL,即可导致胎儿死亡。阴道检查可触及有搏动的血管。产前或产时任何阶段的出血都可能存在前置血管及胎儿血管破裂。若怀疑前置血管破裂,一个快速、敏感的方法是取流出的血液做涂片,找到有核红细胞或幼红细胞并有胎儿血红蛋白,即可确诊。因此,产前做 B 型超声检查时,应注意脐带和胎盘附着的关系。

### 六、脐带先露和脐带脱垂

胎膜未破时脐带位于胎先露部前方或一侧称为脐带先露,也称隐性脐带脱垂。胎膜破裂后,脐带脱出于宫颈口外,降至阴道甚至外阴,称为脐带脱垂。脐带脱垂是一种严重威胁胎儿生命的并发症,须积极预防。

### 七、单脐动脉

正常脐带有两条脐动脉,一条脐静脉。如只有一条脐动脉,称为单脐动脉。Bryan 和 Kohler 通过对 20 000 个病例研究发现,143 例婴儿为单脐动脉,发生率为 0.72%,单脐动脉婴儿重要器官畸形率为 18%,生长受限发生率为 34%,早产儿发生率为 17%。他们随后又发现在 90 例单脐动脉婴儿中先前未认识的畸形有 10 例。Leung 和 Robson 发现在合并糖尿病、癫痫、子痫前期、产前出血、羊水过少、羊水过多的孕妇其新生儿中单脐动脉发生率相对较高。在自发性流产胎儿中更易发现单脐动脉。Pavlopoulos 等发现在这些胎儿中,肾发育不全、肢体短小畸形、空腔脏器闭锁畸形发生率增高,提示有血管因素参与其中。

(神 雪)

# 第八节 胎膜病变

胎膜是由羊膜和绒毛膜组成。胎膜外层为绒毛膜,内层为羊膜,于妊娠 14 周末,羊膜与绒毛膜相连封闭胚外体腔,羊膜腔占据整个宫腔,对胎儿起着一定的保护作用。同时胎膜含甾体激素代谢所需的多种酶,与甾体激素的代谢有关。胎膜含多量花生四烯酸的磷脂,且含有能催化磷脂生成游离花生四烯酸的溶酶体,故胎膜在分娩发动上有一定作用。胎膜的病变与妊娠的结局有密切的关系。本节主要介绍胎膜早破和绒毛膜羊膜炎对妊娠的影响。

## 一、胎膜早破

胎膜早破(premature rupture of the membranes,PROM)是指胎膜破裂发生在临产前。胎膜早破可导致产妇、胎儿和新生儿的风险明显升高。胎膜早破是产科的难题。一般认为胎膜早破发生率在 10%,大部分发生在 37 周后,称足月胎膜早破(PROM of term),若发生在妊娠不满 37 周称足月前胎膜早破(preterm PROM,PPROM),发生率为 2.0%。胎膜早破的妊娠结局与破膜时孕周有关。孕周越小,围生儿预后越差。常引起早产及母婴感染。

### (一)病因

目前胎膜早破的病因尚不清楚,一般认为胎膜早破的病因与下述因素有关。

**1.生殖道病原微生物上行性感染**

胎膜早破患者经腹羊膜腔穿刺,羊水细菌培养 28%～50% 呈阳性,其微生物分离结果往往与宫颈内口分泌物培养结果相同,提示生殖道病原微生物上行性感染是引起胎膜早破的主要原因之一。B 族溶血性链球菌、衣原体、淋病奈瑟菌、梅毒和解脲支原体感染不同程度与 PPROM 相关。但是妊娠期阴道内的致病菌并非都引起胎膜早破,其感染条件为菌量增加和局部防御能力低下。宫颈黏液中的溶菌酶、局部抗体等抗菌物质等局部防御屏障抗菌能力下降微生物附着于胎膜,趋化中性粒细胞,浸润于胎膜中的中性粒细胞脱颗粒,释放弹性蛋白酶,分解胶原蛋白成碎片,使局部胎膜抗张能力下降,而致胎膜早破。

**2.羊膜腔压力增高**

双胎妊娠、羊水过多、过重的活动等使羊膜腔内压力长时间或多时间的增高,加上胎膜局部缺陷,如弹性降低、胶原减少,增加的压力作用于薄弱的胎膜处,引起胎膜早破。

**3.胎膜受力不均**

胎位异常、头盆不称等可使胎儿先露部不能与骨盆入口衔接,盆腔空虚致使前羊水囊所受压力不均,引起胎膜早破。

**4.部分营养素缺乏**

母血维生素 C 浓度降低者,胎膜早破发病率较正常孕妇增高近 10 倍。体外研究证明,在培养基中增加维生素 C 浓度,能降低胶原酶及其活性,而胶原是维持羊膜韧性的主要物质。铜元素缺乏能抑制胶原纤维与弹性硬蛋白的成熟。胎膜早破者常发现母、脐血清中铜元素降低。故维生素 C、铜元素缺乏,使胎膜抗张能力下降,易引起胎膜早破。

5.宫颈病变

常因手术机械性扩张宫颈、产伤或先天性宫颈局部组织结构薄弱等,使宫颈内口括约功能破坏,宫颈内口松弛,前羊水囊易于楔入,使该处羊水囊受压不均,加之此处胎膜最接近阴道,缺乏宫颈黏液保护,常首先受到病原微生物感染,造成胎膜早破。

6.创伤

腹部受外力撞击或摔倒,阴道检查或性交时胎膜受外力作用,可发生破裂。

**(二)临床表现**

90%患者突感较多液体从阴道流出,并有阵发性或持续性阴道流液,时多时少,无腹痛等其他产兆。肛门检查时触不到胎囊,如上推胎儿先露部时,见液体从阴道流出,有时可见到流出液中有胎脂或被胎粪污染,呈黄绿色。如并发明显羊膜腔感染,则阴道流出液体有臭味,并伴发热、母儿心率增快、子宫压痛、白细胞计数增高、C反应蛋白阳性等急性感染表现。隐匿性羊膜腔感染时,虽无明显发热,但常出现母儿心率增快。患者在流液后,常很快出现宫缩及宫口扩张。

**(三)诊断**

根据详细地询问病史并结合临床及专科检查可诊断胎膜早破。当根据临床表现诊断胎膜早破存在疑问时,可以结合一些辅助检查明确诊断。明确诊断胎膜早破后还应进一步检查排除羊膜腔感染。

1.胎膜早破的诊断

(1)阴道窥器检查:见液体自宫颈流出或后穹隆较多的积液中见到胎脂样物质是诊断胎膜早破的直接证据。

(2)阴道液pH测定:正常阴道液pH为4.5~5.5,羊水pH为7.0~7.5,如阴道液pH>6.5,提示胎膜早破可能性大。该方法诊断正确率可达90%。若阴道液被血、尿、精液及细菌性阴道病所致的大量白带污染,可产生假阳性。

(3)阴道液涂片检查:取阴道后穹隆积液置于干净玻片上,待其干燥后镜检,显微镜下见到羊齿植物叶状结晶为羊水。其诊断正确率可达95%。如阴道液涂片用0.5%硫酸尼罗蓝染色,镜下可见橘黄色胎儿上皮细胞;若用苏丹Ⅲ染色,则见到黄色脂肪小粒可确定为羊水。

(4)羊膜镜检查:可以直视胎儿先露部,看不到前羊膜囊即可诊断胎膜早破。

(5)胎儿纤维连接蛋白(fFN):胎儿纤维连接蛋白是胎膜分泌的细胞外基质蛋白,胎膜破裂,其进入宫颈及阴道分泌物。在诊断存在疑问时,这是一个有用和能明确诊断的实验。

(6)B型超声检查:可根据显露部位前样水囊是否存在,如消失,应高度怀疑有胎膜早破,此外,羊水逐日减少,破膜超过24小时者,最大羊水池深度往往<3 cm,可协助诊断胎膜早破。

2.羊膜腔感染的诊断

(1)临床表现:孕妇体温升高至37.8 ℃或38 ℃以上,脉率增快至100次/分或以上,胎心率增快至160次/分以上。子宫压痛,羊水有臭味,提示感染严重。

(2)经腹羊膜腔穿刺检查:在确诊足月前胎膜早破后,最好行羊膜穿刺,抽出羊水检查微生物感染情况,对选择治疗方法有意义。常用方法如下。①羊水细菌培养:诊断羊膜腔感染的金标准。但该方法费时,难以快速诊断。②羊水白细胞介素-6测定(interleukin-6,IL-6):如羊水中IL-6≥7.9 ng/mL,提示急性绒毛膜羊膜炎。该方法诊断敏感性较高,且对预测新生儿并发症如肺炎、败血症等有帮助。③羊水涂片革兰染色检查:如找到细菌,则可诊断绒毛膜羊膜炎,该法特异性较高,但敏感性较差。④羊水涂片计数白细胞:≥30个白细胞/mL,提示绒毛膜羊膜炎,该法诊断特异性较高。如羊水涂片革兰染色未找到细菌,而涂片白细胞计数增高,应警惕支原体、衣原体感染。⑤羊水葡萄糖定量检测:如羊水葡萄糖<10 mmol/L,提示绒毛膜羊膜炎。该方法常与上述其他指标同时检测,综合分析,评价绒毛膜羊膜炎的可能性。

(3)动态胎儿生物物理评分(BPP):因为经腹羊膜腔穿刺较难多次反复进行,特别是合并羊水过少者,而期待治疗过程中需要动态监测羊膜腔感染的情况。临床研究表明,BPP<7分(主要为 NST 无反应型、胎儿呼吸运动消失)者,绒毛膜羊膜炎及新生儿感染性并发症的发病率明显增高,故有学者推荐动态监测 BPP,决定羊膜腔穿刺时机。

**(四)对母儿的影响**

1.对母体影响

(1)感染:破膜后,阴道病原微生物上行性感染更容易、更迅速。随着胎膜早破潜伏期(指破膜到产程开始的间隔时间)延长,羊水细菌培养阳性率增高,且原来无明显临床症状的隐匿性绒毛膜羊膜炎常变成显性。除造成孕妇产前、产时感染外,胎膜早破还是产褥感染的常见原因。

(2)胎盘早剥:足月前胎膜早破可引起胎盘早剥,确切机制尚不清楚,可能与羊水减少有关。据报道最大羊水池深度<1 cm,胎盘早剥发生率 12.3%、而最大池深度<2 cm,发生率仅 3.5%。

2.对胎儿影响

(1)早产儿:30%~40%早产与胎膜早破有关。早产儿易发生新生儿呼吸窘迫综合征、胎儿及新生儿颅内出血、坏死性小肠炎等并发症,围生儿死亡率增加。

(2)感染:胎膜早破并发绒毛膜羊膜炎时,常引起胎儿及新生儿感染,表现为肺炎、败血症、颅内感染。

(3)脐带脱垂或受压:胎先露未衔接者,破膜后脐带脱垂的危险性增加;因破膜继发性羊水减少,使脐带受压,亦可致胎儿窘迫。

(4)胎肺发育不良及胎儿受压综合征:妊娠 28 周前胎膜早破保守治疗的患者中,新生儿尸解发现。肺/体重比值减小、肺泡数目减少。活体 X 线摄片显示小而充气良好的肺、钟形胸、横膈上抬到第 7 肋间。胎肺发育不良常引起气胸、持续肺高压,预后不良。破膜时孕龄越小、引发羊水过少越早,胎肺发育不良的发生率越高。如破膜潜伏期长于 4 周,羊水过少程度重,可出现明显胎儿宫内受压,表现为铲形手、弓形腿、扁平鼻等。

**(五)治疗**

总体而言,对胎膜早破的处理已经从保守处理转为积极处理,准确评估孕周对处理至关重要。

1.发生在 36 周后的胎膜早破

观察 12~24 小时,80%患者可自然临产。临产后观察体温、心率、宫缩、羊水流出量、性状及气味,必要时 B 型超声检查了解羊水量,胎儿电子监护进行宫缩应激试验,了解胎儿宫内情况。若羊水减少,且 CST 显示频繁变异减速,应考虑羊膜腔输液;如变异减速改善,产程进展顺利,则等待自然分娩。否则,行剖宫产术。若未临产,但发现有明显羊膜腔感染体征,应立即使用抗生素,并终止妊娠。如检查正常,破膜后 12 小时,给予抗生素预防感染,破膜 24 小时仍未临产且无头盆不称,应引产。目前研究发现,静脉滴注催产素引产似乎最合适。

2.足月前胎膜早破治疗

足月前胎膜早破是胎膜早破的治疗难点,一方面要延长孕周减少新生儿因不成熟而产生的疾病与死亡;另一方面随着破膜后时间延长,上行性感染成为不可避免或原有的感染加重,发生严重感染并发症的危险性增加,同样可造成母儿预后不良。目前足月前胎膜早破的处理原则是:若胎肺不成熟,无明显临床感染征象,无胎儿窘迫,则期待治疗;若胎肺成熟或有明显临床感染征象,则应立即终止妊娠;对胎儿窘迫者,应针对宫内缺氧的原因,进行治疗。

(1)期待治疗:密切观察孕妇体温、心率、宫缩、白细胞计数、C反应蛋白等变化,以便及早发现患者的明显感染体征,及时治疗。避免不必要的肛门及阴道检查。

应用抗生素:足月前胎膜早破应用抗生素,能降低胎儿及新生儿肺炎、败血症及颅内出血的发生率;亦能大幅度减少绒毛膜羊膜炎及产后子宫内膜炎的发生;尤其对羊水细菌培养阳性或阴道分泌物培养B族链球菌阳性者,效果最好。B族链球菌感染用青霉素;支原体或衣原体感染,选择红霉素或罗红霉素。如感染的微生物不明确,可选用FDA分类为B类的广谱抗生素,常用β-内酰胺类抗生素。可间断给药,如开始给氨苄西林或头孢菌素类静脉滴注,48小时后改为口服。若破膜后长时间不临产,且无明显临床感染征象,则停用抗生素,进入产程时继续用药。

宫缩抑制剂应用:对无继续妊娠禁忌证的患者,可考虑应用宫缩抑制剂预防早产。如无明显宫缩,可口服利托君;有宫缩者,静脉给药,待宫缩消失后,口服维持用药。

纠正羊水过少:若孕周小,羊水明显减少者,可进行羊膜腔输液补充羊水,以帮助胎肺发育;若产程中出现明显脐带受压表现(CST显示频繁变异减速),羊膜腔输液可缓解脐带受压。

肾上腺糖皮质激素促胎肺成熟:妊娠35周前的胎膜早破,应给予倍他米松12 mg静脉滴注,每天1次共2次;或地塞米松10 mg静脉滴注,每天1次,共2次。

(2)终止妊娠:一旦胎肺成熟或发现明显临床感染征象,在抗感染同时,应立即终止妊娠。对胎位异常或宫颈不成熟,缩宫素引产不易成功者,应根据胎儿出生后存活的可能性,考虑剖宫产或更换引产方法。

3.小于24孕周的胎膜早破

这个孕周最适合的处理尚不清楚,必须个体化,患者及家人的要求应纳入考虑。若已临产,或合并胎盘早剥,或有临床证据显示母儿感染存在,这些都是积极处理的指征。有些父母要求积极处理是因为担心妊娠25~26周分娩的胎儿虽然有可能存活,但极可能发生严重的新生儿及远期并发症。

目前越来越多的人考虑期待处理。但有报告指出,小于24周新生儿的存活率低于50%,甚至在最新最好的研究中,经过12个月的随访后,发育正常的新生儿低于40%。因此,对于小于24周的PPROM,对回答父母咨询必须完全和谨慎。应让父母明白在最好的监测下新生儿可能的预后:新生儿死亡率及发病率都相当高。

考虑到预后并不明确,对于小于24周德早产胎膜早破,另一种处理方案已形成。即:在首次住院72小时后,患者在家中观察,限制其活动,测量体温,每周报告产前评估及微生物/血液学检测结果。这种处理有待随机试验评估,但考虑到经济及心理因素,这种处理很显然是合适的。

4.发生在24~31孕周的胎膜早破

在这个孕周,胎儿最大的风险仍是不成熟,这种风险比隐性宫内感染患者分娩产生的好处还重要。因此,期待处理是这个孕周最好的建议。

在这个孕周,特别对于胎肺不可能成熟的患者,使用羊膜腔穿刺检查诊断是否存在隐性羊膜腔感染存在争议。在某些情况下,特别是存在绒毛膜羊膜炎隐性体征,如低热、白细胞计数升高和C反应蛋白增加等,可以考虑羊膜腔穿刺。

一项评估26~31周PPROM患者72小时后在家中及医院治疗的对比随机研究指出,在家中处理是一项可采纳的安全方法,考虑到新生儿及母亲的结局,这种处理明显减少母亲住院费用。Hoffmann 等指出,这种形式更适合一周内无临床感染迹象、B 超提示有足量羊水的患者。我们期待类似的大样本随机研究结果,决定这个孕周 PPROM 的合适处理。

在 24～31 周 PPROM 的产前处理中,应与父母探讨如果保守处理不合适时可能的分娩方式。结果发现,正在出现一种值得注意的临床实践趋势。Amon 等以围产学会成员的名义发表的一项调查显示,特别是胎儿存活率不高的孕周,在 1986－1992 年分娩的妇女中,孕 24～28 周因胎儿指征剖宫产率增加了 2 倍。然而,Sanchez-Ramos 等在 1986－1990 年研究指出,极低体重婴儿分娩的剖宫产率从 55％降低至 40％($P$＜0.05),新生儿的死亡率并没有改变,低 Apgar 评分的发生率、脐带血气值、脑室出血的发生率,或新生儿在重症监护室治疗的平均时间也没有改变。Weiner 特别研究 32 周前的臀先露病例,得出结论:剖宫产通过减少脑室出血的发生率而减少围产儿的死亡率。Olofsson 等证实了这个观点。

客观地说,低出生体重婴儿经阴道分娩是合理的选择,若存在典型的产科指征,借助剖宫产可能拯救小于 32 周臀先露的婴儿。

5.发生于 31～33 孕周的胎膜早破

该孕周分娩的新生儿存活率超过 95％。因此,不成熟的风险和新生儿败血症的风险一样。尽管这个时期用羊膜腔穿刺检查似乎比较合理,但对其价值仍未充分评估。在 PPROM 妇女中行羊膜腔穿刺获取羊水的成功率介于 45％～97％,即使成功获取羊水,但由于诊断隐性宫内感染缺乏金标准,使我们难于解释革兰染色、羊水微生物培养、白细胞酯酶测定及气相色谱分析的结果。Fish 对 6 个关于应用培养或革兰染色涂片诊断羊水感染研究的综述指出,这些检查诊断宫内感染的敏感率为 55％～100％,特异性为 76％～100％。羊水感染的定义在评价诊断实验对亚临床宫内感染诊断的敏感性及特异性时特别重要,例如,如果微生物存在即诊断宫内感染,羊水革兰染色及培养诊断的敏感性为 100％;如果将新生儿因败血症死亡作终点,诊断宫内感染的敏感性将明显减低,这将漏诊很多重要疾病。Fish 用绒毛膜炎组织病理学证据定义感染,但 Ohlsson 及 Wang 怀疑这一点,他们接受临床绒毛膜羊膜炎及它的缺点;Dudley 等用新生儿败血症(怀疑或证实)定义感染;而 Vintzileos 等联合临床绒毛膜羊膜炎及新生儿败血症(怀疑或证实)定义感染。

Dudley 等指出,在这个孕周羊膜腔穿刺所获得的标本中,58％的病例胎肺不成熟。这一结果和显示胎肺成熟率为 50％～60％的其他研究一致。考虑到早产胎膜早破新生儿呼吸窘迫问题,胎肺成熟测试(L/S 值)阳性预测值为 68％,阴性预测值为 79％。对特殊情况如隐性感染但胎肺未成熟及胎肺已成熟但羊水无感染状况缺乏足够评估,因而无法决定正确的处理选择。

如果无法成功获取足够多羊水,处理必须依据有固有缺陷的临床指标结果,并联合精确性差的 C 反应蛋白及血常规等血液参数评估感染是否存在。虽然 Yeast 等发现没有证据显示羊膜腔穿刺引起临产,但这种操作并不是完全无并发症的,在回答患者及家人咨询时,这种情况必须说明。特别是在这个孕周,羊膜腔穿刺在患者处理中的作用有待评估。在将列为常规处理选择前,最好先进行大样本前瞻性随机试验。

6.发生在 34～36 周的胎膜早破

虽然在这个孕周仍普遍采用期待疗法,但正如 Olofsson 等关于瑞典对 PPROM 的产科实践的综述中提出的,很多人更愿意引产。这个孕周引产失败的可能性比足月者大,但至今对其尚未做充分评估。

应该清楚明确,宫内感染、胎盘早剥或胎儿窘迫都是积极处理的指征。

### (六)预防

**1.妊娠期尽早治疗下生殖道感染**

及时治疗滴虫阴道炎、淋病奈瑟菌感染、宫颈沙眼衣原体感染、细菌性阴道病等。

**2.注意营养平衡**

适量补充铜元素或维生素 C。

**3.避免腹压突然增加**

特别对先露部高浮、子宫膨胀过度者,应予以足够休息,避免腹压突然增加。

**4.治疗宫颈内口松弛**

可于妊娠 14～16 周行宫颈环扎术。

## 二、绒毛膜羊膜炎

胎膜的炎症是一种宫内感染的表现,常伴有胎膜早破和分娩延长。当显微镜下发现单核细胞及多核细胞浸润绒毛时称为绒毛膜羊膜炎。如果单核细胞及多核细胞在羊水中发现时即为羊膜炎。脐带的炎症称为脐带炎,胎盘感染称为胎盘绒毛炎。绒毛膜羊膜炎是宫内感染的主要表现,是导致胎膜早破和/或早产的主要原因,同时与胎儿的和新生儿的损伤和死亡密切有关。

### (一)病因

研究证实阴道和/或宫颈部位的细菌通过完整或破裂的胎膜上行性感染羊膜腔是导致绒毛膜羊膜炎的主要原因。20 多年前已经发现阴道直肠的 B 族链球菌与宫内感染密切相关。妊娠期直肠和肛门菌群异常可以导致阴道和宫颈部位菌群异常。妊娠期尿路感染可以引起异常的阴道病原体从而引起宫内感染,这种现象在未治疗的与 B 族链球菌相关无症状性菌尿病患者中得到证实。细菌性阴道病被认为与早产、胎膜早破、绒毛膜羊膜炎,以及长期的胎膜破裂、胎膜牙周炎、A 型或 O 型血、酗酒、贫血、肥胖等有关。

宫颈功能不全导致宿主的防御功能下降,从而为上行性感染创造条件。

### (二)对母儿的影响

**1.对孕妇的影响**

20 世纪 70 年代宫内感染是产妇死亡的主要原因。到 20 世纪 90 年代由于感染的严重并发症十分罕见,由宫内感染导致的孕产妇死亡率明显下降。但由宫内感染导致的并发症仍较普遍,因为宫内感染可以导致晚期流产和胎儿宫内死亡。胎膜早破与宫内感染密切相关。目前宫内感染已公认是早产的主要原因。宫内感染还可导致难产并导致产褥感染。

**2.对胎儿、婴儿的影响**

宫内感染对胎儿和新生儿的影响远较对孕产妇的影响大。胎儿感染是宫内感染的最后阶段。胎儿炎症反应综合征(FIRS)是胎儿微生物入侵或其他损伤导致一系列炎症反应,继而发展为多器官衰竭、中毒性休克和死亡。另外胎儿感染或炎症的远期影响还包括脑瘫,肺支气管发育不良,围产儿死亡的并发症明显增加。

### (三)临床表现

绒毛膜羊膜炎的临床症状和体征:①产时母亲发热,体温＞37.8 ℃;②母亲明显的心跳过速(＞120 次/分);③胎心过速(＞160 次/分);④羊水或阴道分泌物有脓性或有恶臭味;⑤宫体触痛;⑥母亲白细胞增多(全血白细胞计数＞$18 \times 10^9$/L)。

在以上标准中,产时母亲发热是最常见和最重要的指标,但是必须排除其他原因,包括脱水,或同时有尿路和其他器官系统的感染。白细胞升高非常重要,但是作为单独指标诊断意义不大。

体检非常重要,可以发现未表现出症状和体征的绒毛膜羊膜炎孕妇,可能发现的体征:①发热;②心动过速(>120次/分);③低血压;④出冷汗;⑤皮肤湿冷;⑥宫体触痛;⑦阴道分泌物异常或恶臭。

另外还有胎心过速(160~180次/分),应用超声检查生物物理评分低于正常。超声检查羊水的透声异常可能也有一定的诊断价值。

**(四)诊断**

根据临床症状及体征诊断并不困难。但常需采用下列辅助检查,估计羊水量及羊水过多的原因。在产时,绒毛膜羊膜炎的诊断通常以临床标准作为依据,尤其是足月妊娠时。

1.羊水或生殖泌尿系统液体的细菌培养

对寻找病原体可能是有诊断价值的方法。有学者提出获取宫颈液培养时可能会增加早期羊水感染的危险性,无论此时胎膜有否破裂。隐性绒毛膜羊膜炎被认为是早产的重要诱因。

2.羊水、母血、母尿或综合多项实验检查

无症状的早产或胎膜早破的产妇需要进行一些检查来排除有否隐性绒毛膜羊膜炎。临床医师往往进行一些实验室检查包括羊水、母血、母尿或综合多项实验检查来诊断是否有隐性或显性的羊膜炎或绒毛膜羊膜炎的存在。

3.羊水或生殖泌尿系统液体的实验室检查

(1)通过羊膜穿刺获得的羊水,可进行白细胞计数、革兰染色、pH测定、葡萄糖定量,以及内毒素、乳铁蛋白、细胞因子(如白细胞介素-6)等的测定。

(2)羊水或血液中的细胞因子定量测定通常包括IL-6、肿瘤坏死因子α、IL-1及IL-8。尽管在文献中IL-6是最常被提及的,但目前尚无一致的意见能表明哪种细胞因子具有最高的敏感性或特异性,以及阳性或阴性的预测性。脐带血或羊水中IL-6水平的升高与婴儿有长期的神经系统损伤有关。这些都不是常规的实验室检查,在社区医院中也没有这些辅助检查。

(3)PCR作为一种辅助检查得到了迅速发展。它被用来检测羊水中或其他体液中的微生物如HIV病毒、巨细胞病毒、单纯疱疹病毒、细小病毒、弓形体病毒,以及细菌DNA。PCR检测法被用来诊断由细菌体病原体引起的羊水感染,但只有大学或学院机构才能提供此类检测方法。

(4)羊膜穿刺术可引起胎膜早破。正因为如此,有人提出检测宫颈阴道分泌物来诊断绒毛膜羊膜炎。可能提示有宫颈或绒毛膜感染存在的宫颈阴道分泌物含有胎儿纤连蛋白、胰岛素样生长因子粘连蛋白-1及唾液酶。羊膜炎与IL-6水平、胎儿纤连蛋白有密切关系。然而,孕中期胎儿纤连蛋白的测定与分娩时的急性胎盘炎无关。羊水的蛋白组织学检测能诊断宫内炎症和/或宫内感染,并预测继发的新生儿败血症。但读者谨记这些检测并不是大多数医院能做的。

(5)产前过筛检查表明:B族链球菌增生可增加发生绒毛膜羊膜炎的风险,而产时抗生素的应用能减少新生儿B族链球菌感染的发生率。在产时应用快速B族链球菌检测能较其他试验发现更多处于高危状态的新生儿。快速B族链球菌检测法的应用使一些采用化学药物预防产时感染的母亲同时也能节约花费于新生儿感染的费用大约差不多12 000美元。近年来更多来自欧洲的报道也提到了B族链球菌检测和产时化学药物预防疗法的效果,但同时也提出PCR检测如何能更好改进B族链球菌检测的建议。

**4.母血检测**

(1)当产妇有发热时,白细胞计数或母血中 C 反应蛋白的水平用来预测绒毛膜羊膜炎的发生。但不同的报道支持或反对以 C 反应蛋白水平来诊断绒毛膜羊膜炎。但 C 反应蛋白水平较外周血白细胞计数能更好地预测绒毛膜羊膜炎,尤其是如果产妇应用了皮质醇激素类药物,她们外周血中的白细胞可能会增高。

(2)另一些学者提示母血中的 $\alpha_1$ 水解蛋白酶抑制复合物能较 C 反应蛋白或白细胞计数更好的预测羊水感染羊水中的粒细胞计数看来较 C 反应蛋白或白细胞计数能更好预测羊水感染。事实上,羊水中白细胞增多和较低的葡萄糖定量就高度提示绒毛膜羊膜炎的发生,在这种情况下也是最有价值的信息。分析母体血清中的 IL-6 或铁蛋白水平也是有助于诊断的,因为这些因子水平的增高也和母体或新生儿感染有关。在母体血清中的 IL-6 水平较 C 反应蛋白可能更有预测价值。母血中的 $\alpha_1$ 水解蛋白酶抑制复合物、细胞因子及铁蛋白没有作为广泛应用的急性绒毛膜羊膜炎标记物。

**(五)治疗**

包括两部分的内容,第一部分是对于怀疑绒毛膜羊膜炎孕妇的干预和防止胎儿的感染;第二部分是包括对绒毛膜羊膜炎的病因、诊断方法,以及可疑孕妇分娩的胎儿及时和适合的治疗。

**1.孕妇治疗**

一旦绒毛膜羊膜炎诊断明确应该即刻终止妊娠。一旦出现胎儿窘迫应紧急终止妊娠。目前建议在没有获得病原体培养结果前可以给予广谱抗生素或依据经验给予抗生治疗,可以明显降低孕产妇和新生儿的病死率。

早产和胎膜早破的处理:早产或胎膜早破的孕妇即使没有绒毛膜羊膜炎的症状和体征,建议给予预防性应用抗生素治疗,对于小于 36 周早产或胎膜早破的孕妇,明确应预防性应用抗生素。足月分娩的孕妇有 GBS 感染风险的应预防性应用抗生素。一些产科医师发现在 32 周后应用糖皮质激素在促胎儿肺成熟的作用有限。而应用糖皮质激素是否会增加胎儿感染的风险性现在还没有明确的依据,应用不增加风险。

**2.新生儿的治疗**

儿科医师与产科医师之间信息的交流对于及时发现新生的感染非常有意义。及时和早期发现母亲的绒毛膜羊膜炎可有效降低新生儿的患病率和死亡率。

(神　雪)

# 第九节　胎儿生长受限

胎儿生长受限(fetal growth restriction,FGR)指胎儿体重低于其孕龄平均体重第 10 百分位数或低于其平均体重的 2 个标准差。

将新生儿的出生体重按孕龄列出百分位数,取 10 百分位数及 90 百分位数二根曲线,在 10 百分位以下者称小于胎龄儿(small for gestational age,SGA),在 90 百分位以上称大于胎龄儿(large for gestational age,LGA),在 90 和 10 百分位之间称适于胎龄儿(appropriate for gestational age,AGA)。20 世纪 60 年代后上海地区将小于胎龄儿统称为小样儿,分为早产小样儿、足月小样儿及过期小样儿。但并不是出生体重低于第 10 百分位数的婴儿都是病理性生长受限，有些偏小是因为体质因素，仅仅是小个子。1992 年 Gardosi 等认为，有 25%～60% 婴儿诊断为小于胎龄儿，但如果排除如母体的种族、孕产次及身高等影响出生体重的因素，这些婴儿实际上是适于胎龄儿。1969 年 Usher 等提出胎儿生长的标准定义应基于正常范围平均值的±2 标准差，与第 10 百分位数相比，此定义将 SGA 儿限定在 3%，后一种定义更有临床意义，因为这部分婴儿中预后最差的是出生体重低于第 3 百分位数。国外报道宫内生长受限儿的发生率为全部活产的 4.5%～10.0%，上海新华医院资料小样儿的发生率为 3.1%。

## 一、病因

胎儿生长受限的病因迄今尚未完全阐明。本病约有 40% 发生于正常妊娠，30%～40% 发生于母体有各种妊娠并发症或合并症者，10% 由于多胎妊娠，10% 由于胎儿感染或畸形。下列各因素可能与胎儿生长受限的发生有关。

### (一)孕妇因素

**1.妊娠并发症和合并症**

妊娠期高血压疾病、慢性肾炎、糖尿病血管病变的孕妇由于子宫胎盘灌注不够易引起胎儿生长受限。自身免疫性疾病、发绀型心脏病、严重遗传型贫血等均引起 FGR。

**2.遗传因素**

胎儿出生体重差异，40% 来自父母的遗传基因，又以母亲的影响较大，如孕妇身高、孕前体重、妊娠时年龄及孕产次等。

**3.营养不良**

孕妇偏食，妊娠剧吐，以及摄入蛋白质、维生素、微量元素和热量不足的，容易产生小样儿，胎儿出生体重与母体血糖水平呈正相关。

**4.烟、酒和某些药物的影响**

吸烟、喝酒、麻醉剂及相关药品均与 FGR 相关。某些降压药由于降低动脉压，降低子宫胎盘的血流量，也影响胎儿宫内生长。

### (二)胎儿因素

**1.染色体异常**

21、18 或 13-三体综合征、Turner 综合征、猫叫综合征常伴发 FGR。超声没有发现明显畸形的 FGR 胎儿中，近 20% 可发现核型异常，当生长受限和胎儿畸形同时存在时，染色体异常的概率明显增加。21-三体综合征胎儿生长受限一般是轻度的，18-三体综合征胎儿常有明显的生长受限。

**2.胎儿畸形**

胎儿畸形如先天性成骨不全和各类软骨营养障碍等可伴发 FGR，严重畸形的婴儿有 1/4 伴随生长受限，畸形越严重，婴儿越可能是小于胎龄儿。许多遗传性综合征也与 FGR 有关。

**3.胎儿感染**

在胎儿生长受限病例中，多达 10% 的人发生病毒、细菌、原虫和螺旋体感染。宫内感染如风疹病毒、巨细胞病毒、弓形虫、梅毒螺旋体等均可引起 FGR。

**4.多胎**

与正常单胎相比，双胎或更多胎妊娠更容易发生其中一个或多个胎儿生长受限。

### (三)胎盘因素

胎盘结构和功能异常是发生 FGR 的病因,在 FGR 中孕 36 周后胎盘增长缓慢、胎盘绒毛膜面积和毛细血管面积均减少。慢性部分胎盘早剥、广泛性梗死或绒毛膜血管瘤均可造成胎儿生长受限。脐带帆状附着也可导致胎儿生长受限。

## 二、分类和临床表现

### (一)内因性均称型 FGR

内因性均称型 FGR 少见,属于早发性胎儿生长受限,在受孕时或在胚胎早期,不良因素即发生作用,使胎儿生长、发育严重受限。其原因包括染色体异常、病毒感染、接触放射性物质及其他有毒物质。因胎儿在体重、头围和身长三方面均受限,头围与腹围均小,故称均称型。

特点:①体重、身长、头径相称,但均小于该孕龄正常值。②外表无营养不良表现,器官分化或成熟度与孕龄相符,但各器官的细胞数量均减少,脑重量轻,神经元功能不全和髓鞘形成迟缓。③胎盘体积重量小,但组织结构无异常,胎儿无缺氧表现。④胎儿出生缺陷发生率高,围生儿病死率高,预后不良。产后新生儿多有脑神经发育障碍,伴小儿智力障碍。

### (二)外因性不匀称型 FGR

外因性不匀称型 FGR 常见,属于继发性生长发育不良,胚胎发育早期正常,至妊娠中晚期受到有害因素的影响,常见于妊娠期高血压疾病、慢性高血压、糖尿病、过期妊娠,导致胎盘功能不全。

特点:①新生儿外表呈营养不良或过熟儿状态,发育不匀称,身长、头径与孕龄相符而体重偏低。②胎儿常有宫内慢性缺氧及代谢障碍,各器官细胞数量正常,但细胞体积缩小,以肝脏为著。③胎盘体积正常,但功能下降,伴有缺血缺氧的病理改变,常有梗死、钙化、胎膜黄染等。④新生儿在出生以后躯体发育正常,易发生低血糖。

### (三)外因性均称型 FGR

为上述两型的混合型,其病因有母儿双方的因素,常因营养不良、缺乏叶酸、氨基酸等微量元素,或有害药物的影响所致。有害因素在整个妊娠期间均产生影响。

特点:①新生儿身长、体重、头径均小于该孕龄正常值,外表有营养不良表现。②各器官细胞数目减少,导致器官体积均缩小,肝脾严重受累,脑细胞数也明显减少。③胎盘小,外观正常。胎儿少有宫内缺氧,但存在代谢不良。④新生儿的生长与智力发育常受到影响。

## 三、诊断

### (一)产前检查

准确判断孕龄,详细询问孕产史及有无高血压、慢性肾病、严重贫血等疾病史,有无接触有毒有害物质及不良嗜好,判断是否存在导致 FGR 的高危因素。

### (二)宫高及体重的测量

根据宫高推测胎儿的大小和增长速度,确定末次月经和孕周后,产前检查测量子宫底高度,在孕 28 周后如连续 2 次宫底高度小于正常的第 10 百分位数时,则有 FGR 的可能。另外从孕13 周起体重平均每周增加 350 g 直至足月,孕 28 周后如孕妇体重连续 3 周未增加,要注意是否有胎儿生长受限。

### (三)定期 B 超监测

(1)头臀径:是孕早期胎儿生长发育的敏感指标。

(2)双顶径:对疑有胎儿生长受限者,应系统测量胎头双顶径,每 2 周 1 次观察胎头双顶径增长情况。正常胎儿在孕 36 周前其双顶径增长较快,如胎头双顶径每 2 周增长<2 mm,则为胎儿生长受限,若增长>4 mm,则可排除胎儿生长受限。

(3)腹围:胎儿腹围的测量是估计胎儿大小最可靠的指标。妊娠 36 周前腹围值小于头围值,36 周时相等,以后腹围大于头围,计算腹围/头围,若比值小于同孕周第 10 百分位,有 FGR 可能。

### (四)多普勒测速

与胎儿生长受限密切相关的多普勒异常特征是脐动脉、子宫动脉舒张末期血流消失或反流,胎儿静脉导管反流等,说明脐血管阻力增加。

### (五)出生后诊断

(1)出生体重:胎儿出生后测量其出生体重,参照出生孕周,若低于该孕周应有的体重的第 10 百分位数,即可做出诊断。

(2)胎龄估计:对出生体重<2 500 g 的新生儿进行胎龄判断非常重要。由于约 15% 的孕妇没有正确的月经史加上妊娠早期的阴道流血与月经混淆,FGR 儿与早产儿的鉴别就很重要。外表观察对胎龄估计较为重要,对于胎龄未明的低体重儿可从神态、皮肤耳壳、乳腺跖纹、外生殖器等方面加以鉴定是 FGR 儿还是早产儿。临床上往往可以发现一些低体重儿肢体无水肿躯体缺毳毛,但耳壳软而不成形,乳房结节和大阴唇发育差的矛盾现象,则提示为早产 FGR 儿的可能。

## 四、治疗

### (一)一般处理

(1)卧床休息:左侧卧位可使肾血流量和肾功能恢复正常,从而改善子宫胎盘的供血。

(2)吸氧:胎盘交换功能障碍是导致 FGR 的原因之一,吸氧能够改善胎儿的内环境。

(3)补充营养物质:FGR 的病因众多,其中包括母血中营养物质利用度的降低,或胎盘物质交换受到影响,所以 FGR 治疗的理论基础有补充治疗,包括增加营养物质糖类和蛋白质的供应。治疗越早效果越好,<孕 32 周开始治疗效果好,孕 36 周后治疗效果差。

(4)积极治疗引起 FGR 的高危因素:对于妊娠期高血压病、慢性肾炎可以用抗高血压药物、肝素治疗。

(5)口服小剂量阿司匹林:抑制血栓素 $A_2$ 合成,提高前列环素与血栓素 $A_2$ 比值,扩张血管,改善子宫胎盘血供,但不改变围产儿死亡率。

(6)钙通道阻滞剂:扩张血管,改善子宫动脉血流,在吸烟者中可增加胎儿体重,对非吸烟者尚无证据。

### (二)产科处理

适时分娩:胎儿确定为 FGR 后,决定分娩时间较困难,必须在胎儿死亡的危险和早产的危害之间权衡利弊。

(1)近足月:足月或近足月的 FGR,应积极终止妊娠,可取得较好的胎儿预后。孕龄达到或超过 34 周时,如果有明显羊水过少应考虑终止妊娠。胎心率正常者可经阴道分娩,但这些胎儿与适于胎龄儿相比,多数不能耐受产程与宫缩,故应采取剖宫产。如果 FGR 的诊断尚未确立,应期待处理,加强胎儿监护,等待胎肺成熟后终止妊娠。

(2)孕34周前:确诊FGR时如果羊水量及胎儿监护正常继续观察,每周B超检查1次,如果胎儿正常并继续长大时,可继续妊娠等待胎儿成熟,否则考虑终止妊娠。须考虑终止妊娠时,酌行羊膜腔穿刺,测定羊水中L/S比值、肌酐等,了解胎儿成熟度,有助于临床处理决定。为促使胎儿肺表面活性物质产生,可用地塞米松5 mg肌内注射,每8小时1次或10 mg肌内注射2次/天,共2天。

### (三)新生儿处理

FGR儿存在缺氧容易发生胎粪吸入,故应即时处理新生儿,清理声带下的呼吸道吸出胎粪,并做好新生儿复苏抢救。及早喂养糖水以防止低血糖,并注意低血钙、防止感染及纠正红细胞增多症等并发症。

## 五、预后

FGR近期和远期并发症发生均较高。

(1)FGR儿出生后的个体生长发育很难预测,一般对称性或全身性FGR在出生后生长发育缓慢,相反,不对称型FGR儿出生后生长发育可以很快赶上。

(2)FGR儿的神经系统及智力发育也不能准确预测,1992年Low等在9～11年长期随访研究,发现有一半的FGR存在学习问题,有报道FGR儿易发生脑瘫。

(3)FGR儿成年后高血压、糖尿病和冠心病等心血管和代谢性疾病发病率较高。

(4)再次妊娠FGR的发生率 有过FGR的妇女,再发生FGR的危险性增加。有FGR史及持续存在内科合并症的妇女,更易发生FGR。

(神 雪)

# 第十节 巨 大 胎 儿

巨大胎儿是一个描述胎儿过大的非常不精确的术语。国内外尚无统一的标准,有多种不同的域值标准,如3.8 kg、4.0 kg、4.5 kg、5.0 kg。1991年,美国妇产科协会提出新生儿出生体重≥4 500 g者为巨大胎儿,我国以≥4 000 g为巨大胎儿。生活水平提高,更加重视孕期营养,巨大儿的出生率越来越高。上海市普陀区1989年巨大儿的发生率为5.05%,1999年增加到8.62%。有学者报道山东地区1995—1999年巨大儿发生率为7.46%。Stotland等报道美国1995—1999年巨大儿发生率为13.6%。20世纪90年代比70年代的巨大儿增加一倍。若产道、产力及胎位均正常,仅胎儿巨大,即可出现头盆不称而发生分娩困难,如肩难产。

## 一、高危因素

巨大胎儿是多种因素综合作用的结果,很难用单一的因素解释。临床资料表明仅有40%的巨大胎儿存在各种高危因素,其他60%的巨大胎儿无明显的高危因素存在。根据Williams产科学的描述,巨大胎儿常见的因素有糖尿病、父母肥胖(尤其是母亲肥胖)、经产妇、过期妊娠、孕妇年龄、男胎、上胎巨大胎儿、种族和环境等。

## (一)孕妇糖尿病

孕妇糖尿病包括妊娠合并糖尿病和妊娠糖尿病,甚至糖耐量受损,巨大胎儿的发病率均明显升高。在胎盘功能正常的情况下,孕妇血糖升高,通过胎盘进入胎儿血液循环,使胎儿的血糖浓度升高,刺激胎儿胰岛 β 细胞增生,导致胎儿胰岛素分泌反应性升高,胎儿高糖血症和高胰岛素血症,促进糖原、脂肪和蛋白质合成,使胎儿脂肪堆积,脏器增大,体重增加,故胎儿巨大。糖尿病孕妇巨大胎儿的发病率可达 26%,而正常孕妇中巨大胎儿的发生率仅为 5%。但是,并不是所有糖尿病孕妇的巨大胎儿的发病率升高。当糖尿病合并妊娠的 White 分级在 B 级以上时,由于胎盘血管的硬化,胎盘功能降低,反而使胎儿生长受限的发病率升高。

## (二)孕前肥胖及孕期体重增加过快

当孕前体重指数$>30$ kg/m$^2$、孕期营养过剩、孕期体重增加过快时,巨大胎儿发生率均明显升高。有学者对 588 例体重$>113.4$ kg(250 磅)及 588 例体重$<90.7$ kg(200 磅)妇女的妊娠并发症比较,发现前者的妊娠糖尿病、巨大胎儿及肩难产的发病率分别为 10%、24% 和 5%,明显高于后者的 0.7%、7% 和 0.6%。当孕妇体重$>136$ kg(300 磅)时,巨大胎儿的发生率高达 30%。可见孕妇肥胖与妊娠糖尿病、巨大胎儿和肩难产等均有密切的相关性。这可能与能量摄入大于能量消耗导致孕妇和胎儿内分泌代谢平衡失调有关。

## (三)经产妇

有资料报道胎儿体重随分娩次数增加而增加,妊娠 5 次以上者胎儿平均体重增加 80~120 g。

## (四)过期妊娠

与巨大胎儿有明显的相关性。孕晚期是胎儿生长发育最快时期,过期妊娠而胎盘功能正常者,子宫胎盘血供良好,持续供给胎儿营养物质和氧气,胎儿不断生长,以至孕期越长,胎儿体重越大,过期妊娠巨大胎儿的发生率是足月儿的 3~7 倍,肩难产的发生率比足月儿增加 2 倍。有学者报道$>41$ 周巨大胎儿的发生率是 33.3%。也有学者报道孕 40~42 周时,巨大胎儿的发生率是 20%,而孕 42~42 周末时发生率升高到 43%。

## (五)孕妇年龄

高龄孕妇并发肥胖和糖尿病的机会增多,因此分娩巨大胎儿的可能性增大。Stotland 等报道孕妇 30~39 岁巨大儿发生率最高,为 15.3%;而 20 岁以下发生率最低,为 8.4%。

## (六)上胎巨大胎儿

曾经分娩过超过 4 000 g 新生儿的妇女与无此病史的妇女相比,再次分娩超过 4 500 g 新生儿的概率增加 5~10 倍。

## (七)羊水过多

巨大胎儿往往与羊水过多同时存在,两者的因果关系尚不清楚。

## (八)遗传因素

遗传基因是决定胎儿生长的前提条件,它控制细胞的生长和组织分化。但详细机制还不清楚。遗传因素包括胎儿性别、种族及民族等。在所有有关巨大胎儿的资料中都有男性胎儿发生率增加的报道,通常占 60%~65%。这是因为在妊娠晚期的每一孕周男性胎儿的体重比相应的女性胎儿重150 g。身材高大的父母其子女为巨大胎儿的发生率高;不同种族、不同民族巨大胎儿的发生率各不相同。有学者报道排除其他因素的影响,原为加拿大民族的巨大胎儿发生率明显高于加拿大籍的外民族人群的发生率。也有学者报道美国白种人巨大胎儿发生率为 16%,而非白种人(包括黑色人种、西班牙裔和亚裔)为 11%。

**(九)环境因素**

高原地区由于空气中氧分压低,巨大胎儿的发生率较平原地区低。

## 二、对母儿的影响

分娩困难是巨大胎儿主要的并发症。由于胎儿体积的增大,胎头和胎肩是分娩困难主要部位。难产率明显增高,带来母儿的一系列并发症。

**(一)对母体的影响**

有学者报道新生儿体重>3 500 g母体的并发症开始增加,且随出生体重增加而增加,在新生儿体重4 000 g时肩难产和剖宫产率明显增加,4 500 g时再次增加。其他并发症增加缓慢而平稳(图10-3)。

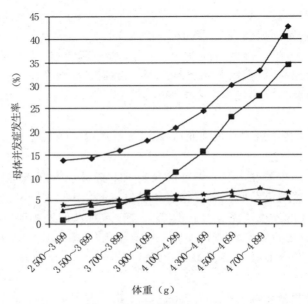

图 10-3　母体并发症与胎儿出生体重的关系

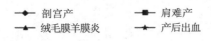

　━◆━ 剖宫产　　　　　　　━■━ 肩难产
　━▲━ 绒毛膜羊膜炎　　　　━★━ 产后出血

**1.产程延长或停滞**

由于巨大胎儿的胎头较大,造成孕妇的骨盆相对狭窄,头盆不称的发生率增加。在胎头双顶径较大者,直至临产后胎头始终不入盆,若胎头搁置在骨盆入口平面以上,称为骑跨征阳性,表现为第一产程延长;若双顶径相对小于胸腹径,胎头下降受阻,易发生活跃期延长、停滞或第二产程延长。由于产程延长易导致继发性宫缩乏力;同时巨大胎儿的子宫容积较大,子宫肌纤维的张力较高,肌纤维的过度牵拉,易发生原发性宫缩乏力;宫缩乏力反过来又导致胎位异常、产程延长。巨大胎儿双肩径大于双顶径,尤其是糖尿病孕妇的胎儿,若经阴道分娩,易发生肩难产。

**2.手术产发生率增加**

巨大儿头盆不称的发生率增加,容易产程异常,因此手术产概率增加,剖宫产率增加。

3.软产道损伤

由于胎儿大,胎儿通过软产道时可造成宫颈、阴道、会阴裂伤,严重者可裂至阴道穹隆、子宫下段甚至盆壁,形成腹膜后血肿或阔韧带内血肿。如果梗阻性难产未及时发现和处理,可以导致子宫破裂。

4.尾骨骨折

由于胎儿大、儿头硬,当通过骨盆出口时,为克服阻力或阴道助产时可能发生尾骨骨折。

5.产后出血及感染

巨大胎儿子宫肌纤维过度牵拉,易发生产后宫缩乏力,或因软产道损伤引起产后出血,甚至出血性休克。上述各种因素造成产褥感染率增加。

6.生殖道瘘

由于产程长甚至滞产,胎儿头长时间压于阴道前壁、膀胱、尿道和耻骨联合之间,导致局部组织缺血坏死形成尿瘘,或直肠受压坏死形成粪瘘;或因手术助产直接损伤所致。

7.盆腔器官脱垂

产后可因分娩时盆底组织过度伸长或裂伤,发生子宫脱垂或阴道前后壁膨出。

### (二)对新生儿的影响

1.新生儿产伤

巨大胎儿肩难产率增高,据统计肩难产的发生率为 0.15%~0.60%,体重≥4 000 g 巨大儿肩难产的发生为 3%~12%,≥4 500 g 者为 8.4%~22.6%。有学者报道当出生体重>4 000 g,肩难产发生率为 13%。加上巨大儿手术产发生率增加,新生儿产伤发生率高。如臂丛神经损伤及麻痹、颅内出血、锁骨骨折、胸锁乳突肌血肿等。

2.胎儿窘迫、新生儿窒息

胎头娩出后胎肩以下部分嵌顿在阴道内,胎儿不能自主呼吸导致胎儿窘迫、新生儿窒息,如脐带停止搏动或胎盘早剥可引起死胎。

## 三、诊断

### (一)病史及临床表现

多有巨大胎儿分娩史、糖尿病史,产次较多的经产妇。在妊娠后期出现呼吸困难,自觉腹部沉重及两胁部胀痛。

### (二)腹部检查

视诊腹部明显膨隆,宫高>35 cm。触诊胎体大,先露部高浮,胎心正常但位置稍高,当子宫高加腹围≥140 cm 时,巨大胎儿的可能性较大。

### (三)B 型超声检查

胎头双顶径长>98 mm,股骨长≥78 mm,腹围>330 mm,应考虑巨大胎儿,同时排除双胎、羊水过多及胎儿畸形。

## 四、处理

### (一)妊娠期

检查发现胎儿大或既往分娩巨大儿者,应检查孕妇有无糖尿病。若为糖尿病孕妇,应积极治疗,必要时予以胰岛素治疗控制胎儿的体重增长,并于妊娠 36 周后,根据胎儿成熟度、胎盘功能检查及糖尿病控制情况,择期引产或剖宫产。不管是否存在妊娠糖尿病,有巨大胎儿可能的孕妇均要进行营养咨询合理调节膳食结构,每天摄入的总能量以 8 790~9 210 kJ(2 100~2 200 kcal)为宜,适当降低脂肪的摄入量。同时适当的运动可以降低巨大胎儿的发病率。

### (二)分娩期

估计非糖尿病孕妇胎儿体重≥4 500 g,糖尿病孕妇胎儿体重≥4 000 g,即使骨盆正常,为防止母儿产时损伤应行剖宫产。临产后,不宜试产过久。若产程延长,估计胎儿体重>4 000 g,胎头停滞在中骨盆也应剖宫产。若胎头双顶径已达坐骨棘下 3 cm,宫口已开全者,应作较大的会阴后侧切开,予产钳助产,同时做好处理肩难产的准备工作。分娩后应行宫颈及阴道检查,了解有无软产道损伤,并预防产后出血。若胎儿已死,行穿颅术或碎胎术。

### (三)新生儿处理

新生儿应预防低血糖发生,生后 1~2 小时开始喂糖水,及早开奶;积极治疗高胆红素血症,多选用蓝光治疗;新生儿易发生低钙血症,多用 10% 葡萄糖酸钙 1 mL/kg 加入葡萄糖液中静脉滴注补充钙剂。

(神 雪)

# 第十一节 胎儿窘迫

胎儿在宫内有缺氧征象危及胎儿健康和生命者,称为胎儿窘迫。胎儿窘迫是一种由于胎儿缺氧而表现的呼吸、循环功能不全综合征,是当前剖宫产的主要适应证之一。胎儿窘迫主要发生在临产过程,以第一产程末及第二产程多见,也可发生在妊娠后期。发病率各家报道不一,一般在 10.0%~20.5%。产前及产时胎儿窘迫是围产儿死亡的主要原因。

## 一、病因

通过子宫胎盘循环,母体将氧输送给胎儿,$CO_2$ 从胎儿排入母体,在输送交换过程中某一环节出现障碍,均可引起胎儿窘迫。

### (一)母体血氧含量不足

母体血氧含量不足:如产妇患严重心肺疾病或心肺功能不全、妊娠期高血压疾病、高热、重度贫血、失血性休克、仰卧位低血压综合征等,均使母体血氧含量降低,影响对胎儿的供氧。导致胎儿缺氧的母体因素:①微小动脉供血不足。如妊娠期高血压疾病等。②红细胞携氧量不足。如重度贫血、一氧化碳中毒等。③急性失血。如前置胎盘、胎盘早剥等。④各种原因引起的休克与急性感染发热。⑤子宫胎盘血运受阻。急产或不协调性子宫收缩乏力等,缩宫素使用不当引起过强宫缩;产程延长,特别是第二产程延长;子宫过度膨胀,如羊水过多和多胎妊娠;胎膜早破等。

### (二)胎盘、脐带因素

脐带和胎盘是母体与胎儿间氧及营养物质的输送传递通道,其功能障碍必然影响胎儿获得所需氧及营养物质。常见胎盘功能低下:妊娠期高血压疾病、慢性肾炎、过期妊娠、胎盘发育障碍(过小或过大)、胎盘形状异常(膜状胎盘、轮廓胎盘等)和胎盘感染、胎盘早剥等。常见有脐带血运受阻:如脐带脱垂、脐带绕颈、脐带打结引起母儿间循环受阻。

### (三)胎儿因素

严重的心血管疾病、呼吸系统疾病、胎儿畸形、母儿血型不合、胎儿宫内感染、颅内出血、颅脑损伤等。

## 二、病理生理

胎儿血氧降低、二氧化碳蓄积出现呼吸性酸中毒。初期通过自主神经反射,兴奋交感神经,肾上腺儿茶酚胺及皮质醇分泌增多,血压上升及心率加快。若继续缺氧,则转为兴奋迷走神经,胎心率减慢。缺氧继续发展,刺激肾上腺增加分泌,再次兴奋交感神经,胎心由慢变快,说明胎儿已处于代偿功能极限,提示为病情严重。无氧糖酵解增加,导致丙酮酸、乳酸等有机酸增加,转为代谢性酸中毒,胎儿血 pH 下降,细胞膜通透性加大,胎儿血钾增加,胎儿在宫内呼吸运动加强,导致混有胎粪的羊水吸入,出生后延续为新生儿窒息及吸入性肺炎。肠蠕动亢进,肛门括约肌松弛,胎粪排出。若在孕期慢性缺氧情况下,可出现胎儿发育及营养不正常,形成胎儿宫内发育迟缓,临产后易发生进一步缺氧。

## 三、临床表现

根据胎儿窘迫发生速度可分为急性胎儿窘迫及慢性胎儿窘迫两类。

### (一)慢性胎儿窘迫

多发生在妊娠末期,往往延续至临产并加重。其原因多因孕妇全身性疾病或妊娠期疾病引起胎盘功能不全或胎儿因素所致。临床上除可发现母体存在引起胎盘供血不足的疾病外,还发生胎儿宫内发育受限。孕妇体重、宫高、腹围持续不长或增长很慢。

### (二)急性胎儿窘迫

主要发生在分娩期,多因脐带因素(如脐带脱垂、脐带绕颈、脐带打结)、胎盘早剥、宫缩强且持续时间长及产妇低血压,休克引起。

## 四、诊断

根据病史、胎动变化及有关检查可以做出诊断。

## 五、辅助检查

### (一)胎心率变化

胎心率是了解胎儿是否正常的一个重要标志,胎心率的改变是急性胎儿窘迫最明显的临床征象。①胎心率>160 次/分,尤其是>180 次/分,为胎儿缺氧的初期表现(孕妇心率不快的情况下);②随后胎心率减慢,胎心率<120 次/分,尤其是<100 次/分,为胎儿危险征;③胎心监护仪图像出现以下变化,应诊断为胎儿窘迫:出现频繁的晚期减速,多为胎盘功能不良。重度可变减速的出现,多为脐带血运受阻表现,若同时伴有晚期减速,表示胎儿缺氧严重,情况紧急。

### (二)胎动计数

胎动减少是胎儿窘迫的一个重要指标,每天监测胎动可预知胎儿的安危。妊娠近足月时,胎动>20 次/24 小时。胎动消失后,胎心在 24 小时内也会消失。急性胎儿窘迫初期,表现为胎动过频,继而转弱及次数减少,直至消失,也应予以重视。

### (三)胎心监护

首先进行无负荷试验(NST),NST 无反应型需进一步行宫缩应激试验(CST)或催产素激惹试验(OCT),CST 或 OCT 阳性高度提示存在胎儿宫内窘迫。

### (四)胎儿脐动脉血流测定

胎儿脐动脉血流速度波形测定是一项胎盘功能试验,对怀疑有慢性胎儿窘迫者可行此监测。通过测定收缩期最大血流速度与舒张末期血流速度的比值(S/D)表示胎儿胎盘循环的阻力情况,反映胎盘的血流灌注。脐动脉舒张期血流缺失或倒置,提示胎儿严重胎儿窘迫,应该立即终止妊娠。

### (五)胎盘功能检查

测定血浆 $E_3$ 测定并动态连续观察,若急骤减少 $30\% \sim 40\%$,表示胎儿胎盘功能减退,胎儿可能存在慢性缺氧。

### (六)生物物理象监测

在 NST 监测的基础上应用 B 型超声仪监测胎动、胎儿呼吸、胎儿张力及羊水量,综合评了解胎儿在宫内的安危状况。Manning 评分 10 分为正常,$\leqslant 8$ 分可能有缺氧,$\leqslant 6$ 分可疑有缺氧,$\leqslant 4$ 分可以有缺氧,$\leqslant 2$ 分为缺氧。

### (七)羊水胎粪污染

胎儿缺氧,兴奋迷走神经,肠蠕动亢进,肛门括约肌松弛,胎粪排入羊水中,羊水呈绿色、黄绿色、浑浊棕黄色,即羊水Ⅰ度、Ⅱ度、Ⅲ度污染。破膜可直接观察羊水性状及粪染程度。未破膜经羊膜镜窥检,透过胎膜了解羊水性状。羊水Ⅰ度污染无肯定的临床意义;羊水Ⅱ度污染,胎心音好者,应密切监测胎心,不一定是胎儿窘迫;羊水Ⅲ度污染,应及早结束分娩。

### (八)胎儿头皮血测定

头皮血气测定应在电子胎心监护异常的基础上进行。头皮血 pH7.20~7.24 为病理前期,可能存在胎儿窘迫,应立即进行宫内复苏,间隔 15 分钟复查血气值;pH7.15~7.19 提示胎儿酸中毒及窘迫,应立即复查,如仍$\leqslant 7.19$,除外母体酸中毒后应在 1 小时内结束分娩;pH$<7.15$ 是严重胎儿窘迫的危险信号,须迅速结束分娩。

## 六、鉴别诊断

对于胎儿窘迫,主要是综合考虑判断是否确实存在胎儿窘迫。

## 七、治疗

### (一)慢性胎儿窘迫

应针对病因处理,视孕周、有无胎儿畸形、胎儿成熟度和窘迫的严重程度决定处理。

(1)定期做产前检查者,估计胎儿情况尚可,应嘱孕妇取侧卧位减少下腔静脉受压,增加回心血流量,使胎盘灌注量增加,改善胎盘血供应,延长孕周数。每天吸氧提高母血氧分压;静脉注射 50%葡萄糖 40 mL 加维生素 C 2 g,每天 2 次;根据情况作 NST 检查;每天胎动计数。

(2)情况难以改善:接近足月妊娠,估计在娩出后胎儿生存机会极大者,为减少宫缩对胎儿的影响,可考虑行剖宫产。如胎肺尚未成熟,可在分娩前 48 小时静脉注射地塞米松 10 mg 促进儿肺泡表面活性物质的合成,预防呼吸窘迫综合征的发生。如果孕周小,胎儿娩出后生存可能性小,将情况向家属说明,做到知情选择。

**（二）急性胎儿窘迫**

（1）若宫内窘迫达严重阶段必须尽快结束分娩，其指征：①胎心率低于 120 次/分或高于 180 次/分，伴羊水Ⅱ～Ⅲ度污染；②羊水Ⅲ度污染，B 型超声显示羊水池＜2 cm；③持续胎心缓慢达 100 次/分以下；④胎心监护反复出现晚期减速或出现重度可变减速，胎心 60 次/分以下持续 60 秒以上；⑤胎心图基线变异消失伴晚期减速。

（2）积极寻找原因并排除，如心力衰竭、呼吸困难、贫血、脐带脱垂等。改变体位左或右侧卧位，以改变胎儿脐带的关系，增加子宫胎盘灌注量。①持续吸氧提高母体血氧含量，以提高胎儿的氧分压。静脉注射 50％葡萄糖 40 mL 加维生素 C 2 g。②宫颈尚未完全扩张，胎儿窘迫情况不严重，可吸氧、左侧卧位，观察 10 分钟，若胎心率变为正常，可继续观察。若因使用缩宫素宫缩过强造成胎心率异常减缓者，应立即停止滴注或用抑制宫缩的药物，继续观察是否能转为正常。若无显效，应行剖宫产术。施术前做好新生儿窒息的抢救准备。③宫口开全，胎先露已达坐骨棘平面以下 3 cm，吸氧同时尽快助产经阴道娩出胎儿。

（神　雪）

# 第十二节　胎　儿　畸　形

广义的胎儿畸形指胎儿先天异常，包括胎儿各种结构畸形、功能缺陷、代谢及行为发育的异常。又细分为代谢障碍异常、组织发生障碍异常、先天畸形和先天变形。

狭义的胎儿畸形即胎儿先天畸形，是指由于内在的异常发育而引起的器官或身体某部位的形态学缺陷，又称为出生缺陷。

据美国 2006 年全球出生缺陷报告，全球每年大约有 790 万的出生缺陷儿出生，占出生总人口的 6％。已被确认的出生缺陷有 7 000 多种，其中全球前五位的常见严重出生缺陷占所有出生缺陷的 25％，依次为先天性心脏病（104 万）、神经管缺陷（32.4 万）、血红蛋白病（地中海贫血，30.8 万）、唐氏综合征（21.7 万）和 G-6PD（17.7 万）。我国每年有 20 万～30 万肉眼可见的先天畸形儿出生，加上出生后数月和数年才显现的缺陷，先天残疾儿童总数高达 80～120 万，占每年出生人口总数的 4％～6％。据全国妇幼卫生监测办公室和中国出生缺陷监测中心调查，我国主要出生缺陷 2007 年排前五位的是先天性心脏病、多指（趾）、总唇裂、神经管缺陷和脑积水。

## 一、病因

导致胎儿畸形的因素目前认为主要由遗传、环境因素，以及遗传和环境因素共同作用所致。遗传原因（包括染色体异常和基因遗传病）占 25％；环境因素（包括放射、感染、母体代谢失调、药物及环境化学物质等）占 10％；两种原因相互作用及原因不明占 65％。

**（一）遗传因素**

目前已经发现有 5 000 多种遗传病，究其病因，主要分为单基因遗传病、多基因遗传病和染色体病。

单基因病是由于一个或一对基因异常引起，可表现为单个畸形或多个畸形。按遗传方式分为常见常染色体显性遗传病〔多指（趾）、并指（趾）、珠蛋白生成障碍性贫血、多发性家族性结肠息肉、多囊肾、先天性软骨发育不全、先天性成骨发育不全、视网膜母细胞瘤等]、常染色体隐性遗传病（白化病、苯丙酮尿症、半乳糖血症、黏多糖病、先天性肾上腺皮质增生症等）、X连锁显性遗传病（抗维生素D佝偻病、家族性遗传性肾炎等）和X连锁隐性遗传病（血友病、色盲、进行性肌营养不良等）。

多基因遗传病是由于两对以上基因变化，通常仅表现为单个畸形。多基因遗传病的特点是：基因之间没有显、隐性的区别，而是共显性，每个基因对表型的影响很小，称为微效基因，微效基因具有累加效应，常常是遗传因素与环境因素共同作用。常见多基因遗传病有先天性心脏病、小儿精神分裂症、家族性智力低下、脊柱裂、无脑儿、少年型糖尿病、先天性肥大性幽门狭窄、重度肌无力、先天性巨结肠、气道食管瘘、先天性腭裂、先天性髋脱位、先天性食管闭锁、马蹄内翻足、原发性癫痫、躁狂抑郁精神病、尿道下裂、先天性哮喘、睾丸下降不全、脑积水等。

染色体数目或结构异常（包括常染色体和性染色体）均可导致胎儿畸形，又称染色体病，如21-三体综合征、18-三体综合征、13-三体综合征、TURNER综合征等。

### （二）环境因素

环境因素包括放射、感染、母体代谢失调、药物及环境化学物质、毒品等环境中可接触的物质。环境因素致畸与其剂量-效应、临界作用，以及个体敏感性吸收、代谢、胎盘转运、接触程度等有关。20世纪40年代广岛长崎上空爆炸原子弹诱发胎儿畸形，50年代甲基汞污染水体引起先天性水俣病，以及60年代反应停在短期内诱发近万例海豹畸形以来，环境因素引起先天性发育缺陷受到了医学界的高度重视。风疹病毒可引起胎儿先天性白内障、心脏异常，梅毒也可引起胎儿畸形。另外，环境因素常常参与多基因遗传病的发生。

## 二、胎儿畸形的发生易感期

在卵子受精后2周，孕卵着床前后，药物及周围环境毒物对胎儿的影响表现为"全"或"无"效应。"全"表示胚胎受损严重而死亡，最终流产；"无"指无影响或影响很小，可以经其他早期的胚胎细胞的完全分裂代偿受损细胞，胚胎继续发育，不出现异常。"致畸高度敏感期"在受精后3~8周，亦即停经后的5~10周，胎儿各部开始定向发育，主要器官均在此时期内初步形成。如神经在受精后15~25天初步形成，心脏在20~40天，肢体在24~26天。该段时间内受到环境因素影响，特别是感染或药物影响，可能对将发育成特定器官的细胞发生伤害，胚胎停育或畸变。8周后进入胎儿阶段，致畸因素作用后仅表现为细胞生长异常或死亡，极少导致胎儿结构畸形。

## 三、常见胎儿畸形

### （一）先天性心脏病

由多基因遗传及环境因素综合致病。发病率为8‰，妊娠糖尿病孕妇胎儿患先天性心脏病的概率升高。环境因素中妊娠早期感染，特别是风疹病毒感染容易引起发病。

先天性心脏病种类繁多，有法洛四联症、室间隔缺损、左心室发育不良、大血管转位、心内膜垫缺损、Ebstein畸形、心律失常等。由于医学超声技术水平的提高，绝大多数先天性心脏病可以在妊娠中期发现。

#### 1.法洛四联症

法洛四联症指胎儿心脏同时出现以下四种发育异常室间隔缺损、右心室肥大、主动脉骑跨和肺动脉狭窄。占胎儿心脏畸形的6%~8%，属于致死性畸形，一旦确诊，建议终止妊娠。

**2.室间隔缺损**

室间隔缺损是最常见的先天性心脏病,占 20%～30%,可分为三种类型。①漏斗部:又称圆锥间隔,室间隔的 1/3;②膜部室间隔:面积甚小,直径不足 1.0 cm;③肌部间隔:面积占 2/3。膜部间隔为占缺损好发部位,肌部间隔缺损最少见。

各部分缺损又分若干亚型:①漏斗部缺损分干下型(缺损位于肺动脉瓣环下,主动脉右与左冠状瓣交界处之前),嵴上(内)型缺损(位于室上嵴之内或左上方);②膜部缺损分嵴下型(位于室上嵴右下方),单纯膜部缺损,隔瓣下缺损(位于三尖瓣隔叶左下方);③肌部缺损可发生在任何部位,可单发或多发。大部分室间隔缺损出生后需要手术修补。

**3.左心室发育不良**

左心室发育不良占胎儿心脏畸形的 2%～3%,左心室狭小,常合并有二尖瓣狭窄或闭锁、主动脉发育不良。属致死性心脏畸形。

**4.大血管转位**

大血管转位占胎儿心脏畸形的 4%～6%,发生于孕 4～5 周,表现为主动脉从右心室发出,肺动脉从左心室发出,属复杂先天畸形。出生后需要手术治疗。首选手术方式是动脉调转术动脉调转术,但因需冠状动脉移植、肺动脉瓣重建为主动脉瓣、血管转位时远段肺动脉扭曲、使用停循环技术等,术后随访发现患儿存在冠状动脉病变、主动脉瓣反流、神经发育缺陷、肺动脉狭窄等并发症。

**5.心内膜垫缺损**

心内膜垫缺损占胎儿心脏畸形的 5%,其中 60%合并有其他染色体异常。心内膜垫是胚胎的结缔组织,参与形成心房间隔、心室间隔的膜部,以及二尖瓣和三尖瓣的瓣叶和腱索。心内膜垫缺损又称房室管畸形,主要病变是房室环上、下方心房和心室间隔组织部分缺失,且可伴有不同程度的房室瓣畸形。出生后需手术治疗,合并染色体异常时,预后不良。

**6.Ebstein 畸形**

Ebstein 畸形占胎儿心脏畸形的 0.3%,属致死性心脏畸形。1866 年 Ebstein 首次报道,又名三尖瓣下移畸形。三尖瓣隔瓣和/或后瓣偶尔连同前瓣下移附着于近心尖的右室壁上,将右室分为房化右室和功能右室,异位的瓣膜绝大多数关闭不全,也可有狭窄。巨大的房化右室和严重的三尖瓣关闭不全影响患者心功能,有报道 48%胎死宫内,35%出生后虽经及时治疗仍死亡。

**7.胎儿心律失常**

胎儿心律失常占胎儿的 10%～20%,主要表现为期外收缩(70%～88%)、心动过速(10%～15%)和心动过缓(8%～12%)。胎儿超声心动图是产前检查胎儿心律失常的可靠的无创性影像技术,其应用有助于早期检出并指导心律失常胎儿的处理。大多数心律失常的胎儿预后良好,不需要特殊治疗,少部分合并胎儿畸形或出现胎儿水肿,则预后不良,可采用宫内药物(如地高辛)治疗改善预后。

除上述胎儿心脏畸形外,还有永存动脉干、心室双流出道、心肌病、心脏肿瘤等。必须提出的是,心脏畸形常常不是单独存在,有的是某种遗传病的一种表现,需要排查。

**(二)多指(趾)**

临床分为 3 种类型:①单纯多余的软组织块或称浮指;②具有骨和关节正常成分的部分多指;③具有完全的多指。超过 100 多种异常或遗传综合征合并有多指(趾)表现,预后也与是否合并有其他异常或遗传综合征有关。单纯多指(趾)具有家族遗传性,手术效果良好。目前国内很多医院没有将胎儿指(趾)形状和数量观察作为常规筛查项目。

### (三)总唇裂

包括唇裂和腭裂。发病率为 1‰,再发危险为 4%。父为患者,后代发生率 3%;母为患者,后代发生率 14%。单纯小唇裂出生后手术修补效果良好,但严重唇裂同时合并有腭裂时,影响哺乳。B 型超声妊娠中期筛查有助诊断,但可能漏诊部分腭裂,新生儿预后与唇腭裂种类、部位、程度,以及是否合并有其他畸形或染色体异常有关。孕前 3 个月开始补充含有一定叶酸的多种维生素可减少唇腭裂的发生。

### (四)神经管缺陷

神经管在胚胎发育的 4 周前闭合。孕早期叶酸缺乏可引起神经管关闭缺陷。神经管缺陷包括无脑儿、枕骨裂、露脑与脊椎裂。各地区的发病率差异较大,我国北方地区高达 6‰~7‰,占胎儿畸形总数的 40%~50%,而南方地区的发病率仅为 1‰。

1.无脑儿

颅骨与脑组织缺失,偶见脑组织残基,常伴肾上腺发育不良及羊水过多。属致死性胎儿畸形。孕妇血清甲胎蛋白(AFP)异常升高,B 型超声检查可以确诊,表现为颅骨不显像,双顶径无法测量。一旦确诊,建议终止妊娠。即使妊娠足月,约 75%在产程中死亡,其他则于产后数小时或数天死亡。无脑儿外观颅骨缺失、双眼暴突、颈短。

2.脊柱裂

脊柱裂是指由于先天性的椎管闭合不全,在脊柱的背或腹侧形成裂口,可伴或不伴有脊膜、神经成分突出的畸形。脊柱裂可分为囊性脊柱裂和隐性脊柱裂,前者根据膨出物与神经、脊髓组织的病理关系分为脊膜膨出、脊髓脊膜膨出和脊髓裂。囊性脊柱裂的病儿于出生后即见在脊椎后纵轴线上有囊性包块突起,呈圆形或椭圆形,大小不等,有的有细颈或蒂,有的基底部较大无颈。脊髓脊膜膨出均有不同程度神经系统症状和体征,患儿下肢无力或足畸形,大小便失禁或双下肢呈完全弛缓性瘫痪。脊髓裂生后即可看到脊髓外露,局部无包块,有脑脊液漏出,常并有严重神经功能障碍,不能存活。囊性脊柱裂几乎均须手术治疗。隐性脊柱裂为单纯骨性裂隙,常见于腰骶部第五腰椎和第一骶椎。病变区域皮肤大多正常,少数显示色素沉着、毛细血管扩张、皮肤凹陷、局部多毛现象。在婴幼儿无明显症状;长大以后可出现腰腿痛或排尿排便困难。

孕期孕妇血清甲胎蛋白(AFP)异常升高,B 型超声排畸筛查可发现部分脊柱排列不规则或有不规则囊性物膨出,常伴有 lemon 征(双顶径测定断面颅骨轮廓呈柠檬状)和 banana 征(小脑测定断面小脑呈香蕉状)。孕前 3 个月起至孕后 3 个月补充叶酸,可有效预防脊柱裂发生。

### (五)脑积水

脑积水与胎儿畸形、感染、遗传综合征、脑肿瘤等有关。最初表现为轻度脑室扩张,处于动态变化过程。单纯轻度脑室扩张无严重后果,但当脑脊液大量蓄积,引起颅压升高、脑室扩张、脑组织收受压,颅腔体积增大、颅缝变宽、囟门增大时,则会引起胎儿神经系统后遗症,特别是合并其他畸形或遗传综合征时,则预后不良。孕期动态 B 型超声检查有助于诊断。对于严重脑室扩张伴有头围增大时,或合并有 Dandy-Walker 综合征等其他异常时,建议终止妊娠。

### (六)唐氏综合征

唐氏综合征又称 21-三体综合征或先天愚型,是最常见的染色体异常。发病率为 1/800。根据染色体核型的不同,唐氏综合征分为三种类型,即单纯 21-三体型、嵌合型和易位型。唐氏综合征的发生起源于卵子或精子发生的减数分裂过程中随机发生的染色体的不分离现象,导致 21 号染色体多了一条,破坏了正常基因组遗传物质间的平衡,造成患儿智力低下,颅面部畸形及特殊面容,肌张力低下,多并发先天性心脏病,患者白血病的发病率增高,为普通人群的 10～20 倍。生活难以自理,患者预后一般较差,50% 于 5 岁前死亡。目前对唐氏综合征缺乏有效的治疗方法。

通过妊娠早、中期唐氏综合征母体血清学检测(早期 PAPP-A、游离 β-hCG,中期 AFP、β-hCG 和 uE$_3$ 等),结合 B 超检查,可检测 90% 以上的唐氏综合征。对高风险胎儿,通过绒毛活检或羊水穿刺或脐血穿刺等技术做染色体核型分析可以确诊。一旦确诊,建议终止妊娠。

多数单纯 21-三体型唐氏综合征患者的产生是由于配子形成中随机发生的,其父母多正常,没有家族史,与高龄密切相关。因此,即使夫妇双方均不是唐氏综合征患者,仍有可能怀有唐氏综合征的胎儿。易位型患者通常由父母遗传而来,对于父母一方为染色体平衡易位时,所生子女中,1/3 正常,1/3 为易位型患者,1/3 为平衡易位型携带者。如果父母之一为 21/21 平衡易位携带者,其活婴中全部为 21/21 易位型患者。

## 四、辅助检查

随着母胎医学的发展,现在很多胎儿畸形可以在产前发现或干预,采用的手段有以下几方面。

### (一)产科 B 超检查

除早期 B 超确定宫内妊娠、明确孕周、了解胚胎存活发育情况外,早期妊娠和中期妊娠遗传学超声筛查,可以发现 70% 以上的胎儿畸形。

### (二)母体血清学筛查

母体血清学筛查可用于胎儿染色体病特别是唐氏综合征的筛查。早孕期检测 PAPPA 和 β-HCG,中孕期检测 AFP、β-HCG 和 uE$_3$,是广泛应用的组合。优点是无创伤性,缺点是只能提供风险率,不能确诊。

### (三)侵入性检查

孕早期绒毛吸取术,孕中期羊膜腔穿刺术和孕中晚期脐带穿刺术可以直接取样,进行胎儿细胞染色体诊断。

### (四)胎儿镜

胎儿镜有创、直观,对发现胎儿外部畸形(包括一些 B 超不能发现的小畸形)优势明显,但胎儿高流失率阻碍其临床广泛应用。

### (五)孕前及孕期母血 TORCH 检测

孕前及孕期母血 TORCH 检测有助于了解胎儿畸形的风险与病因。

### (六)分子生物学技术

从孕妇外周血中富集胎儿来源的细胞或遗传物质,联合应用流式细胞仪、单克隆抗体技术、聚合酶链反应技术进行基因诊断,是胎儿遗传疾病产前诊断的发展方向。

## 五、预防和治疗

预防出生缺陷应实施三级预防。一级预防是通过健康教育、选择最佳生育时机、遗传咨询、孕前保健、合理营养、避免接触放射线和有毒有害物质、预防感染、谨慎用药、戒烟戒酒等孕前阶段综合干预,减少出生缺陷的发生。二级预防是通过孕期筛查和产前诊断识别胎儿严重先天缺陷,早期发现,早期干预,减少缺陷儿的出生。三级预防是指对新生儿疾病的早期筛查、早期诊断、及时治疗,避免或减轻致残,提高患儿生活质量和生存概率。

建立、健全围生期保健网,向社会广泛宣传优生知识,避免近亲婚配或严重的遗传病患者婚配,同时提倡适龄生育,加强遗传咨询和产前诊断,注意环境保护,减少各种环境致畸因素的危害,可有效地降低各种先天畸形儿的出生率。

对于无脑儿、严重脑积水、法洛四联症、唐氏综合征等致死性或严重畸形,一经确诊应行引产术终止妊娠;对于有存活机会且能通过手术矫正的先天畸形,分娩后转有条件的儿科医院进一步诊治。宫内治疗胎儿畸形国内外有一些探索并取得疗效,如双胎输血综合征的宫内激光治疗,胎儿心律失常的宫内药物治疗等。对于胎儿畸形的宫内外科治疗,争议较大,需要进一步研究探索。

(神 雪)

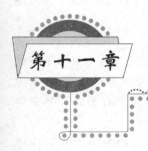

# 妊娠合并症与并发症

## 第一节 妊娠期高血压疾病

妊娠期高血压疾病是妊娠期特有的疾病,包括妊娠期高血压、子痫前期、子痫、慢性高血压并发子痫前期及慢性高血压。其中妊娠高血压、子痫前期和子痫以往统称为妊娠高血压综合征、妊娠中毒征、妊娠尿毒症等。我国发病率为9.4%,国外报道7%~12%。本病以妊娠20周后高血压、蛋白尿、水肿为特征,并伴有全身多脏器的损害;严重患者可出现抽搐、昏迷、脑出血、心力衰竭、胎盘早剥和弥漫性血管内凝血,甚至死亡。该病严重影响母婴健康,是孕产妇和围生儿发病及死亡的主要原因之一。

### 一、病因和发病机制

至今尚未完全阐明。国内外大部分的研究集中在子痫前期-子痫的病因和发病机制。目前认为子痫前期-子痫的发病起源于胎盘病理生理改变,进一步导致全身血管内皮细胞损伤,后者引起子痫前期的一系列临床症状。子痫前期-子痫的发病机制可能与遗传易感性、免疫适应不良、胎盘缺血和氧化应激反应有关。

#### (一)遗传易感性学说

子痫前期的遗传易感性学说是基于临床流行病学调查的结果:①子痫前期患者的母亲、女儿、姐妹,甚至祖母和孙女患病的风险升高,而具有相似生活环境的非血缘女性亲属(如妯娌等)的风险无明显改变。②子痫前期妊娠出生的女儿将来发生子痫前期的风险高于正常血压时出生的姐妹。③具有相同遗传物质的单卵双胎女性都发生子痫前期的概率远远高于双卵双胎女性;当然,并不是所有的单卵双胎女性在妊娠时都出现相同的子痫前期,提示胎儿的基因型或环境因素也在子痫前期易感性中发挥作用。④来自胎儿或父系的遗传物质亦可导致子痫前期,如胎儿染色体异常,或父系原因所致的完全性葡萄胎等均与子痫前期明显相关。⑤多次妊娠妇女在更换性伴侣后,特别是性伴侣的母亲曾患子痫前期,该妇女再次发生子痫前期的可能性显著增加。

虽然子痫前期的遗传易感性学说得到普遍接受,但是,其遗传方式尚未定论。有人认为子痫前期是女性单基因常染色体隐性遗传或显性基因的不完全外显;胎儿的基因型也可能发挥十分重要的作用。也有人提出更加复杂的多基因遗传模式:母亲多个的基因、胎儿基因(父源性)及环境因素之间的相互作用的结果；某些基因同时作用于母体和胎儿，同时受到环境因素的调节。在这种观点的支持下，人们通过基因组的方法筛查到一些与子痫前期发生有关的基因位点，但目前尚不足以充分解释疾病的发生，有待进一步研究。

### (二)免疫适应不良学说

子痫前期被认为可能是母体的免疫系统对滋养层父系来源的抗原异常反应的结果。子痫前期的免疫适应不良学说的流行病学证据主要有以下几方面：①在第一次正常妊娠后，子痫前期的风险明显下降。②改变性伴侣后，这种多次妊娠的效应消失。③流产和输血具有预防子痫前期的作用。④通过供卵或捐精的妊娠易发生子痫前期。

该学说的免疫学证据：①子痫前期患者体内的抗血管内皮细胞抗体、免疫复合物和补体增加。②补体和免疫复合物沉积在子宫螺旋动脉、胎盘、肝脏、肾脏和皮肤。③TH1：TH2 比值失衡。④T 细胞受体 CD3 抑制能力减低。⑤炎性细胞因子增加等。子痫前期患者普遍发生免疫异常，但尚不能确定这些异常改变间因果关系。蜕膜的免疫活性细胞释放某些介质作用于血管内皮细胞，有关介质包括：弹性蛋白酶、α-组织坏死因子、白细胞介素。这些介质在子痫前期孕妇血液和羊水中的浓度明显升高，并且对血管内皮细胞起作用。

### (三)胎盘缺血学说

在正常妊娠过程，胎盘滋养细胞侵入子宫蜕膜有 2 个时期：第一时期为妊娠早期的受精卵种植过程；第二时期为在妊娠早中期(14～16 周)。合体滋养细胞侵入子宫螺旋动脉，重铸血管，使螺旋动脉总的横截面积比非孕期增加 4～6 倍，胎盘的血流量增加。在子痫前期-子痫患者中，第二时期的滋养细胞侵入和螺旋动脉重铸不足，螺旋动脉总横截面积仅为正常妊娠的 40%，胎盘灌注不足，处于相对缺氧状态。

目前至少有两种理论解释胎盘缺血后导致血管内皮细胞损伤的过程。一种理论认为子痫前期患者的合体滋养层微绒毛膜的退化可导致血管内皮细胞损伤，并抑制其增生。另一种理论则强调胎盘缺血后氧化应激反应增强使血管内皮细胞发生损伤。当灌注器官的血流量减少，但血氧浓度正常时，局部的氧化应激反应可形成活性氧(如超氧自由基)。如果孕妇存在脂代谢异常，高半胱氨酸血症，或抗氧化剂缺乏时，降低胎盘的血流量使局部缺氧，进一步导致血管内皮细胞损伤和引起子痫前期的临床表现。

### (四)氧化应激学说

妊娠使能量的需求增加，导致整个妊娠期孕妇血液中的极低密度脂蛋白浓度升高。在子痫前期患者发病前(妊娠 5～20 周)，孕妇血浆中的游离脂肪酸浓度就开始升高，血浆清蛋白的保护作用减弱，使脂肪以甘油三酯的形式集聚在血管内皮细胞上。根据氧化应激学说，缺氧胎盘的局部氧化应激反应转移到孕妇全身的体循环系统，导致全身血管内皮细胞的氧化应激能力损伤。氧化应激反应产生的不稳定的活性氧沉积于血管内皮下，产生相对稳定的脂质过氧化物，这些物质进一步损伤血管内皮细胞的结构和功能。虽然在正常妊娠中也存在脂质过氧化物增加，但可以通过同步增加的抗氧化作用抵消，氧化-抗氧化作用仍维持平衡；在子痫前期的患者中，抗氧化作用相对减弱，氧化作用占优势，导致血管内皮细胞损伤。

以上四种学说都是从某个侧面反映了子痫前期-子痫的发病过程，这种分类不是排他的，事实上是相互作用的。目前似乎没有一个遗传基因能够准确地反映子痫前期-子痫的易感性，而是一组基因决定了母体的易感性，这组基因可能表现为其他三个发病机制中某些关键物质的遗传信息发生改变。子痫前期-子痫患者的免疫反应异常和螺旋动脉狭窄是胎盘发生病变的基础，进一步导致器官微环境的氧化应激反应。

## 二、高危因素

流行病学调查发现如下高危因素：初产妇、孕妇年龄＜18 岁或＞40 岁、多胎妊娠、妊娠期高血压病史及家族史、慢性高血压、慢性肾炎、抗磷脂综合征、糖尿病、血管紧张素基因 $T_{235}$ 阳性、营养不良及低社会经济状况均与子痫前期-子痫发病风险增加密切相关。

## 三、病理生理变化

全身小动脉痉挛是子痫前期-子痫的基本病变。由于小动脉痉挛，外周阻力增大，血管内皮细胞损伤，通透性增加，体液及蛋白渗漏，表现为血压升高、水肿、蛋白尿及血液浓缩。脑、心、肺、肝、肾等重要脏器严重缺血可导致心、肝及肾衰竭，肺水肿及脑水肿，甚至抽搐、昏迷；胎盘梗死，出血而发生胎盘早剥及胎盘功能减退，危及母儿安全；血小板、纤维素沉积于血管内皮，激活凝血过程，消耗凝血因子，导致 DIC。

## 四、重要脏器的病理生理变化

### （一）脑

脑血管痉挛，通透性增加，导致脑水肿、充血、缺血、血栓形成及出血等。轻度患者可出现头痛、眼花、恶心呕吐等；严重者发生视力下降、甚至视盲，感觉迟钝、混乱，个别患者可出现昏迷，甚至发生脑疝。

### （二）肾脏

肾血管痉挛，肾血流量和肾小球滤过率均下降。病理表现为肾小球扩张、血管内皮细胞肿胀、纤维素沉积于血管内皮细胞下或肾小球间质；严重者肾皮质坏死，肾功能损伤将不可逆转。蛋白尿的多少标志着肾功能损害程度；进一步出现低蛋白血症，血浆肌酐、尿素氮、尿酸浓度升高，少尿等；少数可致肾衰竭。

### （三）肝脏

子痫前期可出现肝脏缺血、水肿，肝功能异常。表现为肝脏轻度肿大，血浆中各种转氨酶和碱性磷酸酶升高，以及轻度黄疸。严重者门静脉周围坏死，肝包膜下血肿形成，亦可发生肝破裂，危及母儿生命，临床表现为持续右上腹疼痛。

### （四）心血管

血管痉挛，血压升高，外周阻力增加，心肌收缩力和射血阻力（即心脏后负荷）增加，心排血量明显减少，心血管系统处于低排高阻状态。血管内皮细胞损伤，血管通透性增加，血管内液进入细胞间质，导致心肌缺血、间质水肿、心肌点状出血或坏死。肺血管痉挛，肺动脉高压，易发生肺水肿，严重时导致心力衰竭。

### （五）血液

1.容量

子痫前期-子痫患者的血液浓缩，血容量相对不足，表现为红细胞比容升高。主要原因：①血管痉挛收缩，血压升高，血管壁两侧的压力梯度增加。②血管内皮细胞损伤，血管壁渗透性增加。③由于大量的蛋白尿导致低蛋白血症，血浆的胶体渗透压降低。当红细胞比容下降时多合并贫血或红细胞受损或溶血。

2.凝血

子痫前期-子痫患者存在广泛的血管内皮细胞损伤,启动外源性或内源性的凝血机制,表现为凝血因子缺乏或变异所致的高凝血状态。严重者可出现微血管病性溶血,并伴有红细胞破坏的表现,即碎片状溶血,其特征为溶血、破裂红细胞、球形红细胞、网状红细胞增多及血红蛋白尿。血小板减少($<100\times10^9$/L)、肝酶升高、溶血,反映了疾病严重损害了凝血功能。

### (六)子宫胎盘血流灌注

绒毛浅着床及血管痉挛导致胎盘灌流量下降;胎盘螺旋动脉呈急性的粥样硬化,血管内皮细胞脂肪变性,管壁坏死,管腔狭窄,易发生不同程度的胎盘梗死;胎盘血管破裂,可导致胎盘早剥。胎盘功能下降可导致胎儿生长受限、胎儿窘迫、羊水过少,严重者可致死胎。

## 五、临床表现

典型临床表现为妊娠 20 周后出现高血压、水肿、蛋白尿。视病变程度不同,轻者可无症状或有轻度头晕,血压轻度升高,伴水肿或轻微蛋白尿;重者出现头痛、眼花、恶心、呕吐、持续性右上腹疼痛等,血压明显升高,蛋白尿增多,水肿明显;甚至昏迷、抽搐。

## 六、诊断及分类

根据病史、临床表现、体征及辅助检查即可做出诊断,同时应注意有无并发症及凝血机制障碍。

### (一)病史

有本病的高危因素及上述临床表现,特别应询问有无头痛、视力改变、上腹不适等。

### (二)高血压

至少出现两次以上血压升高,≥12.0/18.7 kPa(90/140 mmHg),其间隔时间≥6 小时才能确诊。血压较基础血压升高 2.0/4.0 kPa(15/30 mmHg),但<12.0/18.7 kPa(90/140 mmHg),不作为诊断依据,须密切观察。

### (三)尿蛋白

由于在 24 小时内尿蛋白的浓度波动很大,单次尿样检查可能导致误差。应留取 24 小时尿作定量检查;也可取中段尿测定,避免阴道分泌物污染尿液,造成误诊。

### (四)水肿

一般为凹陷性水肿,自踝部开始,逐渐向上延伸,经休息后不缓解。水肿局限于膝以下为"+",延及大腿为"++",延及外阴及腹壁为"+++",全身水肿或伴有腹水为"++++"。同时应注意体重异常增加,若孕妇体重每周突然增加 0.5 kg 以上,或每月增加 2.7 kg 以上,表明有隐形水肿存在。

### (五)辅助检查

1.血液检查

包括全血细胞计数、血红蛋白含量、血细胞比容、血黏度、凝血功能,根据病情轻重可多次检查。

2.肝肾功能测定

肝细胞功能受损可致 ALT、AST 升高。患者可出现清蛋白缺乏为主的低蛋白血症,白/球蛋白比值倒置。肾功能受损时,血清肌酐、尿素氮、尿酸升高,肌酐升高与病情严重程度相平行。尿酸在慢性高血压患者中升高不明显,因此可用于本病与慢性高血压的鉴别诊断。重度子痫前期与子痫应测定电解质与二氧化碳结合力,以便及早发现并纠正酸中毒。

### 3.尿液检查

应测尿比重、尿常规。尿比重≥1.020 提示尿液浓缩,尿蛋白(＋)时尿蛋白含量约 300 mg/24 h;当尿蛋白(＋＋＋)时尿蛋白含量 5 g/24 h。尿蛋白检查在严重妊娠期高血压疾病患者应每 2 天一次或每天检查。

### 4.眼底检查

通过眼底检查可以直接观察到视网膜小动脉的痉挛程度,是子痫前期-子痫严重程度的重要参考指标。子痫前期患者可见视网膜动静脉比值 1：2 以上、视盘水肿、絮状渗出或出血,严重时可发生视网膜剥离。患者可出现视力模糊或视盲。

### 5.损伤性血流动力学监测

当子痫前期-子痫患者伴有严重的心脏病、肾脏疾病、难以控制的高血压、肺水肿及不能解释的少尿时,可以监测孕妇的中心静脉压或肺毛细血管楔压。

### 6.其他

心电图、超声心动图可了解心功能,疑有脑出血可行 CT 或 MRI 检查。同时常规检查胎盘功能、胎儿宫内安危状态及胎儿成熟度检查。

## 七、处理

妊娠期高血压疾病治疗的基本原则是镇静、解痉、降压、利尿,适时终止妊娠。病情程度不同,治疗原则略有不同:①妊娠期高血压一般采用休息、镇静、对症等处理后,病情可得到控制,若血压升高,可予以降压治疗。②子痫前期除了一般处理,还要进行解痉、降压等治疗,必要时终止妊娠。③子痫需要及时控制抽搐的发作,防治并发症,经短时间控制病情后及时终止妊娠。④妊娠合并慢性高血压以降血压为主。

### (一)一般处理

#### 1.休息

对于轻度的妊娠高血压可住院也可在家治疗,但子痫前期患者建议住院治疗。保证充足的睡眠,取左侧卧位,每天休息不少于 10 小时。左侧卧位可减轻子宫对腹主动脉、下腔静脉的压迫,使回心血量增加,改善子宫胎盘的血供。左侧卧位 24 小时可使舒张压降低 1.3 kPa(10 mmHg)。

#### 2.密切监护母儿状态

应询问孕妇是否出现头痛、视力改变、上腹不适等症状。每天测体重及血压,每天或隔天复查尿蛋白。定期监测血压、胎儿发育状况和胎盘功能。

#### 3.间断吸氧

可增加血氧含量,改善全身主要脏器和胎盘的氧供。

#### 4.饮食

应包括充足的蛋白质、热量,不限盐和液体,但对于全身水肿者应适当限制盐的摄入。

### (二)镇静

轻度患者一般不需要药物治疗,对于精神紧张、焦虑或睡眠欠佳者可给予镇静剂。对于重度的子痫前期或子痫患者,需要应用较强的镇静剂,防治子痫发作。

#### 1.地西泮

具有较强的镇静、抗惊厥、肌肉松弛作用,对胎儿及新生儿的影响较小。用法:2.5～5.0 mg

口服,每天 3 次,或 10 mg 肌内注射或静脉缓慢注射(>2 分钟)。

2.冬眠药物

冬眠药物可广泛抑制神经系统,有助于解痉降压,控制子痫抽搐。用法:①哌替啶100 mg,氯丙嗪 50 mg,异丙嗪 50 mg 加入 10%葡萄糖 500 mL 内缓慢静脉滴注。②紧急情况下,可将三种药物的 1/3 量加入 25%葡萄糖液 20 mL 缓慢静脉推注(>5 分钟),余 2/3 量加入 10%葡萄糖 250 mL 静脉滴注。由于氯丙嗪可使血压急骤下降,导致肾及子宫胎盘血供减少、胎儿缺氧,且对母儿肝脏有一定的损害作用,现仅应用于硫酸镁治疗效果不佳者。

3.其他镇静药物

苯巴比妥、异戊巴比妥、吗啡等具有较好的抗惊厥、抗抽搐作用,可用于子痫发作时控制抽搐及产后预防或控制子痫发作。由于该药可致胎儿呼吸抑制,分娩 6 小时前慎用。

(三)解痉

治疗子痫前期和子痫的主要方法,可以解除全身小动脉痉挛,缓解临床症状,控制和预防子痫的发作。首选药物为硫酸镁,其作用机制:①抑制运动神经末梢与肌肉接头处钙离子和乙酰胆碱的释放,阻断神经肌肉接头间的信息传导,使骨骼肌松弛;②降低中枢神经系统兴奋性及脑细胞的耗氧量,降低血压,抑制抽搐发生;③降低机体对血管紧张素Ⅱ的反应;④刺激血管内皮细胞合成前列环素,抑制内皮素合成,从而缓解血管痉挛状态;⑤解除子宫胎盘血管痉挛,改善母儿间血氧交换及围生儿预后。

1.用药方案

静脉给药结合肌内注射。

(1)静脉给药:首次负荷剂量 25%硫酸镁 10 mL 加于 10%葡萄糖液 20 mL 中,缓慢静脉注入,5~10 分钟推完;继之 25%硫酸镁 60 mL 加入 5%葡萄糖液 500 mL 静脉滴注,滴速为 1~2 g/h。

(2)根据血压情况,决定是否加用肌内注射,用法为 25%硫酸镁 20 mL 加 2%利多卡因 2 mL,臀肌深部注射,每天 1~2 次。每天总量为 25~30 g。用药过程中可监测血清镁离子浓度。

2.毒性反应

正常孕妇血清镁离子浓度为 0.75~1 mmol/L,治疗有效浓度为 1.7~3 mmol/L,若血清镁离子浓度>3 mmol/L 即可发生镁中毒。首先表现为膝反射减弱或消失,继之出现全身肌张力减退、呼吸困难、复视、语言不清,严重者可出现呼吸肌麻痹,甚至呼吸、心跳停止,危及生命。

3.注意事项

用药前及用药过程中应注意以下事项。定时检查膝反射是否减弱或消失;呼吸不少于16 次/分;尿量每小时不少于 25 mL 或每 24 小时不少于 600 mL;硫酸镁治疗时需备钙剂,一旦出现中毒反应,立即静脉注射 10%葡萄糖酸钙 10 mL,因钙离子与镁离子可竞争神经细胞上的受体,从而阻断镁离子的作用。肾功能不全时应减量或停用;有条件时监测血镁浓度。

(四)降压

目的为延长孕周或改变围生期结局。对于收缩压≥21.3 kPa(160 mmHg),或舒张压≥14.7 kPa(110 mmHg)或平均动脉压≥18.7 kPa(140 mmHg)者,以及原发性高血压妊娠前已用降血压药者,须应用降压药物。降压药物选择原则:对胎儿无毒副作用,不影响心每搏输出量、肾血流量及子宫胎盘灌注量,不致血压急剧下降或下降过低。

1.肼屈嗪

为妊娠期高血压疾病的首选药物。主要作用于血管舒缩中枢或直接作用于小动脉平滑肌,可降低血管紧张度,扩张周围血管而降低血压,并可增加心排血量,有益于脑、肾、子宫胎盘的血流灌注。降压作用快、舒张压下降较显著。用法:每 15~20 分钟给药 5~10 mg,直至出现满意反应,即舒张压控制在 12.0~13.3 kPa(90~100 mmHg);或 10~20 mg,每天 2~3 次口服;或 40 mg 加入 5%葡萄糖液 500 mL 内静脉滴注。不良反应为头痛、心率加快、潮热等。有心脏病或心力衰竭者,不宜应用此药。

2.拉贝洛尔

为 α、β 肾上腺素受体阻断剂,降低血压但不影响肾及胎盘血流量,并可对抗血小板凝集,促进胎儿肺成熟。该药显效快,不引起血压过低或反射性心动过速。静脉滴注剂量为 50~100 mg 加入 5%葡萄糖液中静脉滴注,5 天为 1 个疗程,血压稳定后改口服;每次 100 mg,每天 2~3 次,2~3 天后根据需要加量,常用维持量为 200~400 mg,每天 2 次,饭后服用。总剂量<2 400 mg/d。不良反应为头皮刺痛及呕吐。

3.硝苯地平

钙通道阻滞剂,可解除外周血管痉挛,使全身血管扩张,血压下降,由于其降压作用迅速,目前不主张舌下含化。用法:10 mg 口服,每天 3 次,24 小时总量<60 mg。其不良反应为心悸、头痛,与硫酸镁有协同作用。

4.尼莫地平

亦为钙通道阻滞剂,其优点在于可选择性的扩张脑血管。用法:20~60 mg 口服,每天 2~3 次;或 20~40 mg 加入 5%葡萄糖液 250 mL 中静脉滴注,每天 1 次,每天总量<360 mg,不良反应为头痛、恶心、心悸及颜面潮红。

5.甲基多巴

可兴奋血管运动中枢的 α 受体,抑制外周交感神经而降低血压,妊娠期使用效果较好。用法:250 mg 口服,每天 3 次。其不良反应为嗜睡、便秘、口干、心动过缓。

6.硝普钠

强有力的速效血管扩张剂,扩张周围血管使血压下降。由于药物能迅速通过胎盘进入胎儿体内,并保持较高浓度,其代谢产物(氰化物)对胎儿有毒性作用,不宜在妊娠期使用。产后血压过高,其他降压药效果不佳时,方考虑使用。用法:50 mg 加于 5%葡萄糖液 1 000 mL 内,缓慢静脉滴注。用药不宜>72 小时。用药期间应严密监测血压及心率。

7.肾素血管紧张素类药物

可导致胎儿生长受限、胎儿畸形、新生儿呼吸窘迫综合征、新生儿早发性高血压,妊娠期应禁用。

**(五)扩容**

一般不主张应用扩容剂,仅用于严重的低蛋白血症、贫血。可选用人血清蛋白、血浆和全血。

**(六)利尿药物**

一般不主张应用,仅用于全身性水肿、急性心力衰竭、肺水肿或血容量过多且伴有潜在性肺水肿者。常用利尿剂有呋塞米、甘露醇等。

**(七)适时终止妊娠**

终止妊娠是治疗妊娠期高血压疾病的有效措施。

1.终止妊娠的指征

(1)重度子痫前期患者经积极治疗 24~48 小时仍无明显好转者。

(2)重度子痫前期患者孕周已>34周。

(3)重度子痫前期患者孕龄不足34周,但胎盘功能减退,胎儿已成熟。

(4)重度子痫前期患者,孕龄不足34周,胎盘功能减退,胎儿尚未成熟者,可用地塞米松促胎肺成熟后终止妊娠。⑤子痫控制后2小时可考虑终止妊娠。

2.终止妊娠的方式

(1)引产适用于病情控制后,宫颈条件成熟者。先行人工破膜,羊水清亮者,可给予缩宫素静脉滴注引产。第一产程应密切观察产程进展状况,保持产妇安静和充分休息。第二产程应以会阴后侧切开术、胎头吸引或低位产钳助产缩短第二产程。第三产程应预防产后出血。产程中应加强母儿安危状况和血压监测,一旦出现头昏、眼花、恶心、呕吐等症状,病情加重,立即以剖宫产结束分娩。

(2)剖宫产适用于有产科指征者,宫颈条件不成熟,不能在短时间内经阴道分娩,引产失败,胎盘功能明显减退,或已有胎儿窘迫征象者。产后子痫多发生于产后24小时内,最晚可在产后10天发生,故产后应积极处理,防止产后子痫的发生。

### (八)子痫的处理

子痫是妊娠期高血压疾病最严重的阶段,是妊娠期高血压疾病所致母儿死亡的最主要原因,应积极处理。子痫处理原则为控制抽搐,纠正缺氧和酸中毒,控制血压,抽搐控制后终止妊娠。

(1)控制抽搐:①25%硫酸镁10 mL加于25%葡萄糖液20 mL静脉推注(>5分钟),继之用以2 g/h静脉滴注,维持血药浓度,同时应用有效镇静药物如地西泮,控制抽搐。②20%甘露醇250 mL快速静脉滴注,降低颅内压。

(2)血压过高时给予降压药。

(3)纠正缺氧和酸中毒:间断面罩吸氧,根据二氧化碳结合力及尿素氮值给予适量的4%碳酸氢钠纠正酸中毒。

(4)终止妊娠:抽搐控制2小时后可考虑终止妊娠。

(5)护理:保持环境安静,避免声光刺激;吸氧,防止口舌咬伤,防止窒息,防止坠地受伤,密切观察体温、脉搏、呼吸、血压、神志、尿量(应保留导尿管监测)等。

(6)密切观察病情变化,及早发现心力衰竭、脑出血、肺水肿、HELLP综合征、肾衰竭、DIC等并发症,并积极处理。

### (九)慢性高血压的处理

1.降压治疗指征

收缩压在20.0~24.0 kPa(150~180 mmHg)或舒张压>13.3 kPa(100 mmHg);或伴有高血压导致的器官损伤的表现。血压≥14.7/24.0 kPa(110/180 mmHg)时,需要静脉降压治疗,首选药物为肼屈嗪和拉贝洛尔。

2.胎儿监护

超声检查,动态监测胎儿的生长发育。NST或胎儿生物物理监护,在妊娠28周开始每周一次;妊娠32周以后每周两次。

3.终止妊娠

对于轻度、没有并发症的慢性高血压病,可足月自然分娩;若慢性高血压病并发子痫前期,或伴其他的妊娠并发症(如胎儿生长受限、上胎死胎史等),应提前终止妊娠。

(神 雪)

<<<

## 第二节 妊娠合并心脏病

妊娠合并心脏病是孕产妇死亡的重要原因。在我国孕产妇死因顺位中高居第二位,占非直接产科死因的首位。妊娠合并心脏病的发病率各国报道为 1%~4%,我国 1992 年报道为 1.06%。

### 一、妊娠合并心脏病的种类及其对妊娠的影响

在妊娠合并心脏病的患者中,先天性心脏病占 35%~50%,位居第一;随着广谱抗生素的应用,以往发病率较高的风湿性心脏病的发病率逐年下降;妊娠高血压性心脏病、围生期心肌病、心肌炎、各种心律失常、贫血性心脏病等在妊娠合并心脏病中也占有一定比例;而二尖瓣脱垂、慢性高血压心脏病、甲状腺功能亢进性心脏病等较少见。不同类型心脏病的发病率随不同国家及地区的经济发展水平差异较大。在发达国家及我国沿海经济发展较快的地区,风湿热已较少见;而在发展中国家及贫困、落后的边远地区仍未摆脱风湿病的困扰,风湿性心脏病合并妊娠者仍很多见。

#### (一) 先天性心脏病

1.左向右分流型先天性心脏病

(1)房间隔缺损:是最常见的先天性心脏病。对妊娠的影响取决于缺损的大小。缺损面积小于 1 cm² 者多无症状,仅在体检时被发现,多能耐受妊娠及分娩。若缺损面积较大,在左向右分流基础上合并肺动脉高压,右心房压力增加,可引起右至左分流出现发绀,有发生心力衰竭的可能。房间隔缺损大于 2 cm² 者,最好在孕前手术矫治后再妊娠。

(2)室间隔缺损:对于小型缺损(缺损面积小于等于 1 cm²),若既往无心力衰竭史,也无其他并发症者,妊娠期很少发生心力衰竭,一般能顺利度过妊娠与分娩。室间隔缺损较大,常伴有肺动脉高压,妊娠期发展为右向左分流,出现发绀和心力衰竭。后者妊娠期危险性大,于孕早期宜行人工流产终止妊娠。

(3)动脉导管未闭:较多见,在先天性心脏病(简称先心病)中占 20%~50%,由于儿童期可手术治愈,故妊娠合并动脉导管未闭者并不多见。若较大分流的动脉导管未闭,孕前未行手术矫治者,由于大量动脉血流向肺动脉,肺动脉高压使血流逆转出现发绀诱发心力衰竭。若孕早期已有肺动脉高压或有右向左分流者,宜人工终止妊娠。未闭动脉导管口径较小,肺动脉压正常者,妊娠期一般无症状,可继续妊娠至足月。

2.右向左分流型先天性心脏病

临床上最常见的右向左分流型先天性心脏病有法洛四联症及艾森曼格综合征等。一般多有复杂的心血管畸形,未行手术矫治者很少存活至生育年龄。此类患者对妊娠期血容量增加和血流动力学改变的耐受力极差,妊娠时母体和胎儿病死率可高达 30%~50%。若发绀严重,自然流产率可高达 80%。这类心脏病妇女不宜妊娠,若已妊娠也应尽早终止。经手术治疗后心功能为 Ⅰ~Ⅱ 级者,可在严密观察下继续妊娠。

3.无分流型先天性心脏病

(1)肺动脉口狭窄:单纯肺动脉口狭窄的预后较好,多数能存活到生育期。轻度狭窄者能渡过妊娠及分娩期。重度狭窄(瓣口面积减少60%以上)宜于妊娠前行手术矫治。

(2)主动脉缩窄:妊娠者合并主动脉缩窄较少见。此病预后较差,合并妊娠时20%会发生各种并发症,病死率为3.5%～9.0%。围生儿预后也较差,胎儿病死率为10%～20%。轻度主动脉缩窄,心脏代偿功能良好,患者可在严密观察下继续妊娠。中、重度狭窄者即使经手术矫治,也应劝告避孕或在孕早期终止妊娠。

(3)马方综合征:表现为主动脉中层囊性退变。一旦妊娠,孕妇病死率为4%～50%,多因血管破裂;胎儿病死率超过10%。患本病的妇女应劝其避孕,已妊娠者若超声心动图见主动脉根部直径大于40 mm时,应劝其终止妊娠。本病于妊娠期间应严格限制活动,控制血压,必要时使用β受体阻滞剂以降低心肌收缩力。

(二)风湿性心脏病

风湿性心脏病以单纯性二尖瓣狭窄最多见,占2/3～3/4;部分为二尖瓣狭窄合并关闭不全,主动脉瓣病变少见。心功能Ⅰ～Ⅱ级,从未发生过心力衰竭及并发症的轻度二尖瓣狭窄孕妇,无明显血流动力学改变,孕期进行严密监护,可耐受妊娠。二尖瓣狭窄越严重,血流动力学改变越明显,妊娠的危险性越大,肺水肿和低排量性心力衰竭的发生率越高,母体与胎儿的病死率越高,尤其在分娩和产后病死率更高。病变严重伴有肺动脉高压的患者,应在妊娠前纠正二尖瓣狭窄,已妊娠者宜在孕早期终止。

(三)妊娠高血压性心脏病

妊娠高血压性心脏病指既往无心脏疾病史,在妊娠期高血压疾病的基础上,突然发生以左心衰竭为主的全心衰竭者。妊娠期高血压疾病并发肺水肿的发生率为3%,这是由于冠状动脉痉挛,心肌缺血,周围小动脉阻力增加,水、钠潴留及血黏度增加等,加重了心脏负担而诱发急性心力衰竭。妊娠期高血压疾病合并中、重度贫血时更易引起心肌受累。这类心脏病在发生心力衰竭之前,常有干咳,夜间更明显,易被误诊为上呼吸道感染或支气管炎而延误诊疗时机,产后病因消除,病情会逐渐缓解,多不遗留器质性心脏病变。

(四)围生期心肌病

围生期心肌病(peripartum cardiomyopathy,PPCM)指既往无心血管系统疾病史,于妊娠期最后3个月至产后6个月内发生的扩张型心肌病。这种特定的发病时间是与非特异性扩张型心肌病的区别点。确定围生期心肌病必须排除其他任何原因的左心室扩张和收缩功能失常。确切病因还不十分清楚,可能与病毒感染、自身免疫因素、多胎妊娠、多产、高血压、营养不良及遗传等因素有关。与非特异性扩张型心肌病的不同点在于发病较年轻,发病与妊娠有关,再次妊娠可复发,50%的病例于产后6个月内完全或接近完全恢复。围生期心肌病对母儿均不利,胎儿病死率可达10%～30%。临床表现不尽相同,主要表现为呼吸困难、心悸、咳嗽、咯血、端坐呼吸、胸痛、肝大、水肿等心力衰竭的症状。25%～40%的患者出现相应器官栓塞症状。轻者仅有心电图的T波改变而无症状。胸部X线摄片见心脏普遍增大、心脏搏动减弱,肺淤血。心电图示左心室肥大、ST段及T波异常改变,常伴有各种心律失常。超声心动图显示心腔扩大、搏动普遍减弱、左心室射血分数减低。一部分患者可因心力衰竭、肺梗死或心律失常而死亡。治疗宜在安静、增加营养和低盐饮食的同时,针对心力衰竭可给强心利尿剂及血管扩张剂,有栓塞征象可以适当应用肝素。曾患围生期心肌病、心力衰竭且遗留心脏扩大者,应避免再次妊娠。

**（五）心肌炎**

近年病毒性心肌炎呈增多趋势，急慢性心肌炎合并妊娠的比例在增加。妊娠期合并心肌炎的诊断较困难。患者主要表现为既往无心瓣膜病、冠心病或先心病，在病毒感染后1~3周内出现乏力、心悸、呼吸困难和心前区不适。检查可见心脏扩大，持续性心动过速、心律失常和心电图ST段及T波异常改变等。急性心肌炎病情控制良好者，可在密切监护下继续妊娠。

## 二、妊娠合并心脏病对孕妇的影响

妊娠期子宫增大、胎盘循环建立、母体代谢率增高，母体对氧及循环血液的需求量增加。妊娠期血容量增加可达30%，致心率加快，心排血量增加，32~34周时最为明显。分娩期子宫收缩，产妇屏气用力及胎儿娩出后子宫突然收缩，腹腔内压骤减，大量血液向内脏灌注，进一步加重心脏负担。产褥期组织间潴留的液体也开始回到体循环，血流动力学发生一系列急剧变化。因此，在妊娠32~34周、分娩期及产后3天内是血液循环变化最大、心脏负担最重的时期，有器质性心脏病的孕产妇常在此时因心脏负担加重，极易诱发心力衰竭，临床上应给予高度重视。

## 三、妊娠合并心脏病对胎儿的影响

不宜妊娠的心脏病患者一旦妊娠，或妊娠后心功能恶化者，流产、早产、死胎、胎儿生长受限、胎儿窘迫及新生儿窒息的发生率均明显增高。心脏病孕妇心功能良好者，胎儿相对安全，但剖宫产概率增加。某些治疗心脏病的药物对胎儿也存在潜在的毒性反应，如地高辛可以自由通过胎盘到达胎儿体内。一部分先天性心脏病与遗传因素有关，国外报道，双亲中任何一方患有先天性心脏病，其后代先心病及其他畸形的发生机会较对照组增加5倍，如室间隔缺损、肥厚性心肌病、马方综合征等均有较高的遗传性。

## 四、妊娠合并心脏病的诊断

由于妊娠期生理性血流动力学的改变、血容量及氧交换量增加，可以出现一系列酷似心脏病的症状和体征，如心悸、气短、踝部水肿、乏力、心动过速等。心脏检查可以有轻度心界扩大、心脏杂音。妊娠还可使原有心脏病的某些体征发生变化，如二尖瓣或主动脉瓣关闭不全的患者，妊娠期周围血管阻力降低，杂音可以减轻甚至不易听到；妊娠血容量增加可使轻度二尖瓣狭窄或三尖瓣狭窄的杂音增强，以致过高估计病情的严重程度，增加明确诊断的难度。因此妊娠期心脏病和心力衰竭的诊断必须结合妊娠期解剖和生理改变仔细分析，再做出正确判断。以下为有意义的诊断依据。

（1）妊娠前有心悸、气急或心力衰竭史，或体检曾被诊断有器质性心脏病，或曾有风湿热病史。

（2）有劳力性呼吸困难、经常性夜间端坐呼吸、咯血、经常性胸闷胸痛等临床症状。

（3）有发绀、杵状指、持续性颈静脉怒张。心脏听诊有舒张期杂音或粗糙的Ⅲ级以上全收缩期杂音。有心包摩擦音、舒张期奔马律、交替脉。

（4）心电图有严重的心律失常，如心房颤动、心房扑动、三度房室传导阻滞、ST段及T波异常改变等。

（5）超声心动图检查显示心腔扩大、心肌肥厚、瓣膜运动异常、心脏结构异常。

（6）X线检查心脏显著扩大，尤其个别心腔扩大者。

## 五、心功能分级

衡量心脏患者的心功能状态,纽约心脏病协会(NYHA)1994 年开始采用两种并行的心功能分级方案。

(1)一种是依据患者对一般体力活动的耐受程度,将心脏病患者心功能分为Ⅰ~Ⅳ级。

Ⅰ级:进行一般体力活动不受限制。

Ⅱ级:进行一般体力活动稍受限制,活动后心悸、轻度气短,休息时无症状。

Ⅲ级:一般体力活动显著受限制,休息时无不适,轻微日常工作即感不适、难,或既往有心力衰竭史。

Ⅳ级:不能进行任何体力活动,休息时仍有心悸、呼吸困难等心力衰竭表现。

此方案的优点是简便易行,不依赖任何器械检查来衡量患者的主观心功能量,因此多年来一直应用于临床。其不足之处是,主观症状和客观检查不一定一致,有时甚至差距很大。

(2)第二种是根据心电图、负荷试验、X 线、超声心动图等客观检查结果评估心脏病的严重程度。此方案将心脏功能分为 A~D 级。

A 级:无心血管病的客观依据。

B 级:客观检查表明属于轻度心血管病患者。

C 级:属于中度心血管病患者。

D 级:属于重度心血管病患者。

其中轻、中、重没有做出明确规定,由医师根据检查进行判断。两种方案可单独应用,也可联合应用,如心功能Ⅱ级 C、Ⅰ级 B 等。

## 六、妊娠合并心脏病的主要并发症

### (一)心力衰竭

原有心功能受损的心脏病患者,妊娠后可因不能耐受妊娠各期的血流动力学变化而发生心力衰竭。风湿性心脏病二尖瓣狭窄的孕产妇,由于心排血量增加,心率加快或生理性贫血,增加了左心房的负担而使心房纤颤的发生率增加,心房纤颤伴心率明显加快使左心室舒张期充盈时间缩短,引起肺血容量及肺动脉压增加,而发生急性肺水肿和心力衰竭。先天性心脏病心力衰竭多见于较严重的病例,由于心脏畸形种类的不同,心力衰竭的发生机制及表现也不同。

### (二)亚急性感染性心内膜炎

妊娠各时期发生菌血症的危险性增加,如泌尿道或生殖道感染,此时已有缺损的心脏则易发生亚急性感染性心内膜炎,是心脏病诱发心力衰竭的原因之一。

### (三)缺氧和发绀

发绀型先心病平时已有缺氧和发绀,妊娠期周围循环阻力下降,可使发绀加重。左至右分流的无发绀型先心病,如合并肺动脉高压,分娩时失血等原因引起血压下降,可发生暂时性右至左分流,引起缺氧和发绀。

### (四)静脉栓塞和肺栓塞

妊娠时血液呈高凝状态,心脏病患者静脉压增高及静脉血液淤积易引起栓塞,静脉血栓形成和肺栓塞发生率较非孕妇女高 5 倍,是孕产妇死亡的主要原因之一。

## 七、心力衰竭的早期诊断

心脏病孕产妇的主要死亡原因是心力衰竭,早期发现心力衰竭和及时做出诊断极为重要。若出现下述症状与体征,应考虑为早期心力衰竭:①轻微活动后即出现胸闷、心悸、气短;②休息时心率每分钟超过 110 次,呼吸每分钟超过 20 次;③夜间常因胸闷而坐起呼吸,或到窗口呼吸新鲜空气;④肺底部出现少量持续性湿啰音,咳嗽后不消失。

## 八、心脏病患者对妊娠耐受能力的判断

能否安全渡过妊娠期、分娩期及产褥期,取决于心脏病的种类、病变程度、是否手术矫治、心功能级别及具体医疗条件等因素。

### (一) 可以妊娠

心脏病变较轻,心功能 I~II 级,既往无心力衰竭史,亦无其他并发症者,妊娠后经密切监护,适当治疗多能耐受妊娠和分娩。

### (二) 不宜妊娠

心脏病变较重、心功能 III~IV 级、既往有心力衰竭史、有肺动脉高压、左心室射血分数小于等于 0.6、心搏量指数每分钟小于等于 3.0 L/m² 、右向左分流型先心病、严重心律失常、活动风湿热、联合瓣膜病、心脏病并发细菌性心内膜炎、急性心肌炎的患者,孕期极易发生心力衰竭,不宜妊娠。年龄在 35 岁以上,发生心脏病病程较长者,发生心力衰竭的可能性极大,不宜妊娠。若已妊娠,应在妊娠早期行治疗性人工流产。

## 九、妊娠合并心脏病的围生期监护

心脏病孕产妇的主要死亡原因是心力衰竭和感染。心脏病育龄妇女应行孕前咨询,明确心脏病类型、程度、心功能状态,并确定能否妊娠。允许妊娠者一定要从早孕期开始,定期进行产前检查。未经系统产前检查的心脏病孕产妇心力衰竭发生率和孕产妇病死率,较经产前检查者约高出 10 倍。在心力衰竭易发的三段时期(妊娠 32~34 周、分娩期及产后 3 天内)须重点监护。

### (一) 妊娠期

1.终止妊娠

凡不宜妊娠的心脏病孕妇,应在孕 12 周前行人工流产。若妊娠已超过 12 周,终止妊娠需行较复杂手术,其危险性不亚于继续妊娠和分娩,应积极治疗心力衰竭,使之渡过妊娠与分娩为宜。对顽固性心力衰竭病例,为减轻心脏负荷,应与内科、麻醉医师配合,严格监护下行剖宫取胎术。

2.定期产前检查

定期产前检查能及早发现心力衰竭的早期征象。在妊娠 20 周前,应每 2 周行产前检查 1 次。20 周后,尤其是 32 周以后,发生心力衰竭的机会增加,产前检查应每周 1 次。发现早期心力衰竭征象应立即住院治疗。孕期经过顺利者,亦应在孕 36~38 周提前住院待产。

3.防治心力衰竭

(1)避免过劳及情绪激动,保证充分休息,每天至少睡眠 10 小时。

(2)孕期应适当控制体重,整个孕期体重增加不宜超过 10 kg,以免加重心脏负担。孕妇应行高蛋白、高维生素、低盐、低脂肪饮食。孕 16 周后,每天食盐量不超过 4~5 g。

(3)治疗各种引起心力衰竭的诱因。预防感染,尤其是上呼吸道感染;纠正贫血;治疗心律失

常。孕妇心律失常发病率较高,对频发的室性期前收缩或快速室性心率,需用药物治疗。防治妊娠期高血压疾病和其他合并症与并发症。

(4)心力衰竭的治疗:与未孕者基本相同。但孕妇对洋地黄类药物的耐受性较差,需注意毒性反应。为防止产褥期组织内水分与强心药同时回流入体循环引起毒性反应,常选用作用和排泄较快的制剂,如地高辛 0.25 mg,每天 2 次口服,2～3 天后可根据临床效果改为每天 1 次。妊娠晚期心力衰竭的患者,原则是待心力衰竭控制后再行产科处理,应放宽剖宫产指征。如为严重心力衰竭,经内科各种措施均未能奏效,若继续发展将导致母儿死亡时,也可边控制心力衰竭边紧急剖宫产,取出胎儿,减轻心脏负担,以挽救孕妇生命。

### (二)分娩期

妊娠晚期应提前选择好适宜的分娩方式。

1.分娩方式的选择

心功能Ⅰ～Ⅱ级,胎儿不大,胎位正常,宫颈条件良好者,可考虑在严密监护下经阴道分娩。胎儿偏大,产道条件不佳及心功能Ⅲ～Ⅳ级者,均应择期剖宫产。剖宫产可减少产妇因长时间宫缩所引起的血流动力学改变,减轻心脏负担。由于手术及麻醉技术的提高,术中监护措施的完善及高效广谱抗生素的应用,剖宫产已比较安全,故应放宽剖宫产指征。以选择连续硬膜外阻滞麻醉为宜,麻醉剂中不应加肾上腺素,麻醉平面不宜过高。为防止仰卧位低血压综合征,可采取左侧卧位15°,上半身抬高30°。术中、术后应严格限制输液量。不宜再妊娠者,应建议同时行输卵管结扎术。

2.分娩期处理

(1)第一产程:安慰及鼓励产妇,消除紧张情绪。适当应用地西泮、哌替啶等镇静剂。密切注意血压、脉搏、呼吸、心率。一旦发现心力衰竭征象,应取半卧位,高浓度面罩吸氧,并给毛花苷 C 0.4 mg 加 25%葡萄糖液 20 mL 缓慢静脉注射,必要时 4～6 小时重复给药 0.2 mg。产程开始后即应给予抗生素预防感染。

(2)第二产程:要避免屏气升高腹压,应行会阴后-侧切开、抬头吸引或产钳助产术,尽可能缩短第二产程。

(3)第三产程:胎儿娩出后,产妇腹部放置沙袋,以防腹压骤降而诱发心力衰竭。要防止产后出血过多而加重心肌缺血,诱发先心病发生发绀及心力衰竭。可静脉注射或肌内注射缩宫素 10～20 U,禁用麦角新碱,以防静脉压增高。产后出血过多者,应适当输血、输液,但需注意输液速度。

### (三)产褥期

产后 3 天内,尤其 24 小时内仍是发生心力衰竭的危险时期,产妇须充分休息并密切监护。应用广谱抗生素预防感染,直至产后 1 周左右,无感染征象时停药。心功能Ⅲ级以上者不宜哺乳。

### (四)心脏手术的指征

妊娠期血流动力学的改变使心脏储备能力下降,影响心脏手术后的恢复,加之术中用药及体外循环对胎儿的影响,一般不主张在孕期手术,尽可能在幼年、孕前或延至分娩后再行心脏手术。如果妊娠早期出现循环障碍症状,孕妇不愿做人工流产,内科治疗效果又不佳且手术操作不复杂,可考虑手术治疗。手术时期宜在妊娠 12 周以前进行,手术前注意保胎及预防感染。

(神　雪)

# 第三节　妊娠合并缺铁性贫血

缺铁性贫血是指体内可用来制备血红蛋白的储存铁不足,红细胞生成障碍所发生的小细胞低色素性贫血,是铁缺乏的晚期表现。由于妊娠期妇女的生理改变,66%的孕妇可发生缺铁性贫血,占妊娠期贫血的95%。铁是人体最重要的微量元素之一,是构成血红蛋白必需的原料。人体血红蛋白铁约占机体总铁量的70%,剩余的30%以铁蛋白及含铁血黄素的形式储存在肝、脾、骨髓等组织,称储存铁,当铁供应不足时,储存铁可供造血需要,所以铁缺乏早期无贫血表现。当铁缺乏加重,储存铁耗竭时,才表现出贫血症状和体征,故缺铁性贫血是缺铁的晚期表现。

体内许多含铁酶和铁依赖酶控制着体内重要代谢过程,因此,铁与组织呼吸、氧化磷酸化、胶原合成、卟啉代谢、淋巴细胞及粒细胞功能、神经递质的合成与分解、躯体及神经组织的发育都有关系。铁缺乏时因酶活性下降导致一系列非血液学的改变,如上皮细胞退变、萎缩、小肠黏膜变薄致吸收功能减退、神经功能紊乱、抗感染能力降低等。

## 一、病因

### (一)铁的需要量增加

由于胎儿生长发育需要铁250~350 mg,妊娠期增加的血容量需要铁650~750 mg,故整个孕期共需增加铁1 000 mg左右。

### (二)孕妇对铁摄取不足或吸收不良

孕妇每天至少需要摄入铁4 mg。按正常饮食计算,每天饮食中含铁10~15 mg,而吸收率仅为10%,远不能满足妊娠期的需要。即使是在妊娠后半期,铁的最大吸收率达40%,仍不能满足需要,若不给予铁剂补充,容易耗尽体内的储存铁而造成贫血。

### (三)不良饮食习惯

蔬菜摄入量少、长期偏食和饮浓茶不但使铁的摄入减少,而且吸收也不足。

### (四)其他

既往月经过多、多产或分娩过于频密等使铁的丢失过多,早孕反应重使得铁的摄入不足。

## 二、发病机制

孕妇缺铁使体内长期处于铁的负平衡,机体便动用储备铁,继之使血清铁、血铁蛋白逐渐下降到最低点。当体内的铁耗尽,发生红细胞内缺铁时,便会导致红细胞生成障碍。

## 三、贫血对妊娠的影响

慢性或轻度贫血机体能逐渐适应而无不适,对妊娠和分娩影响不大。中度以上的贫血由于组织对缺氧的代偿可出现心率加快,心排血量增加,继续发展则心脏代偿增大,心肌缺血,当血红蛋白<50 g/L时易发生贫血性心脏病。贫血的孕妇由于子宫胎盘缺血极易合并妊娠高血压疾病;由于抵抗力降低易导致感染的发生;缺血的子宫易引起宫缩不良而导致产程延长和产后出血;因氧储备不足,对出血的耐受性差,即使产后出血不多也容易引起休克而危及生命;对产科手

术的麻醉耐受性差,容易发生麻醉意外。

贫血孕妇氧储备不足可影响胎儿的生长发育和胎儿的储备能力,故胎儿生长受限、低出生体重儿、胎儿窘迫、新生儿窒息的发生率升高。

铁通过胎盘单方向源源不断运输给胎儿,轻、中度的贫血对胎儿没有影响,但严重缺铁性贫血的孕妇没有足够的铁供给胎儿,胎儿出生后同样表现为小细胞低色素性贫血。

## 四、诊断依据

### (一)病史

既往有月经过多、钩虫病等慢性失血的病史;长期偏食、胃肠功能紊乱、营养不良;合并肝肾疾病和慢性感染。经铁剂治疗有效对诊断有重要的辅助价值。

### (二)临床表现

缓慢起病,轻者常无明显症状。随着贫血的出现皮肤黏膜逐渐苍白,以唇、甲床最明显,也可出现头发枯黄、倦怠乏力、不爱活动或烦躁、注意力不集中、记忆力减退。重者表现为口腔炎、舌乳头萎缩、反甲、心悸、气短、头昏、耳鸣、腹泻、食欲缺乏、少数有异食癖等,严重的可见水肿、心脏扩大或心力衰竭。

### (三)实验室检查

这是诊断缺铁性贫血的重要依据。

1.外周血象

外周血象表现为小细胞低色素性贫血,血红蛋白<100 g/L,网积红细胞正常或略高,轻度患者白细胞及血小板计数均在正常范围,严重时三系均降低。红细胞平均体积(MCV)<80 fL,红细胞平均血红蛋白量(MCH)<27 pg,红细胞平均血红蛋白浓度(MCHC)<30%。

2.血清铁和总铁结合力

当孕妇血清铁<8.95 $\mu$mol/L(50 $\mu$g/dL),总铁结合力>64.44 $\mu$mol/L(360 $\mu$g/dL)时,有助于缺铁性贫血的诊断。

3.血清铁蛋白

血清铁蛋白是反映体内铁储备的主要指标,血清铁蛋白<14 $\mu$g/L(<20 $\mu$g/L为贮铁减少,<12 $\mu$g/L为贮铁耗尽)可作为缺铁的依据。

4.骨髓象

红系造血呈轻度或中度活跃,以中晚幼红细胞增生为主,骨髓铁染色可见细胞内外铁均减少,尤以细胞外铁减少更有诊断意义。

## 五、治疗

### (一)补充铁剂

主要方法是口服铁剂,常用硫酸亚铁片剂 0.2～0.3 g,每天 3 次,饭后服用,以减少对胃肠道的刺激。琥珀酸亚铁 0.2～0.4 g,每天 3 次,其含铁量高,且吸收好,生物利用度高,不良反应小。同时服用维生素C可保护铁不被氧化,促进铁吸收。

注射铁剂的应用指征:①口服铁剂消化道反应严重。②原有胃肠道疾病或妊娠剧吐。③贫血严重。④妊娠中、晚期需要快速补铁。

注射用铁剂有右旋糖酐铁及山梨醇枸橼酸铁两种剂型。

（1）右旋糖酐铁：首剂 20～50 mg，深部肌内注射，如无反应，次日起每天或隔 2～3 天注射 100 mg。右旋糖酐铁也可供静脉注射，由于反应多而严重，一般不主张，初用者使用前需作皮内过敏试验。总剂量为每提高 1g 血红蛋白需右旋糖酐铁 300 mg，也可按以下方法计算：右旋糖酐铁总剂量（mg）＝300×（正常血红蛋白克数－患者血红蛋白克数）＋500 mg（补充部分贮存铁）。

（2）山梨醇铁剂有吸收快、局部反应小的特点，115 mg/（kg·次），肌内注射。每升高 1 g 血红蛋白需山梨醇铁 200～250 mg，总剂量可参考上述公式。

**（二）输血**

缺铁性贫血一般不需输血，仅适用于严重病例和症状明显者，当血红蛋白＜60 g/L，接近预产期或短期内需分娩者应少量多次输注浓缩红细胞悬液，每次输 1 单位，输注时必须掌握速度避免加重心脏负担或诱发急性左心衰竭，对有心功能不全者更应注意。

**（三）产科处理**

1.临产后应配血

以防出血多时能及时输血。

2.预防产后出血

严密监测产程，第一产程避免时间过长，第二产程尽可能缩短，必要时予以助产；胎儿前肩娩出后，药物促进子宫收缩，促进第三产程；产后尽快仔细检查和缝合损伤的软产道，减少产后出血量。

3.预防感染

产程中严格无菌操作，产后应用广谱抗生素。

## 六、预防

为满足孕期对铁需要量的增加，鼓励孕妇多进食含铁丰富的食物，如牛肉、动物内脏、苹果、大枣、荔枝、香蕉、黑木耳、香菇、黑豆、芝麻等；纠正偏食的习惯；妊娠中期后应常规补铁；积极纠正胃肠功能紊乱及其他易引起缺铁性贫血的并发症。

（黄晓燕）

# 第四节　妊娠合并再生障碍性贫血

再生障碍性贫血是一组不同病因引起的机体造血功能衰竭综合征，以红骨髓容量减少和外周血全血细胞减少为特征。患者临床表现为贫血、出血和感染，但发病缓急、病情轻重又不全相同。妊娠合并再生障碍性贫血是孕期少见的并发症，其发生率为 0.029％～0.080％，孕产妇多死于出血或败血症，是一种严重的妊娠并发症。临床上，全血细胞减少的患者应考虑再生障碍性贫血的可能，进一步行骨髓穿刺和骨髓活检进行确诊。

## 一、临床表现和诊断

典型病例一般诊断不难，但不典型病例，如早期病例临床表现和实验室检查特征尚不明显或再生障碍性贫血合并或叠合其他临床病症，则诊断也可有一定困难。

再生障碍性贫血诊断需要详细询问病史、全面仔细的体格检查及必要的辅助检查。病史中强调对于职业史、化学、放射性物质接触史的询问,发病前 6 个月内应用的药物应详细记录。

临床表现为进行性贫血、出血和易感染倾向,如全血细胞减少,查体无肝大、脾大及淋巴结肿大,均应考虑再生障碍性贫血的可能。

血液学检查对于本病诊断的意义毋庸置疑。外周血检查应进行全血细胞计数,包括网织红细胞计数。骨髓检查应包括骨髓涂片和骨髓活检,是诊断本病最重要的依据。

骨髓检查的特征:造血细胞面积减少,骨髓增生减低,骨髓液可见多数脂肪滴,非造血细胞易见。骨髓小粒空虚,典型者仅见非造血细胞形成的小粒支架。有时骨髓涂片可呈增生活跃,骨髓活检也可见不同程度的造血残留,这些局部残留的红系、粒系细胞成熟阶段较为一致。临床怀疑再生障碍性贫血而骨髓检查不典型者,应多部位多次穿刺和活检。

肝功能、病毒学、血清叶酸、维生素 $B_{12}$、自身抗体、流式细胞检测阵发性睡眠性血红蛋白尿症及外周血和骨髓细胞遗传学检测有助于进一步确定诊断再生障碍性贫血,排除其他临床和实验室表现相似疾病。

人体骨髓造血代偿潜能很大,红髓总量轻度减少常不引起明显的外周血细胞减少。再生障碍性贫血全血细胞减少的过程发生缓慢而进行性加重的,当造血干细胞和/或祖细胞数量明显减少,以致不能生成足够数量的血细胞时,外周血细胞才逐渐低于正常,终至全血细胞减少。

早期患者症状轻微,仅有苍白、乏力,甚至无任何症状,实验室检查外周血细胞减少尚不明显或仅一系、两系血细胞减少。髂骨穿刺常可呈造血活跃骨髓象,但仔细分析多能发现造血衰竭的征象,另外,多部位穿刺常可发现骨髓增生减低的部位。当患者出现下列情况时,应考虑再生障碍性贫血:①外周血细胞呈进行性、顽固性减少,各系列血细胞减少较为平行。②外周血细胞形态正常,网织红细胞计数减少,中性粒细胞减少,淋巴细胞比例增高。③骨髓中红系细胞主要为凝固核晚幼红细胞。④骨髓巨核细胞数量明显减少或缺如。⑤骨髓小粒空虚,主要为非造血细胞。⑥骨髓活检可见造血细胞增生低下、巨核细胞减少或缺如。⑦骨髓细胞体外 CFU-GM、CFU-E、BFU-E 集落产率减低或无生长。对于仍难以诊断者,随访3～6 个月,复查血常规、骨髓象,以明确诊断。

少数再生障碍性贫血患者开始仅表现为血小板减少、紫癜和月经过多,贫血、感染症状不明显,骨髓巨核细胞明显减少,而粒、红两系尚无明显减少。病情可较长时期稳定,以后才逐渐出现白细胞减少、贫血,成为典型再生障碍性贫血。这类患者与原发性血小板减少性紫癜的重要鉴别点是骨髓巨核细胞减少甚至缺如,而不是明显增多。

晚期典型再生障碍性贫血的诊断须符合以下 3 点中至少 2 点:①血红蛋白<100 g/L。②血小板<50×10⁹/L。③中性粒细胞<1.5×10⁹/L。

## 二、临床分型

诊断再生障碍性贫血后应进一步确定其临床分型。

### (一)根据血象和骨髓分型

1.重型再生障碍性贫血

(1)骨髓细胞增生程度<正常的 25％,如<正常的 50％,则造血细胞应<30％。

(2)符合以下 3 项中至少 2 项:①中性粒细胞<0.5×10⁹/L。②血小板<20×10⁹/L。③网织红细胞<20×10⁹/L。

2.极重型再生障碍性贫血

(1)符合重型再生障碍性贫血标准。

(2)中性粒细胞<$0.2 \times 10^9$/L。

3.非重型再生障碍性贫血

(1)不符合重型再生障碍性贫血。

(2)极重型再生障碍性贫血。

**(二)根据临床表现分型**

1.急性再生障碍性贫血

发病急,贫血进行性加重,常伴严重感染和内脏出血。

2.慢性再生障碍性贫血

发病缓慢,贫血、出血和感染均较轻。

### 三、妊娠与再生障碍性贫血

妊娠不是再障的原因,妊娠合并再障是巧合,由于妊娠期血流动力学的改变,常使再障患者在孕期、分娩时及产后病情加重,出血和感染的危险增加。约 1/3 的女性在妊娠期发病,妊娠终止后病情改善或缓解,再次妊娠时复发,提示本病可能是一种免疫性疾病,又称妊娠特发性再生障碍性贫血。

再生障碍性贫血的孕妇发生妊娠期高血压疾病的概率增高。由于血小板数量减少和质的异常,以及血管脆性及通透性增加,可引起鼻、胃肠道黏膜等出血,产后出血发生率增高。红细胞减少引起贫血,易发生贫血性心脏病,甚至造成心力衰竭,贫血是再障的主要症状,当血红蛋白达 40～80 g/L 时孕妇病死率的相对危险度为 1.35(非妊娠期重度贫血病死率的相对危险度为3.51)。粒细胞、单核细胞及丙种球蛋白减少、淋巴组织萎缩,使孕妇防御功能低下,易引起感染。

重型再障患者的妊娠率为 3%～6%,经过免疫抑制药治疗的再障患者,仍可获得成功的妊娠,妊娠期当血小板极低或合并有阵发性睡眠性血红蛋白尿时可发生严重并发症,其主要的死因有颅内出血、心力衰竭及严重的呼吸道、泌尿系统感染或败血症。

对胎儿的影响:血红蛋白>60 g/L 对胎儿影响不大。分娩后能存活的新生儿,一般血常规正常,极少发生再障。血红蛋白≤60 g/L 者对胎儿不利,可致胎儿在宫内慢性缺氧而导致流产、早产、胎儿生长受限及低出生体重儿,甚至发生胎死宫内及死产。

### 四、治疗

再生障碍性贫血明确诊断后其治疗应由产科和血液科的医师共同管理。

**(一)非重型再生障碍性贫血治疗**

非重型再生障碍性贫血没有理想的治疗方案,可自发缓解、较长时间病情稳定,部分进展为重型再生障碍性贫血。妊娠期发现及诊断者可以继续妊娠,孕期以观察为主,只有疾病进展才考虑治疗,否则均在妊娠结束或病情发展才开始治疗。

**(二)重型再生障碍性贫血治疗**

再障患者妊娠后对母儿均存在极大的威胁,因此,再障患者在病情未缓解之前应该避孕。

1.妊娠期

(1)治疗性人工流产:若在妊娠早期,需要使用肾上腺皮质激素,且再障病情较重者,应做好输血准备的同时行人工流产。妊娠中、晚期患者,因终止妊娠有较大危险,预防和治疗血细胞减少相关的并发症,加强支持治疗,在严密监护下继续妊娠直至足月分娩。

(2)支持疗法:注意休息,左侧卧位,加强营养,间断吸氧,少量、间断、多次输入新鲜血,提高全血细胞或根据缺少的血液成分间断成分输血。

(3)糖皮质激素:血小板很低,有明显出血倾向时免疫抑制药的使用起到暂时止血的作用,使用量泼尼松 10~20 mg,每天 3 次口服。

(4)雄激素:有刺激红细胞生成的作用,50~100 mg/d 肌内注射或司坦唑醇 6~12 mg/d 口服。应用大剂量雄激素,可能有肝毒性反应或对女胎有影响,应用时应慎重考虑。

(5)输血治疗:输血指征:①Hb<60 g/L 或有心功能代偿不全时输浓缩红细胞,使红细胞容积维持在 0.20 左右,血红蛋白升至 80 g/L 以上。②在急性感染时,可以输入粒细胞。③血小板 $<10\times10^9$/L 或发热时血小板$<20\times10^9$/L,有出血倾向时予预防性输注血小板。

(6)感染的预防和治疗:不主张预防性应用抗生素,但发生感染时,应选用对胎儿影响小强有力广谱的抗生素。在白细胞极低的情况下,应做好保护性隔离防治感染的工作,能入住空气层流设备的房间更合适,口腔清洁护理、病房限制探视、空气消毒、分娩的无菌操作等预防措施非常重要。

2.分娩期

(1)分娩前尽量改善血象,实行计划分娩,减少分娩的并发症。

(2)无产科剖宫产指征时,尽量行阴道分娩,减少手术产。阴道分娩避免产程延长,因第二产程腹压增加可造成孕妇颅内出血或其他重要脏器出血,故应缩短第二产程。

(3)分娩过程严格无菌操作,胎儿娩出后预防性应用宫缩药,分娩操作后认真检查和缝合伤口,避免产道血肿,减少产后出血。

(4)手术指征应放宽,有指征手术时,根据血小板数量选择适宜麻醉,术后必要时可于腹壁下放置引流条。术中一旦出现子宫不可控制的出血时,可考虑行子宫切除术,子宫切除的指征也应放宽。

(5)产后继续支持疗法,预防产后出血,预防性应用广谱抗生素,预防感染。

可输入抗胸腺细胞球蛋白或应用环孢霉素免疫抑制药。

**(三)异基因造血干细胞移植和免疫抑制治疗**

这是重型再生障碍性贫血的目标治疗,能提高存活率、远期疗效和生存质量,适用于产后或妊娠终止后,病情仍不能缓解者。

年龄<30 岁、无特殊禁忌证、有 HLA 相合同胞供者首选造血干细胞移植治疗;无 HLA 相合同胞供者或年龄>40 岁者则首选免疫抑制治疗,同时启动 HLA 相合无关供者筛选;年龄30~40 岁者,一线治疗采用造血干细胞移植或免疫抑制治疗患者获益大致相同。

造血干细胞移植治疗重型再生障碍性贫血重建造血快、完全治疗反应率高、复发少、患者生活质量高。影响重型再生障碍性贫血骨髓移植疗效的主要原因为移植排斥和急慢性移植物抗宿主病。

免疫抑制药治疗(IST)的标准方案为抗胸腺球蛋白(ATG)+环孢素 A(CsA),IST 短期疗效与骨髓移植相当,且不受年龄和 HLA 相合供者限制,更适用于多数患者,为无条件骨髓移植者的治疗首选。

(黄晓燕)

## 第五节　妊娠合并地中海贫血

地中海贫血是最常见的遗传性溶血性贫血,因首先在地中海地区发现而得名。

正常人出生后有三种血红蛋白:①血红蛋白 A(HbA),为成人主要血红蛋白,占总量的 95％以上,由一对 α 链和一对 β 链组成($\alpha_2\beta_2$);②血红蛋白 $A_2$(HbA$_2$),由一对 α 链和一对 δ 链组成($\alpha_2\delta_2$),自出生 6~12 个月起,占血红蛋白的 2％~4％;③胎儿血红蛋白(HbF),由一对 α 链和一对 γ 链组成($\alpha_2\gamma_2$)。血红蛋白的不同肽链是由不同的遗传基因控制的。α 链基因位于 16 号染色体,β、δ、γ 链基因位于 11 号染色体,呈连锁关系。地中海贫血则是由于血红蛋白的珠蛋白链有一种或几种受到部分或完全抑制所引起。地中海贫血依其所缺乏的珠蛋白肽链来分类,即以α 链制造受损的 α-地中海贫血及 β 链制造受损的 β-地中海贫血。

本病在我国多见于长江以南各省,尤其是两广地区,其中 β-地中海贫血是我国南方最常见、危害最为严重的遗传病种之一。β-地中海贫血(1.08％~5.51％)较 α-地中海贫血(0.05％~0.12％)多见,在妊娠期间所见到的多为 β-地中海贫血的轻型患者,对妊娠多无影响。重型者贫血严重,红细胞形态改变显著,绝大多数于儿童期死亡,在妊娠期极为少见。

### 一、发病机制

β-地中海贫血是 β 链合成减少,多余的 α 链即与 γ 链、δ 链相结合,结果 HbF 和 HbA$_2$增多,而 HbA 显著减少。

α-地中海贫血时因 α 链合成减少,HbA 和 HbF 都缺乏。在婴儿和儿童期,多余的 γ 链聚合成 HbBart($\gamma_4$)。在儿童和成人,由于 γ 链可转化为 β 链合成,多余的 β 链聚合成 HbH($\beta_4$)。

相对过剩的珠蛋白链聚合,沉积于红细胞膜上和红细胞内,诱发氧自由基反应,导致红细胞变形能力和机械稳定性下降,红细胞在通过骨髓腔、脾窦和毛细血管网时的破坏和在循环中的寿命缩短,最终导致溶血和无效造血。

### 二、临床表现和诊断

#### (一)β-地中海贫血

1.轻型

是一个 β-地中海贫血基因和一个正常基因的杂合子状态,表现为轻度低血红蛋白性及小红细胞性贫血,类似缺铁性贫血,生育率正常,大多数孕妇及新生儿预后好,血红蛋白电泳 HbA$_2$在3.5％~7.0％,正常人 HbA$_2$<3％。

2.重型

是两个 β-地中海贫血基因的纯合子状态,其临床特征是贫血严重,红细胞形态显著改变,绝大多数患者于幼年或 20 岁死亡,故生育率很低,外周血检查为小细胞低色素,细胞大小和形态有显著异常,呈环形或靶形,网织红细胞增多,红细胞渗透性和脆性降低,血红蛋白电泳 HbF 在30％~90％,HbA 多低于 40％。

诊断 β-地中海贫血的血液学指标为:红细胞平均体积(MCV)<80 fL 和/或红细胞平均血红

蛋白量(MCH)＜25 pg,且血红蛋白 $A_2$($HbA_2$)≥4％,并辅以血清铁和铁蛋白测定,以排除缺铁性贫血的可能。所有筛查出的病例均应进行基因分析。

### (二)α-地中海贫血

1.血红蛋白 H 病

本病任何年龄均可发病,半数在 20 岁以后出现症状,有轻度至中度贫血,伴有黄疸和肝脾大,红细胞形态及脆性改变类似 β-地中海贫血,血红蛋白电泳有助诊断,妊娠可使贫血加重。

2.血红蛋白 Bart 病(胎儿水肿综合征)

HbBart 对氧的亲和力较强,父母为重型患者时,可分娩患"α-地中海贫血胎儿水肿综合征"的胎儿。常于孕 28～32 周死于宫内或早产。胎儿有严重贫血,红细胞形态有显著改变,肝脾明显肿大,伴严重全身水肿和腹水,与 Rh 血型不合之水肿型胎儿相似,血中几乎达 100％可发现大量的 HbBart。

### 三.治疗

#### (一)轻型病例

如无明显症状不必治疗,一般行支持治疗加强营养,避免使用影响骨髓造血功能和促进红细胞破坏的药物,积极预防感染和贫血性心脏病。补充铁剂和叶酸,铁剂用量不宜过多,乳酸亚铁 0.15 g,每天 3 次,贫血严重可少量多次输血。但传统的定期输血和铁剂治疗并不能根治地中海贫血病。

#### (二)重型病例

可行移植治疗,是从兄弟姐妹抽取骨髓、脐带血或血液中的干细胞移植到患者身上。若移植成功,患者的骨髓便可恢复正常的造血功能,贫血得以痊愈。由于捐赠者必须没有患重型贫血及与患者组织吻合,平均来说,只有少于 1/4 重型贫血者能有机会接受移植治疗。广州南方医院曾使用母亲供髓移植获得成功。

## 四、产前诊断

由于目前缺乏有效的治疗,重症患者的胎婴儿死亡率很高,给社会和家庭带来沉重负担,因此通过产前诊断和选择性终止妊娠,阻止重度患儿的出生,具有重大的优生学意义,目前在我国大力普及遗传优生知识和进行遗传咨询,开展人群 β-地中海贫血常规筛查,实施有效的产前诊断是降低重症地中海贫血患儿的重要环节。

### (一)产前检查

对产前检查的孕妇及其配偶用血红蛋白自动分析仪进行 Hb 分析及 $A_2$ 定量进行血液筛查。$HbA_2$＞4％者视为 β-地中海贫血携带者,所有阳性病例均用反向点杂交法进行基因分析。夫妇双方均为携带者时,在遗传咨询的基础上实行高风险胎儿的产前诊断。

### (二)植入前遗传学诊断

植入前遗传学诊断(preimplantation genetic diagnosis,PGD)指试管婴儿时配子或移入到子宫腔之前的胚胎进行遗传学分析,去除有遗传缺陷的配子或胚胎。它可以有效地避免传统的产前诊断技术对异常胚胎进行治疗性流产的要求。

### (三)羊水穿刺检查

妊娠 10～15 周在 B 超引导下行早期羊膜腔穿刺或在妊娠 14～20 周抽吸羊水细胞进行 α-地中海贫血产前基因诊断。

### 五、遗传学特征

若夫妇双方都不是地中海贫血基因携带者,他们的下一代中将不会有这种基因。

若夫妇一方是地中海贫血基因携带者,每次怀孕,他们的子女中将有 50% 的机会因遗传成为地中海贫血基因携带者。

若夫妇双方均为地中海贫血基因携带者,每次怀孕,他们的孩子中将有 25% 正常,50% 为携带者,25% 为重型地中海贫血患者。

（黄晓燕）

# 第六节　妊娠合并糖尿病

妊娠期间的糖尿病包括 2 种情况:一种妊娠前已有糖尿病的患者妊娠,称为糖尿病合并妊娠;另一种为妊娠后首次发现或发病的糖尿病,又称妊娠期糖尿病。糖尿病孕妇中 80% 以上为妊娠糖尿病。妊娠糖尿病的发生率因种族和地区差异较大,近些年有发病率增高趋势。大多数妊娠糖尿病患者产后糖代谢异常能恢复正常,但将来患糖尿病的机会增加。孕妇糖尿病的临床经过复杂,对母儿均有较大危害,应引起重视。

## 一、妊娠对糖尿病的影响

妊娠后,母体糖代谢的主要变化是葡萄糖需要量增加、胰岛素抵抗和分泌相对不足。妊娠期糖代谢的复杂变化使无糖尿病者发生妊娠糖尿病、隐性糖尿病呈显性或原有糖尿病的患者病情加重。

### (一)葡萄糖需要量增加

胎儿能量的主要来源是通过胎盘从母体获取葡萄糖;妊娠时母体适应性改变,如雌、孕激素增加母体对葡萄糖的利用、肾血流量及肾小球滤过率增加,而肾小管对糖的再吸收率不能相应增加,都可使孕妇空腹血糖比非孕时偏低。在妊娠早期,由于妊娠反应、进食减少,严重者甚至导致饥饿性酮症酸中毒、或低血糖昏迷等。

### (二)胰岛素抵抗和分泌相对不足

胎盘合成的胎盘生乳素、雌激素、孕激素、胎盘胰岛素酶,以及母体肾上腺皮质激素都具有拮抗胰岛素的功能,使孕妇体内组织对胰岛素的敏感性下降。妊娠期胰腺功能亢进,特别表现为胰腺 β 细胞功能亢进,增加胰岛素分泌,维持体内糖代谢。这种作用随孕期进展而增加。应用胰岛素治疗的孕妇如果未及时调整胰岛素用量,部分患者可能会出现血糖异常。产后随胎盘排出体外,胎盘所分泌的抗胰岛素物质迅速消失,胰岛素用量应立即减少。

## 二、糖尿病对妊娠的影响

取决于血糖量、血糖控制情况、糖尿病的严重程度及有无并发症。

### (一)对孕妇的影响

(1)孕早期自然流产发生率增加,达 15%～30%。多见于血糖未及时控制的患者。高血糖可使胚胎发育异常甚至死亡,所以糖尿病妇女宜在血糖控制正常后再怀孕。

(2)易并发妊娠期高血压疾病,为正常妇女的 3～5 倍。糖尿病患者可导致血管广泛病变,使小血管内皮细胞增厚及管腔变窄,组织供血不足。尤其糖尿病并发肾病变时,妊娠期高血压病的发生率高达 50% 以上。糖尿病一旦并发妊娠期高血压,病情极复杂,临床较难控制,对母儿极为不利。

(3)糖尿病患者抵抗力下降,易合并感染,以泌尿系统感染最常见。

(4)羊水过多的发生率较非糖尿病孕妇多 10 倍。其发生与胎儿畸形无关,原因不明,可能与胎儿高血糖,高渗性利尿致胎尿排出增多有关。

(5)因巨大儿发生率明显增高,难产、产道损伤、手术产的概率高。产程长易发生产后出血。

(6)易发生糖尿病酮症酸中毒。由于妊娠期复杂的代谢变化,加之高血糖及胰岛素相对或绝对不足,代谢紊乱进一步发展到脂肪分解加速,血清酮体急剧升高。在孕早期血糖下降,胰岛素未及时减量也可引起饥饿性酮症。酮酸堆积导致代谢性酸中毒。糖尿病酮症酸中毒对母儿危害较大,不仅是糖尿病孕产妇死亡的主要原因,酮症酸中毒发生在孕早期还有致畸作用,发生在妊娠中晚期易导致胎儿窘迫及胎死宫内。

### (二)对胎儿的影响

(1)巨大胎儿发生率高达 25%～40%。由于孕妇血糖高,通过胎盘转运,而胰岛素不能通过胎盘,使胎儿长期处于高血糖状态,刺激胎儿胰岛 β 细胞增生,产生大量胰岛素,活化氨基酸转移系统,促进蛋白、脂肪合成和抑制脂解作用,使胎儿巨大。

(2)胎儿宫内生长受限发生率为 21%。见于严重糖尿病伴有血管病变时,如肾脏、视网膜血管病变。

(3)早产发生率为 10%～25%。早产的原因有羊水过多、妊娠期高血压、胎儿窘迫及其他严重并发症,常需提前终止妊娠。

(4)胎儿畸形率为 6%～8%,高于非糖尿病孕妇。主要原因是孕妇代谢紊乱,尤其是高血糖与胎儿畸形有关。其他因素有酮症、低血糖、缺氧及糖尿病治疗药物等。

### (三)对新生儿的影响

1.新生儿呼吸窘迫综合征发生率增加

孕妇高血糖持续经胎盘到达胎儿体内,刺激胎儿胰岛素分泌增加,形成高胰岛素血症。后者具有拮抗糖皮质激素促进肺泡Ⅱ型细胞表面活性物质合成及释放的作用,使胎儿肺表面活性物质产生及分泌减少,胎儿肺成熟延迟。

2.新生儿低血糖

新生儿脱离母体高血糖环境后,高胰岛素血症仍存在,若不及时补充糖,易发生低血糖,严重时危及新生儿生命。

3.低钙血症和低镁血症

正常新生儿血钙为 2.0～2.5 mmol/L,出生后 72 小时血钙<1.75 mmol/L 为低钙血症。出生后24～72 小时血钙水平最低。糖尿病母亲的新生儿低钙血症的发生率为 10%～15%。一部分新生儿还同时合并低镁血症(正常新生儿血镁为 0.6～0.8 mmol/L,生后 72 小时血镁<0.48 mmol/L为低镁血症)。

4.其他

高胆红素血症、红细胞增多症等的发生率均较正常妊娠的新生儿高。

### 三、诊断

孕前糖尿病已经确诊或有典型的糖尿病三多一少症状的孕妇,于孕期较易确诊。但妊娠糖尿病孕妇常无明显症状,有时空腹血糖可能正常,容易漏诊、延误治疗。

**(一)妊娠糖尿病的筛查及诊断**

1.病史及临床表现

凡有糖尿病家族史(尤其是直系亲属)、孕前体重≥90 kg、胎儿出生体重≥4 000 g、孕妇曾有多囊卵巢综合征、不明原因流产、死胎、巨大儿或畸形儿分娩史,本次妊娠胎儿偏大或羊水过多者应警惕患糖尿病。因妊娠糖尿病患者通常无症状,而糖尿病对母儿危害较大,故所有孕 24～28 周的孕妇均应做糖筛查试验。

2.糖筛查试验

随意口服 50 g 葡萄糖,1 小时后测静脉血糖值。血糖值≥7.8 mmol/L 为糖筛查异常。应进一步行口服葡萄糖耐量试验(OGTT),明确妊娠糖尿病的诊断。

3.OGTT

目前国外采用 75 mg 或 100 mg 的 OGTT,我国多采用 75 mg。孕期用的诊断标准尚未统一,国内较多医院多借鉴国外的诊断标准:空腹 12 小时后,口服葡萄糖 75 mg,测空腹血糖及服糖后 1 小时、2 小时、3 小时 4 个点血糖。正常值分别为 5.6、10.3、8.6、6.7 mmol/L。其中有 2 项或 2 项以上超过正常值,可诊断为妊娠糖尿病。

**(二)糖尿病合并妊娠的诊断**

妊娠前糖尿病已确诊者孕期诊断容易。若孕前从未做过血糖检查,但孕前或孕早期有多饮、多食、多尿,孕期体重不增或下降,甚至出现酮症酸中毒,孕期糖筛查及 OGTT 异常,可考虑糖尿病合并妊娠。

### 四、处理

维持血糖正常范围,减少母儿并发症,降低围生儿病死率。

**(一)妊娠期处理**

妊娠期处理包括血糖控制及母儿安危监护。

1.血糖控制

由于妊娠后母体糖代谢的特殊变化,故妊娠期糖尿病患者的血糖控制方法与非孕期不完全相同。

(1)饮食治疗:75%～80%的妊娠糖尿病患者仅需要控制饮食量与种类即能维持血糖在正常范围。根据体重计算每天需要的热量:体重为标准体重 80%～120%患者需 30 kcal/(kg·d),120%～150%标准体重的为 24 kcal/(kg·d),＞150%的为 12～15 kcal/(kg·d)。热量分配:①碳水化合物占 40%,蛋白质 20%,脂肪 40%。②早餐摄入 10%的热量,午餐和晚餐各 30%,点心为 30%。

糖尿病合并妊娠:体重≤标准体重 10%者需 36～40 kcal/(kg·d),标准体重者 30 kcal/(kg·d),120%～150%标准体重者 24 kcal/(kg·d),＞150%标准体重者 12～18 kcal/(kg·d)。热量分配:①糖类 40%～50%,蛋白质 20%,脂肪 30%～40%。②早餐摄入 10%的热量,午餐和晚餐各 30%,点心(3 次)为 30%。

(2)胰岛素治疗：妊娠期血糖控制标准为空腹 3.3～5.6 mmol/L,餐后 2 小时 4.4～6.7 mmol,夜间4.4～6.7 mmol,三餐前 3.3～5.8 mmol/L。

一般饮食调整 1～2 周后,在孕妇不感到饥饿的情况下,测定孕妇 24 小时的血糖及相应的尿酮体。如果夜间血糖≥6.7 mmol/L,餐前血糖≥5.8 mmol/L 或者餐后 2 小时血糖≥6.7 mmol/L 应及时加用胰岛素治疗;以超过正常的血糖值计算,每 2 g 葡萄糖需 1 U 胰岛素估计,力求控制血糖达上述水平。

孕早期由于早孕反应,可产生低血糖,胰岛素有时需减量。随孕周增加,体内抗胰岛素物质产生增加,胰岛素用量应不断增加,可比非孕期增加 50%～100%甚至更高。胰岛素用量高峰时间在孕 32～33 周,一部分患者孕晚期胰岛素用量减少。产程中孕妇血糖波动很大,由于体力消耗大,进食少,易发生低血糖;同时由于疼痛及精神紧张可导致血糖过高,从而引起胎儿耗氧增加、宫内窘迫及出生后低血糖等。因此产程中停用所有皮下注射胰岛素,每 1～2 小时监测一次血糖,依据血糖水平维持小剂量胰岛素静脉滴注。产褥期随着胎盘排出,体内抗胰岛素物质急骤减少,胰岛素所需量明显下降。胰岛素用量应减少至产前的 1/3～1/2,并根据产后空腹血糖调整用量。多在产后 1～2 周胰岛素用量逐渐恢复至孕前水平。

糖尿病合并酮症酸中毒时,主张小剂量胰岛素持续静脉滴注,血糖>13.9 mmol/L 应将胰岛素加入生理盐水,每小时 5 U 静脉滴注;血糖≤13.9 mmol/L,开始用 5%葡萄糖盐水加入胰岛素,酮体转阴后可改为皮下注射。

2.孕妇监护

除注意一般情况外,一些辅助检查有利于孕妇安危的判断,如血、尿糖及酮体测定,眼底检查,肾功能、糖化血红蛋白等测定。

3.胎儿监护

孕早、中期采用 B 超或血清甲胎蛋白测定了解胎儿是否畸形。孕 32 周起可采用 NST(2 次/周)、脐动脉血流测定及胎动计数等判断胎儿宫内安危。

**(二)产时处理**

产时处理包括分娩时机选择及分娩方式的决定。

1.分娩时机

原则上在加强母儿监护、控制血糖的同时,尽量在 38 周后分娩。有下列情况应提前终止妊娠:糖尿病血糖控制不满意,伴血管病变,合并重度子痫前期,严重感染,胎儿宫内生长受限,胎儿窘迫等。胎肺尚未成熟者静脉应用地塞米松促胎肺成熟需慎重,因后者可干扰糖代谢。可行羊膜腔穿刺,了解胎肺成熟情况并同时注入地塞米松 10 mg 促进胎儿肺成熟,必要时每 3～5 天可重复一次。

2.分娩方式

妊娠合并糖尿病本身不是剖宫产指征。有巨大儿、胎盘功能不良、胎位异常或其他产科指征者,应行剖宫产。糖尿病并发血管病变等,多需提前终止妊娠,并常需剖宫产。术前 3 小时停用胰岛素。连续硬膜外麻醉和局部浸润麻醉对糖代谢影响小。乙醚麻醉可加重高血糖,应慎用。

阴道分娩时,产程中应密切监测宫缩、胎心变化,避免产程延长,应在 12 小时内结束分娩,产程>16 小时易发生酮症酸中毒。产程中血糖不低于 5.6 mmol/L(100 mg/dL)以防发生低血糖,也可按每4 g糖加 1 U 胰岛素比例给予补液。

### (三)新生儿处理

新生儿出生时应留脐血检查血糖。无论体重大小均按早产儿处理。注意保温、吸氧,提早喂糖水,早开奶。新生儿娩出后 30 分钟开始定时滴服 25%葡萄糖液。注意防止低血糖、低血钙、高胆红素血症及 NRDS 发生。

（颜　飞）

## 第七节　妊娠合并哮喘

哮喘是一种比较常见的肺部疾病,多数患者发作是短暂的,持续几分钟至几小时,严重时可持续几天或几周,称之为哮喘持续状态,因急性发作而致死者罕见。孕期哮喘发生率为 1%～4%,哮喘持续状态约 0.2%。

### 一、病因及发病机制

炎症近年来被认为是导致支气管哮喘的基本原因。支气管哮喘的诱发因素较多而且复杂。传统上,哮喘分外源性和内源性两大组。

外源性又称过敏性,在儿童中常见,89%随疾病一起生长,常有哮喘家族史,过敏性哮喘伴有特异性湿疹、鼻炎、荨麻疹及对皮内注射空气传播的抗原产生阳性风团和潮红反应,50%～60%患者血清中 IgE 水平升高,并对吸入特异性抗原的支气管激发试验呈阳性反应。常见的抗原刺激物包括粉尘、花粉、动物皮屑。

内源性或特异性哮喘,绝大多数成人期发作的哮喘无家族史或过敏史,皮肤试验阴性,IgE水平正常或偏低。大多数因对感染、污染、运动、冷空气、情绪压力或不明原因的物质起反应而出现症状。

还有些患者不能明确分类,而作为混合组,带有两种哮喘的特点。

发病机制:尚不清楚,哮喘的特点是可恢复性的气道梗阻;包括支气管平滑肌收缩、黏液分泌增加、黏膜水肿、气管和支气管发炎及对刺激物的敏感性增加。支气管哮喘患者往往有气管和支气管的非特异高反应性。急性发作时纤维支气管镜检查发现:红斑、水肿的气管、支气管。黏膜活检证实有嗜酸性粒细胞、中性粒细胞、淋巴细胞、棘突状细胞和巨噬细胞浸润。炎性介质释放导致平滑肌收缩,上皮细胞完整性破坏,血管舒张,形成水肿,黏液分泌增多。

### 二、病理改变

其病理过程包括大量炎细胞浸润、分泌物增多,呼吸道水肿,支气管平滑肌增生,以及基底膜增厚。

### 三、哮喘和妊娠的相互影响

妊娠对哮喘的影响:妊娠对哮喘无特殊影响,但正常妊娠时呼吸系统的生理改变可使得妊娠期哮喘患者对缺氧更敏感。疾病轻微的患者孕期可无变化,有 1/3 的人孕期可能会恶化。严重哮喘的妇女,孕期会发生恶化。有 10%的患者分娩过程中会加重。剖宫产和阴道产相比,剖宫产对孕妇更不利。

哮喘对妊娠的影响：严重哮喘时因缺氧会导致早产、低出生体重儿、先兆子痫和围生儿死亡。母亲病死率与哮喘持续状态有关,当哮喘需要呼吸机辅助呼吸时,病死率高达40%以上。

## 四、临床表现

主要症状是发作性呼吸困难或胸闷,临床上表现不一,从轻微的喘息到严重的支气管收缩,引起呼吸衰竭,严重低氧血症和死亡。检查患者可发现弥漫性的哮鸣音,呼吸期较重。哮喘症状常于夜间或清晨加重。

## 五、诊断和鉴别诊断

### (一)诊断

根据病史、临床症状、体格检查及实验室结果可做出诊断。如有胸闷或咳嗽或反复发作呼吸困难、喘息、夜间或清晨加重,其发作与接触或吸入某些刺激物、变应原或运动有关,经检查排除其他原因引起上述症状的人应考虑为哮喘。诱发试验孕期不常做,如果患者有内科诊断过哮喘史,她通常被作为哮喘者。

### (二)鉴别诊断

应与下列疾病鉴别。

1.左心衰竭喘息

常在夜间加重,应与支气管哮喘鉴别。但心力衰竭患者往往有高血压、心悸等病史和症状;咳粉红色泡沫状痰;双肺可闻及细小啰音,心电图或胸部X线检查有助于诊断。

2.上呼吸道梗阻

也可造成呼吸困难,应与支气管哮喘鉴别。

3.慢性支气管炎

根据支气管哮喘的临床表现可与慢性支气管炎鉴别。

## 六、治疗

由于哮喘的患者复杂,病情轻重不一及个体对药物的反应差异,因而治疗方案和效果也不相同。孕期哮喘的处理分以下四个方面。

### (一)母儿监测

1.孕妇监测

应与内科医师密切配合,20%~30%的中度或重度患者,应定期监测肺功能,根据肺功能情况进行治疗。

2.胎儿监测

胎儿监测包括准确核对孕周、超声检查、胎心监护或生物物理监测。对可疑宫内生长受限、中重度疾病患者、哮喘恶化和胎动减少的患者及时做胎心监护,了解胎儿宫内情况。

### (二)环境监测

清除哮喘诱因有助于减轻患者症状,最有用的方法之一是将枕头和床垫用不透气的塑料布罩上,以控制室内尘螨。花粉和粉尘高发季节使用空调,不要吸烟或留在吸烟人群中。避免接触宠物包括猫、狗、鸟和啮齿类动物,因为它们能使哮喘加重。

### （三）药物治疗

#### 1.β受体激动剂

吸入β受体激动剂是强有力的支气管扩张药,用于治疗急性和慢性哮喘。常用药物有特普他林、沙丁胺醇和二羟苯基异丙氨基乙醇(支气管扩张药)。不良反应包括:过敏、心律不齐、难以解释的支气管收缩。

#### 2.可的松

用药途径有口服片剂、雾化吸入和静脉点滴输入。喷雾吸入可获得较高的支气管局部作用浓度,疗效好,全身不良反应低。孕期常用的可的松吸入剂为倍他米松。

#### 3.氨茶碱

孕期可使用,维持血清水平在$5\sim12$ mg/mL,高剂量可引起母亲和新生儿紧张、心动过速、呕吐,未发现胎儿畸形。

#### 4.抗胆碱类药物

用于哮喘急性发作。

关于药物治疗时母乳喂养的问题:口服可的松、雾化的可的松、β受体激动剂、色甘酸钠、茶碱和异丙托溴铵,乳汁中含有少量,不会引起明显的不良反应,可以哺乳。

### （四）教育患者

教育可以帮助患者获得控制疾病的动力、技能和信心。指导中、重度哮喘患者一天二次测量和记录呼气流量峰值,测得自己的平均值。使用这些测量值来指导治疗。

### （五）产程和分娩期处理

分娩期有10％的人哮喘会发作。因此,分娩及产后应继续服用控制哮喘的药物。孕期长期口服泼尼松或几种短效全身使用的可的松患者,产后24小时应给予100 mg的氢化可的松,每8小时一次,以防肾上腺功能不足。

哮喘孕妇需要引产者,可选用催产素,不用$PGF_{2\alpha}$,因它是支气管收缩剂。死胎或治疗性流产时用$PGE_2$促宫颈成熟未发现支气管痉挛的报道。早产者可用β受体激动剂、硫酸镁或硝苯地平,如果患者已用β受体激动剂治疗哮喘,应避免使用另一种β受体激动剂。

非甾体抗炎药如吲哚美辛可加重哮喘,属相对禁忌药物。产后出血者可使用催产素帮助子宫收缩。避免使用麦角新碱和15-甲基$PGF_{2\alpha}$(卡孕栓,欣母沛)。止痛药吗啡和哌替啶应避免使用。硬膜外麻醉对患者较安全,如果需要全身麻醉,可用氯胺酮,它是支气管扩张剂,也可用低浓度的卤化的麻醉剂。

脱敏或免疫治疗虽受欢迎,但有报道孕期免疫治疗可致患者子宫收缩,导致流产。普遍认为孕期不应该进行免疫治疗,但孕前已开始的免疫治疗可继续维持原量。

（颜　飞）

# 第八节　妊娠合并肺炎

肺炎是指肺组织的急性炎症,种类很多。常见的有大叶性肺炎、支气管肺炎和原发性非典型肺炎。妊娠合并肺炎并不常见,发生率在0.44‰～8.47‰之间,20世纪30—70年代间,其发生率逐年下降,20世纪80年代起妊娠合并肺炎的发生率又有上升趋势。原因可能与近年来人类免疫缺陷病毒(HIV)感染增加、吸毒、免疫抑制剂的大量应用及患慢性呼吸系统疾病人数增加有关。肺炎可发生在孕期任何时间,病情较非孕期妇女严重,病死率在抗生素广泛应用之前,接近30％,现降至4％,重症肺部感染、菌血症、脓胸的发生率亦有所下降,但对病毒性肺炎,母亲的发生率和病死率无明显降低。

## 一、细菌性肺炎

### (一)病因及发病机制

孕期合并肺炎,致病微生物与非孕时无明显不同,常见病原体有肺炎链球菌、溶血性链球菌、流感嗜血杆菌和支原体。孕期由于胸部解剖学的改变及免疫学方面的变化,易发生上呼吸道感染及支气管炎,顺行而导致肺部感染。

### (二)病理改变

肺炎链球菌可引起大叶性肺炎、支气管肺炎,其典型病理改变包括:充血水肿期、红色肝变期、灰色肝变期、黄色肝变期和溶解消散期。由于抗生素的使用,这种典型的病理分期已不常见。

### (三)临床表现

1.症状和体征

细菌性肺炎典型的症状和体征包括:突然畏寒、寒战、发热、胸痛、呼吸困难、咳脓痰或铁锈色痰。病侧呼吸运动减弱,叩诊浊音,触及震颤,听诊病变部位有支气管呼吸音,语音增强,可闻及干、湿啰音及胸膜摩擦音,水泡音和捻发音,常有胸膜渗出。

2.实验室检查

白细胞总数升高,中性粒细胞增多,并有核左移或细胞内见中毒颗粒。痰标本涂片可发现革兰染色阳性、带荚膜的双球菌。血培养20％～30％的患者可以阳性。

3.X线检查

有典型的改变。

### (四)诊断和鉴别诊断

1.诊断

根据典型症状和体征,结合X线检查,可作出初步诊断,结合病原菌检测,确诊并不困难。临床表现不典型,病原菌检测是确诊的主要依据。需注意的是孕妇症状和体征在开始时不明显,因此当有明显上呼吸道症状超过2周时应考虑胸部X片检查。

2.鉴别诊断

应与其他类型肺炎相区别如非典型肺炎、支原体肺炎、病毒性肺炎等。

### (五)治疗

1.抗感染治疗

(1)轻症:青霉素80万U肌内注射,一天2次。青霉素过敏者用红霉素0.25 g口服,一天4次;或头孢菌素Ⅳ号0.5 g口服,一天3次;或阿奇霉素治疗,第一天口服500 mg,以后每天250 mg,连续4天。

(2)重症:青霉素400万U静脉点滴,一天2次;或头孢唑林钠(头孢菌素Ⅴ)2.0 g静脉点滴,一天3次。或头孢曲松2 g静脉点滴,一天一次,并加红霉素0.5 g静脉点滴,6小时一次。

2.对症治疗

吸氧;监测动脉血气;纠正酸碱平衡、水电解质紊乱;营养支持治疗;镇静退热;化痰止咳。

3.产科处理

严密观察胎心、胎动及宫缩情况,如果治疗及时,无明显产科并发症出现则无需引产。肺炎病情不重时若出现早产情况可以保胎治疗;若病情较重则不必保胎,任其自然分娩。临产后可持续给氧,阴道分娩为宜,第二产程时应避免产妇屏气用力,可以助产,产后继续维持肺功能,应用抗生素至病情恢复。

(六)预防

对孕妇有呼吸道症状者,应仔细询问病史,特别是既往有无呼吸系统疾病史、吸毒、吸烟。注意纠正贫血;检查 HIV。

## 二、病毒性肺炎

(一)病因及发病机制

流感病毒性肺炎可造成孕妇死亡,应引起重视。病毒来源于急性流感患者的呼吸道分泌物,大多数情况下是通过咳嗽和喷嚏形成的飞沫传入呼吸道所传播,亦可因接触而传播,如通过手与手,甚至污染物引起。流感病毒进入上呼吸道在纤毛柱状上皮细胞内进行复制,借神经氨酸酶作用释放至黏液中,又侵入其他细胞引起感染蔓延,导致上皮细胞变性坏死、脱落。病损一般局限在上呼吸道,少数播散至下呼吸道引起支气管、细支气管和肺泡等部位上皮细胞坏死、脱落、黏膜下层出血、水肿及炎症细胞浸润。病毒性肺炎可造成孕妇死亡,应引起重视。

(二)病理改变

病毒最初累及纤毛柱状上皮细胞,也可累及其他呼吸道细胞,包括肺泡细胞、黏液腺细胞及巨噬细胞,被感染的纤毛上皮细胞出现退行性变包括颗粒形成、空泡形成、细胞肿胀和核固缩,继而坏死和崩解,细胞碎片聚集在气道内,阻塞小气道,出现呼吸道黏膜肿胀,肺泡间隔有显著炎性细胞浸润和水肿,肺泡毛细血管内也可发现伴坏死和出血的纤维蛋白血栓,沿肺泡和肺泡管可见到嗜酸性透明膜。

(三)临床表现

1.症状

病初与单纯性流感相似,常表现为畏寒、发热、头痛、肌痛及关节疼痛,伴有咳嗽,痰少但可带血,咽痛等呼吸道症状。1~2 天后病情加重,出现持续发热,伴咳嗽、呼吸困难、咯血、发绀。流感潜伏期为 1~3 天,流感病毒肺炎常发生于急性流感尚未消退时,无合并症者通常 3 天可恢复,超过 5 天应考虑有合并症的可能。

2.体征

呼吸急促,重者可见鼻翼翕动和肋间肌、肋骨下凹陷。病情严重时,双肺可闻及弥散性水泡音及哮鸣音,偶尔迅速进展,发生心肺衰竭。病程可持续 3~5 周。有的可合并继发性细菌性或混合性肺炎。

3.实验室检查

白细胞计数和中性粒细胞正常或减少。后期白细胞计数可略升高,当白细胞高于 $15 \times 10^9/L$,常提示有继发细菌感染。动脉血气分析显示明显的低氧血症。

4.X 线检查

表现双肺散在絮状阴影或双肺斑点状或小片阴影。

**（四）诊断和鉴别诊断**

流感流行期间,诊断并不困难,结合患者的症状、体征和 X 线检查,可以做出诊断。确诊有赖于咽拭子病毒分离或血中病毒抗体滴度增加。

鉴别诊断：支原体肺炎、细菌性肺炎、支气管哮喘等。

**（五）治疗**

（1）抗病毒治疗：口服金刚烷胺,早期使用能防止甲型流感病毒进入细胞。预防感染时必须在发病前给药,治疗患者必须在发病的最初 1～2 天给药,才能减轻症状,缩短病程。剂量：50～100 mg,一天 2 次,疗程 5～7 天。

（2）吸氧。

（3）抗生素治疗,同细菌性肺炎。

（4）对症治疗,卧床休息,多饮水。

（5）产科处理同细菌性肺炎。

**（六）预防**

（1）接种疫苗。

（2）药物预防：盐酸金刚烷胺对预防甲型流感病毒相关的疾病有效率为 70％～100％,主要用于未接种疫苗的高危者,或由于流感病毒抗原变异而使既往接种的疫苗相对失效的患者。

（颜　飞）

# 第九节　妊娠合并甲状腺功能亢进症

甲状腺功能亢进症（简称甲亢）是一种常见的内分泌疾病,系甲状腺激素分泌过多所致。甲亢妇女常因月经紊乱、减少或闭经,生育力低。但轻度甲亢及经过治疗后的甲亢妇女,受孕能力一般不受影响,妊娠合并甲亢其发生率约为 0.2％。妊娠合并甲亢中以 Graves 病为常见占90％～95％,该病是一种自身免疫性疾病,患者体内存在甲状腺细胞 TSH 受体的特异性自身抗体,称为 TSH 受体抗体（TRAb）,也称为 TSH 结合抑制性免疫球蛋白（TRII）。其有两种类型,即 TSH 受体刺激性抗体（TSAb）和 TSH 受体刺激阻断性抗体（TSBAb）。TSAb 与 TSH 受体结合,致甲状腺细胞增生和甲状腺激素合成、分泌增加。95％未经治疗的 Graves 病患者 TSAb阳性,母体的 TSAb 也可以通过胎盘,导致胎儿或新生儿发生甲亢。

## 一、妊娠对甲亢的影响

TSH 和 HCG 具有共同的 α 亚基,其 β 亚基和受体有某些相似。早孕期高水平的 HCG 具有"溢出"效用,能刺激 TSH 受体,抑制 TSH 分泌和增加 $T_4$ 产生。另外,雌激素增加可促使肝脏合成甲状腺素结合球蛋白（TBG）增多且降解缓慢,在孕 2 周开始出现,孕 20 周时达到峰浓度,使血浆中总结合状态甲状腺素（$TT_4$）,总三碘甲状腺原氨酸（$TT_3$）轻微升高,但游离状态甲状腺素

（FT₃、FT₄）含量保持相对稳定。妊娠晚期，游离 T₄ 降低（低于非孕期水平），外周 T₄ 向 T₃ 转换增加，这可能是为分娩的耗能做准备。

因此，患者在早孕期症状通常加重，中晚孕期随着体内 TBG 增加，孕妇症状有不同程度的缓解。但严重甲亢患者合并妊娠，由于妊娠加重心脏的负担，而加重了甲亢患者原有的心脏病变，个别患者因分娩、手术、产后出血、感染可使病情加重，甚至诱发甲亢危象（也称甲状腺危象），临床上表现出甲亢症状突然加重，高热体温达 39 ℃ 以上，大汗，心率加快达 140 次以上，烦躁不安、谵妄、呕吐、腹泻、非特异的腹痛，严重患者可出现心律失常、心力衰竭、休克、昏迷等精神症状。如果患者有甲状腺肿大、突眼和甲亢史，易诊断甲状腺危象。

## 二、甲亢对母儿的影响

甲亢对母儿的影响与孕期病情控制程度有关，甲亢病情控制不理想者流产、早产、FGR 发生率，以及围生儿病死率增高。妊娠期高血压、子痫前期、心力衰竭、产时子宫收缩乏力、产后感染等并发症的发生率也升高。

胎儿甲状腺的发育在孕 5 周时开始形成，孕 10 周开始有功能，但孕 12 周时才开始有独立功能。胎儿甲状腺有更高浓聚碘的能力，所以，孕期不能接受放射性碘或应用放射性物质治疗。胎儿 T₄ 在孕早期较低，孕 20 周后逐渐升高，T₃ 一直到孕晚期才出现，水平较低，T₃ 在孕晚期出现可促进胎儿神经系统的发育。胎儿的下丘脑-垂体-甲状腺轴调节是自主性的，但可受母体甲状腺疾病的影响。妊娠期因胎盘屏障，甲亢患者仅有少量 T₄ 能透过胎盘，而 TSH 和 T₃ 不能通过。由于 Graves 病相关的免疫球蛋白能通过胎盘，导致胎儿和新生儿发生甲亢，这些抗体在 20 周就会对胎儿甲状腺产生影响。抗体滴度高和病情控制不满意的孕妇其胎儿发生甲亢的危险性更高。研究表明，胎儿甲亢发生率为 1%～17%，宫内诊断率低。当胎儿出现持续的心动过快（>160 次/分）、甲状腺肿或生长受限时应想到胎儿甲亢，产前超声可以确诊。胎儿甲亢可导致早产（90%）、胎儿颅骨早闭、眼球突出、心力衰竭、肝脾大、血小板减少、甲状腺肿（颈部受压和羊水过多）和胎儿生长受限。分娩时由于颈部处于过度伸展位置，易难产或出现呼吸道不通畅。其他新生儿表现包括：黄疸、喂养困难、体重增加不良和易激惹，病死率高达 25%。新生儿期的甲亢常是暂时的，只持续 2～3 个月，若出生时母体正在用药物治疗，则症状可持续至出生后 2 周。随着胎儿循环中母体抗甲状腺药物的清除，其作用也会消失，而甲状腺刺激性抗体的清除更缓慢。

所有抗甲状腺药物均能透过胎盘，达胎儿体内，孕期抗甲状腺药物服用过量，或母体疾病控制过于严格，可引起胎儿甲状腺功能低下，但很少出现胎儿甲状腺肿。新生儿甲低常在出生后 5 天内自行缓解。所以孕妇患有甲亢时，胎儿出生后应密切进行甲状腺功能监测。

## 三、诊断

正常妊娠期由于母体甲状腺形态和功能的变化，在许多方面类似于甲亢的临床表现，如心动过速、心排血量增加、甲状腺增大、多汗、怕热、食欲亢进等在妊娠和甲亢中都常见，故使妊娠合并甲亢诊断有一定困难。多数患者妊娠前有甲亢病史或者在产前检查时发现有甲亢的症状和体征包括不明原因心动过速，睡眠状态下脉率增快，甲状腺肿大、突眼、体重不升甚至下降，无力和烦躁时，应进一步做甲状腺的功能测定以明确诊断。

早孕期诊断甲亢比较困难，在甲状腺功能检查结果提示甲亢时应注意排除妊娠剧吐和滋养叶细胞疾病。当症状持续超过妊娠 10~20 周,或在妊娠前已出现,或检测到甲状腺刺激性抗体时,则提示甲亢。游离 $T_4$ 或 $T_3$ 的水平升高,伴有 TSH 水平降低能确诊甲亢。

## 四、治疗

### (一)妊娠前

甲亢可表现有月经异常,常见为月经稀发和经量少,但即使很严重的甲亢妇女也有排卵。因甲亢病情未经控制时对母儿有一系列严重影响,所以甲亢患者孕前应积极治疗,病情未经控制应采取避孕措施,如果患者正在接受抗甲状腺药物治疗,血清 $T_4$ 和 $T_3$ 达到正常范围,停药或应用最小剂量,可以怀孕,妊娠前 3 个月最好保持甲状腺功能在正常范围。行放射性碘治疗者建议在最后一次治疗 4 个月以后再怀孕。

### (二)孕期处理

#### 1.一般处理

甲亢孕妇应在高危门诊定期产前检查,注意监测孕妇甲状腺病情变化及胎儿宫内生长情况。注意休息,避免体力劳动,及时发现孕期并发症如妊娠期高血压、子痫前期和 FGR 等。每月进行一次甲状腺功能化验,以便及时调整药量,监测全血细胞计数和肝功能,定期 B 超检查,注意胎儿生长情况及有无胎儿甲状腺肿大等。

#### 2.抗甲状腺药物治疗

抗甲状腺药物治疗是甲亢患者妊娠期最佳治疗方案。治疗目的是维持甲状腺功能正常的状态,使 $T_4$ 水平维持于孕期正常值高限,药物剂量在最小维持量,胎儿发生甲低的可能性降至最小。Graves 病的患者因孕期处于相对免疫抑制状态使体内抗体水平降低,病情在早孕期一过性加重后会缓解,约有 30%患者在孕期的最后几周可以停用所有药物。

孕期首选治疗甲亢药物是丙硫氧嘧啶(PTU):在抗甲状腺药物中该药透过胎盘较慢而且量较少,不但可阻断甲状腺激素合成,且阻断甲状腺素($T_4$)在周围组织中转化成三碘甲状腺原氨酸($T_3$),使血清 $T_3$ 水平迅速下降。常用剂量:初治剂量 PTU 300 mg/d,甲亢控制后,可逐渐减量,至控制甲亢之最小有效量。PTU 用量每天保持在 50~150 mg/d 对胎儿是安全的。

甲巯咪唑(MMU):阻断甲状腺激素合成,较有效的抗甲状腺药物,该药在体内不与血浆蛋白结合,更易透过胎盘,而且有引起胎儿头皮发育不全的报道,除了用药方便外,未发现 MMU 有优于 PTU 之处,一般仅用于不能耐受 PTU 者。

上述两种药物均属于硫胺类,不良反应基本相同,长时间应用均会引起白细胞尤其粒细胞减少,肝炎,药疹和荨麻疹,恶心、呕吐、腹泻等。若出现中性粒细胞减少,则必须停药,也不能再次应用硫胺类药物。用药期间应定期检查肝功,白细胞及分类。

如果患者有心悸、心动过速和震颤等自主神经症状,可以用普萘洛尔 20~40 mg,一天 3 次达一个月,至丙硫氧嘧啶长期起效时停药。应避免长期应用,以免发生 FGR。

#### 3.手术治疗

如果患者对药物治疗不敏感或者不耐受则可选择外科手术。

因妊娠期甲状腺血供丰富,手术比孕前复杂,术后孕妇易合并甲减、甲状旁腺功能减退和喉返神经损伤,并且手术易引起流产和早产,在妊娠期手术和麻醉的病死率和病率较平时高,因此外科手术仅适于标准内科治疗失败,或伴有喘鸣、呼吸困难、吞咽困难的明显甲状腺肿,或甲状腺癌。手术后应每天补充甲状腺素片,不应等待孕妇出现甲低时再处理,以防流产及早产。

**4.产科处理**

妊娠合并甲亢,药物控制良好者,产程和分娩不会有太大风险。但病情控制不满意或未用药者,产程和分娩有诱发甲状腺危象的可能。如果合并甲亢性心脏病、高血压、妊娠期高血压疾病等严重合并症时,应考虑终止妊娠。妊娠晚期要密切监测胎儿宫内情况及胎盘功能,积极防治早产、子痫前期。

由于引产、临产、分娩和剖宫产等可引起甲亢患者症状恶化,故应事先做好准备,包括服用PTU、备碘剂,引产及分娩术中适当应用镇静剂,以防诱发甲亢危象。尽量争取阴道分娩,但应缩短产程以免患者过度疲劳。

产褥期处理:分娩后,妊娠的免疫抑制作用解除,甲亢有复发倾向,产后宜加大抗甲状腺药物剂量,对于已停药的产妇,建议产后复查甲状腺功能,必要时用药。虽抗甲状腺药物会通过乳汁,但丙硫氧嘧啶在乳汁中含量极低,仅为产妇服用量的 0.07%,一般不影响婴儿甲状腺功能,故产后服PTU者仍可继续哺乳。由于MMU乳汁浓度较高不适于哺乳期应用。哺乳期避免使用放射性碘制剂,一旦应用需停止哺乳,并需依据治疗剂量将母儿分开一段时间。

**5.新生儿监护**

监测脐带血、母乳喂养儿的甲状腺功能,服用抗甲状腺药物的孕妇,应注意新生儿甲状腺功能低下。如果晚孕期(28周)检测母体TSH受体抗体滴度高,则应该检测新生儿(生后第3~4天和7~10天)甲状腺功能(TSH和游离 $T_4$)。

**6.甲亢危象的治疗**

甲亢危象一旦发生孕妇病死率极高,其诊断主要靠临床表现综合判断,临床高度疑似本症及有危象前兆者即应在ICU按甲亢危象处理。

(1)针对诱因治疗,如有感染者,大剂量抗生素积极抗感染等。

(2)抑制甲状腺激素合成:首选PTU 600 mg口服或经胃管注入,以后给予 250 mg每6小时口服,待症状缓解后减至一般治疗剂量。

(3)抑制甲状腺素释放:服PTU 1小时后再加用复方碘口服溶液 5 滴、每 8 小时一次,或碘化钠 1.0 g加入10%葡萄糖盐水溶液中静脉滴注 24 小时,以后视病情逐渐减量,一般使用3~7天。如果对碘剂过敏,可改用碳酸锂 0.5~1.5 g/d,分 3 次口服,连用数天。

(4)抗交感神经药物的应用:普萘洛尔 20~40 mg,每6~8小时1次,该类药物虽不能降低BMI但能减慢心律和减轻交感神经兴奋作用,故常应用。

(5)肾上腺皮质激素的应用:氢化可的松 50~100 mg 静脉滴注,每6~8小时一次。或静脉滴注地塞米松 10~30 mg/d,病情好转后逐渐停用,甲状危象有高热和虚脱时,更为适用。

(6)在上述常规治疗效果不满意时,可选用腹膜透析、血液透析或血浆置换等措施迅速降低血浆甲状腺激素浓度。

(7)降温:物理降温,避免用乙酰水杨酸类药物。

(8)其他支持疗法:吸氧,纠正电解质紊乱及酸中毒,维持血容量,控制血糖。积极解痉及镇静治疗以防子痫发生。甲亢危象控制后应及时终止妊娠。

(颜 飞)

# 第十节　妊娠合并甲状腺功能减退症

甲状腺功能减退症简称甲减,是由各种原因导致的低甲状腺激素血症或甲状腺激素抵抗而引起的全身性低代谢综合征。

## 一、病因

根据病变发生的部位分为以下三种类型。

### (一)原发性甲减

由于甲状腺腺体本身病变引起的甲减,占全部甲减的 95% 以上,且 90% 以上原发性甲减是由自身免疫、甲状腺手术和甲亢$^{131}$I 治疗所致。自身免疫原因:桥本甲状腺炎、萎缩性甲状腺炎、产后甲状腺炎等。

### (二)中枢性甲减

由下丘脑和垂体病变引起的促甲状腺激素释放激素(TRH)或促甲状腺激素(TSH)产生和分泌减少所致,垂体外照射、垂体大腺瘤、颅咽管瘤及产后大出血是其较常见原因。

### (三)甲状腺激素抵抗综合征

由于甲状腺激素在外周组织实现生物效应障碍引起的综合征。

## 二、妊娠对甲减的影响

妊娠期使甲状腺处于应激状态,迫使其分泌足量的甲状腺素,以满足正常妊娠的需要,可以使非孕期甲状腺功能正常的孕妇处于代偿状态,或出现亚临床甚至明显的甲状腺功能减退症。妊娠妇女中约 2.5% 患有甲减。

## 三、对孕妇及围生儿的影响

子痫前期、胎盘早剥、胎儿窘迫、心力衰竭发生率增加,除容易并发流产、早产外,低出生体重儿,胎死宫内发生也增加。尚有文献报道母亲甲减的儿童,先天性缺陷与智力发育迟缓的发生率高,但是严重甲减的孕妇经过合理孕期治疗也能分娩出正常的后代。若孕妇甲减是孕期接受碘治疗所致,对胎儿的危害大建议行人工流产术。

## 四、临床表现

妊娠期甲减的症状及体征主要有全身疲乏、困倦、记忆力减退、食欲缺乏、声音嘶哑、便秘、语言徐缓和精神活动迟钝等慢性症状。水肿主要在面部特别是眼眶周围的肿胀,眼睑肿胀并下垂,面部表情呆滞、头发稀疏、皮肤干燥、出汗少、低体温,下肢黏液性水肿,不可凹陷性。严重者出现心脏扩大、心包积液、心动过缓、腱反射迟钝等。先天性甲减开始治疗较晚的患者,身材矮小。桥本病患者甲状腺肿大,质地偏韧,表面光滑或呈结节状。

## 五、诊断

(1)甲减为慢性进行性过程,并无突然显著的临床表现,因此容易延误诊断。当有上述病因

<<<

及临床表现时,应及时进行甲状腺功能和 TSH 检查。血清甲状腺素测定有助于甲减的诊断,血清 $TT_3$、$TT_4$$FT_3$、$FT_4$ 均降低,而 TSH 增高≥10 μIU/mL 有力支持原发性甲减的诊断。继发性甲减中 TSH 减低。

(2)在缺碘地区检查 24 小时尿碘排出量,帮助确诊。

(3)抗甲状腺抗体:桥本病患者血清中抗甲状腺抗体升高。

(4)促甲状腺激素兴奋试验:可鉴别原发性或继发性甲状腺功能减退。原发性甲减和继发性甲减的鉴别有其重要性,因为垂体性或继发性甲减按原发性甲减单用甲状腺激素治疗时,易导致肾上腺皮质危象而死亡。

## 六、治疗

### (一)产前咨询

甲减患者应先接受甲状腺素补充治疗后再妊娠为宜。孕早期停用甲状腺素片治疗会导致早产,孕前及孕早期应对患者进行用药指导,孕期每月作甲状腺功能及 TSH 检查,保持正常甲状腺功能状态。缺碘地区适当孕期补碘,防止胎儿甲减。

### (二)妊娠期

甲减患者应在妊娠期给以足够的甲状腺激素作替代治疗,但具体需要的药物剂量存在个体差异。多数认为孕前服用维持剂量的甲状腺素孕期极少需要再加量。但游学者研究认为孕期甲状腺素需要量应增加。

1.甲状腺片

每天 20 mg,以后每 1~2 周,根据甲状腺素降低程度及 TSH 升高情况决定甲状腺片用量,待到达正常代谢的高值维持治疗,一般维持量较非妊娠者稍高,为 30~100 mg/d。

2.$T_4$ 和 $T_3$ 的混合制剂

$T_4$ 和 $T_3$ 的剂量按 4:1 的比例,这种制剂符合正常甲状腺激素分泌。

3.肾上腺皮质激素

对垂体性甲减的孕妇在补给甲状腺片前数天,应先服用替代量的肾上腺皮质激素。

除上述治疗外,孕期加强营养指导,以防 FGR 的发生。孕晚期加强胎儿监测,防止胎儿窘迫的发生。注意产后出血并预防产后感染。

新生儿出生后应查甲状腺功能和 TSH 水平,孕妇患有桥本病新生儿尚应查抗甲状腺抗体。$T_4$ 及 TSH 的测定是目前筛选检查甲减的主要方法,当呈现 $T_4$ 降低,TSH 升高时,则可确诊为新生儿甲减。确诊后需用甲状腺激素治疗 6~12 个月。

(颜　飞)

# 第十一节　妊娠合并病毒性肝炎

病毒性肝炎是孕妇并发的最常见的肝脏疾病,妊娠期感染可严重地危害孕妇及胎儿,病原发病率为非妊娠期妇女的 6~9 倍,急性重型肝炎发生率为非孕期妇女的 65.5 倍。常见的病原体有甲型(HAV)、乙型(HBV)、丙型(HCV)、丁型(HDV)、戊型(HEV)等肝炎病毒。近年来还提

出己型(HFV)、庚型病毒性肝炎(HGV),以及输血传播病毒(TTV)感染等。这些病毒在一定条件下都可造成严重肝功能损害甚至肝功能衰竭。对病毒性肝炎孕妇的孕期保健及阻止肝炎病毒的母儿传播已成为围生医学研究的重要课题。

## 一、病因和分类

### (一)甲型病毒性肝炎

由甲型肝炎病毒(HAV)引起,HAV 是一种直径 27～28 nm、20 面立体对称的微小核糖核酸病毒,病毒表面无包膜,外层为壳蛋白,内部含有单链 RNA。病毒基因组由 7 478 个核苷酸组成,分子量为 $2.25×10^8$。病毒耐酸、耐碱、耐热、耐寒能力强,经高热 100 ℃,5 分钟、紫外线照射 1 小时、1∶400,37 ℃甲醛浸泡 72 小时等均可灭活。

甲型肝炎主要经粪-口直接传播,病毒存在于受感染的人或动物的肝细胞质、血清、胆汁和粪便中。在甲型肝炎流行地区,绝大多数成人血清中都有甲肝病毒,因此,婴儿在出生后 6 个月内,由于血清中有来自母体的抗-HAV 而不易感染甲型肝炎。

### (二)乙型病毒性肝炎

由乙型肝炎病毒(HBV)引起,孕妇中 HBsAg 的携带率为 5%～10%。妊娠合并乙型肝炎的发病率为 0.025%～1.6%,70.3%产科肝病是乙型肝炎,乙型肝炎表面抗原携带孕妇的胎儿宫内感染率为5%～15%。

乙型肝炎病毒又称 Dane 颗粒,因被 Prince 在澳大利亚发现,也称澳大利亚抗原。乙型肝炎病毒是一种直径 42 nm、双层结构的嗜肝 DNA 病毒,由外壳蛋白和核心成分组成。外壳蛋白含有表面抗原(HBsAg)和前 S 基因的产物;核心部分主要包括核心抗原(HBcAg)、e 抗原(HBeAg)、DNA 及 DNA 多聚酶,是乙型肝炎病毒复制部分。

乙型肝炎的传播途径主要有血液传播、唾液传播和母婴垂直传播等。人群中 40%～50%的慢性HBsAg携带者是由母婴传播造成的。母婴垂直传播的主要方式:宫内感染、产时传播和产后传播。

### (三)丙型病毒性肝炎

由丙型肝炎病毒(HCV)引起,HCV 与乙肝病毒的流行病学相似,感染者半数以上发展成为慢性,可能是肝硬化和肝癌的原因。

HCV 经血液和血液制品传播是我国丙型肝炎的主要传播途径,据国外报道,90%以上的输血后肝炎是丙型肝炎,吸毒、性混乱、肾透析和医源性接触都是高危人群,除此之外,仍有 40%～50%的 HCV 感染无明显的血液及血液制品暴露史,其中母婴传播是研究的热点。

### (四)丁型病毒性肝炎

又称 δ 病毒,是一种缺陷的嗜肝 RNA 病毒。病毒直径 38 nm,含 1678 个核苷酸。HDV 需依赖 HBV 才能复制,常与 HBV 同时感染或在 HBV 携带情况下重叠发生,导致病情加重或慢性化。国内各地的检出率为 1.73%～25.66%。

HDV 主要经输血和血制品、注射和性传播,也存在母婴垂直传播,研究发现,HBV 标志物阴性,HDV 阳性母亲的新生儿也可能有 HDV 感染。

### (五)戊型病毒性肝炎

又称流行性或肠道传播的非甲非乙型肝炎。戊型肝炎病毒(HEV)直径 23～37 nm,病毒基因组为正链单股 RNA。

戊肝主要通过粪-口途径传播,输血可能也是一种潜在的传播途径,目前尚未见母婴垂直传播的报道。

### (六)其他病毒性肝炎

除以上所列各种病毒性肝炎外,还有 10%～20% 的肝炎患者病原不清,这些肝炎主要有己型病毒性肝炎、庚型病毒性肝炎、单纯疱疹病毒性肝炎和巨细胞病毒性肝炎等。己型病毒性肝炎病情和慢性化程度均不如输血后肝炎严重,目前缺少特异性诊断方法。庚型病毒性肝炎主要通过输血等肠道外途径传播,也可能经母婴和性传播,有待进一步证实。单纯疱疹病毒性肝炎和巨细胞病毒性肝炎文献报道少见。

## 二、病毒性肝炎对妊娠的影响

### (一)对母体的影响

妊娠早期发生病毒性肝炎可使妊娠反应如厌食、恶心、呕吐等症状加重。妊娠晚期由于肝病使醛固酮灭活能力下降,较易发生妊娠高血压综合征,发生率可达 30%。分娩时,由于肝功能受损,凝血因子合成功能减退,易发生产后出血。如为重症肝炎,极易并发 DIC,导致孕产妇死亡。HCV 感染较少增加产科并发症的危险,戊型肝炎暴发流行时,孕妇感染后,可导致流产、死胎、产后出血。妊娠后期易发展为重症肝炎、肝功能衰竭,病死率可达 30%。

妊娠合并病毒性肝炎孕产妇病死率各地报道不同,上海地区为 1.7%～8.1%;武汉地区为 18.3%;欧洲仅 1.8%;北非则高达 50%。

### (二)对胎儿的影响

目前尚无 HAV 致畸的报道。

妊娠早期患病毒性肝炎,胎儿畸形率约增高 2 倍。患乙型肝炎和慢性无症状 HBV 携带者的孕妇,均可能导致胎儿畸形、流产、死胎、死产,新生儿窒息率、病死率明显增加,也可能使新生儿成为 HBV 携带者,部分导致慢性肝炎、肝硬化和肝癌。妊娠晚期合并病毒性肝炎时,早产率和围生儿病死率亦明显增高。

### (三)母婴传播

1.甲型肝炎

无宫内传播的可能性,分娩时由于吸入羊水可引起新生儿感染及新生儿监护室甲型肝炎的暴发流行。

2.乙型肝炎

乙型肝炎母婴传播可分为宫内感染、产时传播、产后传播。

(1)宫内感染:主要是子宫内经胎盘传播,是母婴传播中重要的途径。脐血 HBV 抗原标志物阳性则表示可能有宫内感染。Sharma 等报道单纯 HBsAg 阳性的孕妇胎儿受感染率为 50%～60%;合并 HBeAg 阳性和抗 HBc 阳性孕妇宫内感染率可达 88%～90%。

HBV 经胎盘感染胎儿的机制可能有:①HBV 使胎盘屏障受损或通透性改变,通过细胞与细胞间的传递方式实现的母血 HBV 经蜕膜毛细血管内皮细胞和蜕膜细胞及绒毛间隙直接感染绒毛滋养层细胞,然后进一步感染绒毛间质细胞,最终感染绒毛毛细血管内皮细胞而造成胎儿宫内感染的发生。②HBV 先感染并复制于胎盘组织。③HBV 患者精子中存在 HBV DNA,提示 HBV 有可能通过生殖细胞垂直传播,父系传播不容忽视。

(2)产时传播:是 HBV 母婴传播的主要途径,约占 50%。其机制可能是分娩时胎儿通过产道吞咽或接触了含有 HBV 的母血、羊水和阴道分泌物,也有学者认为分娩过程中,胎盘绒毛血管破裂,少量血渗透入胎儿血中,引起产时传播。

(3)产后传播:主要与接触母亲唾液、汗液和乳汁有关。HBV 可侵犯淋巴细胞和精细胞等,而早期母乳中有大量淋巴细胞,所以不能排除 HBV DNA 在母乳中整合和复制成 HBV 的可能。当新生儿消化道任何一处黏膜因炎症发生水肿、渗出,导致通透性增加或黏膜直接受损时,母乳中该物质就可能通过毛细血管网进入血液循环而引起乙肝感染。研究发现,当 HBsAg 阳性母亲唾液中 HBsAg 也阳性时,其婴儿的感染率为 22%。母血中乙肝三项阳性者和 HBeAg 及抗-HBc 阳性者因其初乳中 HBV DNA 的阳性率为 100%,故不宜哺乳;血中 HBsAg 及 HBeAg、HBsAg 及抗-HBc 和 HBeAg 阳性者其初乳中排毒率达 75% 以上,所以应谨慎哺乳。如果初乳中单纯抗-HBs 和/或抗-HBe 阳性者,因其排毒率为零,可以哺乳。

3.丙型肝炎

有关 HCV 母婴传播的感染率各家报道不一(0~100%),可能与母体血中 HCV RNA 水平不同、研究方法不同、婴儿追踪观察的时间不同等有关。研究证实,孕妇的抗 HCV 可通过胎盘到达婴儿体内,母婴感染的传播可发生于产前妊娠期,即 HCV 感染子宫内胎儿,并定位于胎儿肝脏。白钢钻等研究发现,抗 HCV 或 HCV RNA 任意一项阳性孕妇所分娩的新生儿 HCV 感染率极高,有输血史和丙型肝炎病史者,发生宫内传播的危险性更大。HCV 可能通过宫内感染、分娩过程中感染,也可于产后母乳喂养的过程中感染。

4.其他类型的肝炎

HDV 存在母婴传播,其传播机制可能是经宫内感染,也有可能类似某些 RNA 病毒经生殖细胞传播。目前尚未见 HEV 母婴传播的报道。庚型病毒性肝炎可经母婴传播和性传播,其途径可能是分娩过程或产后哺乳。

## 三、妊娠对病毒性肝炎的影响

肝脏代谢在妊娠期有别于非妊娠期,一旦受到肝炎病毒侵袭,其损害就较为严重,原因:①妊娠期新陈代谢旺盛,胎儿的呼吸排泄等功能均需母体完成;②肝脏是性激素代谢及灭活的主要场所,孕期内分泌变化所产生的大量性激素需在肝内代谢和灭活,加重肝脏的负担;③妊娠期机体所需热量较非妊娠期高 20%,铁、钙、各种维生素和蛋白质需求量大大增加,若孕妇原有营养不良,则肝功能减退,加重病情;④妊娠期高血压疾病可引起小血管痉挛,使肝、肾血流减少,而肾功能损害,代谢产物排泄受阻,可进一步加重肝损害,若合并肝炎,易致肝细胞大量坏死,诱发重症肝炎;⑤由于妊娠期的生理变化和分娩、手术创伤、麻醉影响、上行感染等因素,不可避免地对已经不健康的肝脏造成再损伤,使孕妇患肝炎较普通人更易发生严重变化;⑥为了适应妊娠的需要,循环系统血液再分配使孕期的肝脏处于相对缺血状态,使原本不健康的肝脏更加雪上加霜甚至不堪重负。所以,肝炎产妇更易加重肝损害,甚至诱发重症肝炎。国内外的资料显示,约 8% 的妊娠肝炎患者发展为重症肝炎,大大高于非孕人群乙型肝炎诱发重症肝炎的发生率(1%~5%)。

## 四、临床表现

甲型肝炎临床表现均为急性,好发于秋冬季,潜伏期为 2~6 周。前期症状可有发热、厌油、食欲下降、恶心呕吐、乏力、腹胀和肝区疼痛等,一般于 3 周内好转。此后出现黄疸、皮肤瘙痒、肝脏肿大,持续 2~6 周或更长。多数病例症状轻且无黄疸。

乙型肝炎分急性乙型肝炎、慢性乙型肝炎、重症肝炎和 HBsAg 病毒携带者。潜伏期一般为1～6个月。

急性期妊娠合并乙肝的临床表现出现不能用妊娠反应或其他原因解释的消化道症状,与甲肝类似,但起病更隐匿,前驱症状可能有急性免疫复合物样表现,如皮疹、关节痛等,黄疸出现后症状可缓解。乙型肝炎病程长,5%左右的患者转为慢性。极少数患者起病急,伴高热、寒战、黄疸等,如病情进行性加重,演变为重症肝炎则黄疸迅速加深,出现肝性脑病症状,凝血机制障碍,危及生命。妊娠时更易发生重症肝炎,尤其是妊娠晚期多见。

其他类型的肝炎临床表现与乙型肝炎类似,症状或轻或重。丙型肝炎的潜伏期为2～26周,输血引起者为2～16周。丁型肝炎的潜伏期为4～20周,多与乙型肝炎同时感染或重叠感染。戊型肝炎与甲肝症状相似,暴发流行时,易感染孕妇,妊娠后期发展为重症肝炎,导致肝功能衰竭,病死率可达30%。有学者报道散发性戊型肝炎合并妊娠,起病急,症状轻,临床预后较好,不必因此终止妊娠。

## 五、诊断

妊娠合并病毒性肝炎的前驱症状与妊娠反应类似,容易被忽视,诊断需要根据病史、症状、体征和实验室检查等综合分析。

### (一)病史

要详细了解患者是否有与肝炎患者密切接触史;是否接受输血、血液制品、凝血因子等治疗;是否有吸毒史。

### (二)症状和体征

近期内有无其他原因解释的消化道症状、低热、肝区疼痛、不明原因的黄疸。体格检查肝脏肿大、压痛,部分患者可有脾大。重症肝炎出现高热、烦躁、谵妄等症状,黄疸迅速加深,伴有肝性脑病,可危及生命。查体肝浊音界明显减小,有腹水形成。

### (三)实验室检查

1.周围血象

急性期白细胞多减低,淋巴细胞相对增多,异常淋巴细胞不超过10%。急性重型肝炎白细胞总数及中性粒细胞百分比均可显著增多。合并弥漫性血管内凝血时,血小板急骤减少,血涂片中可发现形态异常的红细胞。

2.肝功能检查

(1)血清酶活力测定:血清丙氨酸氨基转移酶(ALT),即谷丙转氨酶(GPT)及血清羧门冬氨酸氨基转移酶(AST),即谷草转氨酶(GOT)是临床上常用的检测指标。肝细胞有损害时,ALT增高,为急性肝炎早期诊断的敏感指标之一,其值可高于正常十倍至数十倍,一般于3～4周下降至正常。若 ALT 持续数月不降,可能发展为慢性肝炎。急性重型肝炎 ALT 轻度升高,但血清胆红素明显上升,为酶胆分离现象,提示有大量肝细胞坏死。当肝细胞损害时 AST 亦增高,急性肝炎升高显著,慢性肝炎及肝硬化中等升高。急性黄疸出现后很快下降,持续时间不超过3周,乙肝则持续较长。AST/ALT 的比值对判断肝细胞损伤有较重要意义。急性重型肝炎时AST/ALT<1,提示肝细胞有严重坏死。

(2)胆色素代谢功能测定:各类型黄疸时血清胆红素增高,正常时<17 μmol/L,重型肝炎、淤胆型肝炎均明显增高>170 μmol/L,以直接胆红素为主,黄疸消退时胆红素降低。急性肝炎时尿胆红素先于黄疸出现阳性,在黄疸消失前转阴。尿胆原在黄疸前期增加,黄疸出现后因肝内胆红素排出受阻,尿胆原则上减少。

(3)慢性肝炎时白/球比例倒置或丙种球蛋白增高。麝香草酚浊度及絮状试验,锌浊度试验反映肝实质病变,重症肝炎时氨基酸酶谱中支链氨基酸/芳香族氨基酸摩尔比值降至 $1.0 \sim 1.5$。病毒性肝炎合并胆汁淤积时碱性磷酸酶(AKP)及胆固醇测定明显升高。有肝细胞再生时甲胎蛋白(AFP)增高。

3.病原学检查

对临床诊断、治疗、预后及预防等方面有重要意义。最常用且敏感的为酶联免疫法(EIA)及放射免疫法(RIA)检测抗原和抗体。

(1)甲型肝炎:急性期抗-HAV IgM 阳性,抗 HAVIgG 阳性表示既往感染。一般发病第 1 周抗-HAV IgM 阳性,$1 \sim 2$ 个月后抗体滴度下降,$3 \sim 6$ 个月后消失。感染者粪便免疫电镜可检出 HAV 颗粒。

(2)乙型肝炎:有多种抗原抗体系统。临床常用有乙型肝炎表面抗原 HBsAg、e 抗原 HBeAg 和核心抗原 HBcAg 及其抗体系统。HBsAg 阳性是乙型肝炎的特异性标志,急性期其滴度随病情恢复而下降,慢性及无症状携带者 HBsAg 可长期阳性。HBeAg 阳性表示 HBV 复制,这类患者临床有传染性,抗 HBe 出现则表示 HBV 复制停止。HBcAg 阳性也表示 HBV 复制,慢性 HBV 感染者,抗 HbcAg 可持续阳性。有条件者测前 $S_1$、前 $S_2$ 和抗前 $S_1$、抗前 $S_2$,对早期诊断乙型肝炎和判断转归有重要意义。

(3)丙型肝炎:抗-HCV 阳性出现于感染后期,即使抗体阳性也无法说明现症感染还是既往感染,需结合临床。判断困难时可用反转录聚合酶链反应(RT-PCR)检测 HCVRNA。

(4)丁型肝炎:血清抗-HD 或抗-HD IgM 阳性,或 HDAg 阳性,一般出现在肝炎潜伏期后期和急性期早期;亦可测 HDV RNA,均为 HDV 感染的标志。

(5)戊型肝炎:急性期血清抗-HEV IgM 阳性;或发病早期抗-HEV 阴性,恢复期转为阳性。患者粪便内免疫电镜可检出 HEV 颗粒。

4.其他检测方法

B 超诊断对判断肝硬化、胆管异常、肝内外占位性病变有参考价值;肝活检对确定弥漫性肝病变及区别慢性肝炎临床类型有重要意义。

## 六、鉴别诊断

### (一)妊娠剧吐引起的肝损害

妊娠剧吐多发生在妊娠早期,由于反复呕吐,可造成脱水、尿少、酸碱失衡、电解质失调、消瘦和黄疸等。实验室检查血胆红素和转氨酶轻度升高、尿酮体阳性。与病毒性肝炎相比,妊娠剧吐引起的黄疸较轻,经过治疗如补足液体、纠正电解质紊乱和酸中毒后,症状迅速好转。

### (二)妊娠高血压综合征引起的肝损害

重度妊高征子痫和先兆子痫常合并肝功能损害,恶心、呕吐、肝区疼痛等临床症状与病毒性肝炎相似。但妊高征症状典型,除有高血压、水肿、蛋白尿和肾损害及眼底小动脉痉挛外,还可有头痛、头晕、视物模糊与典型子痫抽搐等,部分患者转氨酶升高,但妊娠结束后可迅速恢复。如合并 HELLP 综合征,应伴有溶血、肝酶升高及血小板减少。妊娠期肝炎合并妊高征时,两者易混淆,可检测肝炎病毒抗原抗体帮助鉴别诊断。

### (三)妊娠期急性脂肪肝

临床罕见,多发生于妊娠 28~40 周,妊娠高血压综合征、双胎等多见。起病急,以忽然剧烈、持续的呕吐开始,有时伴上腹疼痛及黄疸。1~2 周后,病情迅速恶化,出现弥漫性血管内凝血、肾衰竭、低血糖、代谢性酸中毒、肝性脑病、休克等。其主要病理变化为肝小叶弥漫性脂肪变性,但无肝细胞广泛坏死,可与病毒性肝炎鉴别。实验室检查转氨酶轻度升高,血清尿酸、尿素氮增高,直接胆红素明显升高,尿胆红素阴性。B 超为典型的脂肪肝表现,肝区内弥漫的密度增高区,呈雪花状,强弱不均;CT 为肝实质呈均匀一致的密度减低。

### (四)妊娠期肝内胆汁淤积综合征

又称妊娠期特发性黄疸、妊娠瘙痒症等,是发生于妊娠中、晚期,以瘙痒和黄疸为特征的疾病。其临床特点为先有皮肤瘙痒,进行性加重,黄疸一般为轻度。分娩后 1~3 天黄疸消退,症状缓解。患者一般情况好,无病毒性肝炎的前驱症状。实验室检查转氨酶正常或轻度升高,血胆红素轻度增加。肝组织活检无明显的实质性肝损害。

### (五)药物性肝炎

妊娠期易引起肝损害的药物主要有氯丙嗪、异烟肼、利福平、对氨基水杨酸钠、呋喃妥因、磺胺类、四环素、红霉素、地西泮和巴比妥类药物等。酒精中毒、氟烷、氯仿等吸入也可能引起药物性肝炎。有时起病急,轻度黄疸和转氨酶升高,可伴有皮疹、皮肤瘙痒、蛋白尿、关节痛和嗜酸性粒细胞增多等,停药后可自行消失。诊断时应详细询问病史,尤其是用药史。妊娠期禁用四环素,因其可引起肝脏急性脂肪变,出现恶心呕吐、黄疸、肌肉酸痛、肝肾衰竭,并可致死胎、早产等。

## 七、治疗

原则上与非孕期病毒性肝炎治疗相同,目前尚缺乏特效治疗,治疗应以中西医药结合为主,对没有肯定疗效的药物,应慎重使用,尽量少用药物,以防增加肝脏负担。

### (一)一般处理

急性期应充分卧床休息,减轻肝脏负担,以利于肝细胞的修复。黄疸消退症状开始减轻后,逐渐增加活动。合理安排饮食,以高糖、高蛋白和高维生素"三高饮食"为主,对有胆汁淤积或肝性脑病者应限制脂肪和蛋白质。禁用可能造成肝功能损害的药物。

### (二)保肝治疗

以对症治疗和辅助恢复肝功能为原则。给予大量的维生素和葡萄糖,口服维生素以维生素 C、复合 B 族维生素或酵母为主。如黄疸较重、凝血酶原时间延长或有出血倾向,可给予维生素 K;黄疸持续时间较长者还应增加维生素 A。病情较重、食欲较差或有呕吐不能进食者,可以静脉滴注葡萄糖、维生素 C。三磷酸腺苷(ATP)、辅酶 A 和细胞色素等可促进肝细胞的代谢,新鲜血、血浆和人体清蛋白等可改善凝血功能,纠正低蛋白血症起到保肝作用。另外,一些药物如二异丙胺、肝宁、肌苷等也有保肝作用。

### (三)免疫调节药物

免疫调节药物糖皮质激素目前仅用于急性重型肝炎、淤胆型肝炎及慢性活动性肝炎。常用药物为泼尼松、泼尼松龙及地塞米松。疗程不宜过长,急性者 1~2 周;慢性肝炎疗程较长,用药过程中应注意防止并发感染或骨质疏松等,停药时需逐渐减量。转移因子、左旋咪唑、白细胞介素-2(IL-2)、干扰素及干扰素诱导剂等免疫促进剂,效果均不肯定。

### （四）抗病毒制剂

近年国外应用白细胞干扰素或基因重组 α、β 或 γ 干扰素或阿糖腺苷或单磷酸阿糖腺苷、阿昔洛伟，单独或与干扰素合用，可使血清 HBV-DNA 及 HBeAg 缓慢下降，同时肝内 DNA 形成及 HBeAg 减少，病毒停止复制，肝功渐趋正常。

### （五）中医治疗

根据症状辨证施治，以疏肝理气、清热解毒、健脾利湿、活血化瘀的重要治疗为主。黄疸型肝炎需清热、佐以利湿者，可用茵陈蒿汤加味。需利湿佐以清热者可用茵陈五苓散加减。如慢性肝炎、胆汁淤积型肝炎后期等，应以温阳去寒，健脾利湿，用茵陈术附汤。如急性、亚急性重型肝炎应以清热解毒，凉血养阴为主，用犀角地黄汤加味等。另外，联苯双酯、强力宁、香菇多糖等中成药也有改善肝细胞功能的作用。

### （六）产科处理

1.妊娠期

早期妊娠合并急性甲型肝炎，因 HAV 无致畸依据，也没有宫内传播的可能性，如病程短、预后好，则原则上可继续妊娠，但有些学者考虑到提高母婴体质，建议人工流产终止妊娠。合并乙型肝炎者，尤其是慢性活动性肝炎，妊娠可使肝脏负担加重，应积极治疗，病情好转后行人工流产。中晚期妊娠合并肝炎则不主张终止妊娠，因终止妊娠时创伤、出血等可加重肝脏负担，使病情恶化，可加强孕期监护，防止妊娠高血压综合征。对个别重症患者，经各种保守治疗无效，病情继续发展时，可考虑终止妊娠。

2.分娩期及产褥期

重点是防治出血和感染。可于妊娠近预产期前一周左右，每天肌内注射维生素 K 20～40 mg，临产后再加用 20 mg 静脉注射。产前应配好新鲜血，做好抢救休克及新生儿窒息的准备，如可经阴分娩，应尽量缩短第二产程，必要时可行产钳或胎头吸引助产。产后要防止胎盘剥离面严重出血，及时使用宫缩剂，必要时给予补液和输血。产时应留脐血做肝功能及抗原的测定。如有产科指征需要行剖宫产时，要做好输血准备。选用大剂量静脉滴注对肝脏影响小的广谱抗生素如氨苄西林、三代头孢类抗生素等防止感染，以免病情恶化。产褥期应密切检测肝功变化，给予相应的治疗。

3.新生儿的处理

新生儿出生后应隔离 4 周，产妇为甲型肝炎传染期的新生儿，可于出生时及出生后 1 周内各接受 1 次丙种球蛋白注射。急性期禁止哺乳。乙肝等存在垂直传播的肝炎不宜哺乳。

### （七）急性重型肝炎的治疗

（1）限制蛋白质，尤其是动物蛋白摄入，每天蛋白质摄入量限制在 0.5 g/(kg·d) 以下。给予大量葡萄糖和适量 B 族维生素、维生素 C、维生素 K、维生素 D、维生素 E 及 ATP、辅酶 A 等。口服新霉素、庆大霉素、头孢菌素类抗生素或甲硝唑抑制肠道内细菌，盐水清洁灌肠和食醋保留灌肠清除肠道内积存的蛋白质或血液，减少氨的吸收。

（2）促进肝细胞再生，保护肝脏。①人血清蛋白或血浆：有助于肝细胞再生，提高血浆胶体渗透压，减轻腹水和脑水肿，清蛋白还可结合胆红素，减轻黄疸。每次 5～10 g，每周 2～3 次。输新鲜血浆可补充调理素、补体及多种凝血因子，增强抗感染能力，可与清蛋白交替，每天或隔天 1 次。②胰高血糖素-胰岛素疗法：有防止肝细胞坏死，促进肝细胞再生，改善高氨血症和调整氨基酸代谢失衡的作用。用法：胰高血糖素 1～2 mg 加胰岛素 6～12 个单位，溶于 5% 或 10% 葡萄糖溶液 250～500 mL 中静脉滴注,2～3 周为 1 个疗程。③其他:近年国内有些医院用新鲜制备的人胎肝细胞悬液治疗重症肝炎,有一定效果。选用精氨酸或天门冬氨酸钾镁,可促进肝细胞再生,控制高胆红素血症。剂量 400 mL 的天门冬氨酸钾镁溶液,加入葡萄糖液中静脉滴注,每天1～2 次。

(3)控制脑水肿、降低颅内压、治疗肝性脑病:糖皮质激素应用可降低颅内压,改善脑水肿。用 20%甘露醇或 25%山梨醇静脉滴注,脱水效果好。应用以支链氨基酸为主要成分的复合氨基酸液可防止肝性脑病,提供肝细胞的营养素。如 6 氨基酸-520 250 mL 与等量 10%葡萄糖液,内加 L-乙酰谷氨酰胺 500 mg,缓慢滴注,5～7 天为 1 个疗程,主要用于急性重型肝炎肝性脑病。14 氨基酸-800 500 mL 每天应用可预防肝性脑病。左旋多巴可通过血-脑屏障,进入脑组织内衍化为多巴胺,提供正常的神经传递介质,改善神经细胞的功能,促进意识障碍的恢复。可用左旋多巴 100 mg 加多巴脱羧酶抑制剂卡比多巴 20 mg,静脉滴注,每天 1～2 次。

(4)出血及 DIC 的治疗:出血常因多种凝血因子合成减少;或 DIC 凝血因子消耗过多所致。可输新鲜血液、血浆;给予维生素 $K_1$、凝血酶复合因子注射。一旦发生 DIC,应用肝素要慎重,用量一般为 25 mg 静脉点滴,根据患者病情及凝血功能再调整剂量,使用过程应加强凝血时间监测,以防肝素过量出血加剧。临产期间及产后 12 小时内不宜应用肝素,以免发生致命的创面出血。有消化道出血时可对症服云南白药或西咪替丁、奥美拉唑等。

(5)改善微循环,防止肾衰竭:可用肝素、654-2 等,能明显改善微循环,减轻肝细胞损伤。川芎嗪注射液有抑制血小板聚集、扩张小血管及增强纤维蛋白溶解等作用;双嘧达莫可抑制血小板聚集及抑制免疫复合物形成的作用;右旋糖酐-40 可改善微循环。

## 八、预防

病毒性肝炎尚无特异性治疗方法,除乙肝外其他型肝炎也尚无有效主动免疫制剂,故采取以切断传播途径为主的综合防治措施极为重要。

### (一)加强宣教和围生期保健

急性期患者应隔离治疗。应特别重视防止医源性传播及医院内感染,产房应将 HBsAg 阳性者床位、产房、产床及器械等严格分开;肝炎流行区孕妇应加强营养,增加抵抗力预防肝炎的发生。对最近接触过甲型肝炎的孕妇应给予丙种球蛋白。患肝炎妇女应于肝炎痊愈后半年、最好2 年后怀孕。HBsAg 及 HBeAg 阳性孕妇分娩时应严格实行消毒隔离制度,缩短产程、防止胎儿窘迫、羊水吸入及软产道裂伤。

### (二)免疫预防

甲型肝炎灭毒活疫苗可对 1 岁以上的儿童或成人预防接种,如注射过丙种球蛋白,应于 8 周后再注射。

乙型肝炎免疫球蛋白(HBIG)是高效价的抗 HBV 免疫球蛋白,可使母亲或新生儿获得被动免疫,是预防乙肝感染有效的措施。产前 3 个月每月给 HBsAg 携带孕妇肌内注射 HBIG,可使其新生儿的宫内感染明显减少,随访无不良反应。新生儿注射时间最好在生后 24 小时以内,一般不超过 48 小时。注射次数多效果好,可每月注射一次,共 2～3 次,剂量每次 0.5 mL/kg,或每次1～2 mL。意外暴露者应急注射一般为 1～2 mL。最后 1 次同时开始注射乙肝疫苗。乙肝疫苗有血源疫苗及基因重组疫苗两种。基因重组疫苗免疫原性优于血源性疫苗。两种疫苗的安全性、免疫原性、保护性及产生抗体持久性相似。疫苗的免疫对象以 HBV 携带者、已暴露于 HBV

的易感者及其新生儿为主,保护率可达 80%。对 HBsAg 及 HBeAg 均阳性母亲的新生儿联合使用 HBIG 可提高保护率达 95%。全程免疫后抗体生成不好者可再加强免疫一次。HCV DNA 疫苗的研制尚停留在动物实验基础上,但可用来源安全可靠的丙种球蛋白对抗-HCV 阳性母亲的婴儿在 1 岁前进行被动免疫。丁、戊等型肝炎尚无疫苗。

(颜 飞)

# 第十二节 妊娠期肝内胆汁淤积症

妊娠期肝内胆汁淤积症(intrahepatic cholestasis of pregnancy,ICP)主要发生在妊娠晚期,少数发生在妊娠中期,以皮肤瘙痒和胆酸高值为特征,主要危及胎儿。发病率为 0.8%～12.0%,有明显的地域和种族差异,智利发病率最高,国内无确切的 ICP 流行病学资料。

## 一、病因

目前尚不清楚,可能与雌激素、遗传及环境等因素有关。

### (一)雌激素作用

妊娠期体内雌激素水平大幅度增加。雌激素可使 $Na^+-K^+$-ATP 酶活性下降,能量提供减少,导致胆酸代谢障碍;可使肝细胞膜中胆固醇与磷脂比例上升,流动性降低,从而影响了对胆酸的通透性,使胆汁流出受阻;作用于肝细胞内雌激素受体,改变肝细胞蛋白质的合成,导致胆汁回流增加。上述因素综合作用可能导致 ICP 的发生。临床研究发现:①高雌激素水平的双胎妊娠 ICP 的发病率明显高于单胎妊娠,但三胎妊娠与 ICP 的关系尚有待进一步明确;②ICP 仅在孕妇中发生,并在产后迅速消失;③应用避孕药或孕激素的妇女发生的胆汁淤积性肝炎类似于 ICP 的临床表现,但测定 ICP 血中雌、孕激素与正常妊娠一样平行增加,且雌、孕激素的合成是正常的,提示 ICP 可能是雌激素代谢异常及肝脏对雌激素的高敏感性所致。

### (二)遗传与环境因素

流行病学研究发现,世界各地 ICP 发病率明显不同,并且在母亲或姐妹中有 ICP 病史的孕妇 ICP 发病率明显增高,其完全外显的特性及母婴直接传播的特性,符合孟德尔显性遗传规律,表明遗传及环境因素在 ICP 发展中起一定作用。

## 二、对母儿的影响

### (一)对孕妇的影响

ICP 患者脂溶性维生素 K 的吸收减少,致使凝血功能异常,导致产后出血,也可发生糖、脂代谢紊乱。

### (二)对胎儿、新生儿的影响

由于胆汁酸毒性作用,使围生儿发病率和病死率明显升高。可发生胎膜早破、胎儿窘迫、自发性早产或孕期羊水胎粪污染。此外,尚有胎儿生长受限,妊娠晚期不能预测的胎儿突然死亡,新生儿颅内出血,新生儿神经系统后遗症等。

### 三、临床表现

**(一)症状**

多数患者首发症状为妊娠晚期发生无皮肤损伤的瘙痒,约 80% 患者在孕 30 周后出现,有的甚至更早。瘙痒程度不一,常呈持续性,白昼轻,夜间加剧。瘙痒一般先从手掌和脚掌开始,然后逐渐向肢体近端延伸甚至可发展到面部,但极少侵及黏膜,这种瘙痒症状于分娩后数小时或数天内迅速消失。严重瘙痒时引起失眠和疲劳、恶心、呕吐、食欲减退及脂肪痢。

**(二)体征**

四肢皮肤可见抓痕;20%～50% 患者在瘙痒发生数天至数周内出现轻度黄疸,部分病例黄疸与瘙痒同时发生,于分娩后数天内消退。同时伴尿色加深等高胆红素血症表现,ICP 孕妇有无黄疸与胎儿预后关系密切,有黄疸者羊水粪染、新生儿窒息及围生儿病死率均显著增加。无急慢性肝病体征,肝大但质地软,有轻压痛。

### 四、诊断

确诊依靠实验室检查。

**(一)血清胆酸**

胆汁中的胆酸主要是甘胆酸(CG)及牛磺酸,其比值为 3∶1,临床上常通过检测血清中 CG 值了解胆酸水平。ICP 患者血甘胆酸浓度在 30 周时突然升高为正常水平的 100 倍左右,并持续至产后下降,5～8 周后恢复正常。血清胆酸升高是 ICP 最主要的特异性证据。在瘙痒症状出现或转氨酶升高前数周血清胆酸已升高,且其值越高,病情越严重,出现瘙痒时间越早,因此测定孕妇血清甘胆酸不但是早期诊断 ICP 最敏感的方法,对判断病情严重程度和及时监护、处理均有参考价值。

**(二)肝功能**

大多数 ICP 患者的门冬氨酸转氨酶(AST)、谷丙转氨酶(ALT)轻至中度升高,为正常水平的 2～10 倍,ALT 较 AST 更敏感;部分患者血清胆红素轻至中度升高,很少超过 $85.5~\mu mol/L$,其中直接胆红素占 50% 以上。

**(三)产后胎盘病理检查**

ICP 可见母体面、胎儿面及羊膜均呈不同程度的黄色和灰色斑块,绒毛膜板及羊膜有胆盐沉积,滋养细胞肿胀、数量增多,绒毛基质水肿,间隙狭窄。

### 五、鉴别诊断

诊断 ICP 需排除其他能引起瘙痒、黄疸和肝功能异常的疾病。ICP 患者无发热、急性上腹痛等肝炎的一般表现,如果患者出现剧烈呕吐、精神症状或高血压,则应考虑为妊娠急性脂肪肝和先兆子痫。分娩后 ICP 患者所有症状消失,实验室检查异常结果恢复正常,否则需考虑其他原因引起的胆汁淤积。

### 六、治疗

ICP 治疗的目的是缓解瘙痒症状,恢复肝功能,降低血胆酸水平,改善妊娠结局。重点是胎儿宫内安危监护,及时发现胎儿宫内缺氧并采取措施。

## （一）一般处理

适当卧床休息,取左侧卧位增加胎盘血流量,间断吸氧、给予高渗葡萄糖液、维生素类及能量,既保肝又可提高胎儿对缺氧的耐受性。定期检测肝功能、血甘胆酸、胆红素。

## （二）药物治疗

可使孕妇临床症状减轻、胆汁淤积的生化指标和围生儿预后改善,常用的药物如下。

### 1.考来烯胺

能与肠道内胆酸和其他有机离子结合后形成不被吸收的复合物从粪便中排出,从而阻断胆酸的肝肠循环,降低血清胆酸的浓度,有助于减轻瘙痒症状,但不能改善生化参数异常及胎儿预后。用量每次 4 g,每天 2～3 次口服。由于考来烯胺影响脂溶性维生素 K、脂肪和其他脂溶性维生素吸收,可使凝血酶原时间延长,可发生脂肪痢,因此用药同时应补充维生素 K 和其他脂溶性维生素。

### 2.苯巴比妥

此药可诱导酶活性和产生细胞素 $P_{450}$,增加胆酸盐流量,改善瘙痒症状;可使肝细胞微粒体与葡萄糖醛酸结合,降低血清胆酸水平;但生化参数变化不明显,一般用量为每次 0.03 g,每天 3 次口服,可连用 2～3 周。

### 3.地塞米松

可诱导酶活性,能通过胎盘减少胎儿肾上腺脱氢表雄酮的分泌,降低雌激素的产生而减轻胆汁淤积并能促进胎肺成熟,从而降低高胆酸血症所致的死胎及早产所引起的新生儿呼吸窘迫综合征。一般用量为每天 12 mg 口服,连用 7 天,后 3 天逐渐减量直至停药。

### 4.熊去氧胆酸

人体内一种内源性胆酸,服用后抑制肠道对疏水性胆酸的重吸收从而改善肝功能,降低胆酸水平,改善胎儿胎盘单位的代谢环境,延长胎龄。用法为 15 mg/(kg·d),分 3 次口服,共20 天,ICP 瘙痒症状和生化指标均有明显改善。停药后症状和生化指标若有波动,继续用药仍有效。

## （三）产科处理

### 1.产前监护

妊娠晚期加强监护,尽可能防止胎儿突然死亡。从孕 34 周开始每周行 NST 试验,警惕基线胎心率变异消失,以便及时发现慢性胎儿宫内缺氧;每天测胎动,若 12 小时内胎动少于 10 次应考虑胎儿有宫内窘迫;定期行 B 超检查,警惕羊水过少的发生。

### 2.适时终止妊娠

（1）终止妊娠指征:足月后尽早终止妊娠可以避免继续待产突然出现的死胎风险。孕妇出现黄疸症状,胎龄已达 36 周;羊水量逐渐减少;无黄疸妊娠已足月或胎肺已成熟。

（2）终止妊娠方式:以剖宫产结束分娩为宜,因经阴道分娩可加重胎儿缺氧,甚至导致死亡,亦有发生新生儿颅内出血的危险。

（颜　飞）

# 第十三节　妊娠合并急性胆囊炎

妊娠合并急性胆囊炎可发生于妊娠各期,妊娠晚期和产褥期多见,发生率约为0.8%,仅次于妊娠合并阑尾炎,较非孕期高,50%的患者伴有胆囊结石。

## 一、病因

### (一)胆汁淤积

90%以上的胆汁淤积由结石嵌顿引起,结石可引起胆囊出口梗阻,胆囊内压增高,胆囊壁血运不良,发生缺血性坏死;淤积的胆汁可刺激胆囊壁,引起化学性炎症,如胰液反流,胰消化酶侵蚀胆囊壁引起急性胆囊炎。

### (二)细菌感染

由于胆汁淤积,细菌可繁殖,经血流、淋巴或胆管逆行进入胆囊,引起感染。感染原以革兰阴性杆菌为主,70%为大肠埃希菌,其次为葡萄球菌、变形杆菌等。

### (三)妊娠的影响

妊娠期雌、孕激素大量增加,胆囊壁肌层肥厚,胆囊平滑肌松弛,胆囊收缩力下降,胆囊容量增大2倍,胆囊排空延迟,加之胆汁中胆固醇含量增高,胆固醇和胆盐的比例改变,胆汁黏稠度增加易发生胆囊炎;妊娠子宫增大压迫胆囊也可引起胆囊炎。

## 二、临床表现

一般为饱餐或过度疲劳后发生,夜间多见,疼痛为突发性,右上腹多见,也可见于上腹部正中或剑突下,阵发性加剧。疼痛可放射至右肩部、右肩胛下角或右腰部,少数患者可放射至左肩部。70%~90%的患者可有恶心和呕吐;80%左右的患者出现寒战、发热;25%左右的患者合并黄疸。严重感染时可出现休克。右上腹压痛明显,右季肋下可触及肿大的胆囊,并发腹膜炎时可有腹肌紧张和反跳痛,部分患者墨菲征阳性,妊娠晚期由于增大的子宫掩盖,腹部体征可不明显。

## 三、诊断和鉴别诊断

### (一)病史、临床表现和体征

根据病史、临床表现和体征即可初步诊断。

### (二)辅助诊断方法

1.实验室检查

血白细胞总数和中性粒细胞升高,可达$20\times10^9/L$;血清总胆红素和直接胆红素升高,尿胆红素阳性;血清丙氨酸氨基转移酶和天门冬氨酸氨基转移酶轻度升高;血或胆管穿刺液细菌培养阳性。

2.B超检查

简便、无创,是妊娠期诊断急性胆囊炎的常用手段,超声可显示胆囊大小,囊壁厚度,胆管是否扩张,通过胆石光影和声影,判断胆囊和胆管内结石的大小和数量,排除胆管畸形、炎症和肿瘤。

妇娠合并急性胆囊炎应与妊娠期急性阑尾炎、妊娠高血压综合征合并 HELLP 综合征、急性黄疸型病毒性肝炎、妊娠期急性脂肪肝、右肾绞痛等相鉴别。

## 四、处理

妊娠合并急性胆囊炎的治疗原则是保守治疗为主,适当控制饮食,缓解症状,给予抗生素预防感染,消除并发症,必要时手术治疗。

### (一)保守治疗

**1.控制饮食**

重症患者应禁食,轻症患者症状发作期,应禁脂肪饮食,如在缓解期可给予高糖、高蛋白、低脂肪、低胆固醇饮食。适当补充液体,补充维生素,纠正水、电解质失调。

**2.对症治疗**

可用解痉止痛剂如阿托品 $0.5\sim1$ mg 肌内注射或哌替啶 $50\sim100$ mg 肌内注射。硝酸甘油、美沙酮、吲哚美辛等也有解痉镇痛作用,可适当选用。症状缓解期可适当服用利胆药如选用 $50\%$硫酸镁 $10\sim15$ mL,每天 3 次口服,可使 Oddi 括约肌松弛,促进胆囊排空。其他利胆药有去氢胆酸、熊去氧胆酸、羟甲烟胺等。

**3.抗感染治疗**

应选用广谱抗生素。头孢菌素类在胆汁中的浓度远高于血液,且对胎儿无不良影响,应作为首选,其中先锋铋在胆汁中的浓度是血液浓度的 100 倍,是治疗严重胆管感染的有效抗生素。

### (二)手术治疗

妊娠期急性胆囊炎胆囊结石大部分经过保守治疗可以获得缓解,但急性胆囊炎的治疗宜个体化,如有下列情况应考虑手术治疗。

(1)非手术治疗无效,病情加重。

(2)上腹部出现肿块或胆囊积脓。

(3)有明显腹膜炎体征,或疑有坏疽性胆囊炎、胆囊穿孔或胆囊周围积液。

(4)出现梗阻性黄疸,并有胆总管结石、急性胆管炎或急性胰腺炎者。

(5)病情重,难以与急性阑尾炎区别者。

(6)妊娠期胆绞痛反复发作(超过 3 次)的胆结石。

除非病情危急,应选择妊娠中期手术,此期流产率约为 $5\%$,低于妊娠其他时期。如近预产期,最好等到产后再行手术治疗。手术后应给予保胎治疗。手术方式主要有胆囊造口引流术、胆总管引流术、胆囊切除术或病灶局部脓液引流术。文献报道可在腹腔镜下行胆囊切除术,未发生孕妇及胎儿死亡,并不增加流产和早产率,但报道例数较少,尚有待于进一步研究、评价。

(颜 飞)

# 第十四节  妊娠合并急性胰腺炎

妊娠合并急性胰腺炎(acute pancreatitis,AP)的发生率文献报道不一,一般认为发病率为

1/100~1/11 000,与非孕期相同,或略低于非孕期。可发生于妊娠的任何时期,以妊娠末期和产褥期最为常见,妊娠早中期相对较少,而产褥期发病较易发生漏诊和误诊。20 世纪 90 年代以来,国外文献报道妊娠期急性胰腺炎孕产妇和围生儿死亡已很少发生,国内孕产妇病死率及围生儿病死率仍在 20%~50%,严重威胁母婴健康。

## 一、病因

妊娠合并急性胰腺炎的病因很多,近年来研究表明,胆管疾病最为多见,约占 50%,其中胆石症占 67%~100%。其他原因可能与妊娠剧吐、增大的子宫机械性压迫致胰管内压增高、妊娠高血压综合征先兆子痫、胰腺血管长期痉挛、感染、甲状旁腺功能亢进,诱发高钙血症、噻嗪类利尿药及四环素等药物的应用、酒精中毒等有关。加之妊娠期神经内分泌的影响,胆管平滑肌松弛,Oddi 括约肌痉挛,胰液反流入胰管,胰酶原被激活,胰液分泌增多,胰管内压力增高,胰组织发生出血水肿,更易导致胰腺炎的发生。妊娠期脂质代谢异常,甘油三酯升高,血清脂质颗粒栓塞胰腺血管,可造成急性胰腺炎,引起不良后果。

## 二、临床表现

起病急,饱餐或饮酒后发生突发性左上腹或中上腹部持续性疼痛,阵发性加剧是 90%~95%患者的主述。疼痛可向左肩部或左腰部放射,弯腰时减轻,进食后可加剧。大部分患者伴有恶心、呕吐,严重者可吐出胆汁,呕吐后疼痛不能缓解。如出现肠麻痹患者可持续性呕吐,少数患者会发生消化道出血。另外患者可有发热、黄疸、肠梗阻和休克等表现。

## 三、诊断与鉴别诊断

### (一)详细询问病史
了解有无发病诱因。妊娠期任何上腹部疼痛的患者均应考虑到急性胰腺炎的可能。

### (二)症状和体征
上腹部疼痛、恶心、呕吐是急性胰腺炎的三大症状。体征与症状相比较轻,可有上腹部压痛,腹肌紧张,反跳痛不明显,尤其是妊娠晚期,由于子宫增大,腹部膨隆,胰腺位置相对较深,体征更不典型。并发弥漫性腹膜炎时,全腹压痛,腹肌紧张,可有腹胀、肠鸣音消失等肠麻痹的体征。

### (三)辅助检查
#### 1.血、尿淀粉酶
血清淀粉酶值一般于发病 2~6 个小时开始升高,12~24 小时达到高峰,48~72 小时后开始下降,持续 3~5 天。Somogyi 法正常值为 40~180 U,如增高>500 U,有早期诊断意义。尿淀粉酶一般比血淀粉酶升高晚 2~12 个小时,持续 1~2 周后缓慢下降。Winslow 法测定正常值为 8~32 U,高于 250 U 有临床诊断价值。

#### 2.血清脂肪酶
胰管阻塞后,血清中脂肪酶可升高,一般病后 72 小时开始上升,持续 7~10 天。Tietz 法正常值为 $(0.1~1.0) \times 10^3$ U/L,急性胰腺炎时,90%的患者可超过此值。尤其对于晚期重症患者,由于胰腺破坏,淀粉酶反而降低时,持续增高的血清脂肪酶有诊断意义。

#### 3.影像学检查
B 超可显示胰腺体积增大,实质结构不均,界限模糊。出血、坏死时,可见粗大强回声及胰周围无声带区。国外文献报道，70％的妊娠期急性胰腺炎腹部超声有异常，其中56％为多发性胆石引起，7％为胆汁淤积，5％可见胆囊壁增厚。增强CT示胰腺增大，以体尾部为主，有明显的密度减低区，小网膜区、肠系膜血管根部及左肾周围有不同程度的浸润。X线摄片、磁共振、胰胆管或胰血管造影等必要时也可协助诊断。

4.其他

急性胰腺炎时血清胰蛋白酶、淀粉酶/肌酐清除率、血白细胞计数、血细胞比容、血糖、血脂、胆红素、碱性磷酸酶等均可增高。

急性胰腺炎须与急性胃肠炎、上消化道溃疡穿孔、急性胆囊炎、胆绞痛、急性肠梗阻、重症妊高征、肠系膜血管栓塞等及妊娠合并症鉴别。

## 四、治疗

妊娠期急性胰腺炎与非妊娠期治疗基本相同，主要为保守治疗。90％的急性单纯性胰腺炎效果好，而急性坏死性胰腺炎，胰腺脓肿，化脓性腹膜炎时，可危及产妇生命，应用手术治疗。所有的患者均应给予病情监护，观察生命体征，测定各项生化指标，防止心、肺、肾等并发症的发生。

### (一)保守治疗

1.禁食、胃肠减压

可减少胰酶的分泌，防止胃肠的过度胀气，至腹痛减轻后可进少量流质饮食。

2.解痉、镇痛

解痉常用阿托品0.5 mg，肌内注射，每天3～4次。也可给予普鲁苯辛15 mg，每天3～4次。可解除胰管痉挛，使胃液、胰液分泌减少，可预防Oddi括约肌收缩。疼痛剧烈时，给予哌替啶50～100 mg肌内注射，2～6小时1次，或给予吗啡10 mg肌内注射。

3.抗休克治疗

每天给予补液3 000～4 000 mL。其中，1/3应为胶体液。以纠正水电解质失调，维持血容量，提高胶体渗透压。

4.阻止胰腺分泌，抑制胰酶活性的药物

可用西咪替丁抑制胃酸分泌，20 mg口服或静脉滴注；奥曲肽0.1～0.5 mg皮下注射，每天4次，因对母儿影响尚未有长期随访经验，应用时需慎重；胞磷胆碱500 mg静脉滴注，每天1～2次，连用1～2周。胰肽酶可抑制胰蛋白酶，阻止胰腺中其他蛋白酶原的激活和胰蛋白酶原自身的激活；福埃针FOY、FUT-175等可抑制蛋白酶，舒缓素、纤维蛋白酶的活性及抑制胰激肽类的生成，可选择应用。

5.抗生素的应用

宜选用对胎儿没有影响的广谱抗生素，如头孢类抗生素。青霉素因不能透过血胰屏障，治疗效果受到影响。

6.其他治疗

重症患者可能发生休克，国外文献报道可通过进行血浆置换，治疗妊娠期高血脂性胰腺炎，血浆甘油三酯水平可降低70％～80％，血浆黏度降低50％，严重病例可应用肾上腺皮质激素，及时处理酸中毒和低钠、低钙和低镁血症。及时应用全胃肠外营养，可满足母体及胎儿对营养的要求。

### (二)手术治疗

如发生急性坏死性胰腺炎、胰腺脓肿、化脓性腹膜炎等保守治疗无效时,应考虑行手术治疗。手术包括对胰腺本身的手术和对于胰腺炎相关的手术如胆管或胰床引流、病灶清除或切除术。胆源性 AP 合并胆管梗阻而短期内未缓解者,首选经十二指肠镜下行 Oddi 括约肌切开取石及鼻胆管引流,已被证实对母亲和胎儿相对安全。最佳手术日期应在妊娠中期和产褥期。如在妊娠晚期,增大的子宫妨碍手术的进行,可先作剖宫产再做胰腺手术。

## 五、预后

母儿的危险性与胰腺炎病情轻重有关,文献报道母亲病死率为 5%～37%,急性重症胰腺炎胎儿病死率可达 40%。近年来,由于诊断及治疗技术的改变,为妊娠急性胰腺炎预后的改善提供了条件,但总病死率仍高于一般产科人群,早期诊断和早期治疗是降低妊娠期急性胰腺炎孕妇及围生儿病死率,改善预后的基础。

(颜 飞)

# 第十五节 妊娠合并急性阑尾炎

阑尾炎尤其急性阑尾炎是妊娠期最常见的外科合并症,可发生于妊娠的各个时期。文献报道,妊娠合并急性阑尾炎的发病率为 0.05%～0.10%,但 80% 以上发病于中晚孕期。由于孕妇的特殊生理和解剖改变,使妊娠中晚期阑尾炎的诊断增加了困难,故这个时期阑尾炎并发穿孔率较非孕期高 1.5～3.5 倍,炎症的发展易导致流产或早产,误诊率较高,孕妇病死率亦高达 4.3%。因此妊娠合并急性阑尾炎是一种较严重的并发症,应早期诊断和及时处理以改善母儿预后。

## 一、妊娠期阑尾位置的变化

在妊娠初期,阑尾的位置与非妊娠期相似,阑尾根部在右髂前上棘至脐连线中外 1/3 处(麦氏点)。随妊娠周数增加,因子宫增大,盲肠和阑尾的位置也随之向上、向外、向后移位。盲肠在妊娠 3 个月末位于髂嵴下 2 横指,5 个月末达髂嵴水平,8 个月末上升至髂嵴上 2 横指,妊娠足月可达胆囊区(图 11-1)。随盲肠向上移位的同时,阑尾呈逆时针方向旋转,被子宫推向外、上、后方,阑尾位置相对较深,常被增大的子宫所覆盖,于产后 10～12 天才恢复到非妊娠期水平。但也有研究者不认同妊娠期阑尾位置的变化,认为无论孕周如何,80% 的孕妇仍是右下腹疼痛。

## 二、妊娠合并阑尾炎的特点

妊娠并不诱发阑尾炎,但妊娠期由于阑尾位置的改变,阑尾炎的体征常不典型,炎症不易包裹与局限,常形成腹膜炎。阑尾炎穿孔继发弥漫性腹膜炎较非妊娠期多 1.5～3.5 倍。其原因有:①妊娠期盆腔血液及淋巴循环旺盛,毛细血管通透性增强,组织蛋白溶解能力加强;②增大子宫将腹壁与炎症的阑尾分开,使腹壁防卫能力减退;③子宫妨碍大网膜游走,使大网膜不能抵达感染部位发挥防卫作用;④炎症波及子宫可诱发宫缩,宫缩又促使炎症扩散,易导致弥漫性腹膜炎;⑤妊娠期阑尾位置上移及增大子宫的掩盖,急性阑尾炎并发局限性腹膜炎时,腹肌紧张等腹膜刺激征不明显,体征与实际病变程度不符,容易漏诊而延误治疗时机。

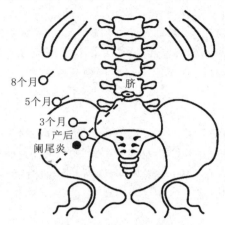

图 11-1　妊娠时阑尾位置的变化

### 三、临床表现及诊断

妊娠早期急性阑尾炎的症状与体征与非妊娠期基本相同。即有腹痛、伴恶心、呕吐、发热、右下腹压痛或肌紧张及血白细胞计数增高等。70％～80％患者有转移性右下腹痛。

妊娠中晚期因增大的子宫使阑尾的解剖位置发生改变,临床表现常不典型。腹痛症状不典型或不明显;常无明显的转移性右下腹痛;阑尾位于子宫背面时,疼痛可能位于右侧腰部;因阑尾位置较高,因而压痛点较高;增大的子宫撑起腹壁腹膜,腹部压痛、反跳痛和肌紧张常不明显;由于妊娠期有生理性白细胞数增多,白细胞计数超过 $15 \times 10^9 / L$ 才有诊断意义,但也有白细胞计数无明显升高者。

### 四、鉴别诊断

妊娠合并急性阑尾炎的鉴别诊断较困难。在妊娠早期,若症状典型诊断多无困难,但要与卵巢囊肿蒂扭转、妊娠黄体破裂、右侧输卵管妊娠破裂等相鉴别。妊娠中期需要鉴别的疾病有卵巢囊肿蒂扭转、右侧肾盂积水、急性肾盂肾炎、右输尿管结石、急性胆囊炎等。妊娠晚期要与分娩先兆、胎盘早剥、妊娠期急性脂肪肝、子宫肌瘤红色变性等相鉴别。产褥期急性阑尾炎有时与产褥感染不易区别。

### 五、处理

妊娠合并急性阑尾炎不主张保守治疗。一旦高度怀疑急性阑尾炎,应在积极抗感染治疗的同时立即手术。如一时难以明确诊断,又高度怀疑急性阑尾炎时,应积极剖腹探查,以免延误病情。

治疗以连续硬膜外麻醉或硬膜外联合阻滞麻醉为宜。在妊娠早、中期,阑尾炎诊断明确者可采用麦式点切口,当诊断不能肯定时建议用正中或旁正中切口,在妊娠中晚期,切口应在压痛最明显处。如子宫体较大可采用臀部抬高 30°～45°或左侧卧位,便于暴露阑尾,减少对子宫的牵拉,并有利于防止仰卧位低血压综合征的发生。阑尾切除后最好不放置腹腔引流,以减少对子宫刺激引起早产。若腹腔炎症局限,阑尾穿孔,盲肠壁水肿,应于其附近放置引流管。以下情况可先行剖宫产再行阑尾切除:①阑尾穿孔并发弥漫性腹膜炎,盆腔感染严重,子宫及胎盘已有感染征象;②近预产期或胎儿近成熟,已具备体外生存能力;③病情严重,危及孕妇生命,而术中暴露阑尾困难。

术后继续抗感染治疗,需继续妊娠者,应选择对胎儿影响小、敏感的广谱抗生素。建议用头孢类或青霉素类药物。阑尾炎厌氧菌感染占 75%～90%,应选择针对厌氧菌的抗生素。有资料表明,甲硝唑在妊娠各期对胎儿影响较小,孕期可以选用。对继续妊娠者,术后 3～4 天内应给予保胎药物。

(颜 飞)

# 第十六节 妊娠合并泌尿道感染

泌尿道感染是妊娠期最常见的内科并发症,如未予以适当治疗,将危及母儿的健康。无症状菌尿是最常见的泌尿道感染类型,2%～11% 的孕妇被诊断有无症状性菌尿,但多数学者报道妊娠期无症状菌尿之发病率为 4%～7%。有症状泌尿道感染,妊娠期膀胱炎、急性肾盂肾炎,其发病率分别为 1.3% 和 1%。Kass 建立了无症状菌尿的诊断原则,并证实无症状菌尿是发生急性肾盂肾炎的最主要的危险因素。在安慰剂及对照研究中,Kass 注意到接受安慰剂的菌尿孕妇,其新生儿病死率和早产率高于无菌尿或接受治疗的菌尿孕妇的 2～3 倍。

## 一、妊娠期无症状菌尿

泌尿道内有细菌生长而无临床症状称为无症状菌尿。孕妇患无症状菌尿占 4%～7%。无症状菌尿引起有症状性肾盂肾炎之发病率为 20%～40%,因此其为肾盂肾炎之前提条件。菌尿的诊断标准是指在合格的外阴清洁后,取中段尿培养,每毫升含细菌数超过 10 万时,或上述标本的培养中菌落计数持续在 10 000/mL 以上,或任何导尿、膀胱穿刺标本中出现致病菌时,始可诊断。培养的细菌多数为大肠埃希菌、链球菌、变形杆菌,葡萄球菌或绿脓杆菌较少见。

妊娠期无症状菌尿与妊娠的关系:①Kass 报道孕妇无症状菌尿可导致早产,经抗生素治疗后,可明显降低早产及围生儿病死率。②Mcfadyen 等报道有菌尿的孕妇的妊娠高血压发生率为无菌尿孕妇的 2 倍。③据报道有菌尿的孕妇多伴有贫血,这是由于红细胞破坏增多而产生减少之故,但以上观点均有着不同意见,认为无症状菌尿与早产、妊娠高血压及贫血之间无相互关系。总之孕期无症状菌尿,在分娩后往往持续有菌尿,也提示了其中许多妇女确有肾实质的累及。Kass 发现有 40% 未治疗的无症状菌尿孕妇,以后发生了肾盂肾炎。

可根据药物敏感试验选择治疗。根据作者经验用呋喃妥因 100 mg,每晚睡前服用 1 次,共 10 天,往往有效。表中所有治疗方案的复发率约 30%。如根除菌尿失败,表明有隐蔽的上泌尿道感染,而需要较长期的治疗。对于复发,作者曾成功应用呋喃妥因 100 mg,睡前服用 1 次,共 21 天。对于持续和频繁的菌尿复发孕妇,在孕期余下的时间内抑菌治疗为给呋喃妥因 100 mg,睡前 1 次。这种方案曾证实非常安全,虽然呋喃妥因罕见引起急性肺部反应,但停药后消退。

早孕时常规做中段尿培养作为菌尿的筛选及药物敏感试验。无症状菌尿患者治疗后必须长期随访,在产后 6 周应做尿培养,并每半年至一年随访检查,以预防复发。妊娠期应尽量减少导尿次数,以免引起泌尿道感染诱发急性肾盂肾炎,导尿时要注意无菌操作。

## 二、妊娠期膀胱炎和尿道炎

急性膀胱炎是有症状的下泌尿道感染。妊娠期发病率约 1.3%。34%患者细菌培养筛查为阴性。最常见的症状为排尿困难、尿急、尿频及耻骨上压迫感。诊断根据病史、血尿、脓尿,以及尿培养单种尿路病原体>10 万/mL。最常见的致病菌包括大肠埃希菌和克雷伯菌。虽然膀胱炎往往无合并症,但由于上升性感染可累及上泌尿道。急性肾盂肾炎的孕妇,有 40%以前为有症状的下泌尿道感染。

膀胱炎的妇女对任一治疗措施均有效。当有隐蔽的菌尿,3 天疗法往往 90%有效(Fihn,2003)。单次剂量疗法对非孕妇和孕妇效果均差,如果使用单次剂量疗法,则必须除外同时伴有的肾盂肾炎。

治疗结束后做尿培养,以证实致病菌是否已根除。急性膀胱炎复发率较低,为 17%;无症状菌尿复发率为 30%;肾盂肾炎可高达 60%。

当尿频、尿急、尿痛,有脓尿而尿培养无细菌生长时可能系泌尿生殖道常见的沙眼衣原体引起尿道炎的结果。此时往往同时存在粘脓性宫颈炎,红霉素治疗有效。

## 三、妊娠期急性肾盂肾炎

急性肾盂肾炎是妊娠期最常见而严重的内科并发症之一,占孕妇的 1%～2%。其中2/3 发生于过去有菌尿病史者,而 1/3 在妊娠期无菌尿者。一般是双侧性的,如果是单侧性时,则以右侧为主。与菌尿及膀胱炎的不同,妊娠期急性肾盂肾炎其危险性明显增加。妊娠期由于尿路的相对性梗阻引起尿液排空延迟及菌尿;其次孕妇尿中含有营养物质,葡萄糖尿及氨基酸尿利于病菌的繁殖。妊娠期急性肾盂肾炎发病有若干倾向因素而与无症状菌尿相同,其中细菌的粘附性对妊娠期发生急性肾盂肾炎起了主要作用。虽然其准确的机制不清,但 Stenguist 等报道妊娠期急性肾盂肾炎与孕妇无症状菌尿相比较,急性肾盂肾炎细菌培养,P 菌毛大肠埃希菌株占优势。

妊娠期急性肾盂肾炎多数发生在孕中、晚期。Gilstrap 等报道 656 例妊娠期急性肾盂肾炎,其中482 例(73%)发生在产前期;而发生于孕期的 9%发生在孕早期,46%发生在孕中期,45%发生在孕晚期,而这与随着妊娠期的进展,继发于相对性尿路梗阻及尿液淤滞增加有关。

Mabie 等强调,尿脓毒症是妊娠期脓毒性休克的主要原因。而尿脓毒症与早产婴脑瘫发生率增加有关。

### (一)诊断

#### 1.症状与体征

急性期高热可达 40 ℃、畏寒、寒战、全身不适,恶心、呕吐、食欲缺乏。尿频、尿痛、季肋部痛和腰痛,肋椎角叩痛。轻症者,仅有腰酸痛、低热、尿频及排尿困难等症状。Gilstrap 等报道的 656 例妊娠期急性肾盂肾炎,85%体温为≥38 ℃,12%≥40 ℃;而且 54%有右侧肋椎角叩痛,27%为双侧叩痛,16%为左侧叩痛。

#### 2.尿常规及细菌培养

尿色一般无变化,如为脓尿则呈混浊;尿沉渣可见白细胞满视野、白细胞管型,红细胞每高倍视野可超过 10 个。细菌培养多数为阳性,尿路感染常见之病原菌为大肠埃希菌,占 75％～85％;其次为副大肠埃希菌、变形杆菌、产气荚膜杆菌、葡萄球菌及粪链球菌,绿脓杆菌少见。如细菌培养阳性应作药敏试验。如尿细菌培养为阴性,应想到患者是否已使用过抗生素,因为许多肾盂肾炎患者以前曾有过泌尿道感染,故可能患者已自行开始抗生素治疗,即使抗生素单次口服剂量,也可使尿细菌培养阴性。

3.血白细胞计数

变动范围很大,可从正常至≥$17 \times 10^9$/L。

4.其他实验室检查

(1)血清肌酐在约 20％急性肾盂肾炎孕妇中可升高,而同时有 24 小时尿肌酐清除率下降。

(2)有些患者出现血细胞比容下降。

5.血培养

对体温越过 39 ℃者须作血培养,如阳性应进一步作分离培养及药敏试验。对血培养阳性者应注意可能发生败血症休克及 DIC。

**(二)对母儿的不良影响**

1.孕妇的影响

妊娠期急性肾盂肾炎可以引起多器官系统功能障碍。

2.胎婴儿的影响

妊娠期急性肾盂肾炎,低体重儿及早产儿的发生率增加。Gilstrap 等报道急性肾盂肾炎孕妇其新生儿约有 15％体重低于 2 500 g,但与无急性肾盂肾炎的对照组比较,其新生儿平均体重无明显差别。

**(三)治疗**

(1)急性肾盂肾炎均应住院治疗。孕妇应卧床休息,并取侧卧位,以左侧卧位为主,减少子宫对输尿管的压迫,使尿液引流通畅。

(2)持续高热时要积极采取降温措施,妊娠早期发病可引起胎儿神经系统发育障碍,无脑儿发生率远较正常妊娠者发生率高;控制高热也减少了流产、早产之危险。

(3)鼓励孕妇多饮水以稀释尿液,每天保持尿量达 2 000 mL 以上;但急性肾盂肾炎患者,多数有恶心、呕吐、脱水,并且不能耐受口服液体及药物,故应给予补液及胃肠外给药。

(4)监护母儿情况,定期检测母体生命体征,包括血压、呼吸、脉搏及尿量,监护宫内胎儿情况,胎心,以及 B 超生物物理评分。

(5)抗生素治疗:应给予有效的抗生素治疗。经尿或血培养发现致病菌和药敏试验指导合理用药。目前已不建议单用氨苄西林,许多尿路致病菌,如大肠埃希菌对氨苄西林是耐药的。庆大霉素或其他的氨基糖苷类抗生素也应慎用,虽然这些抗生素对胎儿的毒害作用很低,但易引起暂时性的肾功能障碍。选用头孢菌素类及较新的广谱青霉素,治愈率可达 85％～90％。一般应持续用药 10～14 天。疗程结束后每周或定期尿培养。

(6)对急性肾盂肾炎发生多器官功能障碍时的给以积极的支持疗法。

**(四)随访**

出院后,患者应定期在门诊随访,Gilstrap 报道复发率约为 25％。对一些不能门诊随访的患者,可在整个妊娠期应给予持续抗生素抑制治疗,Harris 报道接受持续抗生素抑制治疗的患者复发率仅 3％,而未接受抑制治疗患者的复发率为 60％;Hankins 报道应用呋喃妥因胶囊

100 mg，每晚一次口服，可得满意的效果。

**（五）预后**

妊娠期急性肾盂肾炎或经常有泌尿道感染的患者，最后多数发现有泌尿道异常。Whalley 及 Freedman 发现这些患者复发率或 X 线检查异常可多达 27%～37%。Gilstrap 等报道 208 例急性肾盂肾炎妇女随访 8～13 年，其中 41%在非妊娠期时因有症状泌尿道感染治疗过 1 次或多次，而这些患者以后妊娠时，有 38%在孕期又有泌尿道感染。Freedman 认为这些患者虽然经常复发或存在泌尿道异常，但仍少见有终末期肾功能不全。

## 四、妊娠期慢性肾盂肾炎

一般症状较急性期轻，甚至可表现为无症状菌尿，半数以上患者有急性肾盂肾炎史，以后出现易疲乏、轻度厌食，不规则低热及腰酸、腰痛等。泌尿道症状可有轻度尿频及小便混浊等。病情较严重者可出现肾功能不全。慢性肾盂肾炎的诊断，往往只有在产后当泌尿道的生理性扩张消失后（产后 6 周以后）进行静脉肾盂造影才能诊断。

主要在于积极治疗急性肾盂肾炎，以免成为慢性肾盂肾炎；尿细菌检查阳性时应按急性肾盂肾炎治疗；若患者有肾功能减退，勿选用对肾脏有毒性的抗生素。

（颜　飞）

# 第十七节　妊娠合并肾盂积水

肾盂积水从广义上讲是由于尿路梗阻造成的肾实质功能改变，常被称为肾积水。孕期并发肾盂积水是泌尿系统易发生的功能性症状，自妊娠 12 周开始至妊娠末都可以发生，晚期妊娠时 80%～90%的孕妇有此改变。尤其右侧肾盂易受影响，肾盂积水与产次及既往尿路感染之间并无关系。仅有小部分发展为病理性扩张肾盂积水，出现腹痛及肾功能受损，即所谓有症状性肾盂积水。

## 一、病理生理

妊娠期泌尿系统功能发生生理性变化，肾血流量在孕早期开始增加，孕 20 周时可比非孕期增加 30%～50%，以后缓慢下降，但仍高于非孕水平。肾小球滤过在孕 16 周时也较非孕期增加 60%，并持续高至孕末期。由于受到激素的影响，妊娠期泌尿系统平滑肌松弛，输尿管扩张迂曲，蠕动减慢，由于妊娠逐渐增大的子宫在骨盆入口处压迫输尿管，且因子宫右旋所致肾盂和输尿管中尿液积聚可产生生理性肾盂积水，这种生理改变约 60%在产后 2 周内恢复正常，多数产妇于产后 12 周内恢复正常。

妊娠合并肾盂积水发病机制至今尚不清楚。目前认为，一是孕期黄体酮影响占优势下，抑制了输尿管肌肉的张力及蠕动，导致骨盆入口缘以上的泌尿系统扩张及扭曲；二是机械性假说认为输尿管扩张是在增大的子宫与骨盆入口缘之间受压；有研究认为妊娠时出现的大多数肾盂输尿管积水可能与尿路顺应性增高有关，而非梗阻原因所致。

## 二、诊断

### (一)症状

常表现为孕期急性腹痛、肾绞痛、尿路感染、肾功能损害,严重时可发展为尿毒症。

### (二)B超

为首选方法,经腹彩色多普勒超声可将肾盂扩张分为三度,轻度 6～11 mm,中度 12～15 mm,重度＞16 mm。

### (三)快速强化磁共振超声成像(RMU)

RMU 在检测尿路扩张及进行输尿管梗阻定位上有极高准确性,敏感性达到 100%。在鉴别梗阻的类型(内源性与外源性)上有较大参考价值。当超声检查不能鉴别诊断时,可选择 RMU 技术。

### (四)X 线检查

X 线检查包括 X 线泌尿系统平片、排泄性或逆行性尿路造影,以及 CT 检查等。由于放射线对胎儿可能造成不利影响,一般不主张用此项方法。

### (五)放射性核素扫描

放射性核素扫描包括肾图、肾脏放射性核素发射型计算机断层显像(ECT)等,妊娠期禁用。有研究认为输尿管扩张超过髂动脉水平是妊娠合并病理性远侧输尿管梗阻的有力证据。

## 三、鉴别诊断

### (一)生理性肾盂积水

采用 RMU 检测技术,可与病理性肾盂积水相鉴别。

### (二)梗阻性尿结石症

妊娠期生理性尿动力学改变未影响尿动力学,且不影响输尿管喷射频率及对称性。通过检测孕期输尿管喷射频率与功能,可除外尿结石症所致梗阻性肾盂积水。

## 四、治疗

首选保守治疗:①保持会阴部清洁卫生,预防上行感染。②卧床休息:取侧卧位以减轻子宫对输尿管的压迫,使尿液通畅。如右肾盂积水可采取左侧卧位,双侧肾盂积水可采取左、右轮流侧卧,严重肾盂积水可行导尿。③对并发尿路感染者应用抗生素:应根据尿培养及药敏试验结果来选择。一般临床上采用对胎儿影响较小的抗生素,如青霉素类、头孢菌素类、红霉素及林可霉素等。肾功能不良者酌情减量以防药物蓄积中毒。④对并发肾衰竭者可先行血液透析,改善肾功能,维持妊娠。⑤产科处理:对已达到妊娠38～40 周仍未临产者,一般采取计划分娩,以避免过期妊娠,尽早解除对输尿管的压迫。

当保守治疗对妊娠合并急性肾盂积水治疗效果不佳时,可采用输尿管支架或经皮肾造口术。

(颜 飞)

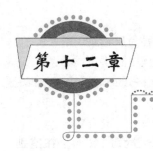

# 第十二章　正常分娩与产程处理

## 第一节　分　娩　动　因

人类分娩发动的原因仍不清楚。目前认为人类分娩的发动是一种自分泌因子/旁分泌因子及子宫内组织分子信号相互作用的结果,使得子宫由静止状态成为活动状态,其过程牵涉复杂的生化和分子机制。

### 一、妊娠子宫的功能状态

妊娠期子宫可处于四种功能状态。

#### (一)静止期

在一系列抑制因子作用下,子宫肌组织在妊娠期95%的时间内处于功能静止状态。这些抑制因子包括孕激素、前列环素($PGI_2$)、松弛素、一氧化氮(NO)、甲状旁腺素相关肽(PTH-rP)、降钙素相关基因肽、促肾上腺素释放激素(CRH)、血管活性肠肽及人胎盘催乳激素等,它们以不同方式增加细胞内的 cAMP 水平,继而减少细胞内钙离子水平并降低肌球蛋白轻链激酶(MLCK,肌纤维收缩所需激酶)的活性,从而降低子宫肌细胞的收缩性。实验证实胎膜可以产生抑制因子,通过旁分泌作用维持子宫静止状态。

#### (二)激活期

子宫收缩相关蛋白(CAP)基因表达上调,CAP 包括缩宫素受体、前列腺素受体、细胞膜离子通道相关蛋白及细胞间隙连接的重要组成元素结合素-43(connexin-43)等。细胞间隙连接的形成是保证子宫肌细胞协调一致收缩的重要前提。

#### (三)刺激期

子宫对宫缩剂的反应性增高,在缩宫素、前列腺素(主要为 $PGE_2$ 和 $PGF_{2\alpha}$)的作用下产生协调规律的收缩,娩出胎儿。

#### (四)子宫复旧期

这一时期缩宫素发挥主要作用。分娩发动主要是指子宫组织由静止状态向激活状态的转化。

## 二、妊娠子宫转向激活状态的生理变化

### (一)子宫肌细胞间隙连接增加

间隙连接(gap junction,GJ)是细胞间的一种跨膜通道,可允许分子量<1 000的分子通过,如钙离子。间隙连接可使肌细胞兴奋同步化,协调肌细胞的收缩活动,增强子宫收缩力,并可增加肌细胞对缩宫素的敏感性。妊娠早、中期细胞间隙连接数量少,且体积小;妊娠晚期子宫肌细胞具有逐渐丰富的间隙连接,并持续增加至整个分娩过程。间隙连接的表达、降解及其多孔结构由激素调节,黄体酮是间隙连接形成的强大抑制剂,妊娠期主要通过黄体酮抑制间隙连接的机制维持了子宫肌的静止状态。

### (二)子宫肌细胞内钙离子浓度增加

子宫肌细胞的收缩需要肌动蛋白、磷酸化的肌浆球蛋白和能量的供应。子宫收缩本质上是电位控制的,当动作电位传导至子宫肌细胞时,肌细胞发生去极化,胞膜上电位依赖的钙离子通道开放,细胞外钙离子内流入细胞内,降低静息电位,活化肌原纤维,进而诱发细胞收缩。故细胞内的钙离子浓度增加是肌细胞收缩不可缺少的。

## 三、妊娠子宫功能状态变化的调节因素

### (一)母体内分泌调节

1.前列腺素类

长期以来认为前列腺素在人类及其他哺乳动物分娩发动中起了重要的作用。在妊娠任一阶段引产、催产或药物流产均可应用前列腺素发动子宫收缩;相反,给予前列腺素生物合成抑制剂可延迟分娩及延长引产的时间。临产前,蜕膜及羊膜含有大量前列腺素前身物质花生四烯酸、前列腺素合成酶及磷脂酶 $A_2$,促进释放游离花生四烯酸并合成前列腺素。$PGF_2$ 和 $TXA_2$ 引起平滑肌收缩,如血管收缩和子宫收缩。$PGE_2$、$PGD_2$ 和 $PGI_2$ 引起血管平滑肌松弛和血管扩张。$PGE_2$ 在高浓度时可抑制腺苷酸环化酶或激活了磷脂酶C,增加子宫肌细胞内钙离子浓度,引起子宫收缩。子宫肌细胞内含有丰富的前列腺素受体,对前列腺素敏感性增加。前列腺素能促进肌细胞间隙连接蛋白合成,改变膜通透性,使细胞内 $Ca^{2+}$ 增加,促进子宫收缩,启动分娩。

2.缩宫素

足月孕妇用缩宫素成功引产已有很长历史,但缩宫素参与分娩发动的机制仍不完全清楚。缩宫素结合到子宫肌上的缩宫素受体,激活磷脂酶C,从膜磷脂释放出三磷酸肌醇和二酯酰甘油,升高细胞内钙的水平,使子宫收缩;缩宫素能促进肌细胞间隙连接蛋白的合成;此外,足月时缩宫素刺激子宫内前列腺素生物合成,通过前列腺素驱动子宫收缩。

3.雌激素和孕激素

人类在妊娠期处于高雌激素状态。妊娠末期,孕妇体内雌激可增加间隙连接蛋白和宫缩素受体合成;促进钙离子向细胞内转移;激活蜕膜产生大量细胞因子,刺激蜕膜及羊膜合成与释放前列腺素,促进宫缩及宫颈软化成熟。雌激素通过上述机制促进子宫功能状态转变。而在大多数哺乳动物,维持妊娠期子宫相对静止状态需要黄体酮。黄体酮可抑制子宫肌间隙连接蛋白的形成。早在 20 世纪 50 年代就有学者提出,分娩时母体血浆内出现黄体酮撤退。现在认为分娩前雌/孕激素比值明显增高,或受体水平的黄体酮作用下降可能与分娩发动有关。

### 4.内皮素

内皮素是子宫平滑肌的强诱导剂,子宫平滑肌内有内皮素受体。妊娠晚期在雌激素作用下,兔和鼠的子宫肌内皮素受体表达增加,但在人类中尚未肯定。孕末期,羊膜、胎膜、蜕膜及子宫平滑肌含有大量内皮素,能提高肌细胞内 $Ca^{2+}$ 浓度,前列腺素合成,诱发宫缩;内皮素还能加强有效地降低引起收缩所需的缩宫素阈度。

### 5.血小板激活因子(platelet-activiting factor,PAF)

PAF 是一种强效的子宫收缩物质和产生前列腺素的刺激剂。随着临产发动,羊膜中 PAF 浓度增高。黄体酮可增高子宫组织中的 PAF 乙酰水解酶,而雌激素及炎症细胞因子可降低此酶水平,这些研究提示宫内感染炎症过程使 PAF 增高,促进了子宫收缩。

### (二)胎儿内分泌调节

研究显示,人类分娩信号也来源于胎儿。随着胎儿成熟,胎儿丘脑-垂体-肾上腺轴的功能逐渐建立,在促肾上腺皮质激素(ACTH)的作用下,胎儿肾上腺分泌的皮质醇和脱氢表雄酮(DHEA)增加,刺激胎盘的 17-α 水解酶减少孕激素的产生,并增加雌激素的生成,从而使雌激素/孕激素的比值增加;激活蜕膜产生大量细胞因子,如 IL-1、IL-6、IL-8、GCSF、TNF-α、TGF-β 及 EGF 等;还能通过加强前列腺素的合成和分泌,刺激子宫颈成熟和子宫收缩。孕激素生成减少而雌激素生成增加也促进子宫平滑肌缩宫素受体和间隙连接的形成;同时还可促进钙离子向细胞内转移,加强子宫肌的收缩,促使分娩发动。

### (三)母-胎免疫耐受失衡

从免疫学角度看,胎儿对母体而言是同种异体移植物,母体却对胎儿产生特异性的免疫耐受使妊娠得以维持。对母-胎免疫耐受机制有大量研究,提出的学说:①主要组织相容性复合物 MHC-Ⅰ抗原缺乏;②特异的 HLA-G 抗原(human leukocyte antigen G)表达;③Fas/FasL 配体系统的作用;④封闭抗体的作用;⑤$Th_1$/$Th_2$ 改变等。

一旦以上因素改变,引起母-胎间免疫耐受破坏,可导致母体对胎儿的排斥反应。研究发现,母体对胎儿的免疫反应是流产发生的主要原因之一。因此足月分娩中可能存在同样的机制,即由于母胎间免疫耐受的解除,母体启动分娩,将胎儿排出。

## 四、机械性理论

尽管内分泌系统的变化及分子的相互作用在分娩发动中占有极其重要的地位,无可否认,其最终是通过影响子宫收缩来达到促使胎儿娩出的目的。故有人认为:随着妊娠的进展,子宫的容积不断增加,且胎儿的增长速度渐渐超过子宫的增大速度使得子宫内压不断增强;此外,在妊娠晚期,胎儿先露部分可以压迫到子宫的下段和宫颈。上述两部分因素使得子宫肌壁和蜕膜明显受压,肌壁上的机械感受器受刺激(尤其是压迫子宫下段和宫颈),这种机械性扩张通过交感神经传递至下丘脑,使得神经垂体释放缩宫素,引起子宫收缩。羊水过多、双胎妊娠容易发生早产是这一理论的佐证。但机械因素并不是分娩发动的始动因素。

(李爱凤)

## 第二节 决定分娩的因素

决定分娩的要素有四，即产力、产道、胎儿及精神因素。产力为分娩的动力，但受产道、胎儿及精神因素制约。产力可因产道及胎儿的异常而异常，或转为异常；产力也可受到产妇精神因素的直接影响，比如：产程开始后，由于胎位异常，宫缩表现持续微弱，或开始良好继而出现乏力；在产妇对分娩有较大的顾虑时，可能从分娩发动之初宫缩就表现为不规律或持续在微弱状态。骨盆大小、形状和胎儿大小、胎方位正常时，彼此不产生不良影响；但如果胎儿过大、某些胎儿畸形或胎位异常，或骨盆径线小于正常或骨盆畸形，则即便产力正常，仍可能导致难产。

### 一、产力

产力是分娩过程中将胎儿及其附属物逼出子宫的力量，包括宫缩（子宫收缩力）、腹压（腹壁肌肉即膈肌收缩力）和肛提肌收缩力。

#### （一）子宫收缩力

子宫收缩力是临产后的主要产力，贯穿于整个分娩过程中。临产后的宫缩能迫使宫颈管短缩直至消失，宫口扩张，胎先露部下降、胎儿和胎盘胎膜娩出。

临产后的正常宫缩具有以下特点：

1.节律性

节律性宫缩是临产的重要标志之一。正常宫缩是子宫体部不随意的、有节律的阵发性收缩。每次阵缩总是由弱渐强（进行期），维持一定时间（极期），随后由强渐弱（退行期），直至消失进入间歇期（图12-1），间歇期子宫肌肉松弛。阵缩如此反复出现，贯穿分娩全过程。

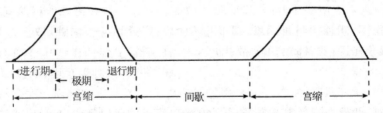

图 12-1 临产后正常节律性宫缩示意图

临产开始时，宫缩持续30秒，间歇期为5～6分钟。随着产程进展，宫缩持续时间逐渐增长，间歇期逐渐缩短。当宫口开全之后，宫缩持续时间可长达60秒，间歇期可缩短至1～2分钟，宫缩强度也随产程进展逐渐增加，子宫腔内压力于临产初期可升高至3.3～4.0 kPa（25～30 mmHg），于第一产程末可增至5.3～8.0 kPa（40～60 mmHg），于第二产程可高达16.0～20.0 kPa（100～150 mmHg），而间歇期宫腔压力仅为0.8～1.6 kPa（6～12 mmHg）。宫缩时子宫肌壁血管及胎盘受压，致使子宫血流量减少，但于子宫间歇期血流量又恢复到原来水平，胎盘绒毛间隙的血流量重新充盈，这对胎儿十分有利。

2.对称性和极性

正常宫缩起自两侧子宫角部，以微波形式迅速向子宫底中线集中，左右对称，此为宫缩的对称性;然后以每秒约 2 cm 的速度向子宫下段扩散,约 15 秒可均匀协调地遍及整个子宫,此为宫缩的极性(图 12-2)。

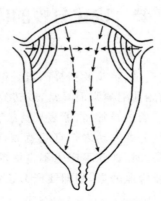

图 12-2　子宫收缩的对称性和极性

宫缩以宫底部最强、最持久,向下则逐渐减弱,子宫底部收缩力的强度几乎是子宫下段的两倍。这一子宫源性控制机制的基础是子宫肌中的起步细胞的去极化。

3.缩复作用

子宫体部的肌肉在宫缩时,肌纤维缩短、变宽,收缩之后,肌纤维虽又重新松弛,但不能完全恢复原状而是有一定的程度缩短,这种现象称为缩复作用或肌肉短滞。缩复作用的结果,使子宫体变短、变厚,使宫腔容积逐渐缩小,迫使胎先露不断下降,而子宫下段逐渐被拉长、扩张,并将子宫向外上方牵拉,颈管逐渐消失,展平。

**(二)腹肌及膈肌收缩力(腹压)**

腹肌及膈肌收缩力是第二产程时娩出胎儿的重要辅助力量。当宫口开全后,胎先露部已下降至阴道。每当宫缩时前羊水囊或胎先露部压迫盆底组织及直肠,反射性地引起排便感,产妇主动屏气,腹肌和膈肌收缩使腹压升高,促使胎儿娩出。腹压必须在第二产程尤其第二产程末期宫缩时运用最有效,过早用腹压不但无效,反而易使产妇疲劳和宫颈水肿,致使产程延长。在第三产程胎盘剥离后,腹压还可以促使胎盘娩出。

**(三)肛提肌收缩力**

在分娩过程中,肛提肌收缩力可促使胎先露内旋转。当胎头枕部露于耻骨弓下缘时,由于宫缩向下的产力和肛提肌收缩产生的阻力,两者的合力使胎头仰伸和胎儿娩出。

## 二、产道

产道是胎儿娩出的通道,分骨产道和软产道两部分。

**(一)骨产道**

骨产道是指真骨盆,其后壁为骶、尾骨,两侧为坐骨、坐骨棘、坐骨切迹及其韧带,前壁为耻骨联合。骨产道的大小、形状与分娩关系密切。骨盆的大小与形态对分娩有直接影响。因此对于分娩预测首先了解骨盆情况是否异常。

(1)骨盆各平面及其径线。

(2)骨盆轴。

(3)产轴。

(4)骨盆倾斜度。

(5)骨盆类型:有时会对分娩过程产生重要影响。目前国际上仍沿用 1933 年考-莫氏分类法。按 X 线摄影的骨盆入口形态,将骨盆分为四种基本类型:女型、扁平型、类人猿型和男型(图 12-3)。但临床所见多为混合型。

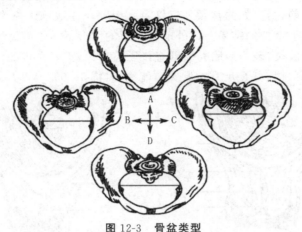

**图 12-3  骨盆类型**
A.类人猿型骨盆;B.女性型骨盆;C.男性型骨盆;D.扁平骨盆

## (二)软产道

软产道是由子宫下段、宫颈、阴道和盆底软组织构成的管道。在分娩过程中需克服软产道的阻力。

### 1.子宫下段的形成

子宫下段由非孕时长约 1 cm 的子宫峡部形成。妊娠 12 周后,子宫峡部逐渐扩展成为子宫腔的一部分,妊娠末期逐渐被拉长形成子宫下段。临产后进一步拉长达 7~10 cm,肌层变薄成为软产道的一部分。由于肌纤维的缩复作用,子宫上段的肌壁越来越厚,下段的肌壁被牵拉越来越薄,由于子宫上下段肌壁的厚、薄不同,在子宫内面两者之交界处有一环形隆起,称为生理性缩复环(图 12-4)。

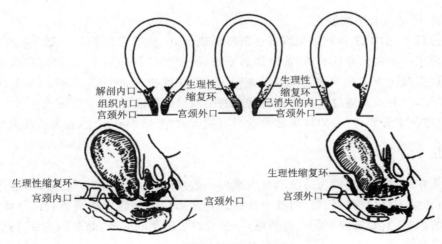

**图 12-4  生理性缩复环**

2.宫颈的变化

(1)宫颈管消失:临产前的宫颈管长约 2 cm,初产妇较经产妇稍长。临产后由于宫缩的牵拉及胎先露部支撑前羊水囊呈楔形下压,致使宫颈管逐渐变短直至消失,成为子宫下段的一部分。初产妇宫颈管消失于宫颈口扩张之前,经产妇因其宫颈管较松软,则两者多同时进行。

(2)宫口扩张:临产前,初产妇的宫颈外口仅容一指尖,经产妇则能容纳一指。临产后宫口扩张主要是宫缩及缩复向上牵拉的结果。此外前羊水囊的楔形下压也有助于宫颈口的扩张。胎膜多在宫口近开全时自然破裂,破膜后胎先露部直接压迫宫颈,扩张宫口的作用更明显。随着产程的进展,宫口开全(10 cm)时,妊娠足月的胎头方能娩出(图 12-5)。

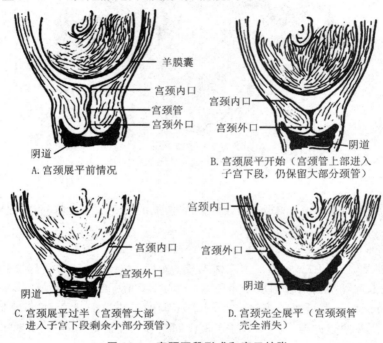

图 12-5　宫颈下段形成和宫口扩张

3.骨盆底、阴道及会阴的变化

在分娩过程中,前羊水囊和胎先露部逐渐将阴道撑开,破膜后先露部下降直接压迫骨盆底,软产道下段形成一个向前弯的长筒,前壁短后壁长,阴道外口开向前上方,阴道黏膜皱襞展平使腔道加宽。肛提肌向下及向两侧扩展,肌束分开,肌纤维拉长,使 5 cm 厚的会阴体变成 2～4 mm薄的组织,以利胎儿通过。阴道及骨盆底的结缔组织和肌纤维,于妊娠晚期增生肥大,血管变粗,血流丰富。于分娩时,会阴体虽然承受一定的压力,若保护不当,也容易造成裂伤。

## 三、胎儿

足月胎儿在分娩过程必须为适应产道表现出一系列动作,使之能顺利通过产道这一特殊的圆柱形通道:骨盆入口呈横椭圆形,而在中骨盆及骨盆出口则呈前后椭圆形。在分娩过程中,胎头是最重要的因素,只要头能顺利通过产道,一般分娩可以顺利完成,除非胎儿发育过大,则肩或躯干的娩出可能困难。

## (一)胎头

为胎儿最难娩出的部分,受压后缩小程度小。胎儿头颅由三个主要部分组成:颜面、颅底及颅顶。颅底由两块颞骨、蝶骨及筛骨所组成。颅顶骨由左右额骨、左右顶骨及枕骨所组成。这些骨缝之间由膜相连接,故骨与骨之间有一定活动余地甚至少许重叠,从而使胎头具有一定适应产道的可塑性,有利于胎头娩出。

胎头颅缝及囟门名称如下(图 12-6)。①额缝:居于左右额骨之间的骨缝。②矢状缝:左右顶骨之间的骨缝,前后走向,将颅顶分为左右两半,前后端分别连接前、后囟门。通过前囟与额缝连接,通过后囟与人字缝连接。③冠状缝:为顶骨与额骨之间的骨缝,横行,在前囟左右两侧。④人字缝:位于左右顶骨与枕骨之间,自后囟向左右延伸。⑤前囟:位于胎儿颅顶前部,为矢状缝、额缝及冠状缝会合之处,呈菱形,2 cm×3 cm 大。临产时可用于确定胎儿枕骨在骨盆中的位置。分娩后可持续开放 18 个月之久才完全骨化,以利脑的发育。⑥后囟:为矢状缝与人字缝连接之处,呈三角形,远较前囟小,产后 8～12 周内骨化。

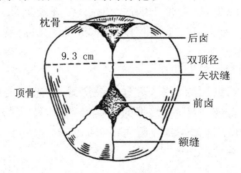

图 12-6　胎头颅缝及囟门

胎儿头颅顶可分为以下各部。①前头:亦称额部,为颅顶前部。②前囟:菱形。③顶部:为前后囟线以上部分。④后囟:三角形。⑤枕部:在后囟下方,枕骨所在地。⑥下颌:胎儿下颌骨。

胎头主要径线(图 12-7):径线命名以解剖部位起止点为度。在分娩过程,胎儿头颅受压,径线长短随之发生变化。

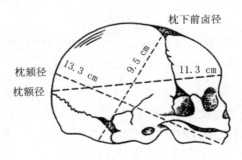

图 12-7　胎头主要径线

### 1.胎头双顶径(biparietal diameter,BPD)

胎头双顶径为双侧顶骨隆起间径,为胎儿头颅最宽径线,妊娠足月平均为 9.3 cm。

### 2.枕下前囟径

枕骨粗隆下至前囟中点的长度。当胎头俯屈,颏抵胸前时,胎头以枕下前囟径在产道前进,为头颅前后最小径线,妊娠足月平均 9.5 cm。

3.枕额径

枕骨粗隆至鼻根部的距离。在胎头高直位时胎头以此径线在产道中前进,平均 11.3 cm,较枕下前囟径长。

4.枕颏径

枕骨粗隆至下颌骨中点间径。颜面后位时,胎头以此径前进,平均为 13.3 cm,远较枕下前囟径长,足月胎儿不可能在此种位置下自然分娩。

5.颏下前囟径

胎儿下颌骨中点至前囟中点,颜面前位以此径线在产道通过,平均为 10 cm。故颜面前位一般能自阴道分娩。

(二)胎姿势

胎姿势指胎儿各部在子宫内所取之姿势。在正常羊水量时,胎儿头略前屈,背略向前弯、下颌抵胸骨。上下肢屈曲于胸腹前,脐带位于四肢之间。在妊娠期间,如果子宫畸形、产妇腹壁过度松弛或胎儿颈前侧有肿物,胎头可有不同程度仰伸,从而无法以枕下前囟径通过产道而导致头位难产。

(三)胎产式

胎产式指胎儿纵轴与产妇纵轴的关系,可分为纵产式、斜产式与横产式三种。横产式或斜产式为胎儿纵轴与产妇纵轴垂直或交叉,产妇腹部呈横椭圆形,胎头胎臀各在腹部一侧。纵产式为胎儿纵轴与产妇纵轴平行,可以是头先露或臀先露(图 12-8)。

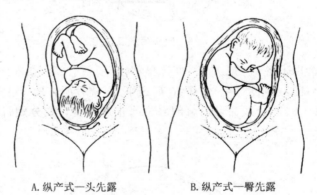

A.纵产式—头先露　　　　B.纵产式—臀先露

**图 12-8　头先露或臀先露**

(四)胎先露及先露部

胎先露指胎儿最先进入骨盆的部分,最先进入骨盆的部分称为先露部。先露部有三种即头、臀、肩。纵轴位为头先露或臀先露,横轴位或斜轴位为肩先露。如果胎头与胎手同时进入骨盆称为复合先露(图 12-9)。

1.头先露

头先露占足月妊娠分娩的 96%。由于胎头俯屈和仰伸程度不同,可有四种先露部,即枕先露、前囟先露、额先露及面先露。

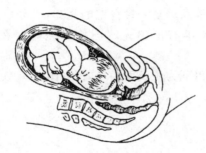

图 12-9　复合先露

（1）枕先露：最常见的胎先露部，此时胎头呈俯屈状，胎头以最小径（枕下前囟径）及其周径通过产道（图 12-10）。

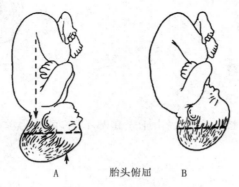

A　　　　胎头俯屈　　　　B

图 12-10　枕先露

（2）前囟先露：胎头部分俯屈，胎头矢状缝与骨盆入口前后径一致，前囟近耻骨或骶骨（高直位）（图 12-11）。分娩多受阻。

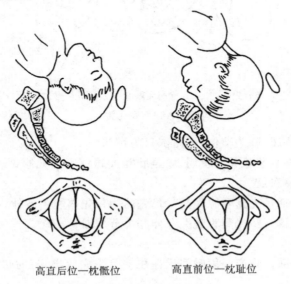

高直后位—枕骶位　　　　高直前位—枕耻位

图 12-11　胎头高直位

（3）额先露：胎头略仰伸，足月活胎不可能以额先露经阴道分娩。多数人认为，前顶与额先露为分娩过程中一个过渡表现,不能认为是一种肯定的先露,当分娩进展时,胎头俯屈就形成顶先露,仰伸即为面先露。但实际上确有前顶先露与额部先露存在,故还应作为胎先露的一种(图 12-12)。

(4)面先露:胎头极度仰伸,以下为颌及面为先露部(图 12-13)。

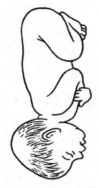

图 12-12　额先露

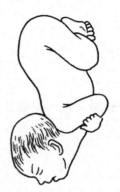

图 12-13　面先露

2.臀先露

臀先露为胎儿臀部先露(图 12-14)。由于先露部不同,可分为单臀先露、完全臀先露及不完全臀先露数种。

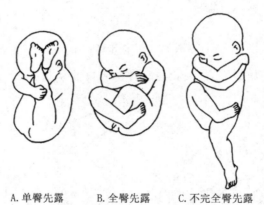

A.单臀先露　　　B.全臀先露　　　C.不完全臀先露

图 12-14　臀先露

(1)单臀先露:髋关节屈,膝关节伸,先露部只为臀部。

(2)完全臀先露:髋关节及膝关节皆屈,以至胎儿大腿位于胎儿腹部,小腿肚贴于大腿背侧,阴道检查时可触及臀部及双足。

(3)不完全臀先露包括足先露和膝先露。足先露为臀先露髋关节伸,一个膝关节或两个膝关节伸,形成单足或双足先露。膝先露为髋关节伸膝关节屈曲。

3.肩先露

胎儿横向,肩为先露部。临产一段时间后往往一只手先脱出,有时也可以是胎儿背、胎儿腹部或躯干侧壁被迫逼出。

(五)胎位或胎方位

胎位为先露部的指示点在产妇骨盆的位置,亦即在骨盆的四相位——左前、右前、左后、右后。枕先露的代表骨为枕骨(occipital,缩写为 O);臀先露的代表骨为骶骨(sacrum,缩写为 S);面先露时为下颏骨(mentum,缩写为 M);肩先露时为肩胛骨(scapula,缩写为 Sc)。

胎位的写法由三方面来表明:①指示点在骨盆的左侧(left,缩写为 L)或右侧(right,缩写为 R),简写为左或右。②指示点的名称,枕先露为"枕",即"O";臀先露为"骶",即"S";面先露为"颏",即"M";肩先露为"肩",即"Sc";额位即高直位很少见,无特殊代表骨,只写额位及高直位便可。③指示点在骨盆之前、后或横。

如枕先露,枕骨在骨盆左侧,朝前,则胎位为左枕前(LOA),为最常见之胎位。如枕骨位于骨盆左侧边(横),则名为左枕横(LOT),表示胎头枕骨位于骨盆左侧,既不向前也不向后。肩先露时肩胛骨只有左右(亦即胎头所在之侧)或上、下和前、后定位:左肩前、右肩前、左肩后和右肩后。肩先露以肩胛骨朝上或朝后来定胎位。朝前后较易确定,朝上下不如左右易表达,左右又以胎头所在部位易于确定。如左肩前表示胎头在骨盆左侧,(肩胛骨在上),肩(背)朝前。左肩后,胎头在骨盆左侧(肩胛骨在下),肩(背)朝后。

各胎位缩写如下。

(1)枕先露可有六种胎位:左枕前(LOA)(图 12-15)、左枕横(LOT)、左枕后(LOP)、右枕前(ROA)、右枕横(ROT)、右枕后(ROP)(图 12-15)。

(2)臀先露也有六种胎位:左骶前(LSA)、左骶横(LST)、左骶后(LSP)(图 12-15)、右骶前(RSA)、右骶横(RST)、右骶后(RSP)。

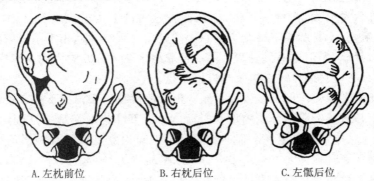

A. 左枕前位　　　　　B. 右枕后位　　　　　C. 左骶后位

图 12-15　左枕前位、右枕后位、左骶后位

(3)面先露也有六种胎位:左颏前(LMA)、左颏横(LMT)、左颏后(LMP)、右颏前(RMA)、右颏横(RMT)、右颏后(RMP)。

(4)肩先露也有四种胎位:左肩前(LScA)、左肩后(LScP)、右肩前(RScA)、右肩后(RScP)。

枕、骶、肩胛位置与胎儿背在同一方向,其前位,背亦朝前;颏与胎儿腹在同一方向,其前位,胎背向后。

### (六)各种胎先露及胎位发生率

近足月或者已达足月妊娠时,枕先露占 95%,臀先露 3.5%,面先露 0.5%,肩先露 0.5%。有的报道臀先露在 3%~8%,目前我国初产妇比例很大,经产妇,尤其是多产妇很少,所以横产发生率很少。在枕先露中,2/3 枕骨在左侧,1/3 在右侧。臀位在中期妊娠及晚期妊娠的早期比数远较 3%~4% 为高,尤其是经产妇。但其中约 1/3 的初产妇和 2/3 经产妇在近足月时常自然转成头位。

胎头虽然较臀体积大,但臀部及屈曲于躯干前的四肢的总体积显然大于胎头。由于子宫腔似梨形，上部宽大、下部狭小，故为适应子宫的形状，足月胎儿头先露发生比例远高于臀先露。在妊娠32周前，羊水量相对较多，胎体受子宫形态的束缚较小，因而臀位率相对较高些，以后羊水量相对减少，胎儿为适应宫腔形状而取头先露。若胎儿脑积水，臀产比例也较高，表明宽大的宫体部较适合容纳较大的胎头。某些子宫畸形，如双子宫、残角子宫中发育好的子宫，宫体部有纵隔形成者，也容易产生臀先露。经产妇反复为臀产者应想到子宫有某种畸形的可能。

**（七）胎先露及胎方位的诊断**

有四种方法：腹部检查、阴道检查、听诊及超声影像检查。

**1.腹部检查**

腹部检查为胎先露及胎方位的基本检查方法，简单易行，在大部分产妇可获得正确诊断，但对少见的异常头先露，往往不易确诊。

**2.阴道检查**

临产前此法不易查清胎先露及胎方位，所以有可能不能确诊；临产后，宫颈扩张，先露部大多已衔接，始能对先露部有较明确了解。阴道检查应在消毒情况下进行，以中、食指查先露部是头、是臀、还是肩部。如为枕先露，宫颈有较大扩张时，可触及骨缝、囟门以明确胎位（颜面位等异常头先露特点及臀位特点在有关难产节中介绍）。宫颈扩张程度越大，胎位检查越清楚。检查胎方位最好先查出矢状缝走向，手指左右横扫，上下触摸可查出一较长骨缝。矢状缝横置则为枕右或枕左横位，如为斜置或前后置，则为枕前位或后位。如前囟在骨盆前部很易摸到，表示枕骨在骨盆后位。前囟在骨盆左前方，为枕右后位；前囟在骨盆右前方为枕左后位。前囟如果在骨盆后面，阴道检查不易触及，尤其胎头下降胎头俯屈必然较重，后囟较小，用手不易查清。胎头受挤压严重时，骨片重叠，骨缝、囟门也不易触清。另一可靠确定胎方位方法为用手触摸胎儿耳郭，耳郭方向指向枕部，这只有在宫颈口完全扩张时方能实行。

阴道检查时还应了解先露部衔接程度。胎头衔接程度在正常情况下随产程进展而加深。胎头下降程度为判断是否能经阴道分娩的重要指标。胎头下降速度在第一产程比较缓慢，而在第二产程胎头继续下降，速度快于第一产程。一般胎头下降程度是以坐骨棘平面来描述。胎儿头颅骨质部平坐骨棘平面时称为"0"位，高于坐骨棘水平时称为"－"位，如高1cm，则标为"－1"直到"－3"，再高则表示胎头双顶径尚未进入骨盆入口平面，因为骨盆入口平面至坐骨棘平面约为5cm，胎头双顶径至胎头顶部约为3cm，所以胎头最低骨质部如在坐骨棘平面以上3cm，显然胎头双顶径最多是平骨盆入口平面。胎头最低骨质部通过了坐骨棘平面，胎头位置称为"＋"位，低于坐骨棘平面1cm称为"＋1""＋3"时，胎头最低点已接近骨盆出口，即在阴道下部，因为坐骨棘平面距离骨盆出口亦约为5cm（图12-16）。在正常女性骨盆坐骨棘并不突出于骨盆侧壁，需经反复检查取得经验方能较准确定位。故可考虑另一较简单而大体可了解胎头衔接程度的方法，即用手指经阴道测胎头骨质最低部距阴道处女膜环的距离。如距离为5cm则表示胎头在坐骨棘水平，低于此为正值，高于此为负值。

**3.听诊**

胎心音位置本身并非诊断胎方位的可靠依据，但可加强触诊的准确性。在枕先露和臀先露，躯干微前屈，胎背较贴近于子宫壁，利于胎心音传导，故在胎儿背部所接触之宫壁处胎心音最强。在颜面位，胎背反屈。胎儿胸部较贴近宫壁，故胎心音在胎儿胸壁侧听诊较清晰。

在枕前位，胎心音一般位于脐与髂前上棘连接中点。枕后位胎心音在侧腹处较明显，有时在小肢体侧听得也清楚。臀位则在脐周围。横位胎心音在枕前位的稍外侧。

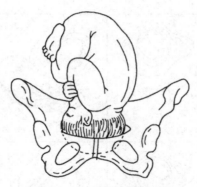

图 12-16 胎头衔接程度图

**4.超声检查**

在腹壁厚、腹壁紧张及羊水过多的情况下,腹部检查等查不清胎先露及胎方位时,超声扫描检查可清楚检查出胎头、躯干、四肢等的部位和图像及胎心情况,不但有助于胎先露、胎方位的诊断,也有助于胎儿畸形及大小的诊断。

**(八)临产胎儿应激变化**

胎头受压情况下,阵缩时给予胎头的压力增高,尤其是破膜之后,在第二产程宫腔内压力可高达 26.7 kPa(200 mmHg)。颅内压为 5.3~7.3 kPa(40~55 mmHg)时,胎心率就可减慢,其原因系中枢神经缺氧,反射性刺激迷走神经之故。有时胎头受压而无胎心率变慢乃胎膜未破,胎头逐渐受压而在耐受阈之内,这种阵发性改变对胎儿无损。

## 四、精神心理因素

随着医学模式的改变,人们已经开始关注社会及心理因素对分娩过程的影响。亲朋好友间关于分娩的负面传闻、电影中的恐惧场面使相当数量的初产妇进入临产后精神处于高度紧张,甚至焦虑恐惧状态。研究表明,产妇在分娩过程中普遍焦虑和恐惧倾向导致去甲肾上腺素减少,可使宫缩减弱而对疼痛的敏感性增加,强烈的宫缩有加重产妇的焦虑,从而造成恶性循环导致产妇体力消耗过大,产程延长。抑郁情绪与活跃期、第二产程延长及产后出血有一定的相关性。所以在分娩过程中产妇的精神心理状态可明显的影响产程进展,应予以足够的重视。

(李爱凤)

# 第三节 枕先露的分娩机制

分娩机制是指胎先露为适应骨盆各平面的不同形态,进行一系列转动,以最小径线通过产道的全过程。以枕左前的分娩机制为例详加说明。胎头的一连串转动可分解如下七个动作,即衔接、下降、俯屈、内旋转、仰伸、复位及外旋转、胎儿娩出(图 12-17)。

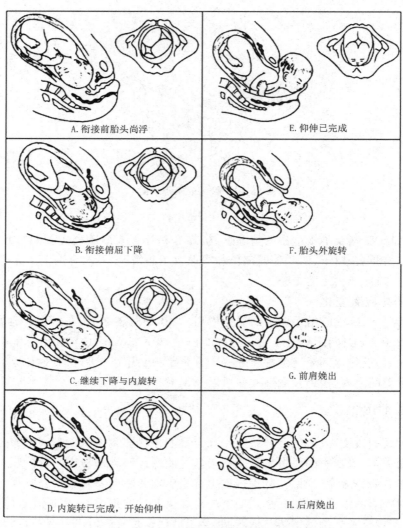

A. 衔接前胎头尚浮　　　　　E. 仰伸已完成

B. 衔接俯屈下降　　　　　F. 胎头外旋转

C. 继续下降与内旋转　　　　G. 前肩娩出

D. 内旋转已完成，开始仰伸　　H. 后肩娩出

图 12-17　分娩机制示意图

## 一、衔接

胎头双顶径进入骨盆入口平面，胎头颅骨最低点达到或接近坐骨棘水平，称为衔接。初产妇胎头衔接可发生于预产期前 1～2 周，若初产妇分娩开始而胎头仍未衔接，应警惕有无头盆不称。经产妇多在临产后胎头衔接。

胎头呈半俯屈状态进入骨盆入口，以枕额径衔接，由于枕额径大于骨盆入口前后径，胎头矢状缝坐落在骨盆入口右斜径上，胎头枕骨在骨盆左前方。

## 二、下降

胎头沿骨盆轴前进的动作称为下降。下降贯穿于整个分娩过程，与俯屈、内旋转、仰伸、复位及外旋转等动作相伴随。下降动作呈间歇性，促进胎头下降的 4 个因素：①宫缩时通过羊水传导的压力，由胎轴传到胎头；②宫缩时子宫底直接压迫胎臀，压力传至胎头；③胎体由弯曲而伸直、伸长,有利于压力向下传递,促使胎头下降;④腹肌收缩,使腹腔压力增加,经子宫传至胎儿。初产妇胎头下降因宫颈口扩张缓慢和盆底软组织阻力大而较经产妇慢。临床上将胎头下降的程度,作为判断产程进展的重要标志之一。

### 三、俯屈

胎头下降遇到阻力时(骨盆不同平面的不同径线、扩张中的宫颈、骨盆壁和骨盆底),处于半俯屈状态的胎头借杠杆作用进一步俯屈,使下颏紧贴胸部,并使衔接时的枕额径(11.3 cm)变为枕下前囟径(9.5 cm),以胎头最小径线适应产道,有利于胎头继续下降。

### 四、内旋转

当胎头到达中骨盆时,胎头为适应骨盆纵轴而旋转,使其矢状缝与中骨盆前后径相一致,此过程称为内旋转。因中骨盆前后径大于横径,枕先露时,胎头枕部位置最低,到达骨盆底,肛提肌收缩将胎头枕部推向阻力小、空间较宽的前方,枕左前的胎头向中线旋转45°,后囟转至耻骨弓下方,使胎头最小径线与骨盆的最大径线相一致,于第一产程末胎头完成内旋转动作。

### 五、仰伸

胎头完成旋转后,胎头下降达阴道外口时,宫缩和腹压继续迫使胎头下降,而肛提肌收缩力又将胎头向前推进,两者的共同作用(合力)使胎头沿产轴向前向上,胎头枕骨下部达耻骨联合下缘时,以耻骨弓为支点使胎头逐渐仰伸,胎头的顶、额、鼻、口、颏相继娩出。当胎头仰伸时,胎儿双肩径沿左斜径进入骨盆入口。

### 六、复位及外旋转

胎头娩出时,胎儿双肩径沿骨盆入口左斜径下降。胎儿娩出后,为使胎头与胎肩恢复正常关系,胎头枕部向原方向(向左旋转)45°,称为复位。胎肩在骨盆腔内继续下降,前(右)肩向前向中线旋转45°使胎儿双肩径转成与出口前后径一致的方向,胎头枕部需在外继续向左旋转45°,以保持胎头与胎肩的垂直关系,称为外旋转。

### 七、胎儿娩出

胎儿完成外旋转后,胎儿前(右)肩在耻骨弓下先娩出,随即胎体侧屈,后(左)肩也由会阴前缘娩出,胎儿双肩娩出后,胎体及胎儿下肢随之顺利娩出,至此胎儿娩出的全过程完成。

(田 玉)

## 第四节 先兆临产及临产的诊断

当孕妇出现先兆临产时,应及时送至医院,不能因可能为假临产致使时间耽误而错过接产时机;而如果错误地诊断临产,则可能导致不适当的干涉而加强产程,造成孕妇及新生儿损害。

## 一、先兆临产

分娩发动之前，出现的一些预示孕妇不久将临产的症状称先兆临产。

### (一)假临产

孕妇在分娩发动前，由于子宫肌层敏感性增强，常出现不规律宫缩。假临产的特点：①宫缩持续时间短且不恒定，间歇时间长且不规律，宫缩强度不增加；②常在夜间出现而于清晨消失；③宫缩时只能引起下腹部轻微胀痛；④宫颈管不缩短，宫口扩张不明显；⑤给予镇静药物能抑制宫缩。

### (二)胎儿下降感

胎儿下降感又称为轻松感、释重感。由于胎先露部下降进入骨盆入口，使宫底位置下降，孕妇感觉上腹部受压感消失，进食量增多，呼吸轻快。

### (三)见红

在临产前 24～48 小时内，由于成熟的子宫下段及宫颈不能承受宫腔内压力而被迫扩张，使宫颈内口附着的胎膜与该处的子宫壁分离，毛细血管破裂而少量出血，与宫颈管内的黏液相混合并排出，称为见红，是分娩即将开始的比较可靠征象。若阴道流血超过平时月经量，则不应视为见红，应考虑是否有异常情况出现如前置胎盘及胎盘早剥等。

### (四)阴道分泌物增多

分娩前 3 周左右，孕妇因体内雌激素水平升高，盆腔充血加剧，子宫颈腺体分泌增加，使阴道排出物增多，一般为水样，易与破水相混淆。

## 二、临产的诊断

临产开始的重要标志为有规律且逐渐增强的子宫收缩，持续时间 30 秒或 30 秒以上，间歇5～6 分钟，同时伴随进行性宫颈管消失、宫口扩张和胎先露部下降。用镇静药物不能抑制宫缩。

应连续观察宫缩，每次观察时间不能太短，至少要观察 3～5 次宫缩。既要严密观察宫缩的频率，持续时间及强度。同时要在无菌条件下行阴道检查，了解宫颈的软度、长度、位置、扩张情况及先露部的位置。国际上常用 BISHOP 评分法判断宫颈成熟度（表 12-1），估计试产的成功率，满分为 13 分，＞9 分均成功，7～9 分的成功率为 80％，4～6 分成功率为 50％，≤3 分均失败。

表 12-1 Bishop 宫颈成熟度评分法

| 指标 | 分数 | | | |
|---|---|---|---|---|
| | 0 | 1 | 2 | 3 |
| 宫口开大(cm) | 0 | 1～2 | 3～4 | ≥5 |
| 宫颈管消退(%)(未消退为 2～3 cm) | 0～30 | 40～50 | 60～70 | ≥80 |
| 先露位置(坐骨棘水平＝0) | －3 | －2 | －1～0 | ＋1～＋2 |
| 宫颈硬度 | 硬 | 中 | 软 | |
| 宫口位置 | 朝后 | 居中 | 朝前 | |

（田　玉）

# 第五节 正常产程和分娩的处理

分娩全过程是从开始出现规律宫缩到胎儿、胎盘娩出为止,称分娩总产程,整个产程分为以下几种。

第一产程(宫颈扩张期):从间歇5～6分钟的规律宫缩开始,到宫颈口开全(10 cm)。初产妇宫颈较紧,宫口扩张较慢,需11～12小时;经产妇宫颈较松,宫口扩张较快,需6～8小时。

第二产程(胎儿娩出期):从宫口开全到胎儿娩出。初产妇约需1～2小时,经产妇一般数分钟即可完成,但也有长达1小时者,但不超过1小时。

第三产程(胎盘娩出期):从胎儿娩出后到胎盘娩出,需5～15分钟,不超过30分钟。

## 一、第一产程及其处理

### (一)临床表现

第一产程的产科变化主要为规律宫缩、宫口扩张、胎头下降及胎膜破裂。

**1.规律宫缩**

第一产程开始,出现伴有疼痛的子宫收缩,习称"阵痛"。开始时宫缩持续时间较短(20～30秒)且弱,间歇期较长(5～6分钟)。随着产程的进展,持续时间渐长(50～60秒)且强度增加,间歇期渐短(2～3分钟)。当宫口近开全时,宫缩持续时间可达1分钟以上,间歇期仅1分钟或稍长。

**2.宫口扩张**

宫口扩张是临产后规律宫缩的结果。在此期间宫颈管变软、变短、消失,宫颈展平和逐渐扩大。宫口扩张分两期:潜伏期及活跃期。潜伏期是从临产后规律宫缩开始,至宫口扩张到3 cm。此期宫颈扩张速度较慢,平均2～3小时扩张1 cm,需8小时,超过16小时为潜伏期延长。活跃期是指从宫口扩张3 cm至宫口开全。此期宫颈扩张速度显著加快,约需4小时,超过8小时为活跃期延长。活跃期又分为加速期、最大加速期和减速期(图12-18)。加速期是指宫颈扩张3～4 cm,约需1.5小时;最大加速期是指宫口扩张4～9 cm,约需2小时,在产程图上宫口扩张曲线呈直线倾斜上升;减速期是指宫口扩张9～10 cm,约需30分钟。宫口开全后,宫口边缘消失,与子宫下段及阴道形成产道。

**3.胎头下降**

胎头能否顺利下降,是决定能否经阴道分娩的重要观察项目。胎头下降程度以胎头颅骨最低点与坐骨棘平面的关系标明;胎头颅骨最低点平坐骨棘平面时,以"0"表示;在坐骨棘平面上1 cm时,以"-1"表示;在坐骨棘平面下1 cm时,以"+1"表示,余依此类推(图12-19)。一般初产妇在临产前胎头已经入盆,而经产妇临产后胎头才衔接。随着产程的进展,先露部也随之下降。胎头于潜伏期下降不明显,于活跃期下降加快,平均每小时下降0.86 cm。

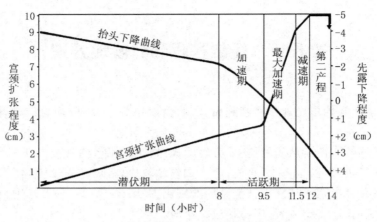

图 12-18　宫颈扩张与胎先露下降曲线分期的关系

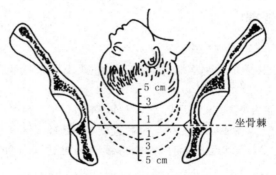

图 12-19　胎头高低的判定

**4.胎膜破裂**

胎膜破裂简称破膜,胎儿先露部衔接后,将羊水分隔成前、后两部分,在胎先露部前面的羊水,称前羊水,约 100 mL,其形成的囊称前羊水囊。宫缩时前羊水囊楔入宫颈管内,有助于扩张宫口。随着宫缩继续增强,羊膜腔内压力更高,当压力增加到一定程度时胎膜自然破裂。胎膜多在宫口近开全时破裂。

**(二)产程观察及处理**

入院后首先了解和记录孕妇的病史,全身及产科情况,初步得出是否可以阴道试产或需进行某些处理;外阴部应剃除阴毛,并用肥皂水和温开水清洗;对初产妇及有难产史的经产妇应行骨盆外测量;有妊娠合并症者应给予相应的治疗等。在整个分娩过程中,既要观察产程的变化,也要观察母儿的安危。及时发现异常,尽早处理。

**1.子宫收缩**

产程中必须连续定时观察并记录宫缩规律性、持续时间、间歇时间及强度。

(1)触诊法:助产人员将手掌放于产妇腹壁上直接检查,宫缩时宫体部隆起变硬,间歇期松弛变软。并记录下宫缩持续时间、强度、规律性及间歇期时间。每次至少观察 3～5 次宫缩,每隔1～2 小时观察一次。

(2)电子胎心监护仪:可客观反映宫缩情况,分为外监护和内监护两种类型。①外监护:临床最常用,适用于第一产程任何阶段。将宫缩压力探头固定在产妇腹壁宫体近宫底部,每隔1～

2 小时连续描记 30 分钟或通过显示屏连续观察。外监护容易受运动、体位改变、呼吸和咳嗽的影响,过于肥胖的孕妇不适用。外监护可以准确地记录宫缩曲线,测到宫缩频率和每次宫缩持续的时间,但所记录的宫缩强度不完全代表真正的宫内压力。②内监护:适用于胎膜已破,宫口扩张 1 cm 及以上。将充满生理盐水的塑料导管通过宫颈口越过胎头置入羊膜腔内,外端连接压力探头记录宫缩产生的压力,测定宫腔静止压力及宫缩时压力变化。内监护可以准确测量宫缩频率、持续时间及真正的宫内压力。但宫内操作复杂,有造成感染的可能,故临床上较少应用。

良好的宫缩应是间隔逐渐缩短,持续时间逐渐延长,同时伴有宫颈相应的扩张。国外建议用 Montevideo 单位(MU)来评估有效宫缩。其计算方法是:计数 10 分钟内每次宫缩峰值压力 (mmHg)减去基础宫内压力(mmHg)后的压力差之和;或取宫缩产生的平均压力(mmHg)乘以宫缩频率(10 分钟内宫缩次数)。该法同时兼顾了宫缩频率及宫缩产生的宫内压力,使宫缩强度的监测有了量化标准。如产程开始时宫缩强度一般为 80～100 MU,相当于 10 分钟内有 2～3 次宫缩,每次宫缩平均宫内压力约为 5.3 kPa(40 mmHg);至活跃期正常产程平均宫缩强度可达 200～250 MU,相当于 10 分钟内有 4～5 次宫缩,平均宫内压力则在 6.7 kPa(50 mmHg);至第二产程在腹肌收缩的协同下,宫缩强度可进一步升到 300～400 MU,仍以平均宫缩频率 5 次计算,平均宫内压力可达 8.0～10.7 kPa(60～80 mmHg);而从活跃期至第二产程每次宫缩持续时间相应增加不明显,宫缩强度主要以宫内压力及宫缩频率增加为主,用此方法评估宫缩不仅使产妇个体间的比较有了可比性,也使同一个体在产程不同阶段的变化有了更合理的判定标准。活跃期后当宫缩强度<180 MU 时,可诊断为宫缩乏力。

2.宫口扩张及胎头下降

描记宫口扩张曲线及胎头下降曲线,是产程图中重要的两项内容,是产程进展的重要标志和指导产程处理的主要依据。可通过肛门检查或阴道检查的方法测得。在国内一般采用肛门检查的方法,当肛门检查有疑问时可消毒外阴做阴道检查。但在国外皆用阴道检查来了解产程进展情况。

(1)肛门检查(简称肛查)。①方法:产妇取仰卧位,两腿屈曲分开,检查前用消毒纸遮盖阴道口避免粪便污染阴道。检查者站于产妇右侧,以戴指套的右手示指蘸取润滑剂后,轻轻置于直肠内,拇指伸直,其余各指屈曲以利示指深入。示指向后触及尾骨尖端,了解尾骨活动度,再触摸两侧坐骨棘是否突出并确定胎头高低,然后用指端掌侧探查宫口,摸清其四周边缘,估计宫颈管消退情况和宫口扩张厘米数。未破膜者在胎头前方可触到有弹性的前羊水囊;已破膜者能直接触到胎头,若无胎头水肿,还能扪清颅缝及囟门位置,确定胎方位。②时间与次数:适时在宫缩时进行,潜伏期每 2～4 小时查一次;活跃期每 1～2 小时查一次。同时也要根据宫缩情况和产妇的临床表现,适当的增减检查的次数。过频的肛门检查可增加产褥感染的机会。研究提示,肛门检查次数≥10 次的产妇,其阴道细菌种数及计数均显著提高,且肛门检查与阴道细菌变化密切相关,即细菌种数及其计数随肛门检查次数的增加而增加。而检查次数过少在产程进展十分迅速时则可能失去准备接生的时间,这在经产妇尤其应注意。③检查内容:宫颈软硬度、位置、厚薄及宫颈扩张程度;是否破膜,骶尾关节活动度,坐骨棘是否突出,坐骨切迹宽度,骶棘韧带的弹性、韧度及盆底组织的厚度;确定胎先露、胎方位及胎头下降程度。

(2)阴道检查。①适应证:于肛查胎先露、宫口扩张及胎头下降程度不清时;疑有脐带先露或脱垂;疑有生殖道畸形;轻度头盆不称经阴道试产 4～6 小时产程进展缓慢者。对产前出血者应慎重,须严格无菌操作,并在检查前做好输液、输血的准备。②方法:产妇排空膀胱后,取截石位,消毒外阴和阴道。检查者戴好口罩,消毒双手,戴无菌手套,铺无菌巾后用左(右)手拇指和示指将阴唇分开,右(左)手示指、中指蘸消毒润滑剂,轻轻插入产妇阴道,注意防止手指触及肛门及大阴唇外侧。因反复阴道检查可增加感染机会,故每次检查应尽量检查清楚,避免反复插入阴道。③内容:测量骨盆对角径、坐骨棘间径、骶骨弧度、耻骨弓和坐骨切迹情况等;胎方位及先露下降程度;宫口扩张程度,软硬度及有无水肿情况;阴道伸展度,有无畸形;会阴厚薄和伸展度等,以决定其分娩方式。

肛查对于了解骨盆腔内的情况比阴道检查更清楚,但肛门检查对宫口、胎先露、胎方位、骨盆入口等情况的了解不及阴道检查直接明了。每次肛查或阴道检查所得的宫颈扩张大小及先露高度的情况均应做详细记录,并绘于产程图上。用红色"○"表示宫颈扩张程度,蓝色"×"表示先露下降水平,每次检查后用红线连接"○",用蓝线连接"×",绘成两条曲线。产程图横坐标标示时间,以小时为单位,纵坐标标示宫颈扩张及先露下降程度,以厘米为单位。正常情况下宫口开大与胎头下降是并行的,但胎头下降略为滞后。宫口开大的最大加速期是胎头下降的加速期,而胎头下降的最大加速期是在第二产程。对大多数产妇,尤其是初产妇,在宫口开全时胎头应达坐骨棘平面以下。但应指出,有相当一部分产妇胎头下降与宫口开大并不平行。因此,在宫口近开全时,胎头未下降到坐骨棘水平并不意味着不能经阴道分娩。有些产妇在破膜以后胎头才迅速下降,在经产妇尤为常见。1972年Philpott介绍了在产程图上增加警戒线和处理线,其原理是根据活跃期宫颈扩张率不得<1 cm进行产程估算,如果产妇入院时宫颈扩张为1 cm,按宫颈扩张率每小时1 cm计算,预计9小时后宫颈将扩张到10 cm,因此在产程坐标图上1 cm与10 cm标志点之处时间相距9小时画一斜行连线,作为警戒线,与警戒线相距4小时之处再画一条与之平行的斜线作为处理线,两线间为警戒区。临床上实际是以宫颈扩张3 cm作为活跃期的起点,因此可以宫颈扩张3 cm标志点处取与之相距4 cm的坐标10 cm的标志点处画一斜行连线,作为警戒线,与警戒线相距4小时之处再画一条与之平行的斜线作为处理线(图12-20)。两线之间为治疗处理时期,宫颈扩张曲线越过警戒线者应进行处理,一般难产因素可纠正者的产程活跃期不超过正常上限,活跃期经过处理仍超过上限时,常提示难产因素不易纠正,需要再行仔细分析,并及时估计能否从阴道分娩。

3.胎膜破裂及羊水观察

胎膜多在宫口近开全或开全时自然破裂,前羊水流出。一旦胎膜破裂,应立即听胎心,并观察羊水性状、颜色和流出量,记录破膜时间。

羊水粪染与胎儿宫内窘迫的关系目前还有争论。对羊水粪染的发生机制大致可归纳为两种观点,即胎儿成熟理论及胎儿宫内窘迫理论。传统认为羊水粪染是胎儿缺血、缺氧的结果。当胎儿缺血、缺氧时,机体为了保证心、脑等重要脏器的血供,体内循环重新分配,消化系统的血供减少,胃肠道蠕动增加,肛门括约肌松弛,胎粪排出。胎儿成熟理论则认为羊水粪染是一种生理现象。随着妊娠周数增加,胎儿迷走神经张力渐强,胃肠道蠕动渐频,胎粪渐多,羊水粪染率渐增加。

羊水粪染的分度:Ⅰ度,羊水淡绿色、稀薄;Ⅱ度,羊水深绿色且较稠或较稀,羊水内含簇状胎粪;Ⅲ度,羊水黄褐色、黏稠状且量少。Ⅰ度羊水粪染一般不伴有胎儿宫内窘迫,Ⅱ~Ⅲ度羊水粪染考虑有胎儿宫内缺氧的存在。对羊水粪染者应做具体分析,既不要过高估计其严重性,也不要掉以轻心,重要的是应结合其他监测结果,明确诊断,及时处理,以降低围生儿的窒息率。在首次发现羊水粪染时,不论其粪染程度如何,均应作电子胎心监护。若CST阳性或者NST呈反应型而OCT又是阳性,提示胎儿宫内缺氧。如能配合胎儿头皮血pH测定而pH<7.2时,提示胎儿

处于失代偿阶段,需要立即结束分娩。如 CST 为阴性、pH 正常,可暂不过早干预分娩,但必须在电子胎心监护下严密观察产程进展,一旦出现 CST 阳性,则应尽快结束分娩。

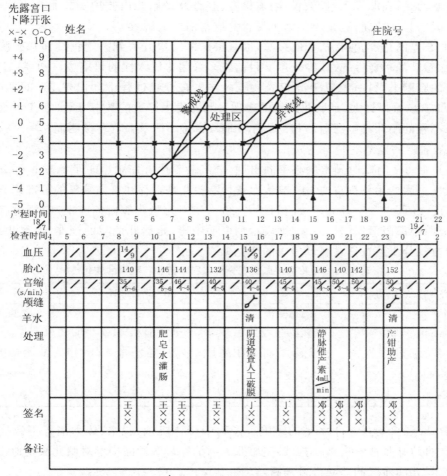

注：↑表示重要处理开始时间，♪表示大小囟与矢状缝位置以示胎方位， ×-×表示阴道助产

**图 12-20　产程图表**

4.胎心

临产后应特别注意胎心变化,可用听诊法、胎心电子监护或胎儿心电图等方法观察。在观察胎心时,应注意胎心的频率、规律性和宫缩之后胎心率的变化及恢复的速度等。胎心的规律性和宫缩对胎心的影响较胎心率的绝对数更重要。

(1)听诊器听取有普通听诊器、木质听诊器和电子胎心听诊器 3 种,现在通常使用电子胎心听诊器。胎心听取应在宫缩间歇时,宫缩时听诊不能听到胎心。潜伏期应每隔 1 小时听胎心一次,活跃期宫缩较频时,应每 15~30 分钟听胎心一次,每次听诊 1 分钟。如遇有胎心异常,应增加听诊的次数。此法能方便获得每分钟胎心率,但不能分辨胎心率变异、瞬间变化及其与宫缩、胎动的关系。

(2)胎心电子监护:多用外监护描记胎心曲线。将测量胎心的探头置于胎心音最响亮的部分,固定于腹壁上;将测量宫压的探头置于产妇腹壁宫体近宫底部,亦固定于腹壁上。观察胎心率变异及其与宫缩、胎动的关系,每次至少记录 20 分钟,有条件者可应用胎儿监护仪连续监测胎心率。此法能较客观地判断胎儿在宫内的状态,如脐带受压、胎头受压、胎儿缺氧和/或酸中毒等。值得注意的是,在胎头入盆、破膜、阴道检查、肛查及做胎儿内监护安放胎儿头皮电极时,可以发生短时间的早期减速,这是由于胎头受骨盆或宫缩压迫所致。

(3)胎儿心电图:分为直接法和间接法,因直接法需宫口开大到一定程度而且破膜后才能进行,并有增加感染的可能性,故较少采用。目前较多采用非侵入性的间接法,一般用三个电极,两个放在产妇的腹壁上,另一个置于产妇的大腿内侧。在分娩过程中如出现 PR 间期明显缩短、ST 段偏高和 T 波振幅加大,是胎儿缺氧的表现。胎儿发生严重的酸中毒时,则 T 波变形。有研究发现第二产程的胎儿心电图监测与产后胎儿脐动脉血 pH 及血气含量明显相关。

5.胎儿酸血症的监测

胎儿头皮血 pH 与产时异常胎心率的出现,分娩后新生儿脐血 pH 及 Apgar 评分间存在着良好的相关性。因此胎儿头皮血 pH 被认为是判断胎儿是否存在宫内缺氧的最准确方法。胎儿头皮血 pH 正常值为 7.25～7.35。如 pH 为 7.20～7.24 为胎儿酸血症前期,应警惕有胎儿窘迫可能,此时应给孕妇吸氧。pH<7.20 则表示重度酸中毒,是胎儿危险的征兆,应尽快结束分娩。胎儿头皮血血气分析值在正常各产程中的变化见表 12-2。

表 12-2 胎儿头皮血血气分析值在正常各产程中的变化

| 类别 | 第一产程早期 | 第一产程末期 | 第二产程 |
|---|---|---|---|
| pH | 7.33±0.03 | 7.32±0.02 | 7.29±0.04 |
| $PCO_2$(mmHg) | 44.00±4.05 | 42.00±5.10 | 46.30±4.20 |
| $PO_2$(mmHg) | 21.80±2.60 | 21.30±2.10 | 17.00±2.00 |
| $HCO_3$(mmol/L) | 20.10±1.20 | 19.10±2.10 | 17.00±2.00 |
| BE(mmol/L) | 3.90±1.90 | 4.10±2.50 | 6.40±1.80 |

胎儿的 pH 还受母体 pH 水平的影响。产程中母体饥饿、脱水、体力消耗可致代谢性酸中毒,过度通气可致呼吸性碱中毒,均可影响胎儿。为消除母源性酸中毒对胎儿头皮血血气分析的影响,可根据母儿间血气的差异进行判断:

(1)母子间血气 pH 差值(△pH):<0.15 表示胎儿无酸中毒,0.15～0.20 为可疑,>0.20 为胎儿酸中毒。

(2)母子间碱短缺值:2.0～3.0 mEq/L 表示胎儿正常,>3.0 mEq/L 为胎儿酸中毒。

(3)母子间 Hb 5 g/dL 时的碱短缺值:<0 或由正值变为负值表示胎儿酸中毒。

胎儿头皮血 pH 测定是一种创伤性的检查方法,只能得到瞬时变化而不能连续监测,因而限制了它的应用。当电子胎心监护初筛异常时,可考虑行胎儿头皮血气测定,如临床及胎心监护已确定重度胎儿宫内窘迫,应迅速终止妊娠而抢救胎儿,不必再做头皮血气测定。

6.母体情况观察

(1)生命体征:测量产妇的血压、体温、脉搏和呼吸频率并记录。一般第一产程期间宫缩时血压升高0.7～1.3 kPa(5～10 mmHg),间歇期恢复原状。应每隔 4～6 小时测量一次。发现血压升高应增加测量次数。

(2)饮食:鼓励产妇少量多次进食,吃高热量易消化食物,并注意摄入足够水分,以保证充沛的精力和体力。

（3）活动与休息：宫缩不强且未破膜时，产妇可在室内适当活动，有助于产程进展和减轻产痛。待产时产妇的体位应以产妇感到舒适为准。已破膜者应该卧床，如果胎头已衔接，取平卧位即可，如胎头未衔接或臀位、横位时，应取臀高位，以免发生脐带脱垂。如产妇精神过度紧张，宫缩时喊叫不安，应安慰产妇，在宫缩时指导做深呼吸动作，也可用双手轻揉下腹部或腰骶部。产时镇痛可适当的应用哌替啶 50～100 mg 及异丙嗪 25 mg，可 3～4 小时肌内注射一次。也可选择连续硬膜外麻醉镇痛。

（4）排尿与排便：应鼓励产妇每 2～4 小时排尿一次，以免膀胱充盈影响宫缩及胎头下降。因胎头压迫引起排尿困难者，必要时可导尿。初产妇宫口扩张<4 cm，经产妇宫口扩张<2 cm 时可行温肥皂水灌肠，既能避免分娩时粪便污染，又能反射作用刺激宫缩加速产程进展。但胎膜早破、阴道流血、胎头未衔接、胎位异常、有剖宫产史、宫缩很强估计 1 小时内将分娩者或患严重产科并发症、合并症如心脏病等，均不宜灌肠。

## 二、第二产程及其处理

### （一）临床表现

宫口开全后仍未破膜，常影响胎头的下降，应行人工破膜。破膜后宫缩常暂时停止，产妇略感舒适，随后宫缩重现且较前增强，每次持续时间可达 1 分钟，间歇期仅 1～2 分钟。当胎头降至骨盆出口压迫盆底组织时，产妇有排便感，不由自主向下屏气。随着产程进展，会阴会渐渐膨隆和变薄，肛门松弛。于宫缩时胎头露于阴道口，且露出部分不断增大；在宫缩间歇期又缩回阴道内，称为胎头拨露。随产程进展，胎头露出部分逐渐增多，宫缩间歇期胎头不再缩回，称为胎头着冠，此时胎头双顶径超过骨盆出口。会阴极度扩张，应注意保护会阴，娩出胎头。随后胎头复位和外旋转，前肩、后肩和胎体相继娩出，后羊水随之涌出。经产妇第二产程短，有时仅需几次宫缩即可完成胎头娩出。胎儿娩出后产妇顿感轻松。

### （二）产程的观察和处理

1.密切监护胎心及产程进展

第二产程宫缩频且强，应密切观察子宫收缩有无异常及胎先露的下降情况。警惕病理性缩复环及强直性子宫收缩的出现，同时密切观察胎心的变化，每 5～10 分钟听胎心一次（或间隔2～3 次宫缩听一次胎心），如有胎心异常则增加听胎心的次数，有条件者应使用胎心电子监护。尤其应注意观察胎心与宫缩的关系，若第二产程在胎头娩出前，由于脐带受压或受到牵引，可出现变异减速，除非反复多次出现中、重度变异减速，否则不被认为对胎儿有害。如出现胎心变慢且在宫缩后不恢复和恢复慢，应尽快结束分娩。发现第二产程延长，应及时查找原因，采取相应措施尽快结束分娩，避免胎头长时间受压，引起胎儿窘迫、颅内出血等并发症发生。

2.指导产妇用力

宫口开全后，医护人员应指导产妇正确用力。方法是让产妇双膝屈曲外展，双脚蹬在产床上，双手握住产床的把手。一旦出现宫缩，产妇深吸气屏住，并向上拉把手，使身体向下用力如排便状，以增加腹压。子宫收缩间期时，产妇呼气，全身肌肉放松，安静休息。当宫缩再次出现时再用同样的屏气用力动作，以加速产程的进展。当胎头着冠后，宫缩时不应再令产妇用力，以免胎头娩出过快而使会阴裂伤。

指导产妇正确用力十分重要，若用力不当使产妇消耗体力或造成不应有的软产道裂伤。尤其应注意的是宫口尚未开全，不可过早屏气用力，因当胎头位置低已深入骨盆到达盆底时，也可使产妇产生排便感并不自觉地用力。但此时用力非但不利于加速产程的进展,反而使宫颈被挤压在骨盆和胎头之间,从而使宫颈循环障碍而造成宫颈水肿,影响宫口开大而造成难产。

3.接产准备

初产妇宫口开全,经产妇宫口扩张 4 cm 且宫缩规律有力时,应将产妇送至产房做好接产准备工作。让产妇仰卧于产床上(或坐于特制的产椅上),两腿屈曲分开,露出外阴部,在臀下放一便盆或塑料布,用消毒纱布球蘸肥皂水擦洗外阴部,顺序是大小阴唇、阴阜、大腿内上 1/3、会阴及肛门周围(图 12-21)。然后用温开水冲掉肥皂水,为防止冲洗液流入阴道,用消毒干纱布盖住阴道口,最后以 0.1% 新洁尔灭冲洗或涂以碘伏进行消毒,随后取下阴道的纱布球和臀下的便盆或塑料布,铺以消毒巾于臀下。接产者按无菌操作常规洗手后穿手术衣及戴手套,打开产包,铺好消毒巾,准备接产。

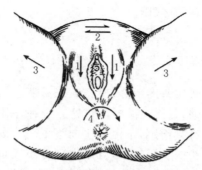

图 12-21　外阴消毒顺序

4.接产

(1)接产的要领:产妇必须与接产者充分合作;保护会阴的同时协助胎头俯屈,让胎头以最小的径线(枕下前囟径)在宫缩间歇时缓慢的通过阴道口,这是预防会阴撕裂的关键;控制胎肩娩出速度,胎肩娩出时也要注意保护会阴。

(2)产妇的产位:分娩时产妇的体位可分为仰卧位和坐位两种。

1)仰卧位分娩:目前国内多数产妇分娩取仰卧位。

其优点:①有利于经阴道助产手术的操作如会阴切开术、胎头吸引术、产钳术等;②对新生儿处理较为便利。

但从分娩的生理来说,并非理想体位。

其缺点:①妊娠子宫压迫下腔静脉,使回心血量减少,产妇可出现仰卧位低血压;②仰卧位使骨盆的可塑性受限,且宫缩的效率较低,从而增加难产的机会;③胎儿的重力失去应有的作用,并导致产程延长;④增加产妇的不安和产痛等。

基于上述原因,仰卧位分娩时继发性宫缩乏力和胎儿窘迫的发生率较坐位分娩高,异常分娩也较多。所以它不是理想的分娩体位。

2)坐位分娩。其优点:①可提高宫缩效率,缩短产程。由于胎儿的纵轴和产轴一致,故能充分发挥胎儿的重力作用,可使抬头对宫颈的压力增加。②由于子宫胎盘的血供改善,也可使宫缩加强,胎儿窘迫和新生儿窒息的发生率降低。③可减少骨盆的倾斜度,有利于胎头入盆和分娩机制的顺利完成。④X 线检查表明,由于仰卧位改坐位时,可使坐骨棘间距平均增加 0.76 cm。骨盆出口前后径增加 1~2 cm,骨盆出口面积平均增加 28%。⑤产妇分娩时感觉较舒适,由于产妇在分娩过程中可以环视周围的一切,并与医护人员保持密切联系,可减轻其紧张和不安的情绪。

其缺点:①分娩时间不宜过长,否则易发生阴部水肿;②坐位分娩时胎头娩出较快,易造成新生儿颅内出血及阴道、会阴裂伤;③接生人员需保护会阴和新生儿处理不便,这也是目前坐位分娩较少采用的主要原因。

自 20 世纪 80 年代以来,已对坐式产床做了不少的改进,其基本的构造包括靠背、坐椅、扶手和脚踏板等部分。产床的靠背部分是可调节的,在分娩过程中可根据宫缩的情况和胎头下降的程度适当的调整靠背的角度。在胎头即将娩出时可将靠背放平使产妇改为仰卧位,以便于助产者保护会阴和控制胎头娩出的速度。初产妇宫口开全或近开全,经产妇宫口开大 8 cm 时,在坐式产床上就坐,靠背角度为 60°~80°。在上坐式产床后一小时内分娩最好,时间过长容易引起会阴水肿。

(3)接产步骤(图 12-22):接产者站在产妇的右侧,当胎头拨露使阴唇后联合紧张时,开始保护会阴。具体方法如下:在会阴部盖上一块消毒巾,接产者右肘支在产床上,右手拇指与其余四指分开,每当宫缩时以手掌大鱼际肌向内上方托住会阴部,同时左手应轻轻下压胎头枕部,协助胎头俯屈,且使胎头缓慢下降。宫缩间歇期,保护会阴的右手应当松弛,以免压迫过久引起会阴部水肿。当胎头枕部在耻骨弓下露出时,左手应按分娩机制协助胎头仰伸。此时若宫缩强,应嘱产妇张口哈气以缓解腹压的作用,让产妇在宫缩间歇期使稍向下屏气,以使胎头缓慢娩出。胎头娩出后,右手仍需保护会阴,不要急于娩出胎肩,而应先以左手自其鼻根向下颌挤压,挤出口、鼻内的黏液和羊水,然后协助胎头复位及外旋转,使胎儿双肩径与骨盆出口前后径相一致。接产者的左手将胎儿颈部向下轻压,使前肩自耻骨弓下先娩出,继之再托胎颈向上,使后肩从会阴前缘缓慢娩出。双肩娩出后,保护会阴的右手方可离开会阴部。最后双手协助胎体和下肢相继以侧位娩出,并记录胎儿娩出时间。

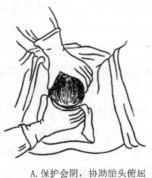
A. 保护会阴,协助胎头俯屈

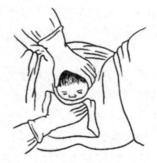
B. 协助胎头仰伸

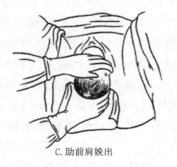
C. 助前肩娩出

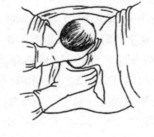
D. 助后肩娩出

图 12-22　接产步骤

胎儿娩出后1~2分钟内断扎脐带。若当胎头娩出时,见脐带绕颈一周且较松时,可用手将脐带顺胎肩推下或从胎头滑下。若脐带绕颈过紧或绕颈两周或两周以上,可先用两把血管钳将脐带一段夹住并从中间剪断,注意勿伤及胎儿颈部,待松弛脐带后协助胎肩娩出(图12-23)。

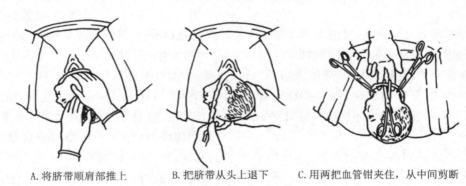

A.将脐带顺肩部推上        B.把脐带从头上退下        C.用两把血管钳夹住,从中间剪断

图12-23  脐带绕颈的处理

(4)会阴裂伤的诱因及预防。

1)会阴裂伤的诱因:会阴水肿、会阴过紧缺乏弹力,耻骨弓过低,胎儿过大,胎儿娩出过快等,均易造成会阴撕裂。

2)会阴裂伤的预防:①指导产妇分娩时正确用力,防止胎儿娩出过快。②及时发现会阴、产道的异常,选择合适的分娩方式。如会阴坚韧、水肿或瘢痕形成,估计会造成严重裂伤时,可作较大的会阴切开术或改行剖宫产术。③提高接生操作技术,正确保护会阴。④初产妇行阴道助产前应作会阴切开,切开大小根据胎儿大小及会阴组织的伸展性。助产时术者与助手要密切配合,要求胎头以最小径线通过会阴,且不能分娩过快、过猛。

(5)会阴切开。

1)会阴切开的指征:会阴过紧或胎儿过大,产钳或吸引器助产,估计分娩时会阴撕裂不可避免者,或母儿有病理情况急需结束分娩者。

2)会阴切开的时间:①一般在宫缩时可看到胎头露出外阴口3~4 cm时切开,可以防止产后盆底松弛,避免膀胱膨出,直肠膨出及尿失禁;②也有主张胎头着冠时切开,可以减少出血;③决定手术助产时切开。过早的切开不仅无助于胎儿的娩出,反而会导致出血量的增加。

3)会阴切开术包括会阴后-侧切开术和会阴正中切开。常用以下两种术式:①会阴左侧后-侧切开术:阴部神经阻滞及局部浸润麻醉生效后,术者于宫缩时以左手食中两指伸入阴道内撑起左侧阴道壁,右手用钝头剪刀自会阴后联合中线向左侧45°,在宫缩开始时剪开会阴4~5 cm。若会阴高度膨隆则需外旁开60°~70°。若会阴体短则以阴唇后联合上0.5 cm处为切口起点。会阴侧切时切开球海绵体肌,会阴深、浅横肌及部分肛提肌,切开后用纱布压迫止血。此法可充分扩大阴道口,适于胎儿较大及辅助难产手术,其缺点为出血多,愈合后瘢痕较大;②会阴正中切开术:局部浸润麻醉后,术者于宫缩时沿会阴后联合正中垂直剪开2 cm。此法切开球海绵体肌及中心腱,出血少,术后组织肿胀疼痛轻微。但切口有自然延长撕裂肛门括约肌危险,胎儿大或接产技术不熟练者不宜采用。

4)会阴缝合:一般在胎盘娩出后,检查软产道有无裂伤,然后缝合会阴切口。会阴缝合的关键必须彻底止血,重建解剖结构。缝合完毕后亦行肛指检查缝线是否穿过直肠黏膜,如确有缝线穿过黏膜,则应拆除重缝。

## 三、第三产程及其处理

### (一)胎盘剥离的机制

胎儿娩出后,子宫底降至脐平,产妇有轻松感,宫缩暂停数分钟后再次出现。由于子宫腔容积突然明显缩小,而胎盘不能相应的缩小而与子宫壁发生错位而剥离,剥离面出血,形成胎盘后血肿。由于子宫继续收缩,剥离面积继续扩大,直至胎盘完全剥离而娩出。

### (二)胎盘剥离的征象

(1)子宫体变硬呈球形,胎盘剥离后降至子宫下段,下段被扩张,子宫体呈狭长形被推向上,宫底升高达脐上。

(2)剥离的胎盘降至子宫下段,使阴道口外露的一段脐带自行延长。

(3)若胎盘从边缘剥离时有少量阴道流血,若胎盘从中间剥离时则无阴道流血。

(4)用手掌尺侧在产妇耻骨联合上方轻压子宫下段时,子宫体上升而外露的脐带不再回缩(图 12-24)。

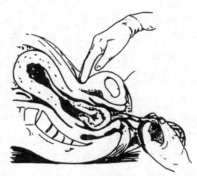

图 12-24　胎盘剥离后在耻骨联合上方压子宫,脐带不再回缩

### (三)胎盘娩出方式

胎盘剥离和娩出的方式有两种。

1.胎儿面娩出式

胎儿面娩出式即胎盘以胎儿面娩出。胎盘从中央开始剥离,然后向周围剥离,剥离血液被包于胎膜内。其特点是胎盘先娩出,随后见少量的阴道流血。这种娩出方式多见。

2.母体面娩出式

母体面娩出式即胎盘以母体面娩出。胎盘从边缘开始剥离,血液沿剥离面流出,最后整个胎盘反转娩出。其特点是先有较多的阴道流血随后胎盘娩出,这种方式较少。

### (四)第三产程的处理

1.协助胎盘胎膜娩出

正确处理胎盘娩出,可减少产后出血的发生率。为了使胎盘迅速剥离减少出血,可在胎肩娩出后,静脉注射缩宫素 10 U。接产者切忌在胎盘尚未完全剥离之前,用手按揉、下压宫底或牵拉脐带,以免引起胎盘部分剥离出血或拉断脐带,甚至造成子宫内翻。当确认胎盘完全剥离时,于宫缩时以左手握住宫底(拇指置于子宫前壁,其余四指放在子宫后壁)并按压,同时右手轻拉脐带、协助娩出胎盘(图 12-25)。

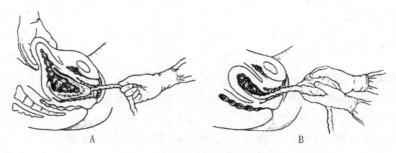

图 12-25　协助胎盘胎膜娩出

当胎盘娩出至阴道口时,接产者用双手捧住胎盘,向一个方向旋转并缓慢向外牵拉,协助胎膜完整剥离娩出。若在胎盘娩出过程中,发现胎膜部分断裂,可用血管钳夹住断裂上端的胎膜,再继续向原方向旋转,直至胎膜完全娩出。胎盘胎膜娩出后,按摩子宫刺激其收缩以减少出血。在按摩子宫的同时注意观察出血量。

2.检查胎盘胎膜

将胎盘铺平,先检查胎盘母体面的胎盘小叶有无缺损,疑有缺损时可用 Küstener 牛乳测试法(从脐静脉注入牛乳,若见牛乳自胎盘母体面溢出,则溢出部位为胎盘小叶缺损部位)。然后将胎盘提起,检查胎膜是否完整。再检查胎盘胎儿面边缘有无血管断裂,以便及时发现副胎盘。副胎盘为另一个小胎盘与正常的胎盘分离,但两者间有血管相连(图 12-26)。若有副胎盘、部分胎盘残留或大块胎膜残留,应无菌操作伸手入宫腔内取出残留组织。若仅有少量胎膜残留,可给予子宫收缩剂待其自然排出。详细记录胎盘娩出时间,方式,以及胎盘大小和重量。胎盘娩出后子宫应呈强直性收缩,硬如球状,阴道出血很少。

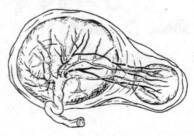

图 12-26　副胎盘

3.检查软产道

胎盘娩出后,应仔细检查软产道(包括会阴、小阴唇内侧、尿道口周围、前庭、阴道和宫颈)有无裂伤。如有裂伤应立即按原来的解剖位置或层次逐层缝合。

4.预防产后出血

正常分娩出血量多不超过 300 mL。对既往有产后出血史或易发生产后出血的产妇(如分娩次数≥5 次的多产妇、多胎妊娠、羊水过多、滞产等),可在胎儿前肩娩出后静脉注射麦角新碱0.2 mg,或缩宫素 10 IU 加于 25% 葡萄糖液 20 mL 内静脉注射,也可在胎儿娩出后立即经胎盘部脐静脉快速注入加入 10 IU 缩宫素的生理盐水 20 mL,均能促使胎盘迅速剥离减少出血。若胎盘尚未完全剥离而阴道出血多时,应行手取胎盘术。若胎儿已娩出 30 分钟,胎盘仍未排出,出血不多时,应排空膀胱,再轻轻按压子宫及静脉注射缩宫素,仍不能使胎盘排出时,再行手取胎盘术。若胎盘娩出后出血多时,可经下腹部直接注入宫体肌壁内或肌内注射麦角新碱 0.2～

0.4 mg,并将缩宫素 20 IU 加于 5‰葡萄糖液 500 mL 内静脉滴注。

手取胎盘时若发现宫颈内口较紧者,应肌内注射阿托品 0.5 mg 及哌替啶 100 mg。术者需更换手术衣及手套,外阴再次消毒后,将一手手指并拢呈圆锥状直接伸入宫腔。手掌面向着胎盘母体面,手指并拢以手掌尺侧缘缓慢将胎盘从边缘开始逐渐自子宫壁分离,另一手在腹部压宫底(图 12-27)。待确认胎盘已全部剥离方可取出胎盘,取出后立即肌内注射子宫收缩剂。注意操作必须轻柔,避免暴力强行剥离或用手抓挖宫壁,防止子宫破裂。若找不到疏松的剥离面,不能分离者,可能是植入性胎盘,不应强行剥离。取出的胎盘立即检查是否完整,若有缺损应再次以手伸入宫腔清除残留胎盘及胎膜,应尽量减少进出宫腔次数。必要时可用大刮匙刮宫。

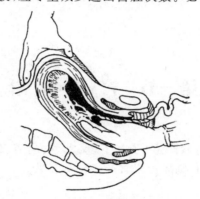

图 12-27　手取胎盘术

5.产后观察

分娩结束后应仔细收集并记录产时的出血量。产妇应继续留产房观察 2 小时,注意产妇的一般情况、子宫收缩、子宫底高度、膀胱充盈情况、阴道流血量、会阴及阴道有无血肿等,发现异常情况及时处理。产后 2 小时后,将产妇和新生儿送回病房。

（田　玉）

# 异常分娩

## 第一节 产 道 异 常

产道包括骨产道(骨盆腔)与软产道(子宫下段、宫颈、阴道、外阴),是胎儿经阴道娩出的通道。产道异常可使胎儿娩出受阻,临床上以骨产道异常多见。

### 一、骨产道异常

骨盆径线过短或形态异常,致使骨盆腔小于胎先露部可通过的限度,阻碍胎先露部下降,称骨盆狭窄。狭窄骨盆可以为一个径线过短或多个径线同时过短,也可为一个平面狭窄或多个平面同时狭窄。当一个径线狭窄时要观察同一个平面其他径线的大小,再结合整个骨盆腔大小与形态进行综合分析,做出正确判断。

#### (一)分类

1.骨盆入口平面狭窄

骨盆入口平面狭窄以扁平骨盆为代表,主要为入口平面前后径过短。狭窄分3级:Ⅰ级(临界性),绝大多数可以自然分娩,骶耻外径18 cm,真结合径10 cm;Ⅱ级(相对性),经试产来决定可否经阴道分娩,骶耻外径16.5～17.5 cm,真结合径8.5～9.5 cm;Ⅲ级(绝对性),骶耻外径≤16.0 cm,真结合径≤8.0 cm,足月胎儿不能经过产道,必须行剖宫产终止妊娠。在临床中常遇到的是前两种,我国妇女常见以下两种类型。

(1)单纯扁平骨盆:骨盆入口前后径缩短而横径正常。骨盆入口呈横扁圆形,骶岬向前下突。

(2)佝偻病性扁平骨盆:骨盆入口呈肾形,前后径明显缩短,骨盆出口横径变宽,骶岬前突,骶骨下段变直向后翘,尾骨呈钩状突向骨盆出口平面。髂骨外展,髂棘间径≥髂嵴间径,耻骨弓角度增大(图13-1)。

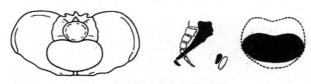

图 13-1　佝偻病性扁平骨盆

2.中骨盆及骨盆出口平面狭窄

狭窄分 3 级。Ⅰ级（临界性）：坐骨棘间径 10 cm，坐骨结节间径 7.5 cm；Ⅱ级（相对性）：坐骨棘间径8.5～9.5 cm，坐骨结节间径6.0～7.0 cm；Ⅲ级（绝对性）：坐骨棘间径≤8.0 cm，坐骨结节间径≤5.5 cm。我国妇女常见以下两种类型。

(1)漏斗骨盆：骨盆入口各径线值均正常，两侧骨盆壁向内倾斜似漏斗得名。其特点是中骨盆及骨盆出口平面均明显狭窄，使坐骨棘间径、坐骨结节间径均缩短，耻骨弓角度＜90°。坐骨结节间径与出口后矢状径之和＜15 cm。

(2)横径狭窄骨盆：骨盆各横径径线均缩短，各平面前后径稍长，坐骨切迹宽，测量骶耻外径值正常，但髂棘间径及髂嵴间径均缩短。中骨盆及骨盆出口平面狭窄，产程早期无头盆不称征象，当胎头下降至中骨盆或骨盆出口时，常不能顺利地转成枕前位，形成持续性枕横位或枕后位造成难产。

3.均小骨盆

骨盆外形属女型骨盆，但骨盆各平面均狭窄，每个平面径线较正常值小 2 cm 或更多，称均小骨盆。多见于身材矮小、体形匀称的妇女。

4.畸形骨盆

骨盆失去正常形态称畸形骨盆。

(1)骨软化症骨盆：现已罕见，是因缺钙、磷、维生素 D，以及紫外线照射不足使成人期骨质矿化障碍，被类骨质组织所代替，骨质脱钙、疏松、软化。由于受躯干重力及两股骨向内上方挤压，使骶岬向前，耻骨联合前突，坐骨结节间径明显缩短，骨盆入口平面呈凹三角形（图 13-2）。严重者阴道不能容两指，一般不能经阴道分娩。

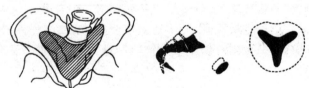

图 13-2　骨软化症骨盆

(2)偏斜型骨盆：为骨盆一侧斜径缩短，一侧髂骨翼与髋骨发育不良所致骶髂关节固定，以及下肢及髋关节疾病（图 13-3）。

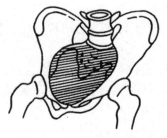

图 13-3　偏斜型骨盆

**(二)临床表现**

1.骨盆入口平面狭窄的临床表现

(1)胎头衔接受阻：一般情况下初产妇在妊娠末期，即预产期前 1～2 周或临产前胎头已衔接,即胎头双顶径进入骨盆入口平面,颅骨最低点达坐骨棘水平。若入口狭窄,即使已经临产,胎头仍未入盆,经检查胎头跨耻征阳性。胎位异常,如臀先露、面先露或肩先露的发生率是正常骨盆的 3 倍。

(2)若已临产,根据骨盆狭窄程度、产力强弱、胎儿大小及胎位情况不同,临床表现也不一样。①骨盆临界性狭窄:若胎位、胎儿大小及产力正常,胎头常以矢状缝在骨盆入口横径衔接,多取后不均倾势,即后顶骨先入盆,后顶骨逐渐进入骶凹处,再使前顶骨入盆,则于骨盆入口横径上成头盆均倾势。临床表现为潜伏期活跃早期延长,活跃后期产程进展顺利。若胎头迟迟不入盆,此时常出现胎膜早破,其发生率为正常骨盆的 4～6 倍。由于胎膜早破母儿可发生感染。胎头不能紧贴宫颈内口诱发宫缩,常出现继发性宫缩乏力。②骨盆绝对性狭窄:若产力、胎儿大小及胎位均正常,但胎头仍不能入盆,常发生梗阻性难产,这种情况可出现病理性缩复环,甚至子宫破裂。如胎先露部嵌入骨盆入口时间长,血液循环障碍,组织坏死,可形成泌尿生殖道瘘。在强大的宫缩压力下,胎头颅骨重叠,可出现颅骨骨折及颅内出血。

2.中骨盆平面狭窄的临床表现

(1)胎头能正常衔接:潜伏期及活跃早期进展顺利,当胎头下降达中骨盆时,由于内旋转受阻,胎头双顶径被阻于中骨盆狭窄部位之上,常出现持续性枕横位或枕后位,同时出现继发性宫缩乏力,活跃后期及第二产程延长甚至第二产程停滞。

(2)胎头受阻于中骨盆:有一定可塑性的胎头开始变形,颅骨重叠,胎头受压,异常分娩使软组织水肿,产瘤较大,严重时可发生脑组织损伤、颅内出血、胎儿窘迫。若中骨盆狭窄程度严重,宫缩又较强,可发生先兆子宫破裂及子宫破裂。强行阴道助产可导致严重软产道裂伤及新生儿产伤。

(3)骨盆出口平面狭窄的临床表现:骨盆出口平面狭窄与中骨盆平面狭窄常同时存在。若单纯骨盆出口平面狭窄,第一产程进展顺利,胎头达盆底受阻,第二产程停滞,继发性宫缩乏力,胎头双顶径不能通过出口横径,强行阴道助产可导致软产道、骨盆底肌肉及会阴严重损伤,胎儿严重产伤,对母儿危害极大。

### (三)诊断

在分娩过程中,骨盆是个不变因素,也是估计分娩难易的一个重要因素。狭窄骨盆影响胎位和胎先露部的下降及内旋转,也影响宫缩。在估计分娩难易时,骨盆是首先考虑的一个重要因素。应根据胎儿的大小及骨盆情况尽早做出有无头盆不称的诊断,以决定适当的分娩方式。

1.病史

询问有无佝偻病、脊髓灰质炎、脊柱和髋关节结核,以及骨盆外伤等病史。对经产妇应详细询问既往分娩史,如有无难产史或新生儿产伤史等。

2.一般检查

测量身高,孕妇身高<145 cm 时应警惕均小骨盆。观察孕妇体型、步态,有无下肢残疾,有无脊柱及髋关节畸形,米氏菱形窝是否对称。

3.腹部检查

观察腹型,检查有无尖腹及悬垂腹,有无胎位异常等。骨盆入口异常,因头盆不称、胎头不易入盆常导致胎位异常,如臀先露、肩先露。中骨盆狭窄则影响胎先露内旋转而导致持续性枕横位、枕后位等。部分初产妇在预产期前 2 周左右,经产妇于临产后胎头均应入盆。若已临产胎头仍未入盆,应警惕是否存在头盆不称。检查头盆是否相称具体方法:孕妇排空膀胱后,取仰卧,两腿伸直。检查者用手放在耻骨联合上方,将浮动的胎头向骨盆腔方向推压。若胎头低于耻骨联合,表示胎头可入盆(头盆相称),称胎头跨耻征阴性;若胎头与耻骨联合在同一平面,表示可疑头盆不称,称胎头跨耻征可疑阳性;若胎头高于耻骨联合,表示头盆明显不称,称胎头跨耻征阳性。对出现此类症状的孕妇,应让其取半卧位两腿屈曲,再次检查胎头跨耻征,若转为阴性,提示为骨盆倾斜度异常,而不是头盆不称。

4.骨盆测量

(1)骨盆外测量:骶耻外径<18 cm 为扁平骨盆。坐骨结节间径<8 cm,耻骨弓角度<90°为漏斗骨盆。各径线均小于正常值2 cm 或以上为均小骨盆。骨盆两侧斜径(以一侧髂前上棘至对侧髂后上棘间的距离)及同侧直径(从髂前上棘至同侧髂后上棘间的距离)相差>1 cm 为偏斜骨盆。

(2)骨盆内测量:对角径<11.5 cm,骶骨岬突出为入口平面狭窄,属扁平骨盆。应检查骶骨前面弧度。坐骨棘间径<10 cm,坐骨切迹宽度<2 横指,为中骨盆平面狭窄。如坐骨结节间径<8 cm,则应测量出口后矢状径及检查骶尾关节活动度,如坐骨结节间径与出口后矢状径之和<15 cm,为骨盆出口平面狭窄。

**(四)对母儿影响**

1.对产妇的影响

骨盆狭窄影响胎头衔接及内旋转,容易发生胎位异常、胎膜早破、宫缩乏力,导致产程延长或停滞。胎先露压迫软组织过久导致组织水肿、坏死形成生殖道瘘。胎膜早破、肛查或阴道检查次数增多及手术助产增加产褥感染机会。剖宫产及产后出血者增多,严重梗阻性难产若不及时处理,可导致子宫破裂。

2.对胎儿及新生儿的影响

头盆不称易发生胎膜早破、脐带脱垂,脐带脱垂可导致胎儿窘迫甚至胎儿死亡。产程延长、胎儿窘迫使新生儿容易发生颅内出血、新生儿窒息等并发症。阴道助产机会增多,易发生新生儿产伤及感染。

**(五)分娩时处理**

处理原则:根据狭窄骨盆类别和程度、胎儿大小胎心率、宫缩强弱、宫口扩张程度、胎先露下降情况、破膜与否,结合既往分娩史、年龄、产次有无妊娠合并症及并发症决定分娩方式。

1.一般处理

在分娩过程中,应使产妇树立信心,消除紧张情绪和恐惧心理。保证能量及水分的摄入,必要时补液。注意产妇休息,监测宫缩、胎心,观察产程进展。

2.骨盆入口平面狭窄的处理

(1)明显头盆不称(绝对性骨盆狭窄):胎头跨耻征阳性者,足月胎儿不能经阴道分娩。应在临产后行剖宫产术结束分娩。

(2)轻度头盆不称(相对性骨盆狭窄):胎头跨耻征可疑阳性,足月活胎估计体重<3 000 g,胎心正常及产力良好,可在严密监护下试产。胎膜未破者可在宫口扩张3 cm 时行人工破膜,若破膜后宫缩较强,产程进展顺利,多数能经阴道分娩。试产过程中若出现宫缩乏力,可用缩宫素静脉滴注加强宫缩。试产2～4 小时胎头仍迟迟不能入盆,宫口扩张缓慢,或伴有胎儿窘迫征象,应及时行剖宫产术结束分娩。若胎膜已破,为了减少感染,应适当缩短试产时间。

(3)骨盆入口平面狭窄的试产:必须以宫口开大3～4 cm,胎膜已破为试产开始。胎膜未破者在宫口扩张 3 cm 时可行人工破膜。宫缩较强,多数能经阴道分娩。试产过程中如果出现宫缩乏力,可用缩宫素静脉滴注加强宫缩。若试产 2~4 小时,胎头不能入盆,产程进展缓慢,或伴有胎儿窘迫征象,应及时行剖宫产术。如胎膜已破,应适当缩短试产时间。骨盆入口平面狭窄,主要为扁平骨盆的妇女,妊娠末期或临产后,胎头矢状缝只能衔接于骨盆入口横径上。胎头侧屈使其两顶骨先后依次入盆,呈不均倾势嵌入骨盆入口,称为头盆均倾不均。前不均倾为前顶骨先嵌入,矢状缝偏后。后不均倾为后顶骨先嵌入,矢状缝偏前(图 13-4)。当胎头双顶骨均通过骨盆入口平面时,即可顺利地经阴道分娩。

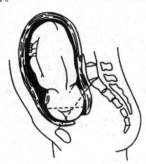

图 13-4  胎头嵌入骨盆姿势——后不均倾

3.中骨盆平面狭窄的处理

在分娩过程中,胎儿在中骨盆平面完成俯屈及内旋转动作。若中骨盆平面狭窄,则胎头俯屈及内旋转受阻,易发生持续性枕横位或持续性枕后位,产妇多表现为活跃期或第二产程延长及停滞、继发性宫缩乏力等。若宫口开全,胎头双顶径达坐骨棘平面或更低,可经阴道徒手旋转胎头为枕前位,待其自然分娩。宫口开全,胎心正常者可经阴道助产分娩。胎头双顶径在坐骨棘水平以上,或出现胎儿窘迫征象,应行剖宫产术。

4.骨盆出口平面狭窄的处理

骨盆出口平面是产道的最低部位,应于临产前对胎儿大小、头盆关系做出充分估计,决定能否经阴道分娩,诊断为骨盆出口平面狭窄者,不能进行试产。若发现出口横径狭窄,耻骨弓角度变锐,耻骨弓下三角空隙不能利用,胎先露部后移,利用出口后三角空隙娩出。临床上常用出口横径与出口后矢状径之和来估计出口大小。出口横径与出口后矢状径之和>15 cm 时,多数可经阴道分娩,有时需阴道助产,应做较大的会阴切开。若两者之和<15 cm 时,不应经阴道试产,应行剖宫产术终止妊娠。

5.均小骨盆的处理

胎儿估计不大,胎位正常,头盆相称,宫缩好,可以试产,通常可通过胎头变形和极度俯屈,以胎头最小径线通过骨盆腔,可能经阴道分娩。若有明显头盆不称,应尽早行剖宫产术。

6.畸形骨盆的处理

根据畸形骨盆种类、狭窄程度、胎儿大小、产力等综合判断。如果畸形严重、明显头盆不称者,应及早行剖宫产术。

## 二、软产道异常

软产道包括子宫下段、宫颈、阴道及骨盆底软组织构成的弯曲管道。软产道异常所致的难产较少见,临床上容易被忽视。在妊娠前或妊娠早期应常规行双合诊检查,了解软产道情况。

**（一）外阴异常**

**1.外阴白色病变**

皮肤黏膜慢性营养不良,组织弹性差,分娩时易发生会阴撕裂伤,宜做会阴后一侧切开术。

**2.外阴水肿**

某些疾病如重度子痫前期、重度贫血、心脏病及慢性肾炎孕妇若有全身水肿,可同时伴有重度外阴水肿,分娩时可妨碍胎先露部下降,导致组织损伤、感染和愈合不良等情况。临产前可用50％硫酸镁液湿热敷会阴,临产后仍有严重水肿者,在外阴严格消毒下进行多点针刺皮肤放液;分娩时行会阴后一侧切开;产后加强会阴局部护理,预防感染,可用50％硫酸镁液湿热敷,配合远红外线照射。

**3.会阴坚韧**

会阴坚韧尤其多见于35岁以上高龄初产妇。在第二产程可阻碍胎先露部下降,宜做会阴后一侧切开,以免胎头娩出时造成会阴严重裂伤。

**4.外阴瘢痕**

瘢痕挛缩使外阴及阴道口狭小,且组织弹性差,影响胎先露部下降。如瘢痕的范围不大,可经阴道分娩,分娩时应做会阴后一侧切开。如瘢痕过大,应行剖宫产术。

**（二）阴道异常**

**1.阴道横隔**

阴道横隔多位于阴道上段或中段,较坚韧,常影响胎先露部下降。因在横隔中央或稍偏一侧常有一小孔,常被误认为宫颈外口。在分娩时应仔细检查。

（1）阴道分娩:横隔被撑薄,可在直视下自小孔处将横隔做"X"形切开。横隔被切开后因胎先露部下降压迫,通常无明显出血,待分娩结束再切除剩余的隔,用可吸收线将残端做间断或连续锁边缝合。

（2）剖宫产:如横隔较高且组织坚厚,阻碍先露部下降,需行剖宫产术结束分娩。

**2.阴道纵隔**

（1）伴有双子宫、双宫颈时,当一侧子宫内的胎儿下降,纵隔被推向对侧,阴道分娩多无阻碍。

（2）当发生于单宫颈时,有时胎先露部的前方可见纵隔,可自行断裂,阴道分娩无阻碍。纵隔厚时应于纵隔中间剪断,用可吸收线将残端缝合。

**3.阴道狭窄**

产伤、药物腐蚀、手术感染可导致阴道瘢痕形成。若阴道狭窄部位位置低、狭窄程度轻,可经阴道分娩。狭窄位置高、狭窄程度重时宜行剖宫产术。

**4.阴道尖锐湿疣**

分娩时,为预防新生儿患喉乳头瘤,应行剖宫产术。病灶巨大时可能造成软产道狭窄,影响胎先露下降时,也宜行剖宫产术。

**5.阴道壁囊肿和肿瘤**

（1）阴道壁囊肿较大时,会阻碍胎先露部下降,可行囊肿穿刺,抽出其内容物,待分娩后再选择时机进行处理。

（2）阴道内肿瘤大妨碍分娩,且肿瘤不能经阴道切除时,应行剖宫产术,阴道内肿瘤待产后再行处理。

### (三)宫颈异常

**1.宫颈外口黏合**

宫颈外口黏合多在分娩受阻时发现。宫口为很小的孔,当宫颈管已消失而宫口却不扩张,一般用手指稍加压力分离,黏合的小孔可扩张,宫口即可在短时间内开全。但有时需行宫颈切开术,使宫口开大。

**2.宫颈瘢痕**

因孕前曾行宫颈深部电灼术或微波术、宫颈锥形切除术、宫颈裂伤修补术等所致。虽可于妊娠后软化,但宫缩很强时宫口仍不扩张,应行剖宫产。

**3.宫颈坚韧**

宫颈组织缺乏弹性,或精神过度紧张使宫颈挛缩,宫颈不易扩张,多见于高龄初产妇,可于宫颈两侧各注射 0.5％利多卡因 5～10 mL,也可静脉推注地西泮 10 mg。如宫颈仍不扩张,应行剖宫产术。

**4.宫颈水肿**

宫颈水肿多见于扁平骨盆、持续性枕后位或滞产,宫口没有开全而过早使用腹压,致使宫颈前唇长时间被压于胎头与耻骨联合之间,血液回流受阻引起水肿,影响宫颈扩张。多见于胎位异常或滞产。

(1)轻度宫颈水肿:①可以抬高产妇臀部。②同宫颈坚韧处理。③宫口近开全时,可用手轻轻上托水肿的宫颈前唇,使宫颈越过胎头,能够经阴道分娩。

(2)严重宫颈水肿:经上述处理无明显效果,宫口扩张＜3 cm,伴有胎儿窘迫,应行剖宫产术。

**5.宫颈癌**

宫颈硬而脆,缺乏伸展性,临产后影响宫口扩张,若经阴道分娩,有发生大出血、裂伤、感染及肿瘤扩散等危险,不应经阴道分娩,应考虑行剖宫产术,术后手术或放疗。

**6.子宫肌瘤**

较小的肌瘤没有阻塞产道可经阴道分娩,肌瘤待分娩后再行处理。子宫下段及宫颈部位的较大肌瘤可占据盆腔或阻塞于骨盆入口,阻碍胎先露部下降,宜行剖宫产术。

(颜 飞)

# 第二节 产力异常

产力包括子宫收缩力、腹肌和膈肌收缩力,以及肛提肌收缩力,其中以宫缩力为主。在分娩过程中,子宫收缩(简称宫缩)的节律性、对称性及极性不正常或强度、频率有改变时,称为子宫收缩力异常。临床上多因产道或胎儿因素异常造成梗阻性难产,使胎儿通过产道阻力增加,导致继发性产力异常。产力异常分为子宫收缩乏力和子宫收缩过强两类。每类又分协调性宫缩和不协调性宫缩(图 13-5)。

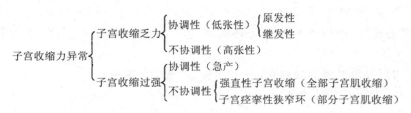

**图 13-5 子宫收缩力异常的分类**

# 一、子宫收缩乏力

## (一)原因

子宫收缩乏力多由几个因素综合引起。

### 1.头盆不称或胎位异常

胎先露部下降受阻,不能紧贴子宫下段及宫颈,因此不能引起反射性宫缩,导致继发性子宫收缩乏力。

### 2.子宫因素

子宫发育不良,子宫畸形(如双角子宫)、子宫壁过度膨胀(如双胎、巨大胎儿、羊水过多等),经产妇的子宫肌纤维变性或子宫肌瘤等。

### 3.精神因素

初产妇尤其是高龄初产妇,精神过度紧张、疲劳均可使大脑皮层功能紊乱,导致子宫收缩乏力。

### 4.内分泌失调

临产后,产妇体内的雌激素、缩宫素、前列腺素的敏感性降低,影响子宫肌兴奋阈,致使子宫收缩乏力。

### 5.药物影响

产前较长时间应用硫酸镁,临产后不适当地使用吗啡、哌替啶、巴比妥类等镇静剂与镇痛剂;产程中不适当应用麻醉镇痛等均可使宫缩受到抑制。

## (二)临床表现

根据发生时期可分为原发性和继发性两种。原发性宫缩乏力是指产程开始即宫缩乏力,宫口不能如期扩张,胎先露部不能如期下降,产程延长;继发性宫缩乏力是指活跃期即宫口开大3 cm及以后出现宫缩乏力,产程进展缓慢,甚至停滞。子宫收缩乏力有两种类型,临床表现不同。

### 1.协调性子宫收缩乏力(低张性子宫收缩乏力)

宫缩具有正常的节律性、对称性和极性,但收缩力弱,宫腔压力低(<2.0 kPa),持续时间短,间歇期长且不规律,当宫缩达极期时,子宫体不隆起和变硬,用手指压宫底部肌壁仍可出现凹陷,产程延长或停滞。由于宫腔内压力低,对胎儿影响不大。

### 2.不协调性子宫收缩乏力(高张性子宫收缩乏力)

宫缩的极性倒置,宫缩不是起自两侧宫角。宫缩的兴奋点来自子宫的一处或多处,节律不协调,宫缩时宫底部不强,而是体部和下段强。宫缩间歇期子宫壁不能完全松弛,表现为不协调性子宫收缩乏力。这种宫缩不能使宫口扩张和胎先露部下降,属无效宫缩。产妇自觉下腹部持续疼痛,拒按,烦躁不安,产程长,可导致肠胀气,排尿困难,胎儿胎盘循环障碍,常出现胎儿窘迫。检查时,下腹部常有压痛,胎位触不清,胎心不规律,宫口扩张缓慢,胎先露部下降缓慢或停滞。

3.产程曲线异常

子宫收缩乏力可导致产程曲线异常(图13-6)。常见以下四种。

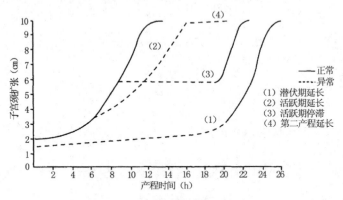

图13-6　异常的宫颈扩张曲线

(1)潜伏期延长:从临产规律宫缩开始至宫口扩张3 cm称为潜伏期,初产妇潜伏期约需8小时,最大时限为20小时。初产妇超过20小时,经产妇超过14小时称为潜伏期延长。

(2)活跃期延长:从宫口扩张4～6 cm至宫口开全为活跃期。初产妇活跃期正常约需4小时,最大时限8小时,超过8小时为活跃期延长。

(3)活跃期停滞:进入活跃期后,宫颈口不再扩张达2小时以上,称为活跃期停滞,根据产程中定期阴道(肛门)检查诊断。

(4)第二产程延长:第二产程初产妇超过3小时,经产妇超过2小时尚未分娩,称为第二产程延长。实施硬膜外麻醉者,可在此基础上延长1小时。

以上4种异常产程曲线,可以单独存在,也可以合并存在。当总产程超过24小时称为滞产。

**(三)对母儿影响**

1.对产妇的影响

产程延长,产妇休息不好,精神疲惫与体力消耗,可出现疲乏无力、肠胀气、排尿困难等,还可影响宫缩,严重时还引起脱水、酸中毒。又由于产程延长,膀胱受压在胎头与耻骨联合之间,导致组织缺血、水肿、坏死,形成瘘,如膀胱阴道瘘或尿道阴道瘘。另外,胎膜早破及产程中多次阴道(肛门)检查均可增加感染机会;产后宫缩乏力,易引起产后出血。

2.对胎儿的影响

宫缩乏力影响胎头内旋转,增加手术机会。不协调子宫收缩乏力不能使子宫壁完全放松,影响子宫胎盘循环。胎儿在宫内缺氧,胎膜早破,还易造成脐带受压或脱垂,造成胎儿窘迫,甚至胎死宫内。

**(四)治疗**

1.协调性宫缩乏力

无论是原发性或继发性,一旦出现,首先寻找原因,如判断无头盆不称和胎位异常,估计能经阴道分娩者,考虑采取加强宫缩的措施。

(1)第一产程:消除精神紧张,产妇过度疲劳,可给予地西泮(安定)10 mg 缓慢静脉注射或哌替啶100 mg肌内注射或静脉注射,经过一段时间,可使宫缩力转强;对不能进食者,可经静脉输液,10%葡萄糖液 500~1 000 mL 内加维生素 C 2 g,伴有酸中毒时可补充 5%碳酸氢钠。经过处理,宫缩力仍弱,可选用下列方法加强宫缩。

人工破膜:宫颈口开大 3 cm 以上,无头盆不称,胎头已衔接者,可行人工破膜。破膜后,胎头紧贴子宫下段及宫颈,引起反射性宫缩,加速产程进展。Bishop 提出用宫颈成熟度评分法估计加强宫缩措施的效果。如产妇得分在≤3 分,加强宫缩均失败,应改用其他方法。4~6 分成功率约为 50%,7~9 分的成功率约为 80%,≥9 分均成功。

缩宫素静脉滴注:适用于宫缩乏力、胎心正常、胎位正常、头盆相称者。将缩宫素 1 U 加入 5%葡萄糖液 200 mL 内,以 8 滴/分,即 2.5 mU/min 开始,根据宫缩强度调整滴速,维持宫缩强度每间隔 2~3 分钟,持续 30~40 秒。缩宫素静脉滴注过程应有专人看守,观察宫缩,根据情况及时调整滴速。经过上述处理,如产程仍无进展或出现胎儿窘迫征象,应及时行剖宫产术。

(2)第二产程:第二产程如无头盆不称,出现宫缩乏力时也可加强宫缩,给予缩宫素静脉滴注,促进产程进展。如胎头双顶径已通过坐骨棘平面,可等待自然娩出,或行会阴侧切后行胎头吸引器或低位产钳助产;如胎头尚未衔接或伴有胎儿窘迫征象,均应立即行剖宫产术结束分娩。

(3)第三产程:为预防产后出血,当胎儿前肩露出于阴道口时,可给予缩宫素 10 U 静脉注射,使宫缩增强,促使胎盘剥离与娩出及子宫血窦关闭。如产程长,破膜时间长,应给予抗生素预防感染。

2.不协调宫缩乏力

处理原则是镇静,调节宫缩,恢复宫缩极性。给予强镇静剂哌替啶 100 mg 肌内注射,使产妇充分休息,醒后多能恢复为协调宫缩。如未能纠正,或已有胎儿窘迫征象,立即行剖宫产术结束分娩。

(五)预防

(1)应对孕妇进行产前教育,解除孕妇思想顾虑和恐惧心理,使孕妇了解妊娠和分娩均为生理过程,分娩过程中医护人员热情耐心,家属陪产均有助于消除产妇的紧张情绪,增强信心,预防精神紧张所致的子宫收缩乏力。

(2)分娩时鼓励及时进食,必要时静脉补充营养。

(3)避免过多使用镇静药物,产程中使用麻醉镇痛应在宫口开全前停止给药,注意及时排空直肠和膀胱。

## 二、子宫收缩过强

(一)协调性子宫收缩过强

宫缩的节律性、对称性和极性均正常,仅宫缩过强、过频,如产道无阻力,宫颈可在短时间内迅速开全,分娩在短时间内结束,总产程不足 3 小时,称为急产,经产妇多见。

1.对母儿影响

(1)对产妇的影响:宫缩过强过频,产程过快,可致宫颈、阴道,以及会阴撕裂伤。接生时来不及消毒,可致产褥感染。产后子宫肌纤维缩复不良易发生胎盘滞留或产后出血。

(2)对胎儿和新生儿的影响:宫缩过强影响子宫胎盘的血液循环,易发生胎儿窘迫、新生儿窒息甚或死亡;胎儿娩出过快,胎头在产道内受到的压力突然解除,可致新生儿颅内出血;来不及消毒接生，易致新生儿感染；如坠地可致骨折，外伤。

2.处理

（1）有急产史的产妇：在预产期前1～2周不宜外出远走，以免发生意外，有条件应提前住院待产。

（2）临产后不宜灌肠，提前做好接生和抢救新生儿窒息的准备。胎儿娩出时勿使产妇向下屏气。

（3）产后仔细检查软产道，包括宫颈、阴道、外阴，如有撕裂，及时缝合。

（4）新生儿处理：肌内注射维生素 $K_1$ 每天 2 mg，共3，以预防新生儿颅内出血。

（5）如属未消毒接生，母儿均给予抗生素预防感染，酌情接种破伤风免疫球蛋白。

### （二）不协调性子宫收缩过强

**1.强直性宫缩**

强直性宫缩多因外界因素造成，如临产后分娩受阻或不适当应用缩宫素，或胎盘早剥血液浸润子宫肌层，均可引起宫颈内口以上部分子宫肌层出现强直性痉挛性宫缩。

（1）临床表现：产妇烦躁不安，持续性腹痛，拒按，胎位触不清，胎心听不清，有时还可出现病理缩复环、血尿等先兆子宫破裂征象。

（2）处理：一旦确诊为强直性宫缩，应及时给予宫缩抑制剂，如25％硫酸镁 20 mL 加入 5％葡萄糖液 20 mL 缓慢静脉推注。如属梗阻原因，应立即行剖宫产术结束分娩。

**2.子宫痉挛性狭窄环**

子宫壁某部肌肉呈痉挛性不协调性收缩所形成的环状狭窄，持续不放松，称为子宫痉挛性狭窄环。多在子宫上下段交界处，也可在胎体某一狭窄部，以胎颈、胎腰处常见（图 13-7）。

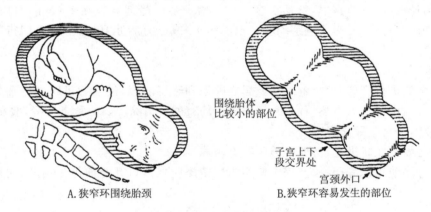

A.狭窄环围绕胎颈　　　　B.狭窄环容易发生的部位

**图 13-7　子宫痉挛性狭窄环**

（1）原因：多因精神紧张、过度疲劳，以及不适当地应用宫缩剂或粗暴地进行产科处理所致。

（2）临床表现：产妇出现持续性腹痛，烦躁不安，宫颈扩张缓慢，胎先露下降停滞。胎心时快时慢，阴道检查可触及狭窄环。子宫痉挛性狭窄环特点是此环不随宫缩上升。

（3）处理：认真寻找原因，及时纠正。禁止阴道内操作，停用缩宫素。如无胎儿窘迫征象，可给予哌替啶 100 mg 肌内注射，一般可消除异常宫缩。当宫缩恢复正常，可行阴道手术助产或等待自然分娩。如经上述处理，狭窄环不缓解，宫口未开全，胎先露部高，或已伴有胎儿窘迫，应立即行剖宫产术。如胎儿已死亡，宫口开全，则可在全麻下经阴道分娩。

（颜　飞）

# 第三节 胎位异常

胎位异常是造成难产的常见因素之一。分娩时枕前位约占90%，而胎位异常约占10%。其中胎头位置异常居多。有因胎头在骨盆内旋转受阻的持续性枕横位、持续性枕后位。有因胎头俯屈不良呈不同程度仰伸的面先露、额先露；还有高直位、前不均倾位等。总计占6%～7%，胎产式异常的臀先露占3%～4%，肩先露极少见。此外还有复合先露。

## 一、持续性枕横位

在分娩过程中，胎头以枕后位或枕横位衔接，在下降过程中，强有力的宫缩多能使胎头向前转135°或90°，转成枕前位而自然分娩。如胎头持续不能转向前方，直至分娩后期，仍然位于母体骨盆的后方或侧方，致使发生难产者，称为持续性枕后位（图13-8）或持续性枕横位（persistent occipito transverse position，POTP），持续性枕后位（persistent occipito posterior position，POPP）。

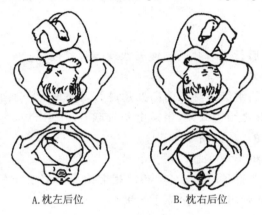

A.枕左后位　　　　B.枕右后位

图13-8 持续性枕后位

### （一）原因

1.骨盆狭窄

男人型骨盆或类人猿型骨盆，其特点是入口平面前半部较狭窄，后半部较宽大，胎头较容易以枕后位或枕横位衔接，又常伴中骨盆狭窄，影响胎头在中骨盆平面向前旋转，致使成为持续性枕后位或持续性枕横位。

2.胎头俯屈不良

如胎头以枕后位衔接，胎儿脊柱与母体脊柱接近，不利于胎头俯屈，胎头前囟成为胎头下降的最低部位，而最低点又常转向骨盆前方，当前囟转至前方或侧方时，胎头枕部转至后方或侧方，形成持续性枕后位或持续性枕横位。

### （二）诊断

1.临床表现

临产后，胎头衔接较晚或俯屈不良，由于枕后位的胎先露部不易紧贴宫颈和子宫下段，常导致宫缩乏力及宫颈扩张较慢;因枕骨持续位于骨盆后方压迫直肠,产妇自觉肛门坠胀及排便感,致使宫口尚未开全时,过早使用腹压,容易导致宫颈前唇水肿和产妇疲劳,影响产程进展,常导致第二产程延长。

2.腹部检查

头位胎背偏向母体的后方或侧方,母体腹部的 2/3 被胎体占有,而肢体占 1/3 者为枕前位,胎体占 1/3 而肢体占 2/3 为枕后位。

3.阴道(肛门)检查

宫颈部分扩张或开全时,感到盆腔后部空虚,胎头矢状缝位于骨盆斜径上,前囟在骨盆右前方,后囟(枕部)在骨盆左后方为枕左后位,反之为枕右后位;当发现产瘤(胎头水肿)、颅骨重叠,囟门触不清时,需借助胎儿耳郭及耳屏位置及方向判定胎位。如耳郭朝向骨盆后方,则可诊断为枕后位;如耳郭朝向骨盆侧方,则为枕横位。

4.B超检查

根据胎头颜面及枕部的位置,可以准确探清胎头位置以明确诊断。

**(三)分娩机制**

胎头多以枕横位或枕后位衔接。如在分娩过程中,不能转成枕前位时,可有以下两种分娩机制。

1.枕左后(枕右后)

胎头枕部到达中骨盆向后行 45°内旋转,使矢状缝与骨盆前后径一致,胎儿枕部朝向骶骨成枕后位。其分娩方式有两种。

(1)胎头俯屈较好:当胎头继续下降至前囟抵达耻骨弓下时,以前囟为支点,胎头俯屈,使顶部和枕部自会阴前缘娩出,继之胎头仰伸,相继由耻骨联合下娩出额、鼻、口、颏。此种分娩方式为枕后位经阴道分娩最常见的方式(图 13-9A)。

(2)胎头俯屈不良:当鼻根出现在耻骨联合下缘时,以鼻根为支点,胎头先俯屈,从会阴前缘娩出前囟、顶及枕部,然后胎头仰伸,使鼻、口、颏部相继由耻骨联合下娩出(图 13-9B)。因胎头以较大的枕额周径旋转,胎儿娩出困难,多需手术助产。

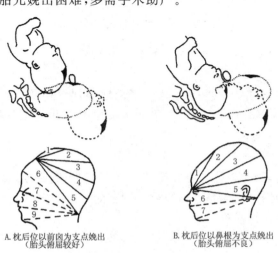

A.枕后位以前囟为支点娩出
(胎头俯屈较好)

B.枕后位以鼻根为支点娩出
(胎头俯屈不良)

**图 13-9 枕后位分娩机制**

## 2.枕横位

部分枕横位于下降过程中无内旋转动作,或枕后位的胎头枕部仅向前旋转 45°成为持续性枕横位,多数需徒手将胎头转成枕前位后自然或助产娩出。

### (四)对母儿的影响

#### 1.对产妇的影响

常导致继发宫缩乏力,产程延长,常需手术助产;且容易发生软产道损伤,增加产后出血及感染的机会;如胎头长时间压迫软产道,可发生缺血、坏死、脱落,形成生殖道瘘。

#### 2.对胎儿的影响

由于第二产程延长和手术助产机会增多,常引起胎儿窘迫和新生儿窒息,使围生儿发病率和死亡率增高。

### (五)治疗

#### 1.第一产程

严密观察产程,让产妇朝向胎背侧方向侧卧,以利胎头枕部转向前方。如宫缩欠佳,可静脉滴注缩宫素。宫口开全之前,嘱产妇不要过早屏气用力,以免引起宫颈水肿而阻碍产程进展。如果产程无明显进展,或出现胎儿窘迫,需行剖宫产术。

#### 2.第二产程

如初产妇已近 2 小时,经产妇已近 1 小时,应行阴道检查,再次判断头盆关系,决定分娩方式。当胎头双顶径已达坐骨棘水平面或更低时,可先行徒手转胎头,待枕后位或枕横位转成枕前位,使矢状缝与骨盆出口前后径一致,可自然分娩,或阴道手术助产(低位产钳或胎头吸引器);如转成枕前位有困难时,也可向后转成正枕后位,再以低产钳助产,但以枕后位娩出时,需行较大侧切,以免造成会阴裂伤。如胎头位置较高,或疑头盆不称,均需行剖宫产术,中位产钳禁止使用。

#### 3.第三产程

因产程延长,易发生宫缩乏力,故胎盘娩出后立即肌内注射宫缩剂,防止产后出血;有软产道损伤者,应及时修补。新生儿重点监护。手术助产及有软产道裂伤者,产后给予抗生素预防感染。

# 二、高直位

胎头以不屈不仰姿势衔接于骨盆入口,其矢状缝与骨盆入口前后径一致,称为高直位。是一种特殊的胎头位置异常:胎头的枕骨在母体耻骨联合的后方,称高直前位,又称枕耻位(图 13-10);胎头枕骨位于母体骨盆骶岬前,称高直后位,又称枕骶位(图 13-11)。

### (一)诊断

#### 1.临床表现

临产后胎头不俯屈,胎头进入骨盆入口的径线增大,胎头迟迟不能衔接,胎头下降缓慢或停滞,宫颈扩张也缓慢,致使产程延长。

#### 2.腹部检查

枕耻位时,胎背靠近腹前壁,不易触及胎儿肢体,胎心位置稍高在腹中部听得较清楚;枕骶位时,胎儿小肢体靠近腹前壁,有时在耻骨联合上方,可清楚地触及胎儿下颌。

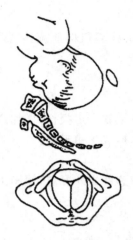

图 13-10　高直前位（枕耻位）

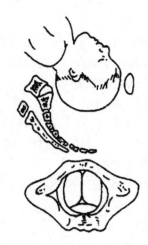

图 13-11　高直后位（枕骶位）

**3.阴道检查**

阴道检查发现胎头矢状缝与骨盆前后径一致，前囟在耻骨联合后，后囟在骶骨前，为枕骶位，反之为枕耻位。由于胎头紧嵌于骨盆入口处，妨碍胎头与宫颈的血液循环，阴道检查时常可发现产瘤，其范围与宫颈扩张程度相符合。一般直径为 3～5 cm，产瘤一般在两顶骨之间，因胎头有不同程度的仰伸所致。

**（二）分娩机制**

**1.枕耻位**

如胎儿较小，宫缩强，可使胎头俯屈、下降，双顶径达坐骨棘平面以下时，可能经阴道分娩；但胎头俯屈不良而无法入盆时，需行剖宫产。

**2.枕骶位**

胎背与母体腰骶部贴近，妨碍胎头俯屈及下降，使胎头处于高浮状态，迟迟不能入盆。

**（三）治疗**

**1.枕耻位**

可给予试产，加速宫缩，促使胎头俯屈，有望阴道分娩或手术助产，如试产失败，应行剖宫产。

**2.枕骶位**

一经确诊，应行剖宫产。

## 三、枕横位中的前不均倾位

头位分娩中，胎头不论采取枕横位、枕后位或枕前位通过产道，均可发生不均倾势（胎头侧屈），枕横位时较多见，枕前位与枕后位时较罕见。而枕横位的胎头（矢状缝与骨盆入口横径一致）如以前顶骨先入盆则称为前不均倾（图 13-12）。

**（一）诊断**

**1.临床表现**

因胎头迟迟不能入盆，宫颈扩张缓慢或停滞，使产程延长，前顶骨紧嵌于耻骨联合后方压迫尿道和宫颈前唇，导致尿潴留，宫颈前唇水肿及胎膜早破。胎头受压过久，可出现胎头水肿，又称产瘤。左枕横时产瘤于右顶骨上；右枕横时产瘤于左顶骨上。

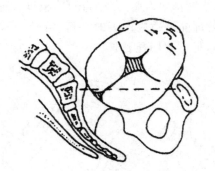

图 13-12　前不均倾位

**2.腹部检查**

前不均倾时胎头不易入盆。临产早期,于耻骨联合上方可扪到前顶部,随产程进展,胎头继续侧屈使胎头与胎肩折叠于骨盆入口处,因胎头折叠于胎肩之后,使胎肩高于耻骨联合平面,于耻骨联合上方只能触到一侧胎肩而触不到胎头。

**3.阴道检查**

胎头矢状缝在骨盆入口横径上,向后移靠近骶岬,同时前后囟一起后移,前顶骨紧紧嵌于耻骨联合后方,致使盆腔后半部空虚,而后顶骨大部分嵌在骶岬之上。

**(二)分娩机制**

以枕横位入盆的胎头侧屈,多数以后顶骨先入盆,滑入骶岬下骶骨凹陷区,前顶骨再滑下去,至耻骨联合成为均倾姿势;少数以前顶骨先入盆,由于耻骨联合后面平直,前顶骨受阻,嵌顿于耻骨联合后面,而后顶骨架在骶岬之上,无法下降入盆。

**(三)治疗**

一经确诊为前不均倾位,应尽快行剖宫产术。

## 四、面先露

面先露多于临产后发现。系因胎头极度仰伸,使胎儿枕部与胎背接触。面先露以颏为指示点,有颏左前、颏左横、颏左后、颏右前、颏右横和颏右后六种胎位。以颏左前和颏右后多见,经产妇多于初产妇。

**(一)诊断**

**1.腹部检查**

因胎头极度仰伸入盆受阻,胎体伸直,宫底位置较高。颏左前时,在母体腹前壁容易扪及胎儿肢体,胎心由胸部传出,故在胎儿肢体侧的下腹部听得清楚。颏右后时,于耻骨联合上方可触及胎儿枕骨隆突与胎背之间有明显的凹陷,胎心遥远而弱。

**2.阴道(肛门)检查**

阴道检查可触到高低不平、软硬不均的颜面部,如宫口开大时,可触及胎儿的口、鼻、颧骨及眼眶,并根据颏部所在位置确定其胎位。

**(二)分娩机制**

**1.颏左前**

胎头以仰伸姿势入盆、下降,胎儿面部达骨盆底时,胎头极度仰伸,颏部为最低点,故转向前方。胎头继续下降并极度仰伸,当颏部自耻骨弓下娩出后,极度仰伸的胎颈前面处于产道的小弯(耻骨联合),胎头俯屈时,胎头后部能够适应产道的大弯(骶骨凹),使口、鼻、眼、额、前囟及枕部自会阴前缘相继娩出(图13-13),但产程明显延长。

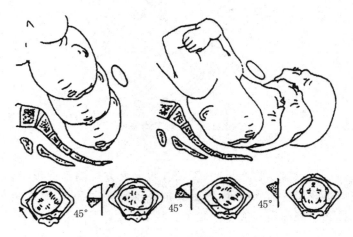

图 13-13　颜面位分娩机制

**2.颏右后**

胎儿面部达骨盆底后,有可能经内旋转135°以颏左前娩出(图13-14A)。如因内旋转受阻,成为持续性颏右后,胎颈极度伸展,不能适应产道的大弯,足月活胎不能经阴道娩出(图13-14B)。

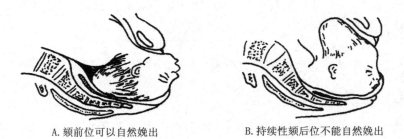

A.颏前位可以自然娩出　　　　B.持续性颏后位不能自然娩出

图 13-14　颏前位及颏后位分娩示意图

**(三)对母儿的影响**

**1.对产妇的影响**

颏左前时因胎儿面部不能紧贴子宫下段及宫颈,常引起宫缩乏力,致使产程延长,颜面部骨质不能变形,易发生会阴裂伤。颏右后可发生梗阻性难产,如不及时发现,准确处理,可导致子宫破裂,危及产妇生命。

**2.对胎儿和新生儿的影响**

胎儿面部受压变形,颜面皮肤青紫、肿胀,尤以口唇为著,影响吸吮,严重时会发生会厌水肿影响呼吸和吞咽。新生儿常于出生后保持仰伸姿势达数天之久。

**(四)治疗**

**1.颏左前**

如无头盆不称,产力良好,经产妇有可能自然分娩或行产钳助娩;初产妇有头盆不称或出现胎儿窘迫征象时,应行剖宫产。

2.颏右后

应行剖宫产术。如胎儿畸形,无论颏左前或颏右后,均应在宫口开全后,全麻下行穿颅术结束分娩,术后常规检查软产道,如有裂伤,应及时缝合。

## 五、臀先露

臀先露是最常见的异常胎位,占妊娠足月分娩的 $3\%\sim4\%$。因胎头比胎臀大,且分娩时后出胎头无法变形,往往娩出困难;加之脐带脱垂较常见,使围生儿死亡率增高,为枕先露的 $3\sim8$ 倍。臀先露以骶骨为指示点,有骶左前、骶左横、骶左后、骶右前、骶右横和骶右后 6 种胎位。

### (一)原因

妊娠 30 周以前,臀先露较多见,妊娠 30 周以后,多能自然转成头先露。持续为臀先露原因尚不十分明确,可能的因素有以下几种。

1.胎儿在宫腔内活动范围过大

羊水过多,经产妇腹壁松弛及早产儿羊水相对偏多,胎儿在宫腔内自由活动形成臀先露。

2.胎儿在宫腔内活动范围受限

子宫畸形(如单角子宫、双角子宫等)、胎儿畸形(如脑积水等)、双胎、羊水过少、脐带缠绕致脐带相对过短等均易发生臀先露。

3.胎头衔接受阻

狭窄骨盆、前置胎盘、肿瘤阻塞盆腔等,也易发生臀先露。

### (二)临床分类

根据胎儿两下肢的姿势分为以下几种。

1.单臀先露或腿直臀先露

胎儿双髋关节屈曲,双膝关节直伸。以臀部为先露,最多见。

2.完全臀先露或混合臀先露

胎儿双髋关节及膝关节均屈曲,有如盘膝坐,以臀部和双足为先露,较多见。

3.不完全臀先露

胎儿以一足或双足、一膝或双膝或一足一膝为先露,膝先露是暂时的,随产程进展或破水后发展为足先露,较少见。

### (三)诊断

1.临床表现

孕妇常感肋下有圆而硬的胎头,由于胎臀不能紧贴子宫下段及宫颈,常导致宫缩乏力,宫颈扩张缓慢,致使产程延长。

2.腹部检查

子宫呈纵椭圆形,胎体纵轴与母体纵轴一致,在宫底部可触到圆而硬、按压有浮球感的胎头;而在耻骨联合上方可触到不规则、软且宽的胎臀,胎心在脐左(或右)上方听得最清楚。

3.阴道(肛门)检查

在肛查不满意时,阴道检查可扪及软而不规则的胎臀或触到胎足、胎膝,同时了解宫颈扩张程度及有无脐带脱垂发生。如胎膜已破,可直接触到胎臀,外生殖器及肛门,如触到胎足时,应与胎手相鉴别(图 13-15)。

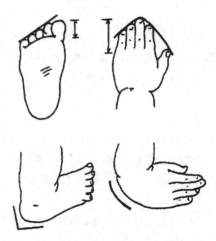

图 13-15　胎手与胎足的区别

4.B 超检查

B 超能准确探清臀先露类型与胎儿大小,胎头姿势等。

**(四)分娩机制**

在胎体各部中,胎头最大,胎肩小于胎头,胎臀最小。头先露时,胎头一经娩出,身体其他部分随即娩出,而臀先露时则不同,较小而软的胎臀先娩出,最大的胎头则最后娩出。为适合产道的条件,胎臀、胎肩、胎头需按一定机制适应产道条件方能娩出,故需要掌握胎臀、胎肩及胎头三部分的分娩机制,以骶右前为例加以阐述。

1.胎臀娩出

临产后,胎臀以粗隆间径衔接于骨盆入口右斜径上,骶骨位于右前方,胎臀继续下降,前髋下降稍快,故位置较低,抵达骨盆底遭到阻力后,前髋向母体右侧行 45°内旋转,使前髋位于耻骨联合后方,此时粗隆间径与母体骨盆出口前后径一致。胎臀继续下降,胎体侧屈以适应产道弯曲度,后髋先从会阴前缘娩出,随即胎体稍伸直,使前髋从耻骨弓下娩出,继之,双腿双足娩出,当胎臀及两下肢娩出后胎体行外旋转,使胎背转向前方或右前方。

2.胎肩娩出

当胎体行外旋转的同时,胎儿双肩径衔接于骨盆入口右斜径或横径上,并沿此径线逐渐下降,当双肩达骨盆底时,前肩向右旋转 45°转至耻骨弓下,使双肩径与骨盆中、出口前后径一致。同时胎体侧屈使后肩及后上肢从会阴前缘娩出。继之,前肩及前上肢从耻骨弓下娩出。

3.胎头娩出

当胎肩通过会阴时,胎头矢状缝衔接于骨盆入口左斜径或横径上,并沿此径线逐渐下降,同时胎头俯屈,当枕骨达骨盆底时,胎头向母体左前方旋转 45°,使枕骨朝向耻骨联合。胎头继续下降。当枕骨下凹到达耻骨弓下缘时,以此处为支点,胎头继续俯屈,使颏、面及额部相继自会阴前缘娩出,随后枕部自耻骨弓下娩出。

**(五)对母儿的影响**

1.对产妇的影响

胎臀不规则,不能紧贴子宫下段及宫颈,容易发生胎膜早破或继发性宫缩乏力,增加产褥感染与产后出血的风险,如宫口未开全强行牵拉,容易造成宫颈撕裂,甚至延及子宫下段。

### 2.对胎儿和新生儿的影响

胎臀高低不平,对前羊膜囊压力不均匀,常致胎膜早破,脐带脱垂,造成胎儿窘迫甚至胎死宫内。由于娩出胎头困难,可发生新生儿窒息、臂丛神经损伤及颅内出血等。

### (六)治疗

#### 1.妊娠期

妊娠 30 周前,臀先露多能自行转成头位,如妊娠 30 周后仍为臀先露应注意寻找形成臀位原因。

#### 2.分娩期

分娩期应根据产妇年龄、胎次、骨盆大小、胎儿大小、臀先露类型,以及有无并发症,于临产初期做出正确判断,决定分娩方式。

(1)择期剖宫产的指征:狭窄骨盆、软产道异常、胎儿体重大于 3 500 g、儿头仰伸、胎儿窘迫、高龄初产、有难产史、不完全臀先露等。

(2)决定阴道分娩的处理:可根据不同的产程分别处理。

第一产程:产妇应侧卧,不宜过多走动,少做肛查,不灌肠,尽量避免胎膜破裂。一旦破裂,立即听胎心。如胎心变慢或变快,立即肛查,必要时阴道检查,了解有无脐带脱垂。如脐带脱垂,胎心好,宫口未开全,为抢救胎儿,需立即行剖宫产术。如无脐带脱垂,可严密观察胎心及产程进展。如出现宫缩乏力,应设法加强宫缩,当宫口开大 4～5 cm 时胎足即可经宫口娩出阴道。为了使宫颈和阴道充分扩张,消毒外阴之后,使用"堵"外阴方法。当宫缩时,用消毒巾以手掌堵住阴道口让胎臀下降,避免胎足先下降。待宫口及阴道充分扩张后才让胎臀娩出。此法有利于后出胎头的顺利娩出。在堵的过程中,应每隔 10～15 分钟听胎心 1 次,并注意宫口是否开全。宫口已开全再堵易引起胎儿窘迫或子宫破裂。宫口近开全时,要做好接生和抢救新生儿窒息的准备。

第二产程:接生前,应导尿,排空膀胱。初产妇应做会阴侧切术。可有三种分娩方式。①自然分娩:胎儿自然娩出,不做任何牵拉,极少见,仅见于经产妇、胎儿小、产力好、产道正常者。②臀助产术:当胎臀自然娩出至脐部后,胎肩及后出胎头由接生者协助娩出。脐部娩出后,胎头娩出最长不能超过 8 分钟。③臀牵引术:胎儿全部由接生者牵引娩出。此种手术对胎儿损伤大,不宜采用。

第三产程:产程延长,易并发子宫乏力性出血。胎盘娩出后,应静推或肌内注射缩宫素防止产后出血。手术助产分娩于产后常规检查软产道,如有损伤,应及时缝合,并给抗生素预防感染。

## 六、肩先露

胎体纵轴和母体纵轴相垂直为横产式,胎体横卧于骨盆入口之上,先露部为肩,称为肩先露。肩先露占妊娠足月分娩总数的 0.10％～0.25％,是对母儿最不利的胎位。除死胎和早产儿肢体可折叠娩出外,足月活胎不可能经阴道娩出。如不及时处理,容易造成子宫破裂,威胁母儿生命。根据胎头在母体左(右)侧和胎儿肩胛朝向母体前(后)方,分为肩左前、肩右前、肩左后和肩右后四种胎位。

### (一)原因

与臀先露发生原因类似,初产妇肩先露首先必须排除狭窄骨盆和头盆不称。

（二）诊断

1.临床表现

先露部胎肩不能紧贴子宫下段及宫颈，缺乏直接刺激，容易发生宫缩乏力，胎肩对宫颈压力不均匀，容易发生胎膜早破，破膜后羊水迅速外流，胎儿上肢或脐带容易脱出，导致胎儿窘迫，甚至胎死宫内。随着宫缩不断加强，胎肩及胸廓一部分被挤入盆腔内，胎体折叠弯曲，胎颈被拉长，上肢脱出于阴道口外，胎头和胎臀仍被阻于骨盆入口上方，形成嵌顿性或忽略性肩先露（图13-16）。

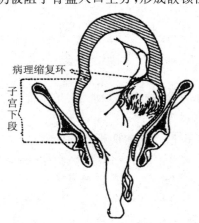

图 13-16　忽略性肩先露

宫缩继续加强，子宫上段越来越厚，子宫下段被动扩张越来越薄，由于子宫上下段肌壁厚薄相差悬殊，形成环状凹陷，并随宫缩逐渐升高，甚至可达脐上，形成病理缩复环，是子宫破裂的先兆。如不及时处理，将发生子宫破裂。

2.腹部检查

子宫呈横椭圆形，子宫底高度低于妊娠周数，子宫横径宽，宫底部及耻骨联合上方较空虚，在母体腹部一侧可触到胎头，另侧可触到胎臀。肩左前时，胎背朝向母体腹壁，触之宽大平坦。胎心于脐周两侧听得最清楚。根据腹部检查多可确定胎位。

3.阴道（肛门）检查

胎膜未破者，因胎先露部浮动于骨盆入口上方，肛查不易触及胎先露部；如胎膜已破、宫口已扩张者，阴道检查可触到肩胛骨或肩峰、肋骨及腋窝。腋窝尖端示胎儿头端，据此可决定胎头在母体左（右）侧，肩胛骨朝向母体前（后）方，可决定肩前（后）位。如胎头于母体右侧，肩胛骨朝向后方，则为肩右后位。胎手若已脱出阴道口外，可用握手法鉴别是胎儿左手或右手，因检查者只能与胎儿同侧手相握，如肩右前位时左手脱出，检查者用左手与胎儿左手相握。余类推。

4.B超检查

B超检查能准确探清肩先露，并能确定具体胎位。

（三）治疗

1.妊娠期

妊娠后期发现肩先露应及时矫正。可采用胸膝卧位或试行外倒转术转成纵产式（头先露或臀先露）并包扎腹部以固定产式。如矫正失败，应提前入院决定分娩方式。

2.分娩期

根据胎产式、胎儿大小、胎儿是否存活、宫颈扩张程度、胎膜是否破裂、有无并发症等决定分娩方式。

（1）足月，活胎，未临产，择期剖宫产术。

（2）足月，活胎，已临产，无论破膜与否，均应行剖宫产术。

（3）已出现先兆子宫破裂或子宫破裂征象，无论胎儿存活，均应立即剖宫产，术中如发现宫腔感染严重，应将子宫一并切除（子宫次全切除术或子宫全切术）。

（4）胎儿已死，无先兆子宫破裂征象，如宫口已开全，可在全麻下行断头术或毁胎术。术后应常规检查子宫下段、宫颈及阴道有无裂伤。如有裂伤应及时缝合。注意预防产后出血，并需应用抗生素预防感染。

## 七、复合先露

胎先露部（胎头或胎臀）伴有肢体（上肢或下肢）同时进入骨盆入口，称为复合先露。临床以头与手的复合先露最常见，多发生于早产者，发生率为 1.43‰～1.60‰。

**（一）诊断**

当产程进展缓慢时，做阴道检查发现胎先露旁有肢体而明确诊断。常见胎头与胎手同时入盆。应注意与臀先露和肩先露相鉴别。

**（二）治疗**

（1）无头盆不称，让产妇向脱出的肢体对侧侧卧，肢体常可自然缩回。脱出的肢体与胎头已入盆，待宫口开全后于全麻下上推肢体，将其回纳，然后经腹压胎头下降，以低位产钳助娩，或行内倒转术助胎儿娩出。

（2）头盆不称或伴有胎儿窘迫征象，应行剖宫产术。

（黄晓燕）

# 分娩并发症

## 第一节 子宫破裂

　　子宫破裂是指妊娠期子宫破裂即子宫体或下段于妊娠时期或分娩期发生的子宫裂伤。子宫破裂发生率不同的地区有很大的差异,城乡妇幼保健网的建立和健全的程度不同,其发挥的作用也有明显差异,子宫破裂在城市医院已很少见到,而农村偏远地区时有发生。子宫破裂按发生时间可分为产前和产时,按程度可分为完全性和不完全性破裂,还可根据破裂的原因分为自发性和创伤性子宫破裂。

### 一、病因

　　主要因为子宫曾经手术或有过损伤和高龄多产妇。

#### (一)子宫自然破裂

1.阻塞性难产

　　阻塞性难产为常见的和最主要的原因。胎先露下降受阻,如骨盆狭窄,胎位异常,胎儿畸形,软产道畸形,以及盆腔肿瘤阻塞产道等均可造成胎先露下降受阻。临产后子宫上段强烈收缩,向下压迫胎儿,子宫下段被迫过度伸展过度而变薄,造成子宫破裂。

2.损伤性子宫破裂

　　不适当的实行各种阴道助产手术,如宫口未开全做产钳助娩或臀牵引术手法粗暴,忽略性横位,不按分娩机制,强行做内倒转术;或做破坏性手术如毁胎术,胎盘植入人工剥离胎盘等由于操作用力不当,损伤子宫。暴力压腹压助产即人工加压子宫底部促使胎儿娩出,也可使子宫破裂。

3.催产素应用不当

　　产程延长,未查明原因即滥用催产素,或宫颈未成熟应用催产素强行引产,有时胎儿从阴道前或后穹隆排出,造成子宫破裂。

4.子宫发育异常

　　如残角子宫,双角子宫,子宫发育不良在妊娠后期或分娩期发生破裂。

（二）瘢痕子宫破裂

1.剖宫产术或其他原因子宫切开术

如子宫畸形整形术、子宫穿孔或肌瘤剔除进宫腔修补术。妊娠晚期子宫膨大，分娩过程中瘢痕自发破裂。

2.剖宫产瘢痕破裂

子宫破裂以剖宫产瘢痕破裂最为常见，与前次剖宫产的术式有关，子宫切口分为下段横切口或纵切口，一般术式选为下段横切口，妊娠晚期子宫下段拉长、变薄，易切开及缝合，易愈合，若子宫下段未充分伸展而施行手术，术中不能选子宫下段横切口而行子宫纵切口，子宫肌层相对厚，缝合对合不齐，使切口愈合不良，易发生子宫破裂及产后晚期出血。与前次剖宫产缝合技术有关，无论子宫下段横切口或纵切口，如果切口缝线太密、太紧，影响血运，边缘对合不齐或将内膜嵌入肌层、感染等因素使切口愈合不良，再次妊娠分娩易发生子宫破裂。

（三）本次妊娠的影响

1.胎盘的位置

因滋养叶细胞有侵袭子宫肌层的作用，若胎盘位置于瘢痕处，可造成瘢痕的脆弱。

2.妊娠间隔的时间

瘢痕子宫破裂与妊娠间隔有一定的关系，有资料表明，瘢痕子宫破裂最短为 1 年，最长为 10 年，一般 2 年之内子宫破裂为多。

3.妊娠晚期子宫膨大

如双胎、羊水过多、巨大儿等，一般孕周达 38 周胎头入骨盆，子宫下段撑薄，易发生子宫瘢痕破裂。

4.产力的影响

临产后子宫收缩牵拉瘢痕，易发生瘢痕的破裂。

## 二、临床表现

根据子宫破裂的发展过程，可分为先兆子宫破裂与子宫破裂两种。先兆破裂为时短暂，若无严密观察产程往往被忽略，发展为破裂。尤其为前次剖宫产史，常见于瘢痕破裂，有时在手术时才发现子宫肌层裂开。

（一）先兆破裂

（1）多见与产程延长与先露下降受阻，产妇突然烦躁不安，疼痛难忍，呼吸急促，脉搏细速。

（2）子宫肌层过度收缩与缩复而变厚，子宫下段逐渐变长、变薄。腹部检查时子宫上下段明显出现病理缩复环即此环每次宫缩时逐渐上升，阵缩时子宫呈葫芦形，子宫下段有明显压疼。

（3）胎动活跃，胎心变慢或增快。提示胎儿宫内窘迫。

（4）产妇往往不能自解小便，膀胱因过度压迫而发生组织损伤，导致血尿。

（二）破裂

子宫破裂发生一刹那，产妇感到剧烈的疼痛。宫缩停止，腹痛稍感轻些，此后产妇出现的全身情况与破裂的性质（完全或不完全）、出血的多少有关。完全破裂，内出血多，患者血压下降，很快出现休克，胎动停止，胎心消失。出血和羊水的刺激有腹膜刺激症状，如压疼反跳痛及肌紧张等，不完全破裂症状可不典型，但在破裂处有固定的压痛。典型的子宫破裂诊断不困难，但若破裂发生在子宫后壁或不完全破裂则诊断较困难。

### 三、诊断

#### (一)病史、体征

依靠病史、体征可做出初步诊断。

#### (二)腹部检查

腹部检查全腹压痛和反跳痛,腹肌紧张,可叩及移动性浊音,腹壁下胎体可清楚扪及,子宫缩小,位于胎儿一侧,胎动停止,胎心消失。

#### (三)阴道检查

子宫破裂后,阴道检查可发现胎先露的上移,宫颈口缩小,可有阴道流血,有时可触到破裂口;但若胎儿未出宫腔,胎先露不会移位,检查动作要轻柔,有时会加重病情。

#### (四)B 超诊断

可见胎儿游离在腹腔内,胎儿的一边可见收缩的子宫,腹腔的积液。

#### (五)腹腔或后穹隆穿刺

可明确腹腔内有无出血。

### 四、鉴别诊断

#### (一)胎盘早剥与子宫破裂

均有发病急,剧烈腹部疼痛,腹腔内出血,休克等症状,但前者患有妊高征,B 超提示胎盘后血肿,子宫形状不变,亦不缩小。

#### (二)难产并发感染

个别难产病例,经多次阴道检查后感染,出现腹痛症状和腹膜炎刺激征,类似子宫破裂征象,阴道检查宫颈口不会回缩,胎儿先露不会上升,子宫亦不会缩小。

### 五、治疗

#### (一)先兆子宫破裂

早期诊断,及时恰当处理,包括输液、抑制宫缩的药物及抗生素的应用。一旦诊断子宫先兆破裂,希望能挽救胎儿,同时为了避免发展成子宫破裂,应尽快剖宫产术结束分娩。

#### (二)子宫破裂

一方面输液、输血、氧气吸入等抢救休克,同时准备剖腹手术,子宫破裂时间在 12 小时以内,破口边缘整齐,无明显感染,需保留生育功能者,可考虑修补缝合破口。破口大或撕裂不整齐,且又感染可能,考虑行次全子宫切除术。破裂口不仅在下段,且沿下段至宫颈口考虑行子宫全切术。如产妇已有活婴,同时行双侧输卵管结扎术。

#### (三)开腹探查子宫破裂外的部位

仔细检查阔韧带内、膀胱、输尿管、宫颈和阴道,如发现有损伤,及时行修补术。

### 六、预防与预后

做好孕期检查,正确处理产程,绝大多数子宫破裂可以避免。孕产期发生子宫破裂的预后与早期诊断、抢救是否及时、破裂的性质有关。减少孕产妇及围生儿的死亡率。

(1)建立健全的妇幼保健制度,加强围生期保健检查,凡有剖宫产史,子宫手术史,难产史,产前检查发现骨盆狭窄,胎位异常者,应预产期前2周入院待产。充分做好分娩前的准备,必要时择期剖宫产。

(2)密切观察产程,及时发现异常,出现病理缩复环或其他先兆子宫破裂征象时应及时行剖宫产。

(3)严格掌握催产素和其他宫缩剂的使用适应证:胎位不正,头盆不称,骨盆狭窄禁用催产素。双胎,胎儿偏大,剖宫产史,多胎经产妇慎用或不用催产素。无禁忌证的产妇,应用催产素应稀释后静脉滴注,由专人负责观察产程。禁止在胎儿娩出之前肌内注射催产素。

(4)严格掌握各种阴道手术的指征:遵守手术操作规程困难的阴道检查,如产钳,内倒转术后,剖宫产史及子宫手术史,产后应常规探查宫颈和宫腔有无损伤。

(5)严格掌握剖宫产指征:近年来,随着剖宫产率的不断上升,瘢痕子宫破裂的比例随之上升。因此,第一次剖宫产时,必须严格掌握剖宫产的指征。术式尽可能采取子宫下段横切口。

(颜　飞)

# 第二节　子宫内翻

子宫内翻是指子宫底部向宫腔内陷入,甚至自宫颈翻出的病变,这是一种分娩期少见而严重的并发症。多数发生在第三产程,如处理不及时,往往因休克、出血,产妇可在3～4小时内死亡。国内报道子宫内翻病死率可达62%。

## 一、发生率

子宫内翻是一种罕见的并发症,其发生率各家报道不一,Shan-Hosseini 等(1989 年)报道子宫内翻发生率约为 1∶6 400 次分娩,Platt 等(1981 年)报道发生率约为 1∶2 100 次分娩。陈晨等报道北京市红十字会朝阳医院 1982—1996 年间子宫内翻发生率为 1∶16 473;湖南株洲市二院 1961—1981 年间发生率为 1∶4 682;山东淄博市妇幼保健院 1984—1986 年间发生率为 1∶1 666;广州市白云区妇幼保健院2004—2009 年间发生率为 1∶10 359。

## 二、病因

引起急性子宫内翻的病因较多,常常是多种因素共同作用的结果,但其先决条件必须有子宫壁松弛和子宫颈扩张,其中第三产程处理不当(占 60%),胎儿娩出后,过早干预,按压子宫底的手法不正确,强行牵拉脐带等,导致子宫底陷入宫腔,黏膜面翻出甚至脱垂于阴道口外。其促成子宫内翻的因素有以下几点。

(1)胎盘严重粘连、植入子宫底部,同时伴有子宫收缩乏力或先天性子宫发育不良,助产者在第三产程处理时,强拉附着于子宫底的胎盘脐带的结果,此时如脐带坚韧不从胎盘上断裂,加上用力挤压松弛的子宫底就可能发生子宫内翻。

(2)脐带过短或缠绕:胎儿娩出过程中由于脐带过短或脐带缠绕长度相对过短,过度牵拉脐带也会造成子宫内翻。

(3)急产宫腔突然排空:由于产程时间短,子宫肌肉尚处于松弛状态,在产程中因咳嗽或第二产程用力屏气,腹压升高,也会导致子宫内翻。

（4）产妇站立分娩:因胎儿体重对胎盘脐带的牵拉作用而引起子宫内翻。

（5）妊娠高血压疾病时:使用硫酸镁时使子宫松弛,也会促使子宫内翻;有人报道植入性胎盘也会促使子宫内翻。

## 三、分类

### （一）按发病时间分类

**1.急性子宫内翻**

子宫内翻后宫颈尚未缩紧,占75%。

**2.亚急性子宫内翻**

子宫内翻后宫颈已缩紧,占15%。

**3.慢性子宫内翻**

子宫内翻宫颈回缩已经超过4周,子宫在翻出位置已经缩复但仍停留在阴道内,占10%。

### （二）按子宫内翻程度分类

**1.不完全子宫内翻**

子宫底向下内陷,可接近宫颈口或越过但还存在部分子宫腔。

**2.完全性子宫内翻**

子宫底下降于子宫颈外,但还在阴道内。

**3.子宫内翻脱垂**

整个子宫内翻暴露于阴道口外。

## 四、临床表现

子宫内翻可引起迅速的阴道大量流血,处理不及时,可致产妇死亡。子宫内翻产妇突觉下腹剧痛,尤其胎盘未剥离牵拉脐带更加重腹痛,遂即产妇进入严重休克状态,有时休克与出血量不成正比,出现上述现象时,应考虑到有子宫内翻的可能。而慢性子宫内翻多因急性子宫内翻时未能及时发现,而后就诊的,此时的症状多表现如下。

（1）产后下腹坠痛,或阴道坠胀感。

（2）大小便不畅。

（3）产后流血史或月经过多。

（4）因子宫内翻感染,出现白带多而有臭味,甚至流脓液,严重者有全身感染症状,发热、白细胞升高等。

（5）因阴道流血而致继发性贫血。

## 五、诊断与鉴别诊断

在分娩第三产程有用手在下腹部推压子宫底或用手牵拉脐带的经过,产妇在分娩后突然下腹剧痛,出现休克,尤其与出血量不相称时,因考虑有子宫内翻的可能。当翻出子宫已脱垂于阴道口外时,诊断并不困难,但当胎盘未剥离已发生子宫内翻时有时会误诊为娩出的胎盘,再次牵拉脐带时即引起剧痛,此时应及时做阴道、腹部双合诊。

### (一)诊断

#### 1.腹部检查

下腹部摸不到宫底,或在耻骨联合后可触及一个凹陷。

#### 2.阴道检查

在阴道内可触及一球形包块,表面为暗红色、粗糙的子宫内膜,在包块的根部可触及宫颈环。如胎盘尚未剥离而完全黏附于翻出的宫体时,常易误诊为胎儿面娩出的胎盘,牵引脐带时可引起疼痛。

根据病史及检查可做出子宫内翻的诊断。

### (二)鉴别诊断

子宫内翻应与子宫黏膜下肌瘤及产后子宫脱垂相鉴别。

#### 1.子宫黏膜下肌瘤

其为子宫肌瘤向子宫黏膜面发展,突出于子宫腔,如黏膜下肌瘤蒂长,经子宫收缩可将肌瘤排出宫颈而脱出于阴道内。妇科检查时,盆腔内有均匀增大的子宫,如子宫肌瘤达到宫颈口处并且宫口较松,手指进入宫颈管可触及肿瘤;已经排出宫颈外者则可看见到肌瘤,表面为充血暗红色的黏膜所包裹,有时有溃疡及感染。如用子宫探针自瘤体周围可探入宫腔,其长短与检查的子宫大小相符,急性子宫内翻往往发生在分娩期,患者有疼痛、阴道流血及休克等临床表现。认真仔细观察鉴别并无困难。

#### 2.子宫脱垂

患者一般情况良好,妇科检查时可见脱出的包块表面光滑,并可见子宫颈口,加腹压时子宫脱出更加明显,内诊检查时可触摸到子宫体。

## 六、治疗

明确诊断后应立即开放静脉通路、备血及麻醉医师配合下进行抢救,延迟处理可增加子宫出血、坏死和感染机会,给产妇带来极大的危险和痛苦。处理的原则为积极加强支持治疗,纠正休克,尽早实施手法复位或手术,其具体处理应视患者的全身情况、翻出的时间长短和翻出部分的病变情况、感染程度等而决定。

### (一)阴道手法复位

子宫内翻早期,宫颈尚未收缩,子宫尚无淤血、肿胀,如果胎盘尚未剥离,不要急于剥离,因为此时先做胎盘剥离会大大增加出血量,加速患者进入严重休克状态;如果胎盘已经大部分剥离,则先剥离胎盘,然后进行复位,此外翻出子宫及胎盘体积过大,不能通过狭窄的宫颈环,需先剥离胎盘。应首先开放两条静脉通路、输液、备血、镇痛及预防休克。给予乙醚、氟烷、恩氟烷、芬太尼及异丙酚等麻醉下,同时给以子宫松弛剂,β-肾上腺素能药物,如利托君、特布他林或硫酸镁。待全身情况得以改善,立即行手法子宫还纳术。方法:产妇取平卧位,双腿外展并屈曲,术者左手向上托起刚刚翻出的子宫体,右手伸入阴道触摸宫颈与翻出宫体间的环状沟,用手指及手掌沿阴道长轴方向徐徐向上向宫底部推送翻出的子宫,操作过程用力要均匀一致,进入子宫腔后,用手拳压迫宫底,使其翻出的子宫完全复位。子宫恢复正常形态后立即停止使用子宫松弛剂,并开始使用宫缩剂收缩子宫,同时使子宫保持在正常位置,注意观察宫缩及阴道流血情况,直至子宫张力恢复正常,子宫收缩良好时术者仍应继续经阴道监控子宫,以免子宫再度翻出。

## （二）阴道手术复位

Kuctnne 法，即经阴道将宫颈环的后侧切开，将子宫还纳复位，然后缝合宫颈切口。但必须注意不能损伤直肠。

## （三）经腹手术复位

Huntington 法：在麻醉下，切开腹壁进入腹腔后，先用卵圆钳或手指扩大宫颈环，再用组织钳夹宫颈环下方 2～3 cm 处的子宫壁，并向上牵引，助手同时在阴道内将子宫体向上托，这样，一边牵引，一边向上托使子宫逐渐全部复位，复位后，在阴道内填塞纱布条，并给予缩宫素，预防子宫再度翻出，若宫颈环紧而且不易扩张情况下，可先切开宫颈环后，将翻出的子宫体逐渐向上牵引，使其慢慢复位，完成复位后缝合宫颈切口（Noltain 复位法）。

## （四）经腹或经阴道子宫次（全）切除术

经各种方法复位不成功、复位以后宫缩乏力伴有大出血、胎盘粘连严重或有植入、翻出时间较长合并严重感染者，视其病情程度，选择阴道或腹式手术切除子宫。

## （五）其他方法

阴道热盐水高压灌注复位法：（Oqueh O 等，1997 年报道）用热盐水可使宫颈环放松，盐水压力作用于翻出的子宫壁，促使其翻出的子宫逐渐复位，此方法简单易行，适用于病程短、病情较轻、局部病变小的患者。

## 七、预防

预防子宫内翻的关键是加强助产人员的培训，正确处理好第三产程，在娩出胎盘的过程中，仔细观察胎盘剥离的临床症状，当确认胎盘已经完全剥离时，于子宫收缩时以左手握住宫底，拇指置于子宫前壁，其余四指放在子宫后壁并按压，同时右手轻拉脐带，协助胎盘娩出。胎盘粘连时正确手法剥离，且不能粗暴按压子宫底或强行牵拉脐带。

（颜　飞）

# 第三节　羊　水　栓　塞

羊水栓塞（amniotic fluid embolism，AFE）是指羊水进入母体血液循环，引起的急性肺栓塞、休克、弥散性血管内凝血、肾衰竭甚至骤然死亡等一系列病理生理变化过程。羊水栓塞以起病急骤、病情凶险、难以预料、病死率高为临床特点，是极其严重的分娩期并发症。

1926 年，梅金（Megarn）首次描述了 1 例年轻产妇在分娩时突然死亡的典型症状，直到 1941 年，斯坦纳（Steiner）和卢施堡（Luschbaugh）等在患者血液循环中找到羊水有形成分，才命名此病为羊水栓塞。近年的研究认为羊水栓塞与一般的栓塞性疾病不同，而与过敏性疾病更相似，故建议将羊水栓塞更名为妊娠过敏样综合征。

羊水栓塞的发病率国外为 2.0/10 万，我国为 2.18/10 万～5.00/10 万。足月妊娠时发生的羊水栓塞，孕产妇病死率高达 70%～80%，占我国孕产妇死亡总数的 4.6%。羊水栓塞的临床表现主要是迅速出现、发展极快的心肺功能衰竭及肺水肿，继之以因凝血功能障碍而发生大出血及急性肾衰竭。以上表现常是依次出现的，而急性心肺功能衰竭的出现十分迅速而严重，半数以上的患者在发病1小时内死亡,以致抢救常不能奏效。症状出现迅速者,甚至距离死亡的时间仅数分钟,所以仅40%的患者能活至大出血阶段。但也有少数患者(10%)在阴道分娩或剖宫产后1小时内,不经心肺功能衰竭及肺水肿阶段直接进入凝血功能障碍所致的大量阴道出血或伤口渗血阶段,这种情况称为迟发性羊水栓塞(delayed AFE)。至于中期妊娠引产时亦可出现羊水栓塞,因妊娠期早,羊水内容物很少,因此症状轻,治疗的预后好。

## 一、病因

羊水栓塞的病因与羊水进入母体循环有关是研究者们的共识,但是对致病机制的看法则有不同,晚期妊娠时,羊水中水分占98%,其他为无机盐、糖类及蛋白质,如清蛋白、免疫球蛋白A及免疫球蛋白G等,此外尚有脂质如脂肪酸,以及胆红素、尿素、肌酐、各种激素和酶。如果已进入产程,羊水中还含有在产程中产生的大量的各种前列腺素,但重要的是还有胎脂块,自胎儿皮肤脱落下的鳞形细胞、毳毛及胎粪,在胎粪中含有大量的组胺、玻璃酸质酶。很多研究者认为这一类有形物质进入血流是在AFE中引起肺血管机械性阻塞的主要原因。而产程中产生的前列腺素类物质进入人体血流,由于其缩血管作用,加强了羊水栓塞病理生理变化的进程。值得注意的是羊水中物质进入母体的致敏问题也成为人们关注的焦点,人们早就提出AFE的重要原因之一就是羊水所致的过敏性休克。在20世纪60年代,一些研究者发现在子宫的静脉内出现鳞形细胞,但患者无羊水栓塞的临床症状。另外,又有一些患者有典型的羊水栓塞的急性心肺功能衰竭及肺水肿症状,而尸检时并未找到羊水中所含的胎儿物质。克拉克(Clark)等在46例AFE病例中发现有40%患者有药物过敏史,基于以上理由,Clark认为过敏可能也是导致发病的主要原因,他甚至建议用妊娠过敏样综合征,以取代羊水栓塞这个名称。

Clark认为羊水栓塞的表现与过敏及中毒性休克(内毒素性)相似,这些进入循环的物质,通过内源性介质,诸如组胺、缓激肽、细胞活素、前列腺素、白三烯、血栓烷等导致临床症状的产生。不过,败血症患者有高热,AFE则无此表现。过敏性反应中经常出现的皮肤表现、上呼吸道血管神经性水肿等表现,AFE患者亦不见此表现。而且过敏性反应应先有致敏的过程,AFE患者则同样地可以发生在初产妇。所以也有人对此提出质疑。重要的是近几年中,有很多研究者着重研究了内源性介质在AFE发病过程中所起的作用。如阿格格米(Agegami)等对兔注射含有白三烯的羊水,兔经常以死亡为结局;若对兔先以白三烯的抑制剂预处理,则兔可免于死亡。基茨米勒(Kitzmiller)等则认为$PGF_2$在AFE中起了重要作用,$PGF_2$只在临产后的羊水中可以测到,对注射PGF和妇女在产程中取得的羊水可以出现AFE的表现。马拉德尼(Maradny)等则认为在AFE复杂的病理生理过程中,血管内皮素使血流动力学受到一定影响,血管内皮素是人的冠状动脉和肺动脉及人类支气管强有力的收缩剂,对兔及培养中人上皮细胞给予人羊水处理后,血管上皮素水平升高,特别是在注射含有胎粪的羊水后升高更为明显,而注射生理盐水则无此表现。

孔(Khong)等提出血管内皮素-1(endothelin-1)可能在AFE的发病上起一定作用,血管内皮素-1是一种强而有力的血管及支气管收缩物质。他们用免疫组织化学染色法证实在两例AFE死亡病例的肺小叶上皮、支气管上皮及小叶中巨噬细胞均有表达,其染色较浅,而在羊水中鳞形细胞有广泛表达。因此,血管上皮素可能在AFE的早期引起短暂的肺动脉高压的血流动力学变化。所以AFE的病因十分复杂,目前尚难以一种学说来解释其所有变化,故研究尚需不断深入。

（一）羊水进入母体的途径

进入母体循环的羊水量至今无人也无法计算，但羊水进入母体的途径有以下几种。

1.宫颈内静脉

在产程中，宫颈扩张使宫颈内静脉有可能撕裂，或在手术扩张宫颈、剥离胎膜时、安置内监护器引起宫颈内静脉损伤，静脉壁的破裂、开放，是羊水进入母体的一个重要途径。

2.胎盘附着处或其附近

胎盘附着处有丰富的静脉窦，如胎盘附着处附近胎膜破裂，羊水则有可能通过此裂隙进入子宫静脉。

3.胎膜周围血管

如胎膜已破裂，胎膜下蜕膜血窦开放，强烈的宫缩亦有可能将羊水挤入血窦而进入母体循环。另外，剖宫产子宫切口也日益成为羊水进入母体的重要途径之一。Clark 所报告的 46 例羊水栓塞中，8 例在剖宫产刚结束时发生。吉伯（Gilbert）报告的 53 例羊水栓塞中，32 例（60%）有剖宫产史。

（二）羊水进入母体循环的条件

一般情况下，羊水很难进入母体循环。但若存在以下条件，羊水则有可能直接进入母体循环。

1.羊膜腔压力升高

多胎、巨大儿、羊水过多使宫腔压力过高；临产后，特别是第二产程子宫收缩过强；胎儿娩出过程中强力按压腹部及子宫等，使羊膜腔压力明显超过静脉压，羊水有可能被挤入破损的微血管而进入母体血循环。

2.子宫血窦开放

分娩过程中各种原因引起的宫颈裂伤可使羊水通过损伤的血管进入母体血循环。前置胎盘、胎盘早剥、胎盘边缘血窦破裂时，羊水也可通过破损血管或胎盘后血窦进入母体血循环。剖宫产或中期妊娠钳刮术时，羊水也可从胎盘附着处血窦进入母体血循环，发生羊水栓塞。

3.胎膜破裂后

大部分羊水栓塞发生在胎膜破裂以后，羊水可从子宫蜕膜或宫颈管破损的小血管进入母体血循环中。剖宫产或羊膜腔穿刺时，羊水可从手术切口或穿刺处进入母体血循环。

可见，羊膜腔压力升高、过强宫缩和血窦开放是发生羊水栓塞的主要原因。高龄产妇、经产妇、急产、羊水过多、多胎妊娠、过期妊娠、巨大儿、死胎、胎膜早破、人工破膜或剥膜、前置胎盘、胎盘早剥、子宫破裂、不正规使用缩宫素或前列腺素制剂引产、剖宫产、中期妊娠钳刮术等则是羊水栓塞的诱发因素。

二、病理生理

羊水进入母体循环后，通过多种机制引起机体的变态反应、肺动脉高压和凝血功能异常等一系列病理生理变化。

（一）过敏性休克

羊水中的抗原成分可引起Ⅰ型变态反应。在此反应中肥大细胞脱颗粒、异常的花生四烯酸代谢产物产生，包括白三烯、前列腺素、血栓素等进入母体血循环，导致过敏性休克，同时使支气管黏膜分泌亢进，导致肺的交换功能下降，反射性地引起肺血管痉挛。

### (二)肺动脉高压

羊水中有形物质可直接形成栓子阻塞肺内小动脉,还可作为促凝物质促使毛细血管内血液凝固,形成纤维蛋白及血小板微血栓机械性阻塞肺血管,引起急性肺动脉高压。同时有形物质尚可刺激肺组织产生和释放 $PGF_{2\alpha}$、5-羟色胺、白三烯等血管活性物质,使肺血管反射性痉挛,加重肺动脉高压。羊水物质也可反射性引起迷走神经兴奋,进一步加重肺血管和支气管痉挛,导致肺动脉高压或心脏骤停。肺动脉高压又使肺血管灌注明显减少,通气和换气障碍,肺组织严重缺氧,肺毛细血管通透性增加,液体渗出,导致肺水肿、严重低氧血症和急性呼吸衰竭。肺动脉高压直接使右心负荷加重,导致急性右心衰竭。肺动脉高压又使左心房回心血量减少,则左心排血量明显减少,引起周围血循环衰竭,使血压下降产生一系列心源性休克症状,产妇可因重要脏器缺血而突然死亡。

### (三)弥散性血管内凝血(DIC)

羊水中含有丰富的促凝物质,进入母血后激活外源性凝血系统,在血管内形成大量微血栓(高凝期),引起休克和脏器功能损害。同时羊水中含有纤溶激活酶,可激活纤溶系统,加上大量凝血因子被消耗,血液由高凝状态迅速转入消耗性低凝状态(低凝期),导致血液不凝及全身出血。

### (四)多脏器功能衰竭

由于休克、急性呼吸循环衰竭和 DIC 等病理生理变化,常导致多脏器受累。以急性肾脏功能衰竭、急性肝功能衰竭和急性胃肠功能衰竭等多脏器衰竭常见。

## 三、临床表现

羊水栓塞发病特点是起病急骤、来势凶险。90%发生在分娩过程中,尤其是胎儿娩出前后的短时间内。少数发生于临产前或产后 24 小时以后。剖宫产术或妊娠中期手术过程中也可发病。在极短时间内可因心肺功能衰竭、休克导致死亡。典型的临床表现可分为三个渐进阶段。

### (一)心肺功能衰竭和休克

因肺动脉高压引起心力衰竭和急性呼吸循环衰竭,而变态反应可引起过敏性休克。在分娩过程中,尤其是刚破膜不久,产妇突然发生寒战、烦躁不安、呛咳气急等症状,随后出现发绀、呼吸困难、心率加快、面色苍白、四肢厥冷、血压下降。由于中枢神经系统严重缺氧,可出现抽搐和昏迷。肺部听诊可闻及湿啰音,若有肺水肿,产妇可咯血性泡沫痰。严重者发病急骤,甚至没有先兆症状,仅惊叫一声或打一次哈欠后,血压迅速下降,于数分钟内死亡。

### (二)DIC 引起的出血

产妇渡过心肺功能衰竭和休克阶段,则进入凝血功能障碍阶段,表现为大量阴道流血、血液不凝固,切口及针眼大量渗血,全身皮肤黏膜出血,血尿甚至出现消化道大出血。产妇可因出血性休克死亡。

### (三)急性肾衰竭

由于全身循环衰竭,肾脏血流量减少,出现肾脏微血管栓塞,肾脏缺血引起肾组织损害,表现为少尿、无尿和尿毒症征象。一旦肾实质受损,可致肾衰竭。

典型临床表现的三个阶段可能按顺序出现,但有时亦可不全部出现或按顺序出现,不典型者可仅有休克和凝血功能障碍。中孕引产或钳刮术中发生的羊水栓塞,可仅表现为一过性呼吸急促、烦躁、胸闷后出现阴道大量流血。有些产妇因病情较轻或处理及时可不出现明显的临床表现。

## 四、诊断

羊水栓塞的诊断缺乏有效、实用的实验室检查,主要依靠的是临床诊断。而临床上诊断羊水栓塞主要根据发病诱因和临床表现,做出初步诊断并立即进行抢救,同时进行必要的辅助检查,目前通过辅助检查确诊羊水栓塞仍较困难。在围生期出现严重的呼吸、循环、血液系统障碍的病因有很多,如肺动脉血栓性栓塞、感染性休克、子痫等。所以对非典型病例,首先应排除其他原因,即可诊断为羊水栓塞。

需要与羊水栓塞进行鉴别诊断的产科并发症与合并症有空气栓子、过敏性反应、麻醉并发症、吸入性气胸、产后出血、恶性高热、败血症、血栓栓塞、宫缩乏力、子宫破裂及子痫。

### (一)病史及临床表现

凡在病史中存在羊水栓塞各种诱发因素及条件,如胎膜早破、人工破膜或剥膜、子宫收缩过强、高龄初产,在胎膜破裂后、胎儿娩出后或手术中产妇突然出现寒战、烦躁不安、气急、尖叫、呛咳、呼吸困难、大出血、凝血障碍、循环衰竭及不明原因休克,休克与出血量不成比例,首先应考虑为羊水栓塞。初步诊断后应立即进行抢救,同时进行必要的辅助检查来确诊。

### (二)辅助检查

1.血涂片寻找羊水有形物质

抽取下腔静脉或右心房的血 5 mL,离心沉淀后取上层物做涂片,用瑞氏-吉姆萨(Wright-Giemsa)染色,镜检发现鳞状上皮细胞、毳毛、黏液,或行苏丹Ⅲ染色寻找脂肪颗粒,可协助诊断。过去认为这是确诊羊水栓塞的标准,但近年认为,这一方法既不敏感也非特异,在正常孕妇的血液中也可发现羊水有形物质。

2.宫颈组织学检查

当患者行全子宫切除,或死亡后进行尸体解剖时,可以对宫颈组织进行组织学检查,寻找羊水成分的证据。

3.非侵入性检查方法

(1)Sialyl Tn 抗原检测:胎粪及羊水中含有神经氨酸-N-乙酰氨基半乳糖(Sialyl Tn)抗原,羊水栓塞时母血中 Sialyl Tn 抗原浓度明显升高。应用放射免疫竞争法检测母血 Sialyl Tn 抗原水平,是一种敏感和无创伤性的诊断羊水栓塞的手段。

(2)测定母亲血浆中羊水-胎粪特异性的粪卟啉锌水平、纤维蛋白溶酶及 $C_3$、$C_4$ 水平也可以帮助诊断羊水栓塞。

4.胸部 X 线检查

90%患者可出现胸片异常。双肺出现弥散性点片状浸润影,并向肺门周围融合,伴有轻度肺不张和右心扩大。

5.心电图检查

心电图可见 ST 段下降,提示心肌缺氧。

6.超声心动图检查

超声心动图可见右心房、右心室扩大、心排血量减少及心肌劳损等表现。

7.肺动脉造影术

肺动脉造影术是诊断肺动脉栓塞最可靠的方法,可以确定栓塞的部位和范围,但临床较少应用。

8.与 DIC 有关的实验室检查

可进行 DIC 筛选试验(包括血小板计数、凝血酶原时间、纤维蛋白原)和纤维蛋白溶解试验(包括纤维蛋白降解产物、优球蛋白溶解时间、鱼精蛋白副凝试验)。

9.尸检

(1)肺水肿、肺泡出血,主要脏器如肺、心、胃、脑等组织及血管中找到羊水有形物质。

(2)心脏内血液不凝固,离心后镜检找到羊水有形物质。

(3)子宫或阔韧带血管内可见羊水有形物质。

**(三)美国羊水栓塞的诊断标准**

(1)出现急性低血压或心脏骤停。

(2)急性缺氧,表现为呼吸困难、发绀或呼吸停止。

(3)凝血功能障碍或无法解释的严重出血。

(4)上述症状发生在子宫颈扩张、分娩、剖宫产时或产后 30 分钟内。

(5)排除了其他原因导致的上述症状。

# 五、处理

羊水栓塞一旦确诊,应立即抢救产妇。主要原则为纠正呼吸循环衰竭、抗过敏、抗休克、防治 DIC 及肾衰竭、预防感染。病情稳定后立即终止妊娠。

**(一)纠正呼吸循环衰竭**

1.纠正缺氧

出现呼吸困难、发绀者,立即面罩给氧,流速为 5~10 L/min。必要时行气管插管,机械通气,正压给氧,如症状严重,应行气管切开。保证氧气的有效供给,是改善肺泡毛细血管缺氧、预防肺水肿的关键。同时也可改善心、脑、肾等重要脏器的缺氧。

2.解除肺动脉高压

立即应用解痉药,减轻肺血管和支气管痉挛,缓解肺动脉高压及缺氧。常用药物有以下几种。

(1)盐酸罂粟碱:是解除肺动脉高压的首选药物,可直接作用于血管平滑肌,解除平滑肌痉挛,对冠状动脉、肺动脉、脑血管均有扩张作用。首次剂量 30~90 mg,加入 5% 葡萄糖液 20 mL 中缓慢静脉注射,每天剂量不超过 300 mg。罂粟碱与阿托品合用,扩张肺小动脉效果更好。

(2)阿托品:可阻断迷走神经反射引起的肺血管痉挛及支气管痉挛,促进气体交换,解除迷走神经对心脏的抑制,使心率加快,增加回心血量,改善微循环,兴奋呼吸中枢。每隔 10~20 分钟静脉注射 1 mg,直至患者面色潮红,微循环改善。心率在 120 次/分以上者慎用。

(3)氨茶碱:可解除肺血管痉挛,松弛支气管平滑肌,降低静脉压与右心负荷,兴奋心肌,增加心排血量。250 mg 加入 5% 葡萄糖液 20 mL 缓慢静脉注射,必要时可重复使用。

(4)酚妥拉明:可解除肺血管痉挛,降低肺动脉阻力,消除肺动脉高压。5~10 mg 加入 5% 葡萄糖液 250~500 mL 中,以 0.3 mg/min 的速度静脉滴注。

3.防治心力衰竭

为保护心肌和预防心力衰竭,尤其对心率超过 120 次/分者,除用冠状动脉扩张剂外,应及早使用强心剂。常用毛花苷 C 0.2~0.4 mg,加入 25% 葡萄糖液 20 mL 中缓慢静脉注射。必要时 4~6 小时后可重复应用。还可用营养心肌细胞药物如辅酶 A、三磷酸腺苷(ATP)和细胞色素 C 等。

### (二)抗过敏

应用糖皮质激素可解除痉挛,稳定溶酶体,具有保护细胞及抗过敏作用,应及早大量使用。首选氢化可的松 100～200 mg 加入 5％葡萄糖液 50～100 mL 中快速静脉滴注,再用 300～800 mg 加入 5％葡萄糖液 250～500 mL 中静脉滴注;也可用地塞米松 20 mg 缓慢静脉注射后,再用 20 mg 加于 5％葡萄糖液 250 mL 中静脉滴注,根据病情可重复使用。

### (三)抗休克

#### 1.补充血容量

在抢救过程中,应尽快输新鲜全血和血浆以补充血容量。与一般产后出血不同的是,羊水栓塞引起的产后出血往往会伴有大量的凝血因子的消耗,因此在补充血容量时注意不要补充过量的晶体,要以补充血液,特别是凝血因子和纤维蛋白原为主。扩容首选右旋糖酐-40 500 mL 静脉滴注(每天量不超过1 000 mL)。应做中心静脉压(CVP)测定,了解心脏负荷状况,指导输液量及速度,并可抽取血液寻找羊水有形成分。

#### 2.升压药

多巴胺 10～20 mg 加于 5％葡萄糖液 250 mL 中静脉滴注。间羟胺 20～80 mg 加于 5％葡萄糖液 250～500 mL 中静脉滴注,滴速为 20～30 滴/分。根据血压情况调整滴速。

#### 3.纠正酸中毒

在抢救过程中,应及时做动脉血气分析及血清电解质测定。若有酸中毒可用 5％碳酸氢钠 250 mL 静脉滴注,若有电解质紊乱,应及时纠正。

### (四)防治 DIC

#### 1.肝素

在已经发生 DIC 的羊水栓塞的患者使用肝素要非常慎重,一般原则是"尽早使用,小剂量使用"或者是"不用"。所以临床上如果使用肝素治疗羊水栓塞,必须符合以下两个条件:①导致羊水栓塞的风险因素依然存在(子宫和宫颈未被切除,子宫压力继续存在),会导致羊水持续不断地进入母亲的血液循环,不使用肝素会使凝血因子的消耗继续加重;②有使用肝素的丰富经验,并且能及时监测凝血功能的状态。

用于羊水栓塞早期高凝状态时的治疗,尤其在发病后 10 分钟内使用效果更佳。肝素 25～50 mg(1 mg＝125 U)加于 0.9％氯化钠溶液 100 mL 中,静脉滴注 1 小时,以后再以 25～50 mg 肝素加于 5％葡萄糖液 200 mL 中静脉缓滴,用药过程中可用试管法测定凝血时间,使凝血时间维持在 20～25 分钟。24 小时肝素总量应控制在 100 mg(12 500 U)以内为宜。肝素过量(凝血时间超过 30 分钟),有出血倾向时,可用鱼精蛋白对抗,1 mg 鱼精蛋白对抗肝素 100 U。

#### 2.抗纤溶药物

羊水栓塞由高凝状态向纤溶亢进发展时,可在肝素化的基础上使用抗纤溶药物,如 6-氨基己酸 4～6 g 加于 5％葡萄糖液 100 mL 中,15～30 分钟内滴完,维持量每小时 1 g;氨甲环酸每次 0.5～1.0 g,加于 5％葡萄糖液 100 mL 静脉滴注;氨甲苯酸 0.1～0.3 g 加于 5％葡萄糖液 20 mL 稀释后缓慢静脉注射。

#### 3.补充凝血因子

应及时补充凝血因子,如输新鲜全血、血浆、纤维蛋白原(2～4 g)等。

**（五）预防肾衰竭**

羊水栓塞的第三阶段为肾衰竭期,在抢救过程中应注意尿量。当血容量补足后仍少尿,应及时应用利尿剂:①呋塞米 20～40 mg 静脉注射;②20％甘露醇 250 mL 静脉滴注,30 分钟滴完。如用药后尿量仍不增加,表示肾功能不全或衰竭,按肾衰竭处理,尽早给予血液透析。

**（六）预防感染**

应用大剂量广谱抗生素预防感染。应注意选择对肾脏毒性小的药物,如青霉素、头孢菌素等。

**（七）产科处理**

(1)分娩前出现羊水栓塞,应先抢救母亲,积极治疗急性心力衰竭、肺功能衰竭、监护胎心率变化,病情稳定以后再考虑分娩情况。

(2)在第一产程出现羊水栓塞,考虑剖宫产终止妊娠,若患者系初产,新生儿为活产,术时出血不多,则可暂时保留子宫,宫腔填塞纱布以防产后出血。如宫缩不良,行子宫切除,因为理论上子宫的血窦及静脉内仍可能有大量羊水及其有形成分。在行子宫切除时不主张保留宫颈,因为保留宫颈有时会导致少量羊水继续从宫颈血管进入母体循环,羊水栓塞的病情无法得到有效的缓解。

(3)在第二产程出现羊水栓塞,可考虑阴道分娩。分娩以后,如有多量的出血,虽经积极处理后效果欠佳,应及时切除子宫。

(4)分娩以后宫缩剂的应用:有争论,有人认为会促进更多的羊水成分进入血液循环,但多数人主张使用宫缩剂。

# 六、预防

严格来说羊水栓塞不是能完全预防的疾病。首先应针对可能发生羊水栓塞的诱发因素加以防范,提高警惕,早期识别羊水栓塞的前驱症状,早期诊断羊水栓塞,以免延误抢救时机。同时应注意下列问题。

(1)减少产程中的人为干预如人工破膜、静脉滴注缩宫素等。

(2)掌握人工破膜的时机,破膜应避开宫缩最强的时间。人工破膜时不要剥膜,以免羊水被挤入母体血液循环。

(3)严密观察产程,正确使用宫缩剂。应用宫缩剂引产或加强宫缩时,应有专人观察,随时调整宫缩剂的剂量及用药速度,避免宫缩过强。宫缩过强时适当应用宫缩抑制剂。

(4)严格掌握剖宫产指征,正确掌握剖宫产的手术技巧。手术操作应轻柔,防止切口延长。胎儿娩出前尽量先吸净羊水,以免羊水进入子宫切口开放的血窦内。

(5)中期妊娠流产钳刮术时,扩张宫颈时应逐号扩张,避免粗暴操作。行钳刮术时应先破膜,待羊水流尽后再钳夹出胎儿和胎盘组织。

(6)羊膜腔穿刺术时,应选用细针头(22 号腰穿针头)。最好在超声引导下穿刺,以免刺破胎盘,形成开放血窦。

（冯彦娜）

# 第四节 产后出血

产后出血是指胎儿娩出后 24 小时内阴道流血量超过 500 mL。产后出血是分娩期严重的并发症,是产妇四大死亡原因之首。产后出血的发病数占分娩总数的 2‰～3‰,如果先前有产后出血的病史,再发风险增加 2～3 倍。

每年全世界孕产妇死亡 51.5 万,99% 在发展中国家;因产科出血致死者 13 万,2/3 没有明确的危险因素。产后出血是全球孕产妇死亡的主要原因,更是导致我国孕产妇死亡的首位原因,占死亡原因的 54%。

我国产后出血防治组的调查显示,阴道分娩和剖宫产后 24 小时内平均出血量分别为 400 mL 和 600 mL。当前国外许多研究者建议,剖宫产后的失血量超过 1 000 mL 才定义为产后出血。但在临床上如何测量或估计出血量存在困难,有产科研究者提出临床上估计出血量只是实际出血量的 1/2 或 1/3。因此康布斯(Combs)等主张以测定分娩前后血细胞比容来评估产后出血量,若产后血细胞比容减少 10% 以上,或出血后需输血治疗者,定为产后出血。但在急性出血的 1 小时内血液常呈浓缩状态,血常规不能反映真实出血情况。

产后出血可导致失血性休克、产褥感染、肾衰竭及继发垂体前叶功能减退等,直接危及产妇生命。

## 一、病理机制

胎盘剥离面的止血是子宫肌纤维的结构特点和血液凝固机制共同决定的。子宫平滑肌分三层,内环、外纵、中层多方交织,子宫收缩可关闭血管及血窦。妊娠期血液处于高凝状态。子宫收缩的动因来自内源性缩宫素和前列腺素的释放。细胞内游离钙离子是肌肉兴奋-收缩耦联的活化剂,缩宫素可以释放和促进钙离子向肌细胞内流动,而前列腺素是钙离子载体,与钙离子形成复合体,将钙离子携带入细胞内。进入肌细胞内的钙离子与肌动蛋白、肌浆蛋白的结合引起子宫收缩与缩复,对宫壁上的血管起压迫止血的作用。同时由于肌肉缩复使血管迂回曲折,血流阻滞,有利于血栓形成,血窦关闭。但是子宫肌纤维收缩后还会放松,因而受压迫的血管可以再度暴露开放并继续出血,因而根本的止血机制是血液凝固。在内源性前列腺素作用下血小板大量聚集,聚集的血小板释放血管活性物质,加强血管收缩,同时亦加强引起黏性变形形成血栓,导致凝血因子的大量释放,进一步发生凝血反应,形成的凝血块可以有效地堵塞胎盘剥离面暴露的血管达到自然止血的目的。因此,凡是影响子宫肌纤维强烈收缩,干扰肌纤维之间血管压迫闭塞和导致凝血功能障碍的因素,均可引起产后出血。

## 二、病因

产后出血的原因依次为子宫收缩乏力、胎盘因素、软产道裂伤及凝血功能障碍。这些因素可互为因果,相互影响。

### (一)子宫收缩乏力

子宫收缩乏力是产后出血最常见的原因。胎儿娩出后,子宫肌收缩和缩复对肌束间的血管能起到有效的压迫作用。影响子宫肌收缩和缩复功能的因素,均可引起子宫收缩乏力性产后出血。常见因素如下。

1.全身因素

产妇精神极度紧张,对分娩过度恐惧,尤其对阴道分娩缺乏足够信心;临产后过多使用镇静剂、麻醉剂或子宫收缩抑制剂;合并慢性全身性疾病;体质虚弱等均可引起子宫收缩乏力。

2.产科因素

产程延长、产妇体力消耗过多,或产程过快,可引起子宫收缩乏力。前置胎盘、胎盘早剥、妊娠期高血压疾病、严重贫血、宫腔感染等产科并发症及合并症可使子宫肌层水肿或渗血,引起子宫收缩乏力。

3.子宫因素

子宫肌纤维发育不良,如子宫畸形或子宫肌瘤;子宫纤维过度伸展,如巨大胎儿、多胎妊娠、羊水过多;子宫肌壁受损,如有剖宫产、肌瘤剔除、子宫穿孔等子宫手术史;产次过多、过频可造成子宫肌纤维受损,均可引起子宫收缩乏力。

(二)胎盘因素

根据胎盘剥离情况,胎盘因素所致产后出血类型如下。

1.胎盘滞留

胎儿娩出后,胎盘应在15分钟内排出体外。若30分钟仍不排出,影响胎盘剥离面血窦的关闭,导致产后出血。常见的情况:①胎盘剥离后,由于宫缩乏力、膀胱膨胀等因素,使胎盘滞留在宫腔内,影响子宫收缩。②胎盘剥离不全:多因在第三产程胎盘完全剥离前过早牵拉脐带或按压子宫,已剥离的部分血窦开放出血不止。③胎盘嵌顿:胎儿娩出后子宫发生局限性环形缩窄及增厚,将已剥离的胎盘嵌顿于宫腔内,多为隐性出血。

2.胎盘粘连

胎盘粘连指胎盘全部或部分粘连于宫壁不能自行剥离,多次人工流产、子宫内膜炎或蜕膜发育不良等是常见原因。若完全粘连,一般不出血;若部分粘连,则部分胎盘剥离面血窦开放而胎盘滞留影响宫缩造成产后出血。

3.胎盘植入

胎盘植入指胎盘绒毛植入子宫肌层。部分胎盘绒毛植入使血窦开放,出血不易止住。

4.胎盘胎膜残留

胎盘胎膜残留多为部分胎盘小叶或副胎盘残留在宫腔内,有时部分胎膜留在宫腔内也可影响子宫收缩,导致产后出血。

(三)软产道裂伤

分娩过程中软产道裂伤,常与下述因素有关:①外阴组织弹性差;②急产、产力过强、巨大儿;③阴道手术助产操作不规范;④会阴切开缝合时,止血不彻底,宫颈或阴道穹隆的裂伤未能及时发现。

胎儿娩出后,立即出现阴道持续流血,呈鲜红色,检查发现子宫收缩良好,应考虑软产道损伤,需仔细检查软产道。

(四)凝血功能障碍

凝血功能障碍见于:①与产科有关的并发症所致,如羊水栓塞、妊娠期高血压疾病、胎盘早剥及死胎均可并发 DIC;②产妇合并血液系统疾病,如原发性血小板减少、再生障碍性贫血等。由于凝血功能障碍,可造成产后切口及子宫血窦难以控制的流血不止,特征为血液不凝。

### 三、临床表现

产后出血主要表现为阴道流血或伴有失血过多引起的并发症如休克、贫血等。

#### (一)阴道流血

不同原因的产后出血临床表现不同。胎儿娩出后立即出现阴道流血,色鲜红,应先考虑软产道裂伤;胎儿娩出几分钟后开始流血,色较暗,应考虑为胎盘因素;胎盘娩出后出现流血,其主要原因为子宫收缩乏力或胎盘、胎膜残留。若阴道流血呈持续性,且血液不凝,应考虑凝血功能障碍引起的产后出血。如果子宫动脉阴道支断裂可形成阴道血肿,产后阴道流血虽不多,但产妇有严重失血的症状和体征,尤其产妇诉说会阴部疼痛时,应考虑为隐匿性软产道损伤。

#### (二)休克症状

如果阴道流血量多或量虽少但时间长,产妇可出现休克症状,如头晕、脸色苍白、脉搏细数、血压下降等。

### 四、诊断

产后出血容易诊断,但临床上目测阴道流血量的估计往往偏少。较客观检测出血量的方法如下。

#### (一)称重法

事先称重产包、手术包、敷料包和卫生巾等,产后再称重,前后重量相减所得的结果,换算为失血量毫升数(血液比重为 1.05 g/mL)。

#### (二)容积法

收集产后出血(可用弯盘或专用的产后接血容器),然后用量杯测量出血量。

#### (三)面积法

将血液浸湿的面积按 10 cm×10 cm 为 10 mL 计算。

#### (四)休克指数(shock index,SI)

SI 用于未做失血量收集或外院转诊产妇的失血量估计,为粗略计算。休克指数(SI)=脉率/收缩压。

SI 为 0.5,血容量正常;SI 为 1.0,失血量 10%~30%(500~1 500 mL);SI 为 1.5,失血量 30%~50%(1 500~2 500 mL);SI 为 2.0,失血量 50%~70%(2 500~3 500 mL)。

### 五、治疗

根据阴道流血的时间、数量和胎儿、胎盘娩出的关系,可初步判断造成产后出血的原因,根据病因选择适当的治疗方法。有时产后出血几个原因可互为因果关系。

#### (一)子宫收缩乏力

胎盘娩出后,子宫缩小至脐平或脐下一横指;子宫呈圆球状,质硬,血窦关闭,出血停止。若子宫收缩乏力,宫底升高,子宫质软呈水袋状。子宫收缩乏力有原发性和继发性,有直接原因和间接原因,对于间接原因造成的子宫收缩乏力,应及时去除原因。按摩子宫或用缩宫剂后,子宫变硬,阴道流血量减少,是子宫收缩乏力与其他原因出血的重要鉴别方法。

**(二)胎盘因素**

胎盘在胎儿娩出后 10 分钟内未娩出,并有大量阴道流血,应考虑胎盘因素,如胎盘部分剥离、胎盘粘连、胎盘嵌顿等。胎盘残留是产后出血的常见原因,故胎盘娩出后应仔细检查胎盘、胎膜是否完整。尤其应注意胎盘胎儿面有无断裂血管,警惕副胎盘残留的可能。

**(三)软产道损伤**

胎儿娩出后,立即出现阴道持续流血,应考虑软产道损伤,仔细检查软产道。

1.宫颈裂伤

产后应仔细检查宫颈,胎盘娩出后,用两把卵圆钳钳夹宫颈并向下牵拉,从宫颈 12 点处起顺时针检查一周。初产妇宫颈两侧(3、9 点处)较易出现裂伤。如裂口不超过 1 cm,通常无明显活动性出血。有时破裂深至穹隆伤及动脉分支,可有活动性出血,隐性或显性。有时宫颈裂口可向上延伸至宫体,向两侧延至阴道穹隆及阴道旁组织。

2.阴道裂伤

检查者用中指、食指压迫会阴切口两侧,仔细查看会阴切口顶端及两侧有无损伤及损伤程度和有无活动性出血。阴道下段前壁裂伤时出血活跃。

3.会阴裂伤

会阴裂伤按损伤程度分为三度。Ⅰ度指会阴部皮肤及阴道入口黏膜撕裂,未达肌层,一般出血不多;Ⅱ度指裂伤已达会阴体肌层、累及阴道后壁黏膜,甚至阴道后壁两侧沟向上撕裂使原解剖结构不易辨认,出血较多;Ⅲ度是指肛门外括约肌已断裂,甚至直肠阴道隔、直肠壁及黏膜的裂伤,裂伤虽较严重,但出血可能不多(图 14-1)。

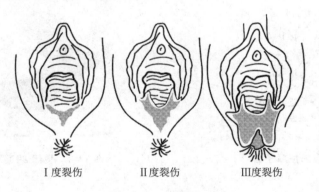

Ⅰ度裂伤　　Ⅱ度裂伤　　Ⅲ度裂伤

**图 14-1　会阴裂伤**

**(四)凝血功能障碍**

若产妇有血液系统疾病或由于分娩引起 DIC 等情况,产妇表现为持续性阴道流血,血液不凝,止血困难,同时可出现全身部位出血灶。实验室诊断标准应同时有下列三项以上异常。

(1)血小板(PLT)进行性下降小于 $100 \times 10^9$/L,或有 2 项以上血小板活化分子标志物血浆水平升高:①β-甘油三酯(β-TG);②血小板因子 4(PF$_4$);③血栓烷 B$_2$(TXB$_2$);④P$_2$ 选择素。

(2)血浆纤维蛋白原(Fg)含量小于 115 g/L 或大于 410 g/L,或呈进行性下降。

(3)3P 试验阳性,或血浆 FDP 大于 20 mg/L 或血浆 D-D 水平较正常增高 4 倍以上(阳性)。

(4)PT 延长或缩短 3 秒以上,部分活化凝血时间(APTT)延长或缩短 10 秒以上。

(5)AT-Ⅲ:A 小于 60% 或蛋白 C(PC)活性降低。

(6)血浆纤溶酶原抗原(PLG:Ag)小于 200 mg/L。

(7)因子Ⅷ:C 活性小于 50%。

(8)血浆内皮素-1(ET-1)水平大于 80 ng/L 或凝血酶调节蛋白(TM)较正常增高 2 倍以上。

为了抢救患者生命,DIC 的早期诊断显得尤为重要。如果能在 DIC 前期做出诊断,那么患者的预后会有明显改善。

## 六、处理

产后出血的处理原则为针对原因,迅速止血,补充血容量纠正休克及防治感染。

### (一)子宫收缩乏力

加强宫缩是最迅速有效的止血方法。具体方法如下。

1.去除引起宫缩乏力的原因

若由于全身因素,则改善全身状态;若为膀胱过度充盈应导尿等。

2.按摩子宫

助产者一手在腹部按摩宫底(拇指在前,其余 4 指在后),同时压迫宫底,将宫内积血压出,按摩必须均匀而有节律(图 14-2)。如果无效,可用腹部-阴道双手按摩子宫法,即一手握拳置于阴道前穹隆顶住子宫前壁,另一手在腹部按压子宫后壁使宫体前屈,双手相对紧压子宫并做节律性按摩(图 14-3)。按压时间以子宫恢复正常收缩为止,按摩时注意无菌操作。

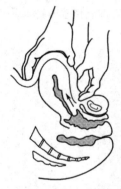

图 14-2　腹部按摩子宫

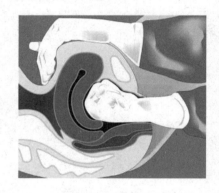

图 14-3　腹部-阴道双手按摩子宫

3.应用宫缩剂

(1)缩宫素:能够选择性的兴奋子宫平滑肌,增加子宫平滑肌的收缩频率及收缩力,有弱的血管加压和抗利尿作用。用药后 3~5 分钟起效,缩宫素半衰期为 10~15 分钟,作用时间0.5 小时。肌内注射或缓慢静脉推注 10~20 U,然后 20 U 加入 0.9%生理盐水或 5%葡萄糖液 500 mL 中静脉滴注。24 小时内用量不超过 40 U。宫体、宫颈注射等局部用药法效果则更佳。大剂量使用应注意尿量。卡贝缩宫素为长效缩宫素,是九肽类似物,100 μg 缓慢静脉推注或肌内注射,与持续静脉滴注缩宫素 16 小时的效果相当。

(2)麦角新碱:直接作用于子宫平滑肌,作用强而持久,稍大剂量可引起子宫强直性收缩,对子宫体和宫颈都有兴奋作用,2~5 分钟起效。

用法:肌内注射(IM)/静脉注射(IV)均可,IV 有较大的不良反应,紧急情况下可以使用。部分患者用药后可发生恶心、呕吐、出冷汗、面色苍白等反应,有妊娠高血压疾病及心脏病者慎用。

(3)米索前列醇：是前列腺素 E$_1$ 的类似物，口服后能转化成有活性的米索前列醇酸，增加子宫平滑肌的节律收缩作用。5 分钟起效，口服 30 分钟达血药浓度高峰；半衰期 1.5 小时，持续时间长，可有效解决产后 2 小时内出血问题，对子宫的收缩作用强于缩宫素。

给药方法：在胎儿娩出后立即给予米索前列醇 600 μg 口服，直肠给药效果更好。

(4)卡前列甲酯栓：对子宫平滑肌有很强的收缩作用。1 mg 直肠给药用于预防产后出血。

(5)卡前列素氨丁三醇注射液，引发子宫肌群收缩，发挥止血功能，疗效好，止血迅速安全，不良反应轻微。难治性产后出血起始剂量为 250 μg 欣母沛无菌溶液(1 mL)，深层肌内注射。某些特殊的病例，间隔 15～90 分钟后重复注射，总量不超过 2 000 μg(8 支)。对欣母沛无菌溶液过敏的患者、急性盆腔炎的患者、有活动性心肺肾肝疾病的患者忌用。

不良反应：主要由平滑肌收缩引起，血压升高、呕吐、腹泻、哮喘、瞳孔缩小、眼内压升高、发热、脸部潮红。约 20% 的病例有各种不同程度的不良反应，一般为暂时性，不久自行恢复。

(6)垂体后叶素：使小动脉及毛细血管收缩，同时也有兴奋平滑肌并使其收缩的作用。在剖宫产术中胎盘剥离面顽固出血病例，将垂体后叶素 6 U(1 mL)加入生理盐水 19 mL，在出血部位黏膜下多点注射，每点 1 mL，出血一般很快停止；如再有出血可继续注射至出血停止，用此方法 10 分钟之内出血停止者未发现不良反应。

(7)葡萄糖酸钙：钙离子是子宫平滑肌兴奋的必需离子，而且参与人体的凝血过程。静脉推注 10% 葡萄糖酸钙 10 mL，可使子宫平滑肌对宫缩剂的效应性增强，胎盘附着面出血减少，降低缩宫素用量。

4.宫腔填塞

宫腔填塞主要有两种方法：填塞纱布或填塞球囊。

(1)剖宫产术中遇到子宫收缩乏力，经按摩子宫和应用宫缩剂加强宫缩效果不佳时、前置胎盘或胎盘粘连导致剥离面出血不止时，直视下填塞宫腔纱条可起到止血效果。但是胎盘娩出后子宫容积比较大，可以容纳较多的纱条，也可以容纳较多的出血，而且纱布填塞不易填紧，且因纱布吸血而发生隐匿性出血。可采用特制的长 2 m，宽 7～8 cm 的 4～6 层无菌脱脂纱布条，一般宫腔填塞需要 2～4 根，每根纱条之间用粗丝线缝合连接。术者左手固定子宫底部，右手或用卵圆钳将纱条沿子宫腔底部自左向右，来回折叠填塞宫腔，留足填塞子宫下段的纱条后(一般需 1 根)，将最尾端沿宫颈放入阴道内少许，其后填满子宫下段，然后缝合子宫切口。若为子宫下段出血，也应先填塞宫腔，然后再用足够的纱条填充子宫下段。纱条需为完整的一根或中间打结以便于完整取出，缝合子宫切口时可在中间打结，注意勿将纱条缝入。24～48 小时内取出纱布条，应警惕感染。经阴道宫腔纱条填塞法，因操作困难，常填塞不紧反而影响子宫收缩，一般不采用(图 14-4)。

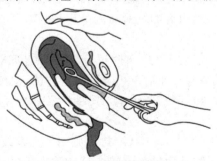

**图 14-4 宫腔纱条填塞**

(2)可供填塞的球囊有专为宫腔设计的,能更好适应宫腔形态,如巴克里(Bakri)紧急填塞球囊导管;原用于其他部位止血的球囊,但并不十分适合宫腔形态,如森-布管、鲁施(Rusch)泌尿外科静压球囊导管;产房自制的球囊,如手套或避孕套。经阴道放置球囊前,先置导尿管以监测尿量。用超声或阴道检查大致估计宫腔的容量,确定宫腔内无胎盘胎膜残留、动脉出血或裂伤。在超声引导下将导管的球囊部分插入宫腔,球囊内应注入无菌生理盐水,而不能用空气或二氧化碳,也不能过度充盈球囊。

所有宫腔填塞止血的患者应严密观察生命体征和液体出入量,观测宫底高度和阴道出血情况,必要时行超声检查排除有无宫腔隐匿性出血。缩宫素维持12~24小时,促进子宫收缩;预防性应用广谱抗生素。8~48小时取出宫腔填塞物,抽出前做好输血准备,先用缩宫素、麦角新碱或前列腺素等宫缩剂。慢慢放出球囊内液体后再取出球囊,或缓慢取出纱布条,避免再次出血的危险。

5.盆腔动脉结扎

经上述处理无效,出血不止,为抢救产妇生命可结扎盆腔动脉。妊娠子宫体的血液90%由子宫动脉上行支供给,故结扎子宫动脉上行支后,可使子宫局部动脉压降低,血流量减少,子宫肌壁暂时缺血,子宫迅速收缩而达到止血目的。子宫体支、宫颈支与阴道动脉、卵巢动脉的各小分支、左右均有吻合,故结扎子宫动脉上行支或子宫动脉总支,子宫卵巢动脉吻合支、侧支循环会很快建立,子宫组织不会发生坏死;并且采用可吸收缝合线结扎,日后缝线吸收、脱落,结扎血管仍可再通,不影响以后的月经功能及妊娠分娩。具体术式如下。

(1)子宫动脉上行支结扎术:主要适用于剖宫产胎盘娩出后子宫收缩乏力性出血,经宫缩药物及按摩子宫无效者,胎盘早剥致子宫卒中发生产后出血者,剖宫产胎儿娩出致切口撕伤,局部止血困难者。方法为一般在子宫下段进行缝扎,结扎为子宫动静脉整体结扎,将2~3 cm子宫肌层结扎在内非常重要;若已行剖宫产,最好选择在子宫切口下方,在切口下2~3 cm进行结扎,如膀胱位置较高时应下推膀胱。第一次子宫动脉缝扎后如效果不佳,可以再缝第二针,多选择在第一针下3~5 cm处。这次结扎包括了大部分供给子宫下段的子宫动脉支,宜采用2-0可吸收线或肠线,避免"8"字缝合,结扎时带入一部分子宫肌层,避免对血管的钳扎与分离,以免形成血肿,增加手术难度。如胎盘附着部位较高,近宫角部,则尚需结扎附着侧的子宫卵巢动脉吻合支。

(2)子宫动脉下行支结扎术:是以卵圆钳钳夹宫颈前和/或后唇并向下牵引,暴露前阴道壁与宫颈交界处,在宫颈前唇距宫颈阴道前壁交界处下方约1 cm处做长约2 cm横行切口,将子宫向下方及结扎的对侧牵拉,充分暴露视野,食指触摸搏动的子宫动脉作为指示进行缝扎,注意勿损伤膀胱,同法缝扎对侧。子宫动脉结扎后子宫立即收缩变硬,出血停止。但在下列情况下不宜行经阴道子宫动脉结扎:由其他病因引起的凝血功能障碍(感染、子痫前期等);阴道部位出血而非宫体出血。

经阴道子宫动脉下行支结扎特别适用于阴道分娩后子宫下段出血患者。对剖宫产术结束后,如再发生子宫下段出血,在清除积血后也可尝试以上方法,避免再次进腹。对前置胎盘、部分胎盘植入等患者可取膀胱截石位行剖宫产手术,必要时采用以上两种方法行子宫动脉结扎,明显减少产后出血。

(3)髂内动脉结扎术(图14-5):髂内动脉结扎后血流动力学改变的机制,不是因结扎后动脉血供完全中止而止血,而是由于结扎后的远侧端血管动脉内压降低,血流明显减缓(平均主支局部脉压下降75%,侧支下降25%),局部加压后易于使血液凝成血栓而止血即将盆腔动脉血循环转变为类似静脉的系统,这种有效时间约 1 小时。髂内动脉结扎后极少发生盆腔器官坏死现象,主要是因腹主动脉分出的腰动脉、髂总动脉分出的骶中动脉、来自肠系膜下动脉的痔上动脉、卵巢动脉、股动脉的旋髂动脉、髂外动脉的腹壁下动脉均可与髂内动脉的分支吻合,髂内动脉结扎后 45～60 分钟侧支循环即可建立,一般仍可使卵巢、输卵管及子宫保持正常功能。

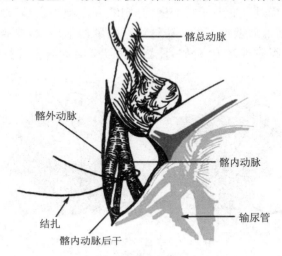

图 14-5　髂内动脉结扎

　　髂内动脉结扎的适应证包括产后出血、行子宫切除术前后;保守治疗宫缩乏力失败;腹腔妊娠胎盘种植到盆腔,或胎盘粘连造成难以控制的出血;盆腔、阔韧带基底部持续出血;子宫破裂、严重撕伤,可能撕伤到子宫动脉。方法为确认髂总动脉的分叉部位,该部位有两个骨性标志:骶骨岬和两侧髂前下棘连线,输尿管由此穿过。首先与输尿管平行,纵行切开后腹膜 3～5 cm,分离髂总及髂内动动脉分叉处,然后在距髂内外分叉下 2.5 cm 处,用直角钳轻轻从髂内动脉后侧穿过,钳夹两根 7 号丝线,间隔 1.5～2.0 cm 分别结扎,不剪断血管。结扎前后为防误扎髂外动脉,术者可提起缝线,用食、拇指收紧,使其暂时阻断血流,常规嘱台下两人触摸患者该侧足背动脉或股动脉,确定有搏动无误,即可结扎两次。必须小心勿损伤髂内静脉,否则会加剧出血程度。多数情况下,双侧结扎术比单侧效果好,止血可靠。

　　上述方法可逐步选用,效果良好且可保留生育功能。但应注意,结扎后只是使血流暂时中断,出血减少,应争取时间抢救休克。

　　6.子宫背带式缝合术(B-Lynch suture)

　　B-Lynch 缝合术治疗产后出血,对传统产后出血的治疗来说是一个里程碑式的进展,如果正确使用,将大大提高产后出血治疗的成功率。B-Lynch 缝合术操作简单、迅速、有效、安全、能保留子宫和生育功能,易于在基层医院推广。B-Lynch 缝合术原理是纵向机械性压迫使子宫壁弓状血管被有效地挤压,血流明显减少、减缓、局部血栓形成而止血;同时子宫肌层缺血,刺激子宫收缩进一步压迫血窦,使血窦关闭而止血。此方法适用子宫收缩乏力、前置胎盘、胎盘粘连、凝血功能障碍引起的产后出血及晚期产后出血。B-Lynch 缝合术用于前置胎盘、胎盘粘连引起的产后出血时,需结合其他方法,如胎盘剥离面做"8"字缝合止血后再行子宫 B-Lynch 缝合术,双侧子宫卵巢动脉结扎再用 B-Lynch 缝合术。

　　剖宫产术中遇到子宫收缩乏力,经按摩子宫和应用宫缩剂加强宫缩效果不佳时,术者可用双手握抱子宫并适当加压以估计施行 B-lynch 缝合术的成功机会。此方法较盆腔动脉缝扎术简单易行,并可避免切除子宫,保留生育能力。具体缝合方法为距子宫切口右侧顶点下缘 3 cm 处进针,缝线穿过宫腔至切口上缘 3 cm 处出针,将缝线拉至宫底,在距右侧宫角约 3 cm 处绕向子宫后壁,在与前壁相同的部位进针至宫腔内;然后横向拉至左侧,在左侧宫体后壁(与右侧进针点相同部位)出针,将缝线垂直绕过宫底至子宫前壁,分别缝合左侧子宫切口的上、下缘(进出针的部位与右侧相同)。子宫表面前后壁均可见 2 条缝线。收紧两根缝线,检查无出血即打结,然后再关闭子宫切口。子宫放回腹腔观察 10 分钟,注意下段切口有无渗血,阴道有无出血及子宫颜色,若正常即逐层关腹(图 14-6)。

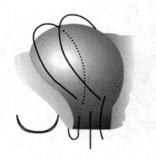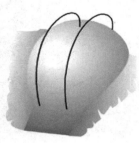

图 14-6　子宫背带式缝合

7.动脉栓塞术

当以上治疗产后出血的方法失败后,动脉栓塞术是一个非常重要的保留子宫的治疗方法。产后出血动脉栓塞的适应证应根据不同的医院、实施动脉栓塞的手术医师的插管及栓塞的熟练程度,而有所不同。总的来讲,须遵循以下原则:①各种原因所致的产后出血,在去除病因和常规保守治疗无效后;②包括已经发生 DIC(早期)的患者;③生命体征稳定或经抢救后生命体征稳定,可以搬动者;④手术医师应具有娴熟的动脉插管和栓塞技巧。

禁忌证:①生命体征不稳定,不宜搬动的患者;②DIC 晚期的患者;③其他不适合介入手术的患者,如造影剂过敏。

在放射科医师协助下,行股动脉穿刺插入导管至髂内动脉或子宫动脉,注入直径 1～3 mm 大小的新胶海绵颗粒栓塞动脉,栓塞剂 2～3 周被吸收,血管复通。动脉栓塞术后还应注意:①在动脉栓塞后立即清除宫腔内的积血,以利于子宫收缩;②术中、术后应使用广谱抗生素预防感染;③术后应继续使用宫缩剂促进子宫收缩;④术后应监测性激素分泌情况,观测卵巢有没有损伤;⑤及时防止宫腔粘连,尤其在胎盘植入患者及合并子宫黏膜下肌瘤的患者。但应强调的是动脉栓塞治疗不应作为患者处于危机情况的一个避免子宫切除的措施,而是应在传统保守治疗无效时,作为一个常规止血手段尽早使用。

8.切除子宫

经积极治疗仍无效,出血可能危及产妇生命时,应行子宫次全切术或子宫全切除术,以挽救产妇生命。但产科子宫切除术对产妇的身心健康有一定的影响,特别是给年轻及未有存活子女者带来伤害。因此,必须严格掌握手术指征,只有在采取各种保守治疗无效,孕产妇生命受到威胁时,才采用子宫切除术。而且子宫切除必须选择最佳时机,过早切除子宫,虽能有效地治疗产后出血,但会给患者带来失去生育能力的严重后果。相反,若经过多种保守措施,出血不能得到有效控制,手术者仍犹豫不决,直至患者生命体征不稳定,或进入 DIC 状态再行子宫切除,已错失最佳手术时机,还可能遇到诸如创面渗血、组织水肿、解剖不清等困难,增加手术难度,延长手术时间,加重患者 DIC、继发感染或多脏器衰竭的发生。

目前,虽然子宫收缩乏力是产后出血的首要原因,但较少成为急症子宫切除的主要手术指征。尽管如此,临床上还有下列几种情况须行子宫切除术:宫缩乏力性产后出血,对于多种保守治疗难以奏效,出血有增多趋势;子宫收缩乏力时间长,子宫肌层水肿,对一般保守治疗无反应;短期内迅速大量失血导致休克、凝血功能异常等产科并发症,已来不及实施其他措施,应果断行子宫切除手术。值得强调的是,对于基层医疗机构,在抢救转运时间不允许、抢救物品和血液不完备、相关手术技巧不成熟的情况下,为抢救产妇生命应适当放宽子宫切除的手术指征。胎盘因素引起的难以控制的产科出血,是近年来产科急症子宫切除术最重要的手术指征。穿透性胎盘植入,合并子宫穿孔并感染;完全胎盘植入面积大于 1/2;做楔形切除术后仍出血不止者;药物治疗无效或出现异常情况者;胎盘早剥并发生严重子宫卒中等情况均应果断地行子宫切除。其次子宫破裂引起的产后出血是急症子宫切除的重要指征,特别是发生破裂时间长,估计已发生继发感染;裂口不整齐,子宫肌层有大块残缺,难以行修补术或即使行修补但缝合后估计伤口愈合不良;裂口深,延伸到宫颈等情况。而当羊水栓塞、重度或未被发现的胎盘早剥导致循环障碍及器官功能衰竭,凝血因子消耗和继发性纤维蛋白溶解而引起的出血、休克,甚至脏器功能衰竭时进行手术,需迅速切除子宫。

### (二)胎盘因素

**1.胎盘已剥离未排出**

膀胱过度膨胀应导尿排空膀胱,用手按摩使子宫收缩,另一手轻轻牵拉脐带协助胎盘娩出。

**2.胎盘剥离不全或胎盘粘连伴阴道流血**

此类情况应徒手剥离胎盘(图 14-7)。

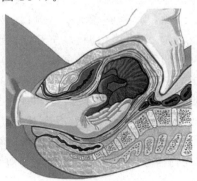

**图 14-7　徒手剥离胎盘**

**3.胎盘植入的处理**

若剥离胎盘困难,切忌强行剥离,应考虑行子宫切除术。若出血不多,需保留子宫者,可保守治疗,目前用甲氨蝶呤(MTX)治疗,效果较好。

**4.胎盘胎膜残留**

胎盘胎膜残留可行钳刮术或刮宫术。

**5.胎盘嵌顿**

在子宫狭窄环以上发生胎盘嵌顿者,可在静脉全身麻醉下,待子宫狭窄环松解后再用手取出胎盘。

### （三）软产道裂伤

一方面彻底止血，另一方面按解剖层次缝合。宫颈裂伤小于1 cm时，若无活动性出血，则不需缝合；若有活动性出血或裂伤大于1 cm，则应缝合。若裂伤累及子宫下段时，缝合应注意避免损伤膀胱及输尿管，必要时经腹修补。修补阴道裂伤和会阴裂伤，应注意解剖层次的对合，第一针要超过裂伤顶端0.5 cm（图14-8），缝合时不能留有无效腔，避免缝线穿过直肠黏膜。外阴、阴蒂的损伤，应用细丝线缝合。软产道血肿形成应切开并清除血肿，彻底止血、缝合，必要时可放置引流条。

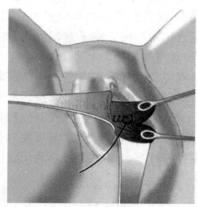

图14-8　宫颈裂伤的缝合

### （四）凝血功能障碍

首先应排除子宫收缩乏力、胎盘因素、软产道裂伤引起的出血，明确诊断后积极输新鲜全血、血小板、纤维蛋白原或凝血酶原复合物、凝血因子等。若已并发DIC，则按DIC处理。

在治疗过程中应重视以下几方面：早期诊断和动态监测；积极治疗原发病，补充凝血因子，包括输注新鲜冰冻血浆、凝血酶原复合物、纤维蛋白原、冷沉淀（含Ⅷ因子和纤维蛋白原）、单采血小板、红细胞等血制品来解决；改善微循环和抗凝治疗；重要脏器功能的维持和保护。

在治疗产后出血，补充血容量，纠正失血性休克，甚至抢救DIC患者方面，目前仍推广采用传统早期大量液体复苏疗法。即失血后立即开放静脉，最好有两条开放的静脉通道，快速输入复方乳酸林格液或林格溶液加5％碳酸氢钠溶液45 mL混合液，输液量应为出血量的2～3倍。

处理出血性休克的原则如下：①止血，止痛。②补血，扩张血容量。③纠正酸中毒，改善微循环，有时止血不是立即成功，而扩充血容量较容易，以维护主要脏器的血供，防止休克恶化，争取时间完成各种止血方法。

休克早期先输入2 000～3 000 mL平衡液（复方乳酸林格液等），以后尽快输全血和红细胞。如无血，可以使用胶体液作权宜之计。尤其在休克晚期，组织间蛋白贮存减少，继续输晶体液会使胶体渗透压明显下降产生组织水肿。胶体液除全血外还有血浆、清蛋白血浆代用品。血液稀释可降低血液黏度，增加心排血量，减少心脏负荷和增加组织灌注，但过度稀释又可使血液携氧能力降低，使组织缺氧，最佳稀释度一般认为是血细胞比容在30％以上。

另一方面，产科失血性休克的早期液体复苏还应涉及合理的输液种类问题。有关低血容量性休克液体复苏中使用晶体还是胶体的问题争论已久，但目前尚无足够的证据表明晶体液与胶体液用于低血容量休克液体复苏的疗效与安全性方面有明显差异。近年研究发现，氯化钠高渗盐溶液（7.5％）早期用于抗休克，较常规的林格氏液、平衡盐液有许多优势，且价格便宜，使用方便,适合于急诊抢救,值得在临床一线广泛推广。新型的羧甲淀粉注射液-高渗氯化钠羟乙基淀粉 40 溶液引起了国内外研究者的广泛关注,其具有我国自主知识产权并获得原国家食品药品监督管理局(SDFA)新药证书。临床研究表明其可以较少的输液量迅速恢复机体的有效循环血容量,改善心脏功能,减轻组织水肿,降低颅内压。

## 七、预防

加强围生期保健,严密观察及正确处理产程可降低产后出血的发生率。

**(一)重视产前保健**

(1)加强孕前及孕期妇女保健工作,对有凝血功能障碍和可能影响凝血功能障碍疾病的患者,应积极治疗后再受孕,必要时应于早孕时终止妊娠。

(2)具有产后出血危险因素的孕妇,如多胎妊娠、巨大胎儿、羊水过多、子宫手术史、子宫畸形、妊娠期高血压疾病、妊娠合并血液系统疾病及肝病等,要加强产前检查,提前入院。

(3)宣传计划生育,减少人工流产次数。

**(二)提高分娩质量**

严密观察及正确处理产程。第一产程:合理使用子宫收缩药物和镇静剂,注意产妇饮食,防止产妇疲劳和产程延长。第二产程:根据胎儿大小掌握会阴后-斜切开时机,认真保护会阴;阴道检查及阴道手术应规范、轻柔,正确指导产妇屏气及使用腹压,避免胎儿娩出过快。第三产程:是预防产后出血的关键,不要过早牵拉脐带;胎儿娩出后,若流血量不多,可等待 15 分钟,若阴道流血量多应立即查明原因,及时处理。胎盘娩出后要仔细检查胎盘、胎膜,并认真检查软产道有无撕裂及血肿。

**(三)加强产后观察**

产后 2 小时是产后出血发生的高峰。产妇应在产房中观察 2 小时:注意观察会阴后-斜切开缝合处有无血肿;仔细观察产妇的生命体征、宫缩情况及阴道流血情况,发现异常及时处理。离开产房前要鼓励产妇排空膀胱,鼓励母亲与新生儿早接触、早吸吮,能反射性引起子宫收缩,减少产后出血。

(李双双)

# 第十五章　正常产褥及产褥期疾病

## 第一节　正常产褥

### 一、产褥期母体的生理变化

#### （一）生殖系统
产褥期变化最大的是生殖系统，其中又以子宫的变化最大。

**1.子宫复旧**

子宫在胎盘娩出后逐渐恢复至未孕前状态的过程，称为子宫复旧，需时 6~8 周。

（1）宫体变化：肌细胞数量无明显变化，但肌细胞长度和体积却明显缩小，其多余的细胞质变性自溶，在溶酶体酶系作用下，转化成氨基酸进入循环系统，由肾脏排出。因此，随着肌纤维的不断缩复，子宫体积不断缩小，于产后 1 周缩小至约妊娠 12 周大小；于产后 10 天，子宫缩小降至骨盆腔内，腹部检查扪不到子宫底；产后 6 周，子宫恢复至非孕期大小。此时子宫重量由分娩结束时的 1 000 g 减少至约 50 g。胎盘娩出时，胎盘附着处蜕膜海绵层随胎盘娩出。胎盘附着表面粗糙，分娩后 2~3 天，蜕膜浅层细胞发生退行性变，坏死脱落，形成恶露的一部分；深层保留的腺体和间质细胞迅速增殖，成为新的子宫内膜。产后第 3 周除胎盘附着部位以外的子宫内膜基本修复，胎盘附着部位的内膜修复约需至产后 6 周。子宫肌层间的血管由于肌层收缩而被压缩变细，最终闭塞形成血栓，后被机化吸收。

（2）子宫下段变化：产后几周内，被动扩张、拉长的子宫下段缩复，恢复至非孕期的子宫峡部。

（3）宫颈变化：胎儿娩出后，宫颈外口如袖口状，产后 2~3 天宫口可容 2 指，产后 1 周，宫口关闭，宫颈管复原。产后 4 周左右子宫颈完全恢复至孕前形态。宫颈左右两侧（3 点及 9 点处）常因分娩时撕裂，愈合后宫颈外口呈"一"字形横裂，称为已产型。

**2.阴道、外阴的变化**

阴道受胎先露部压迫，在产后最初几天内可出现水肿，阴道壁松软、平坦，弹性较差。阴道黏膜皱襞消失，产后阴道壁水肿逐渐消失，弹性恢复。产后 3 周重新出现阴道黏膜皱襞，产后 6 周尚不能完全恢复至原有的程度。阴道黏膜上皮恢复至正常孕前状态需等到排卵恢复。

阴道分娩后外阴出现水肿，产后数天内消退。处女膜因分娩时撕裂而成为残缺不全的痕迹，呈处女膜痕,是经产的重要标志;阴唇后联合可有轻度裂伤,缝合后3~5天能愈合。分娩可造成盆底组织(肌肉和筋膜)扩张过度,弹性减弱,常伴有肌纤维部分撕裂,一般产褥期内可恢复。但分娩次数过多,间隔时间过短,盆底组织松弛,较难完全恢复正常,这也是导致子宫脱垂、阴道壁膨出的重要原因。

**(二)乳房**

乳房的主要变化是泌乳。分娩后雌、孕激素急剧下降,抑制了催乳素抑制因子的释放,在催乳素作用下,乳房腺细胞开始分泌乳汁。哺乳过程是维持乳汁分泌及排出的最重要条件。婴儿的吸吮刺激可通过抑制下丘脑多巴胺及其他催乳素抑制因子,致使催乳素呈脉冲式释放,促进乳汁分泌。吸吮乳头还可反射性地引起神经垂体释放缩宫素,缩宫素可使乳腺腺泡周围的肌上皮细胞收缩,促进乳汁从腺泡、小乳导管进入输乳导管和乳窦而喷出,进而排出乳汁,此过程又称喷乳反射。乳汁产生的数量与产妇充足营养、足够睡眠、愉悦情绪和健康状况密切相关。产后7天内分泌的乳汁,称为初乳,初乳色偏黄是由于含有较多β-胡萝卜素的缘故。

母乳中含有丰富的营养物质,尤其是初乳中含有丰富抗体和初乳小体即吞噬细胞,可增强新生儿的抵抗力。母乳中还含有丰富的蛋白和脂肪,多种免疫物质、矿物质、维生素和酶,对新生儿生长发育有重要作用,是新生儿最佳天然食物。母乳喂养过程是最深的感情交融,可加深母子感情,同时有利于促进子宫复旧,预防产后出血,有利于母亲健康。

**(三)循环系统**

子宫胎盘循环结束后,大量血液从子宫进入产妇体循环,加之妊娠期潴留在组织中的液体亦进入母体血循环中。产后72小时内,产妇血循环量增加15%~25%,尤其是最初24小时,因此产后72小时内心脏负担明显加重,应注意预防心力衰竭发生。一般产后2~6周,血循环量恢复至孕前水平。

**(四)血液系统**

产褥早期仍处于高凝状态,有利于胎盘创面迅速形成血栓,减少产后出血量。纤维蛋白原、凝血酶、凝血酶原于产后2~3周内降至正常。白细胞计数于产褥早期仍较高,可达$15×10^9$~$30×10^9$/L,中性粒细胞比例增加,淋巴细胞数下降,一般产后1~2周内恢复正常。血小板亦逐渐上升恢复正常。产褥早期可继续贫血,一般产后10天血红蛋白上升。红细胞沉降率于产后3~4周降至正常。

**(五)泌尿系统**

产褥早期为妊娠期体内滞留的多量水分进入体循环后通过肾脏排出,故产后最初数天的尿量增多。产后第1周,一般为多尿期。分娩过程中膀胱尤其是膀胱三角区受压,致使黏膜充血水肿和肌张力减低,对尿液刺激敏感性下降,且由于会阴伤口疼痛等原因,产褥早期易出现一过性尿潴留,尤其是产后最初12小时。肾盂及输尿管生理性扩张,需4~6周恢复正常。

**(六)消化系统**

产褥早期胃肠肌张力及蠕动力仍较低,产妇食欲欠佳,喜进汤食,容易发生便秘。产后1~2周内消化功能逐渐恢复正常。

**(七)内分泌系统**

分娩后,雌、孕激素水平急剧下降,至产后1周已降至孕前水平。血清绒毛膜促性腺激素(HCG)产后2周内血中已测不出。甲状腺功能于产后1周左右恢复正常。肾上腺皮质功能分娩后逐渐下降,约产后4天恢复正常。胎盘分泌的胎盘生乳素,一般在产后6小时消失,血中不能测出。哺乳产妇垂体催乳素(PRL)于产后数天降至 60 μg/L,吸吮乳汁时此值增高;不哺乳产妇则降至 20 μg/L。产后 6 周卵泡刺激素(FSH)、黄体生成素(LH)逐渐恢复,哺乳妇女其 PRL 值高抑制 FSH 和 LH 的分泌,不哺乳妇女一般产后 6~10 周恢复排卵,月经复潮。哺乳妇女平均在产后 4~6 个月恢复排卵,有的在哺乳阶段一直不来月经,但也有偶发排卵。

### (八)免疫系统

在产褥期,机体免疫功能逐渐恢复,NK 细胞和 LAK 细胞活性增加,有利于对疾病的防御。

## 二、临床表现

### (一)生命体征

正常产妇,产后生命体征在正常范围。产后 24 小时内,体温略升高但不超过 38 ℃,可能与产程长导致过度疲劳,产妇失水或恶露积滞等有关。产后 3~4 天可能会出现"泌乳热",乳房充血影响血液和淋巴回流,乳汁不能排出,一般不超过 38 ℃,一般仅持续数小时,最多不超过 24 小时可恢复正常。产后脉搏在正常范围,一般略慢,每分钟 60~70 次,1 周后恢复正常。心率可反映体温和血容量情况,当心率加快时,应注意有无感染和失血。产后呼吸深慢,一般每分钟 14~16 次,是由于产后腹压降低,膈肌下降,由妊娠时的胸式呼吸恢复为胸腹式呼吸所致。血压于产褥初期平稳,若血压下降,需警惕排除产后出血。对有妊娠期高血压疾病者,产后仍应监测血压,预防产后子痫的发生。

### (二)子宫复旧和宫缩痛

胎盘娩出后,子宫收缩呈圆形,宫底即刻降为脐下一横指,产后 1 天因宫颈外口上升达坐骨棘水平,致使宫底略上升至脐平,以后每天下降 1~2 cm,产后 10 天降至盆腔内,在耻骨联合上方触不到宫底。产后 6 周,子宫恢复到正常非孕期大小。产后哺乳吸吮乳头反射性引起缩宫素分泌增加,故子宫下降速度较不哺乳者快。产后子宫收缩引起的下腹部阵发性疼痛,称为宫缩痛。经产妇宫缩痛较初产妇明显,哺乳者较不哺乳者明显。宫缩痛多在产后 1~2 天出现,持续 2~3 天自然消失,不需特殊用药。如果宫缩痛比较严重,可试用局部热敷,也可酌情给予镇痛剂。

### (三)褥汗

产后一周内,皮肤排泄功能旺盛,通过皮肤排泄孕期潴留的水分,在睡眠时明显,产妇醒来满头大汗,习称"褥汗",不属病态,于产后 1~2 周内自行好转。

### (四)乳房

产后 3 天,因乳房过度充盈及乳腺管阻塞,常出现乳房胀痛,多于产后 7 天自然消失。

### (五)恶露

产后血液和坏死脱落的子宫蜕膜等组织经阴道排出,称为恶露。根据其颜色及内容物分为血性恶露、浆液性恶露、白色恶露。正常恶露有血腥味,但无异味,一般持续 4~6 周,总量可达 500 mL。若有子宫复旧不全或胎盘、胎膜残留或感染,可使恶露量增多,时间延长,并有臭味。

## 三、产褥期处理

产褥期母体各系统发生很多变化,如果不能正确处理这些变化,则可能由生理变化转为病理状态。

## (一)产后 2 小时

需在产房密切观察产妇,产后 2 小时内极易发生严重并发症,如产后出血、心力衰竭、产后子痫和羊水栓塞等。注意观察生命体征,产后立即测量血压、脉搏、呼吸,以后每半小时测量一次。心脏病、妊娠期高血压疾病产妇更要密切注意心功能变化,此外还应注意子宫收缩及阴道流血情况。若宫缩不佳,可让产妇排尿并按摩子宫使其收缩,压出宫腔积血块,同时注射子宫收缩剂如缩宫素等。产后 2 小时进行阴道和直肠检查,注意有无阴道壁血肿及会阴切口缝线是否良好。若产后 2 小时一切正常,可将产妇连同新生儿送回休养室。

## (二)产后一周

重点仍是注意观察血压、心率、体温、呼吸,有内科合并症应注意对相应疾病的观察和处理,同时应注意预防晚期产后出血。

## (三)营养,饮食,锻炼

产后 1 小时可进流质饮食或清淡的半流质饮食,以后可进普食。产妇胃肠功能恢复需要一定时间,产后建议少量多餐,以清淡、高蛋白质饮食为宜,同时注意补充水分。不宜进食高蛋白、高脂肪食物,可多吃些新鲜水果和蔬菜等,为了防止便秘也需吃些粗粮。ACOG 建议产后慢慢开始恢复锻炼。如无内科或手术并发症,顺产产妇分娩后几天内就能恢复身体锻炼,适度锻炼对身体无明显不良反应,可减少产妇超重和肥胖的发生,有助于其心血管健康,并可锻炼盆底肌,促进恢复。此外,为减轻运动时充盈的乳房造成的不适感,哺乳期妇女应在锻炼前哺乳促乳房排空。

## (四)排尿和排便

产后应鼓励产妇尽早自行排尿,产后 4 小时应鼓励产妇排尿。若排尿困难,可采用温开水冲洗会阴,热敷下腹部刺激膀胱肌收缩;针刺两侧气海、关元、阴陵泉、三阴交等穴位;肌内注射新斯的明 1 mg 兴奋膀胱逼尿肌,促进排尿。上述处理无效时,可留置导尿 1~2 天。产妇活动少,肠蠕动减弱,容易发生便秘,应鼓励产妇早日下床活动,多吃水果蔬菜等富含纤维素类食物,以预防便秘。对便秘者可口服适量缓泻剂。

## (五)观察子宫复旧及恶露

产后 1 周内应每天于大致相同时间手测宫底高度,以了解子宫复旧情况。测量前应嘱产妇排尿。每天观察恶露数量、颜色和气味。若子宫复旧不全,恶露增多,红色恶露持续时间长时,应及早给予宫缩剂。若合并感染,恶露有臭味且子宫有压痛,应让产妇取半卧位利于恶露排出,同时给予广谱抗生素控制感染。

## (六)会阴处理

保持会阴清洁,外阴水肿者产后 24 小时内可用 95% 乙醇湿敷,或用 50% 硫酸镁湿敷。会阴有缝线者,应观察伤口有无红肿、硬结和渗液等。会阴缝线一般于产后 3~5 天拆线。若会阴伤口感染,应提前拆线、充分引流或行扩创处理,并定时换药,必要时加用抗生素控制感染。

## (七)乳房处理

推荐母乳喂养,指导正确哺乳,产后尽早哺乳,按需哺乳。产妇于产后 30 分钟内开始哺乳,尽早刺激乳房,建立泌乳反射。母乳喂养的原则是"按需哺乳",哺乳的时间及频率取决于婴儿的需要及乳母感到乳胀的情况。哺乳前,应用温开水擦洗乳头和乳房,母亲应洗双手,全身放松,一手拇指放在乳头上方,四指放在乳头下方,将乳头放于新生儿口中,含住乳头和大部分乳晕。出生几日的新生儿每次喂养 2~3 分钟,多数新生儿吸吮 5~10 分钟停止,但有些新生儿吸吮

30 分钟也属正常。一般吸空一侧乳房后,再吸另一侧乳房。在产褥期如出现乳房胀痛,哺乳前可用热毛巾敷乳房并按摩,促进乳汁畅通,哺乳期间冷敷以减少乳房充血。按摩乳房促乳汁排出,必要时可用吸乳器将乳汁吸出。若出现乳汁不足,指导哺乳方法,按时哺乳并将乳汁吸尽。产妇适当调节饮食,必要时可采用催乳中药和针灸的方法进行处理。若出现乳头皲裂,可用少量乳汁涂于乳头和乳晕上,短暂暴露使乳头干燥,因乳汁既具抑菌作用,又具有促进表皮修复的作用。也可涂 10% 复方苯甲酸酊或抗生素软膏,下次哺乳前将其洗净后再哺乳。每次喂完奶后就将乳头及时拔出,不要让孩子含着乳头睡觉。疼痛严重可用乳头保护罩间接哺乳或用吸入器将乳汁吸出。如果由于医源性因素不能哺乳应尽早回奶。回奶首要的是坚持不哺乳,控制液体摄入量。同时可辅以药物,常用回奶方法可选用如下。

(1)生麦芽 60~90 g,水煎当茶饮,每天 1 剂,连用 3~5 天;己烯雌酚抑制垂体催乳激素的分泌,但必须在产后 24 小时内尽早开始服用,每次 5 mg,每天 3 次,连服 3 天;以后每天 5 mg,再服 3 天;其后每天 2 mg,再服 3 天。或肌内注射苯甲酸雌二醇 4 mg,每天 1 次,连用 3~5 天。

(2)芒硝 250 g,研成粉末分装两纱布袋内,敷于两乳房并包扎,湿硬时更换。

(3)维生素 $B_6$ 200 mg 口服,每天 3 次,共 5~7 天。

(4)对已有大量乳汁分泌,可用溴隐亭 2.5 mg/次,每天 2 次,早晚与食物共服,连用 14 天,但不作为常规推荐使用。

### 四、产后随访

(1)产妇出院后 3 天、产后 14 天及 28 天由社区医疗保健人员进行家庭访视。医务人员应做到:①了解产妇的饮食起居、睡眠等情况,同时了解产妇心理及情绪,预防产后抑郁症。②对妊娠期有合并症的产妇要随访原发病状态及治疗情况。③检测两侧乳房并了解哺乳情况。④检查子宫复旧及恶露情况。⑤观察会阴伤口或腹部伤口愈合情况。⑥了解新生儿生长、喂养、预防接种情况,并指导哺乳。

(2)产后 42 天应去分娩医院做产后健康检查。①全身检查:血压、心率、血常规、尿常规。②若有内科合并症或产科并发症,需做相应检查。③妇科检查了解子宫复旧情况,观察恶露,并检查乳房。④婴儿全身体格检查。⑤计划生育指导。产褥期内避免性交。于产后 21 天起即应采取有效的避孕措施,避免非意愿妊娠。如产妇未处于严重血栓栓塞疾病急性期,产后可立即使用含孕激素的避孕方法(口服或植入),但产后 6 周内不建议使用复合避孕药。产后应避免使用自然避孕和除了避孕套之外的屏障避孕。用延长哺乳期的方法避孕效果不可靠。

(赵　静)

# 第二节　产褥期感染

产褥感染是指分娩时及产褥期生殖道受病原体感染,引起局部和全身的炎性变化。其发病率为 1.0%~7.2%,是产妇死亡的四大原因之一。产褥病率是指分娩 24 小时以后的 10 天内用口表每天测量 4 次,体温有 2 次达到或超过 38 ℃。可见产褥感染与产褥病率的含义不同。虽然造成产褥病率的原因以产褥感染为主,但也包括产后生殖道以外的其他感染与发热,如尿路感染、乳腺炎、上呼吸道感染等。

## 一、病因

### (一)感染来源

#### 1.自身感染

正常孕妇生殖道或其他部位的病原体,当出现感染诱因时使机体抵抗力低下而致病。孕妇生殖道病原体不仅可以导致产褥感染,而且在孕期即可通过胎盘、胎膜、羊水间接感染胎儿,并导致流产、早产、死胎、宫内生长受限(IUGR)、胎膜早破等。有些病原体造成的感染,在孕期只表现出阴道炎、宫颈炎等局部症状,常常不被患者重视,而在产后机体抵抗力低下时发病。

#### 2.外来感染

外来感染是由被污染的衣物、用具、各种手术器械、物品等接触患者后引起感染,常常与无菌操作不严格有关。产后住院期间探视者、陪伴者的不洁护理和接触,是引起产褥感染极其重要的来源,也是极容易被疏忽的感染因素,应引起产科医师、医院管理者的高度重视。

### (二)感染病原体

引起产褥感染的病原体种类较多,较常见者有链球菌、大肠埃希菌、厌氧菌等,其中内源性需氧菌和厌氧菌混合感染的发生有逐渐增高的趋势。需氧性链球菌是外源性感染的主要致病菌,有极强的致病力、毒力和播散力,可致严重的产褥感染。大肠埃希菌属包括大肠埃希菌及其相关的革兰阴性杆菌、变形杆菌等,亦为外源性感染的主要致病菌之一,也是菌血症和感染性休克最常见的病原体。大肠埃希菌属在阴道、尿道、会阴周围均有寄生,平常不致病,产褥期机体抵抗力低下时可迅速增生而发病。厌氧性链球菌存在于正常阴道中,当产道损伤、机体抵抗力下降,可迅速大量繁殖,并与大肠埃希菌混合感染,其分泌物异常恶臭。

### (三)感染诱因

#### 1.一般诱因

机体对入侵的病原体的反应,取决于病原体的种类、数量、毒力,以及机体自身的免疫力。女性生殖器官具有一定的防御功能,任何削弱产妇生殖道和全身防御功能的因素均有利于病原体的入侵与繁殖,如贫血、营养不良,各种慢性疾病,如肝功能不良、妊娠合并心脏病、糖尿病等,以及临近预产期前性交、羊膜腔感染。

#### 2.与分娩相关的诱因

(1)胎膜早破:完整的胎膜对病原体的入侵起着有效的屏障作用,胎膜破裂导致阴道内病原体上行性感染,是病原体进入宫腔并进一步入侵输卵管、盆腔、腹腔的主要原因。

(2)产程延长、滞产、多次反复的肛查和阴道检查增加了病原体入侵机会。

(3)剖宫产操作中无菌措施不严格、子宫切口缝合不当,导致子宫内膜炎的发生率为阴道分娩的20倍,并伴随严重的腹壁切口感染,尤以分枝杆菌所致者为甚。

(4)产程中宫内仪器使用不当或使用次数过多、使用时间过长,如宫内胎儿心电监护、胎儿头皮血采集等,将阴道及宫颈的病原体直接带入宫腔而感染。宫内监护超过8小时者,产褥病率可达71%。

(5)各种产科手术操作(产钳助产、胎头吸引术、臀牵引等),以及产道损伤、产前产后出血、宫腔填塞纱布、产道异物、胎盘残留等,均为产褥感染的诱因。

## 二、分型及临床表现

发热、腹痛和异常恶露是最主要的临床表现。由于机体抵抗力不同,炎症反应程度、范围和部位的不同,临床表现有所不同。根据感染发生的部位可将产褥感染分为以下几种类型。

### (一)急性外阴、阴道、宫颈炎

此常由于分娩时会阴损伤或手术产、孕前有外阴阴道炎者而诱发,表现为局部灼热、坠痛、肿胀,炎性分泌物刺激尿道可出现尿痛、尿频、尿急。会阴切口或裂伤处缝线嵌入肿胀组织内,针孔流脓。阴道与宫颈感染者其黏膜充血、水肿、溃疡、化脓,日久可致阴道粘连甚至闭锁。病变局限者,一般体温不超过 38 ℃,病情发展可向上或宫旁组织,导致盆腔结缔组织炎。

### (二)剖宫产腹部切口、子宫切口感染

剖宫产术后腹部切口的感染多发生于术后 3~5 天,局部红肿、触痛。组织侵入有明显硬结,并有浑浊液体渗出,伴有脂肪液化者其渗出液可呈黄色浮油状,严重患者组织坏死,切口部分或全层裂开,伴有体温明显升高,超过 38 ℃。索珀(Soper)报道剖宫产术后的持续发热主要为腹部切口的感染,尤其是普通抗生素治疗无效者。

据报道,3.97%的剖宫产术患者有切口感染、愈合不良,常见的原因有合并糖尿病、妊娠期高血压疾病、贫血等。剖宫产术后子宫切口感染者则表现为持续发热,早期低热多见,伴有阴道出血增多,甚至晚期产后大出血,子宫切口缝合过紧过密是其因素之一。妇检子宫复旧不良、子宫切口处压痛明显,B超检查显示子宫切口处隆起呈混合性包块,边界模糊,可伴有宫腔积液(血),彩色多普勒超声检查显示有子宫动脉血流阻力异常。

### (三)急性子宫内膜炎、子宫肌炎

此为产褥感染最常见的类型,由病原体经胎盘剥离而侵犯至蜕膜所致者为子宫内膜炎,侵及子宫肌层者为子宫肌炎,两者常互相伴随。临床表现为产后 3~4 天开始出现低热,下腹疼痛及压痛,恶露增多且有异味,如早期不能控制,病情加重,出现寒战、高热、头痛、心率加快、白细胞及中性粒细胞计数增高,有时因下腹部压痛不明显及恶露不一定多而容易误诊。菲古克罗亚(Figucroa)报道急性子宫内膜炎的患者 100% 有发热,61.6% 其恶露有恶臭,60% 患者子宫压痛明显。最常培养分离出的病原体主要有溶血性葡萄球菌、大肠埃希菌、链球菌等。当炎症波及子宫肌壁时,恶露反而减少,异味亦明显减轻,容易误认为病情好转。感染逐渐发展可于肌壁间形成多发性小脓肿,B超检查显示子宫增大复旧不良、肌层回声不均,并可见小液性暗区,边界不清。如继续发展。可导致败血症甚至死亡。

### (四)急性盆腔结缔组织炎、急性输卵管炎

此多继发于子宫内膜炎或宫颈深度裂伤,病原体通过淋巴道或血行侵及宫旁组织,并延及输卵管及其系膜。临床表现主要为一侧或双侧下腹持续性剧痛,妇检或肛查可触及宫旁组织增厚或有边界不清的实质性包块,压痛明显,常常伴有寒战和高热。炎症可在子宫直肠聚积形成盆腔脓肿,如脓肿破溃则向上播散至腹腔。如侵及整个盆腔,使整个盆腔增厚呈巨大包块状,不能辨别其内各器官,整个盆腔似乎被冻结,称为"冰冻骨盆"。

### (五)急性盆腔腹膜炎、弥散性腹膜炎

炎症扩散至子宫浆膜层,形成盆腔腹膜炎,继续发展为弥散性腹膜炎,出现全身中毒症状:高热、寒战、恶心、呕吐、腹胀、下腹剧痛,体检时下腹明显压痛、反跳痛。产妇因产后腹壁松弛,腹肌紧张多不明显。腹膜炎性渗出及纤维素沉积可引起肠粘连,常在直肠子宫陷凹形成局限性脓肿,

刺激肠管和膀胱导致腹泻、里急后重及排尿异常。病情不能彻底控制者可发展为慢性盆腔炎。

**（六）血栓性静脉炎**

细菌分泌肝素酶分解肝素导致高凝状态,加之炎症造成的血流淤滞静脉脉壁损伤,尤其是厌氧菌和类杆菌造成的感染极易导致血栓性静脉炎,可累及卵巢静脉、子宫静脉、髂内静脉、髂总静脉及下腔静脉。病变常为单侧性,患者多在产后1～2周继子宫内膜炎之后出现寒战、高热、反复发作,持续数周,不易与盆腔结缔组织炎鉴别。下肢血栓性静脉炎者病变多位于一侧股静脉和腘静脉及大隐静脉,表现为弛张热、下肢持续性疼痛、局部静脉压痛或触及硬索状包块,血液循环受阻,下肢水肿,皮肤发白,称为股白肿。可通过彩色多普勒超声血流显像检测确诊。

**（七）脓毒血症及败血症**

病情加剧则细菌进入血液循环引起脓毒血症、败血症,尤其是当感染血栓脱落时,可致肺、脑、肾脓肿或栓塞死亡。

## 三、处理原则

治疗原则是抗感染,辅以整体护理、局部病灶处理、手术或中医中药治疗。

**（一）支持疗法**

纠正贫血与电解质紊乱,增强免疫力。半卧位以利脓液流于陶氏腔,使之局限化。进食高蛋白、易消化的食物,多饮水,补充维生素,纠正贫血和水、电解质紊乱。发热者以物理退热方法为主,高热者酌情给予50～100 mg双氯芬酸栓塞肛门退热,一般不使用安替比林退热,以免体温不升。重症患者应少量多次输新鲜血或血浆、清蛋白,以提高机体免疫力。

**（二）清除宫腔残留物**

有宫腔残留者应予以清宫,对外阴或腹壁切口感染者可采用物理治疗,如红外线或超短波局部照射,有脓肿者应切开引流,盆腔脓肿者行阴道后穹隆穿刺或切肿引流,并取分泌物培养及药物敏感试验。严重的子宫感染,经积极的抗感染治疗无效,病情继续扩展恶化者,尤其是出现败血症、脓毒血症者,应果断及时地行子宫全切术或子宫次全切除术,以清除感染源,拯救患者的生命。

**（三）抗生素的应用**

应注意需氧菌与厌氧菌及耐药菌株的问题。感染严重者,首选广谱高效抗生素,如青霉素、氨苄阿林、头孢类或喹诺酮类抗生素等;必要时进行细菌培养及药物敏感试验,并应用相应的有效抗生素。可短期加用肾上腺糖皮质激素,提高患者应激能力。

**（四）抗凝**

血栓性静脉炎者产后在抗感染同时,加用肝素48～72小时,即肝素50 mg加入5%葡萄糖溶液静脉滴注,6～8小时一次,体温下降后改为每天2次,维持4～7天,并口服双香豆素、双嘧达莫(潘生丁)等;也可用活血化瘀中药及溶栓类药物治疗。若化脓性血栓不断扩散,可考虑结扎卵巢静脉、髂内静脉等,或切开病变静脉直接取栓。

（赵　静）

# 第三节 产褥期中暑

中暑是一组在高温环境中发生的急性疾病,它包括热射病、热痉挛及热衰竭三型,其中以热射病最为常见。产妇在高温闷热环境下体内积热不能散发引起中枢性体温调节功能障碍的急性热病,表现为高热、水、电解质紊乱、循环衰竭和神经系统功能损害等而发生中暑表现者为产褥期中暑。

## 一、病因及发病机制

产后,产妇在妊娠期内积存的大量液体需排出,部分通过尿液,部分通过汗腺排出;在产褥期,体内的代谢旺盛,必然产热,汗的排出及挥发也是一种散热方式,因此,产妇在产后的数天内都有多尿、多汗的表现。夏日里产妇更是大汗淋漓,衣服常为汗液浸湿。所以在产褥期,对产妇的科学调养方式应该是将产妇安置在房间宽大,通风良好的环境中,衣着短而薄,以利汗液的挥发。当外界气温超过35℃时,机体靠汗液蒸发散热。而汗液蒸发需要空气流通才能实现。但旧风俗习惯怕产妇"受风"而要求关门闭窗,妇女在分娩后,即将头部缠上白布,身着长袖、长裤衣服,并全身覆以棉被,门窗紧闭,俗称"避风寒",以免以后留下风湿疾病,如时值夏日,高温季节,湿度大,而住房狭小,室内气温极高,则产妇体表汗液无由散发,体温急骤升高,体温调节中枢失控,心功能减退,心排血量减少,中心静脉压升高,汗腺功能衰竭,水和电解质紊乱,体温更进一步升高,而成为恶性循环,当体液高达42℃以上时可使蛋白变性,时间一长病变常趋于不可逆性,即使经抢救存活,常留有神经系统的后遗症。

## 二、临床表现

### (一)先驱症状
全身软弱、疲乏、头昏、头痛、恶心、胸闷、心悸、出汗较多。

### (二)典型症状
面色潮红、剧烈头痛、恶心、呕吐、胸闷加重、脉搏细数、血压下降。严重者体温继续上升常在40℃以上,有时高达42℃,甚至超越常规体温表的最高水平,继而谵妄、昏迷,抽搐,皮肤温度极高,但干燥无汗。如不及时抢救,数小时即可因呼吸循环衰竭死亡。

### (三)诊断
发病时间常在极端高温季节,患者家庭环境及衣着情况均有助于诊断,其高热、谵妄及昏迷、无汗为产褥期中暑的典型表现。本病须与产后子痫、产褥感染作鉴别诊断,而且产褥感染的产妇可以发生产褥中暑,产褥中暑的患者又可以并发产褥感染。

### (四)预防及治疗
预防产前宣教时应告诉孕妇,产后的居室宜宽大、通风良好,有一定的降温设备,其衣着宜宽松,气温高时要多饮水,产褥期中暑是完全可以预防的。

## 三、治疗

产褥期中暑治疗原则是迅速降温、纠正水、电解质与酸碱紊乱、积极防治休克。

（一）先兆及轻症

如有头昏、头痛、口渴、多汗、疲乏、面色潮红、脉率快、出汗多、体温升高至38℃,首先应迅速降温,置患者于室温25℃或以下的房间中,同时采用物理降温,在额部、二侧颈、腋窝、腹股沟、腘窝部有浅表大血管经过处置冰袋,全身可用酒精擦浴、散风,同时注意水和电解质的平衡,适时补液及给予镇静剂。

（二）重症

1.物理降温

体温40℃或以上,出现痉挛、谵妄、昏迷、无汗的患者,为达到迅速降温的目的,可将患者躺在恒温毯上,按摩四肢皮肤、使皮肤血管扩张、加速血液循环以散热,降温过程中以肛表测体温,为肛温已降至38.5℃,即将患者置于室温25℃的房间内,用冰袋置于前面以述的颈、腋窝、腹股沟部继续降温。

2.药物降温

氯丙嗪是首选的良药,它有调节体温中枢、扩张血管、加速散热、松弛肌肉、减少震颤、降低器官的代谢和氧消耗量的功能,防止身体产热过多。剂量为25～50 mg加入生理盐水500 mL补液中静脉滴注1～2小时,用药时需动态观察血压,情况紧急时可将氯丙嗪25 mg或异丙嗪25 mg溶于5％生理盐水100～200 mL中于10～20分钟滴入。若在2小时内体温并无下降趋势,可重复用药。降温过程中应加强护理,注意体温、血压、心脏情况,一待肛温降至38℃左右时,应即停止降温。

3.对症治疗

（1）积极纠正水、电解质紊乱,24小时补液量控制在2 000～3 000 mL,并注意补充钾、钠盐。

（2）抽搐者可用安定。

（3）血压下降者用升压药物,一般用多巴胺及间羟胺。

（4）疑有脑水肿者,用甘露醇脱水。

（5）有心力衰竭者,可用快速洋地黄类药物,如毛花苷C。

（6）有急性肾衰竭者,在适度时机用血透。

（7）肾上腺皮质激素有助于治疗脑水肿及肺水肿,并可减轻热辐射对机体的应激和组织反应,但用量不宜过大。

（8）预防感染:患者在产褥期易有产褥感染,同时易并发肺部其他感染,可用抗生素预防。

（8）重症产褥期中暑抢救时间可以长达1～2个月或更多,有时需用辅助呼吸,故需有长期抢救的思想准备。

4.预后

有先兆症状及轻症者、预后良好,重症者则有可能死亡,特别是体温达42℃以上伴有昏迷者,存活后亦可能伴有神经系统损害的后遗症。

（孟双双）

# 第四节　产褥期抑郁症

产褥期抑郁症又称产后抑郁症，是指产妇在分娩后出现抑郁症状，是产褥期精神综合征中最常见的一种类型。易激惹、恐怖、焦虑、沮丧和对自身及婴儿健康过度担忧，常失去生活自理及照料婴儿的能力，有时还会陷入错乱或嗜睡状态。多于产后 2 周发病，于产后 4～6 周症状明显，既往无精神障碍史。有关其发生率，国内研究资料多为 10%～18%，国外资料高达 30% 以上。

## 一、病因

与生理、心理及社会因素密切相关。其中，B 型血性格、年龄偏小、独生子女、不良妊娠结局对产妇的抑郁情绪影响很大。此外，与缺乏妊娠、分娩及小儿喂养常识也有一定关系。

### (一)社会因素

家庭对婴儿性别的敏感，以及孕期发生不良生活事件越多，越容易患产褥期抑郁症。孕期、分娩前后诸如孕期工作压力大、失业、夫妻分离、亲人病丧等生活事件的发生，以及产后体形改变，都是患病的重要诱因。产后遭到家庭和社会的冷漠，缺乏帮助与支持，也是致病的危险因素。

### (二)遗传因素

遗传因素是精神障碍的潜在因素。有精神病家族史，特别是有家族抑郁症病史的产妇。产褥期抑郁症的发病率高。在过去有情感性障碍的病史、经前抑郁症史等均可引起该病。

### (三)心理因素

由于分娩带来的疼痛与不适使产妇感到紧张恐惧，出现滞产、难产时，产妇的心理准备不充分，紧张、恐惧的程度增加，导致躯体和心理的应激增强，从而诱发产褥期抑郁症的发生。

## 二、临床表现

心情沮丧、情绪低落，易激惹、恐怖、焦虑，对自身及婴儿健康过度担忧，失去生活自理及照料婴儿能力，有时还会出现嗜睡、思维障碍、迫害妄想，甚至伤婴或出现自杀行为。

## 三、诊断标准

产褥期抑郁症至今尚无统一的诊断标准。美国精神病学会(1994)在。精神疾病的诊断与统计手册。一书中，制定了产褥期抑郁症的诊断标准。在产后 2 周内出现下列 5 条或 5 条以上的症状，必须具备①②两条：①情绪抑郁；②对全部或多数活动明显缺乏兴趣或愉悦；③体重显著下降或增加；④失眠或睡眠过度；⑤精神运动性兴奋或阻滞；⑥疲劳或乏力；⑦遇事皆感毫无意义或自责感；⑧思维力减退或注意力溃散；⑨反复出现死亡想法。

## 四、处理原则

产褥期抑郁症通常需要治疗，包括心理治疗和药物治疗。

### (一)心理治疗

通过心理咨询，以解除致病的心理因素(如婚姻关系不良、想生男孩却生女孩、既往有精神障碍史等）。对产褥妇多加关心和无微不至的照顾，尽量调整好家庭中的各种关系，指导其养成良好睡眠习惯。

**（二）药物治疗**

应用抗抑郁症药，主要是选择 5-羟色胺再吸收抑制剂、三环类抗抑郁药等，如帕罗西汀以 20 mg/d 为开始剂量，逐渐增至 50 mg/d 口服；舍曲林以 50 mg/d 为开始剂量，逐渐增至 200 mg/d 口服；氟西汀以 20 mg/d 为开始剂量，逐渐增至 80 mg/d 口服；5 mg/d 阿米替林以 50 mg/d 为开始剂量，逐渐增至 150 mg/d 口服等。这类药物优点为不进入乳汁中，故可用于产褥期抑郁症。

**（三）BN-脑神经平衡疗法**

世界精神病学协会（WPA）、亚洲睡眠研究会（ASRS）、抑郁症防治国际委员会（PTD）、中国红十字会全国精神障碍疾病预防协会、广州海军医院精神病治疗中心宣布，治疗精神疾病技术的新突破：BN-脑神经介入平衡疗法为精神科领域治疗权威技术正式在广州海军医院启动。BN-脑神经介入平衡疗法引进当今世界最为先进的脑神经递质检测技术，打破了传统的诊疗手段，采用全球最尖端测量设备，结合 BN-脑神经介入平衡疗法开创精神科领域检测治疗新标准。

## 五、预防

**（一）加强对孕妇的精神关怀**

利用孕妇学校等多种渠道普及有关妊娠、分娩常识，减轻孕妇妊娠、分娩的紧张、恐惧心情，完善自我保健。

**（二）运用医学心理学、社会学知识**

对孕妇在分娩过程中，多关心和爱护，对于预防产褥期抑郁症行积极意义。

（孟双双）

# 第五节  产后尿潴留

尿潴留是指膀胱积有大量尿液不能排出。产后 6 小时不能自行排尿或排尿甚少，残余尿 >100 mL者诊断为产后尿潴留，发生率为 2.3%。高危因素包括初产妇、会阴侧切、第二产程延长、镇痛分娩的使用等，临床上易被忽视。一般鼓励顺产的产妇在产后 4 小时内排尿。而剖宫术后尿潴留是指膀胱容量 600 mL（超声诊断）且在 30 分钟内不能自行排尿。

## 一、病因和病理生理

**（一）理情况下**

产后膀胱与非孕期相比，膀胱内张力的感受敏感度下降，产程中常规补液，分娩期和产后 2 小时大量缩宫素的使用引起抗利尿作用之后就是多尿期，均可导致膀胱很快充盈并过度膨胀，而诱导麻醉短时扰乱膀胱神经中枢，产妇腹壁于妊娠时扩张松弛，产后腹压下降，逼尿肌收缩乏力，致无力排尿，造成充盈失禁和尿潴留。

**（二）病理情况**

（1）产程延长，胎先露长时间压迫膀胱和尿道，膀胱和尿道黏膜充血、水肿、张力下降，尿道括约肌水肿。

（2）产妇畏惧伤口疼痛不愿排尿，或产后体质虚弱，不习惯在床上排尿，又或者会阴侧切或会阴裂伤导致会阴部创伤性疼痛，以及镇痛分娩均可使支配膀胱的神经功能发生紊乱，反射性引起膀胱括约肌痉挛发生排尿困难。

（3）阿片类药物的使用，抑制脑内和脊髓排尿中枢，抑制排尿反射。

（4）生殖道创伤，尤其是大血肿，使膀胱的神经和肌肉功能受损。

## 二、对产妇的影响

产后尿潴留不仅影响子宫的收缩，使产后出血的发生率增加，而且长时间的尿潴留会引起泌尿系统的感染，甚至导致膀胱破裂。另外，导尿或留置导尿管可增加泌尿系统30%～90%的感染率。

## 三、分类

按排尿程度，分为完全性和部分性。

**（一）完全性**

完全性是指患者完全不能自行排尿，尿液完全潴留膀胱。

**（二）部分性**

部分性是指患者可以自行排尿，但排尿少，排尿后仍有尿意，膀胱内残余尿>100 mL者。

## 四、临床表现

顺产或剖宫产拔出导尿管后6小时不能自行排尿或排尿甚少，下腹坠胀不适伴有明显尿意。腹部检查：下腹正中压痛，无反跳痛，耻骨上方可触及边界清晰的囊性包块，叩诊为实音。按压之会阴部坠痛不适，有尿意。常伴有宫底升高，超声或导出尿液可以证实。另外，当有尿潴留存在时，应常规行盆腔检查，排除生殖道创伤并血肿形成的可能。

## 五、诊断和鉴别诊断

根据产后的病史和典型临床表现，诊断并不困难。主要与产后子宫、卵巢肿瘤相鉴别。

## 六、治疗

产后尿潴留的治疗包括心理治疗、物理治疗和药物治疗。

**（一）心理治疗**

鼓励产妇不惧疼痛并协助产妇采用习惯姿势排尿。

**（二）物理治疗**

（1）诱导排尿，温水冲洗外阴，或便器盛温水，利用蒸汽熏外阴，以及如厕听流水声等诱导排尿。

（2）热敷按摩法，热水袋内盛60 ℃热水，装入布套，置于产妇下腹部热敷并轻按摩20分钟。

（3）针刺三阴交等穴位和中药治疗。

（4）膀胱部位红外线理疗。

**（三）物治疗**

（1）新斯的明：0.25～0.50 mg，肌内注射或足三里穴位注射。

（2）开塞露纳肛法：开塞露2个40 mL挤入肛门15～20分钟，有便意才排泄。

在物理和药物治疗无效时，在严格无菌操作下行导尿术，必要时留置导尿管，注意防止尿路感染。

## 七、预防

（1）产前孕妇学校宣教，消除妊娠和分娩的恐惧心理。

（2）按产程图指导产程处理，避免产程延长。

（3）产程中鼓励饮食和定时排尿，并督促产妇产后2小时内多饮水，量达1 000～1 500 mL，及早下床活动和自行排尿，伤口疼痛明显者予以止痛治疗。

（4）对于产程延长和阴道助产的产妇应予以重视，及早发现并处理尿潴留。

（孟双双）

# 第六节 子宫复旧不全

正常分娩后，由于子宫体肌纤维收缩及缩复作用，肌层内的血管管腔狭窄甚至栓塞，使局部血液供应明显减少，子宫肌细胞因缺血发生自溶而逐渐缩小，胞质减少，因而子宫体积明显缩小，子宫腔内的胎盘剥离面随着子宫的逐渐缩小而相应缩小，加之子宫内膜的再生使剥离面得以修复，子宫通常在产后5～6周时恢复到接近非孕时状态，这个过程称为子宫复旧。当上述复旧功能受到阻碍时，即发生子宫复旧不全。

国外有研究表明，晚期产后出血20%是胎盘床复旧不良引起。国内学者报道，经阴道分娩者及剖宫产分娩者子宫复旧不全发生率分别为7.2%和11.0%。

## 一、病因

（1）胎盘、胎膜残留，蜕膜脱落不完全。

（2）子宫内膜炎、子宫肌炎或盆腔感染。

（3）子宫肌瘤，子宫腺肌瘤。

（4）子宫过度后屈或侧屈，恶露排出不畅，致使恶露滞留在宫腔内。

（5）胎盘面积过大（如多胎妊娠、前置胎盘等），胎盘附着位置异常，胎盘附着部位的肌层较薄，子宫收缩力明显减弱。

（6）多产妇因多次分娩使子宫纤维组织相对增多，影响子宫收缩力。

（7）产后尿潴留。

（8）劳累或全身情况不佳等。

## 二、病理、病理生理

正常妊娠时,子宫内膜螺旋动脉扩张变成低阻力及高传导血管。在早期妊娠,中间型滋养层细胞沿着螺旋动脉游走并进入其中代替内皮。胎盘娩出后其附着处血管即有血栓形成,继而血栓机化,出现玻璃样变,血管上皮增厚,管腔变窄、堵塞。胎盘附着部边缘有内膜向内生长,底蜕膜深层残留腺体和内膜重新生长,子宫内膜修复,此过程需 6～8 周。正常情况下胎盘附着部位的复旧较其他部位子宫内膜的复旧延迟,原因不明。子宫肌层及血管床退化的步骤在胎盘部位可能不完全,可引起延迟出血。免疫细胞化学结果提示,复旧不全的血管缺乏免疫反应和血管内皮,且有连续存在的血管周围及血管内滋养层细胞,提示子宫胎盘动脉的重新内皮化失败可能是胎盘床螺旋动脉复旧不全的病理基础而发生延迟出血。若胎盘附着面感染、复旧不全,可引起血栓脱落,血窦重新开放,导致子宫出血。本病多发生在产后 2 周左右。

## 三、分类

(1)子宫复旧不全。
(2)胎盘附着部位复旧不全。

## 四、临床表现

### (一)血性恶露、腹痛

血性恶露持续时间延长,从正常的约持续 3 天,延长至 7～10 天,甚至更长。也有少数患者血性恶露量极少,而主要是下腹部出现剧烈疼痛。亦可表现为产后 2 周左右突然大量阴道流血。

### (二)妇科检查

阴道及宫颈口有血块堵塞,宫颈软,宫口松弛,子宫较同期正常产褥子宫稍大稍软,呈后倾后屈位,轻压痛。

### (三)辅助检查

1.B 超检查

声像图示子宫较正常产褥期子宫大,肌层不均,内膜层厚薄不均。有时伴有宫腔积血或子宫腔内有残留胎盘或胎膜影像,或见到子宫肌壁间肌瘤或子宫腺肌瘤影像。

2.诊断性刮宫术

将刮出组织送病理检查确诊。病理检查示:不见绒毛,只见坏死的蜕膜,可混有纤维索、玻璃样变性的蜕膜细胞、红细胞。

## 五、诊断

根据上述症状和体征,可诊断子宫复旧不全,确诊主要靠刮宫术病理证实。

## 六、鉴别诊断

(1)胎盘残留。
(2)剖宫产术后伤口愈合不良。
(3)其他原因所致产褥期出血:①软产道损伤或血肿;②胎盘、胎膜滞留;③不洁分娩史伴发热、恶露多而有臭味、子宫复旧不良、压痛等,应考虑有产褥感染;④子宫黏膜下肌瘤,妇科检查或

经 B 超显示;⑤绒癌出血,发生于产褥期任何阶段,可伴有肺、脑等转移灶的症状及体征,血 HCG 高值为其特征。

## 七、治疗

控制出血,予以子宫收缩剂促进子宫收缩,应用广谱抗生素预防感染。综合治疗后出血持续或再次出血者,行诊刮术。

### (一)子宫收缩剂

麦角新碱 0.2～0.4 mg,每天 2 次肌内注射;缩宫素 10～20 U,每天 2 次肌内注射;麦角流浸膏 2 mL,每天 3 次口服;益母草颗粒剂 2 g,每天 3 次冲服;生化汤 25 mL,每天 2～3 次口服;产复康冲剂 20 g,每天 3 次冲服。以上各药至少应连续用 2～3 天。

### (二)广谱抗生素预防感染

部分胎盘残留或大部分胎膜残留所致子宫复旧不全时,因常伴有子宫内膜和/或子宫肌层轻度感染,故应先口服头孢氨苄 1 g 和甲硝唑 0.2 g,每天 4 次口服,连服 2 天后再行刮宫术,以免发生感染扩散。

### (三)刮除残留组织及子宫蜕膜

在开放静脉通道输液、备血及准备手术的条件下,超声引导下刮宫,彻底地刮除残留组织及子宫蜕膜,以达到止血和进行病理检查的双重目的,还应注意排除子宫绒毛膜癌。术后应给予子宫收缩剂促进子宫收缩,并继续应用广谱抗生素 1～2 天。

### (四)切除子宫或子宫动脉栓塞术

若为子宫肌壁间肌瘤致子宫复旧不全,应用子宫收缩剂治疗数天无显著效果,阴道仍持续较多量流血,则应考虑切除子宫或子宫动脉栓塞术。

## 八、预防

(1)重视妊娠期保健,增强孕妇体质。

(2)正确处理胎盘及胎膜的娩出,仔细检查娩出的胎盘胎膜是否完整,并注意检查胎盘胎儿面边缘有无断裂血管,以便能够及时发现副胎盘,并及时清宫。

(3)鼓励产妇早期下床活动,避免产后尿潴留。

(4)嘱产妇避免长时间仰卧位。若确诊为子宫后倾后屈位,每天应行胸膝卧位 2 次,每次 15～20 分钟予以纠正。

(孟双双)

# 孕期保健

## 第一节　初诊和复诊

依据孕妇到医疗保健机构接受孕期保健检查的时机,孕期保健分为初诊和复诊。

### 一、初诊

孕妇提供第一次孕期检查为初诊。初诊检查时间应在孕 12 周末前进行。若第一次检查超过 12 孕周的孕期保健者,也应同时完成初诊的检查全部内容。

**(一)确定宫内妊娠、预产期及孕周**

1.确定宫内妊娠

(1)育龄健康有性生活妇女,平时月经周期规则,一旦月经过期,应考虑到妊娠,停经 10 天以上,应高度怀疑妊娠,若停经 2 个月以上,则妊娠的可能性更大。

(2)在停经 6 周左右伴有早孕反应(如畏寒、头晕、乏力、嗜睡、食欲缺乏、喜食酸物、厌油腻、恶心、晨起呕吐等)、尿频,自觉乳房胀痛等症状,妇科检查阴道黏膜和宫颈阴道部充血呈紫蓝色,停经 6～8 周检查黑加征阳性,子宫增大呈球形,可能为宫内妊娠。

(3)妊娠试验阳性,可以确诊为妊娠。妊娠后 7～9 天可用放射免疫法测定孕妇血 β-HCG(人绒毛膜促性腺激素)诊断早孕。可用早早孕诊断试纸法检测孕妇尿液。若为阳性,在白色显示区上下呈现两条红色线,表明受检者尿中含 HCG,可诊断早期妊娠。阴性结果应在 1 周后复测。

(4)B 超检查(有条件和必要时进行):宫腔内可见到妊娠环、孕囊、胚芽或胎心搏动。对于末次月经记不清或平时月经周期不规律者可比较准确地确定胎龄,也可发现异位妊娠。如为双胎,可通过绒毛膜性判断单卵或双卵双胎,以利于以后双胎并发症的诊断及处理。

2.推算预产期及孕周

(1)按末次月经推算预产期:孕产期计算应按末次月经第一天算起,月份加 9 或减 3,日数加 7。如末次月经第一天是公历 2011 年 4 月 10 天,预产期应为 2012 年 1 月 17 天。如孕妇对末次月经仅记得农历日期,应转换成公历再推算预产期。实际分娩日期与推算的预产期有可能相差 1～2 周。

（2）如果孕妇记不清末次月经日期或者哺乳期尚无月经来潮而受孕者,可根据早孕反应开始时间、胎动开始时间、盆腔检查子宫大小、手测宫底高度、尺测子宫长度来推算孕周及预产期,也可以用 B 超协助诊断,早孕期应用 B 超来推算孕周的误差较小,为 3～5 天。

（3）根据末次月经推算孕周(表 16-1):末次月经的月数和日数与孕期检查的月数和日数进行计算月差和日差,再根据孕周推算表转换孕周数。月差:从检查当天的月数中减去末次月经的月数即可,如果检查当天的月数小于末次月经的月数,那么可在检查之日的月数加 12。日差:从检查当天的日数中减去末次月经的日数即可。

表 16-1　孕周推算

| $2^3 \approx 9$ | $3^{29} \approx 17$ | $5^{24} \approx 25$ | $7^{19} \approx 33$ |
|---|---|---|---|
| $2^{10} \approx 10$ | $4^6 \approx 18$ | $6^1 \approx 26$ | $7^{26} \approx 34$ |
| $2^{17} \approx 11$ | $4^{13} \approx 19$ | $6^8 \approx 27$ | $8^2 \approx 35$ |
| $2^{24} \approx 12$ | $4^{20} \approx 20$ | $6^{15} \approx 28$ | $8^9 \approx 36$ |
| $3^1 \approx 13$ | $4^{27} \approx 21$ | $6^{22} \approx 29$ | $8^{16} \approx 37$ |
| $3^8 \approx 14$ | $5^3 \approx 22$ | $6^{29} \approx 30$ | $8^{23} \approx 38$ |
| $3^{15} \approx 15$ | $5^{10} \approx 23$ | $7^5 \approx 31$ | $8^{30} \approx 39$ |
| $3^{22} \approx 16$ | $5^{17} \approx 24$ | $7^{12} \approx 32$ | $9^7 \approx 40$ |

注:月差日差≈孕周数。

（4）根据宫高情况推算孕周:对于末次月经不清楚,初诊检查时间较晚者,已处于妊娠中晚期,可根据宫高测量,推算孕周。各孕周与子宫底高度见表 16-2。

表 16-2 不同孕周与子宫底高度

| 妊娠周数 | 平均宫高(cm) |
|---|---|
| 20 | 18.3(15.3～21.4) |
| 24 | 23.6(22.0～25.1) |
| 28 | 26.1(22.4～29.0) |
| 32 | 29.3(25.3～32.0) |
| 36 | 31.5(29.8～34.5) |
| 40 | 33.3(30.0～35.3) |

（5）根据 B 超检查推算孕周:月经周期不规则,或末次月经遗忘或不清楚,则需根据 B 超检查胎儿发育推断孕周。超声检查估计孕龄早期可采用妊娠囊测量或胚胎头臀径(CRL)测量,而且检测越早估计孕龄越准确,超声头臀径测量估测的孕龄误差为所估计孕龄的±8%,孕龄越大,误差范围越大。在早期行超声检查,根据胚胎和胎儿发育情况可以准确地推算孕龄。

妊娠囊测量计算孕周,公式为:孕龄(周)＝妊娠囊最大直径(cm)＋3,妊娠 6 周前妊娠囊直径≤2 cm,妊娠 8 周时妊娠囊约占宫腔 1/2,妊娠 10 周时妊娠囊占满子宫腔。见表 16-3。

胚胎形态及胎儿头臀径(CRL)测量估测孕周。妊娠 5 周,妊娠囊内可见胚胎呈点状高回声,经腹部B超检查难辨心管搏动,经阴道超声常可见心管搏动。妊娠 6 周,胚胎呈小芽状,多数能见心管搏动;妊娠 7 周,胚胎呈豆芽状,胎心搏动明显;妊娠 8 周,胚胎初具人形。可通过测量顶臀径推算胎龄。顶臀径测量方法:显示胚胎头部至臀部的正中矢状切面,从头部顶点测量到臀部的最低点。简便估计方法为：$CRL(cm)+6.5=$ 孕龄（周）。此法可沿用至孕 14～15 周，15 周后由于脊椎生理弯曲的出现，顶臀径测量误差较大。见表 16-4。

**表 16-3  妊娠早期不同孕周妊娠囊平均值（B超）**

| 孕周 | 妊娠囊纵径（cm） | 横径（cm） | 前后径（cm） |
|---|---|---|---|
| 5 | 1.58±0.53 | 1.61±0.52 | 1.09±0.38 |
| 6 | 1.99±0.61 | 2.03±0.51 | 1.35±0.36 |
| 7 | 2.50±0.68 | 2.57±0.79 | 1.79±0.49 |
| 8 | 3.56±1.10 | 3.35±0.88 | 2.35±0.59 |
| 9 | 3.77±1.07 | 3.89±1.30 | 2.78±0.62 |
| 10 | 5.00±1.02 | 4.96±0.72 | 3.18±0.58 |
| 11 | 6.17±1.02 | 6.21±1.12 | 3.47±0.52 |
| 12 | 6.74±0.72 | 6.54±0.71 | 3.88±0.53 |

**表 16-4  妊娠早中期不同孕周胚胎胎儿头臀长平均值（B超）**

| 孕周 | CRL（cm） | 孕周 | CRL（cm） |
|---|---|---|---|
| 5.7 | 0.2 | 10.4 | 3.5 |
| 6.1 | 0.4 | 10.9 | 4.0 |
| 6.4 | 0.6 | 11.3 | 4.5 |
| 6.7 | 0.8 | 11.7 | 5.0 |
| 7.2 | 1.0 | 12.1 | 5.5 |
| 7.5 | 1.3 | 12.5 | 6.0 |
| 8.0 | 1.6 | 12.8 | 6.5 |
| 8.6 | 2.0 | 13.2 | 7.0 |
| 9.2 | 2.5 | 14.0 | 8.0 |
| 9.9 | 3.0 | | |

**（二）建立孕产期保健手册**

确定宫内妊娠后，应为初诊的孕妇建立孕产期保健手册（卡），应将询问的一般情况及相应的病史、体格检查、专科检查、辅助检查、危险因素、综合评估及处理等情况均记录在孕产期保健手册上。

**（三）保健内容**

**1.询问**

（1）基本情况：孕妇姓名、出生年月、出生地、籍贯、民族、住址、职业、工种、结婚年龄、血型、工作单位、家庭地址、联系电话、丈夫姓名、工作单位、联系电话。

（2）现病史：主要了解停经后所伴随的一些症状，包括与妊娠有关的症状、与疾病有关的症状、诊疗和转归等情况。

与妊娠有关的症状：末次月经时间，有无早孕反应或早孕反应出现的时间及程度，如初诊者为妊娠中期或晚期应该了解胎动开始的时间和胎动状况；妊娠并发症症状包括腹痛、阴道流血、阴道流水等;有无病毒感染的症状,包括感冒、发热、皮疹等;药物应用情况,包括药物名称、剂量、用药时间等;还应了解饮食和大小便情况。

与疾病有关的症状:要注意了解与重要脏器相关的疾病和症状,如高血压、心、肺、肝、肾、内分泌疾病及传染病等相应疾病的症状,如已知疾病者可用疾病名称询问,如有现患疾病要了解治疗经过。

(3)既往史:了解孕妇过去的健康和疾病情况。内容包括既往健康状况、疾病史、传染病史、预防接种史、手术外伤史等。

(4)个人史:有无烟、酒、药物等嗜好,有无被动吸烟环境,工作环境有无接触工业毒物、粉尘、放射性物质,有无冶游史。

(5)月经史:初潮年龄、周期(间隔、持续天数)、经量、痛经、闭经、末次月经日期、前次月经日期。

(6)婚育史:初婚年龄或再婚年龄、妊娠次数(按次标明时间、结局、终止妊娠方法及合并症或并发症,有无难产史或不良孕产史)、分娩次数、本次妊娠属计划内还是计划外妊娠。

(7)避孕史:有无采取避孕、避孕方法、避孕持续的时间等。

(8)夫妇双方遗传史和家族史:夫妇双方及直系亲属健康状况,家族成员有无遗传性疾病(如血友病、白化病)、可能与遗传有关的疾病(如糖尿病、高血压、癌症等)、传染病(如结核等),以及先天性疾病或畸形、地方病等。

(9)过敏史、输血史:对药物或某物质过敏情况(如青霉素等),输血史。

2.体格检查

重点内容包括观察孕妇生命体征、发育、营养、精神状态等一般情况,注意步态,测量身高、体重、血压,同时注意腹壁、双下肢有无水肿,注意心肺有无病变,检查乳房发育情况,乳房大小及乳头凹陷,腹部检查肝、脾大小、软硬度及触痛,检查脊柱及四肢,注意骨盆及下肢有无畸形等。

3.专科检查

妊娠早期应行妇科检查,孕中晚期应行阴道检查和产科检查。

(1)妇科检查:在妊娠早期初诊时应进行外阴、阴道及盆腔双合诊检查,包括外阴、阴道有无畸形、炎症、肿物,有无瘢痕、狭窄等,白带量、性状;宫颈有无糜烂、息肉、肿物,有无接触性出血;子宫位置、大小、软硬度、有无肿物、子宫活动度,子宫大小是否符合孕周;附件有无增厚、压痛、肿物、大小、性状、活动度。

(2)产科检查:包括腹部检查、骨盆检查、阴道检查。①腹部检查:注意观察腹部形状和大小,有无尖腹和悬垂腹,有无手术瘢痕;测量宫高、腹围,进行四步触诊法,确定胎方位。根据先露部和其下降程度确定胎心听诊部位,听取胎心。②骨盆检查:在妊娠36周时测量为宜。③阴道检查:在孕晚期检查可以确定胎先露部,同时可以进行骨盆内测量,并测量出口后矢状径。

4.辅助检查

(1)基本检查项目:为保证母婴安全,所有孕妇均应进行基本的、必要的检查项目,包括血常规、血型(ABO血型,少数民族地区还需要查Rh系统血型)、尿常规、阴道分泌物常规检查、肝功能、肾功能、乙肝表面抗原、梅毒血清学检测、艾滋病病毒抗体检测。

(2)建议检查项目:根据病史、体格检查及基本检查项目结果,确定应增加的检查项目,包括乙肝五项、血糖测定、宫颈细胞学检查、沙眼衣原体及淋球菌检测、心电图、胎儿颈项后透明带宽度(NT值)测量等。

5.特殊检查

针对妊娠中晚期妇女应提供相应时期的特殊检查。

6.危险因素筛查

根据询问病史、体格检查、专科检查、辅助检查、特殊检查情况,进行危险因素筛查。

7.综合评估和处理

每次产前检查后,应根据检查结果对孕妇状态进行综合评价,对无危险因素者进入妊娠各时期常规保健,定期产前检查;对于有危险因素者可以妊娠者,给予高危管理,包括增加产前检查次数,密切监护、随诊及诊治;对妊娠早期不适宜妊娠者建议终止妊娠,在知情同意下行终止妊娠手术;对于紧急情况者,需立即启动应急急救系统,进行救治或转诊。

## 二、复诊

复诊是为孕妇提供的第二次及以后多次孕期检查,包括孕中期至少 2 次,孕晚期至少 2 次,以及根据情况增加的孕期检查。

### (一)询问及查阅记录

每次复诊应查阅孕产期保健手册及医院病历的相关记录,包括辅助检查报告等;再次确认孕周;妊娠中期了解胎动开始时间;每次检查需了解胎动情况、前次产前检查后有何不适,如有无头晕、头痛或视物不清、水肿、心悸、气短、腹痛、阴道流血、流液及阴道分泌物有无异常等症状,以便及时发现异常情况,初步判定孕妇和胎儿的健康状况。

### (二)体格检查

(1)测量体重,注意体重每周增长情况,妊娠中晚期孕妇体重应保持在每周增长 0.35～0.50 kg范围。

(2)测量血压,了解血压有无增高;计算平均动脉压,预测妊娠期高血压疾病。

(3)注意双下肢有无水肿。

### (三)产科检查

测量宫高、腹围,检查胎位,听胎心;孕 20 周开始绘制妊娠图,动态观察胎儿生长发育情况。孕晚期还应进行胎先露及先露入盆情况的检查,妊娠 36 周时测量骨盆、估计胎儿体重,并根据胎儿大小和骨盆情况预测分娩方式,建议分娩地点。

### (四)辅助检查

每次复诊均应进行血常规、尿常规检查。根据病情需要适当增加辅助检查项目。

### (五)特殊检查

针对妊娠中晚期妇女应提供相应时期的特殊检查。

### (六)危险因素筛查

根据询问病史、体格检查、专科检查、辅助检查、特殊检查情况,进行危险因素筛查。

### (七)综合评估和处理

每次产前检查后应根据检查结果对孕妇状态进行综合评价,对无危险因素者进入妊娠各时期常规保健,定期产前检查;对于有危险因素者可以妊娠者,给予高危管理,包括增加产前检查次数,密切监护、随诊及诊治;对于紧急情况者,需立即启动应急急救系统,进行救治或转诊。

**（黄晓燕）**

<<<

# 第二节 妊娠早期保健

妊娠早期是指孕 $12^{+6}$ 周之前的妊娠。妊娠早期保健至少 1 次。孕早期保健的主要目的是确定宫内妊娠,全面评价孕妇健康状况,筛查不宜妊娠者,提供孕早期保健指导。

## 一、保健内容

### (一)询问及检查
按照初诊要求进行询问、体格检查、盆腔检查及辅助检查。

**1.询问**

详细询问孕妇基本情况、现病史、既往史、个人史、月经史、婚育史、避孕史、夫妇双方家族史和遗传病史等。

**2.体格检查**

测量身高、体重及血压,进行全身体格检查及盆腔检查。

**3.辅助检查**

基本检查项目包括血常规、血型、尿常规、阴道分泌物、肝功能、肾功能、乙肝表面抗原、梅毒血清学检测、艾滋病病毒抗体检测;建议检查项目包括乙肝五项、血糖测定、宫颈细胞学检查、沙眼衣原体及淋球菌检测、心电图、胎儿颈项后透明带宽度(NT)测量,有条件可逐步开展妊娠早期的血清学筛查(筛查 13,18,21-三体综合征)等。

(1)阴道分泌物、宫颈分泌物制片要求。①阴道分泌检查:检测阴道分泌物清洁度、滴虫及假丝酵母菌。用灭菌拭子从阴道侧壁上 1/3 处采集分泌物。在载玻片上加 1 滴或 2 滴生理盐水,将阴道分泌物与生理盐水混合成悬液后观察清洁度及滴虫;再将阴道分泌物与 10% 氢氧化钾溶液合成悬液后观察识别假丝酵母菌,因为氢氧化钾能将其他细胞溶解,更易查出假丝酵母菌。②沙眼衣原体检测:将棉拭子插入宫颈管内 1～2 cm,稍用力转动,保留 30 秒后取出沾有宫颈管分泌物的拭子,应用沙眼衣原体检测试剂进行检测(如宫颈外口表面过分泌物过多,先使用无菌棉球清除后再取材)。③淋球菌检测:将沾有宫颈管分泌物的棉拭子均匀涂布于载玻片上,经固定、革兰染色后,在显微镜下观察淋球菌(取材方法同上)。

(2)宫颈细胞学检查。宫颈细胞取材及制片要求。①取材方法:采集宫颈外口鳞-柱状交接部(移行带)和宫颈管内细胞,进行宫颈细胞学检查。充分暴露宫颈,用宫颈细胞取样器,以宫颈外口为圆心旋转 1～2 周,不要过分用力,以免损伤宫颈上皮引起出血,而影响检查结果。如宫颈口分泌物过多,可先用无菌干棉球轻轻擦去,再进行取材。②制片方法:玻片制片,取材后立即将刮取的标本顺序涂抹在载玻片上,面积应占据载玻片 2/3 以上,应顺同一方向轻轻均匀推平,不宜太厚,切忌反复涂抹。将涂片用 95% 的酒精固定 15～30 分钟,固定时间不宜过短或过长,切忌晾干后固定。固定好的涂片取出、装盒后统一送检,进行染色和阅片检查。TCT 制片:取材后将收集的标本或取材器,全部放入装有液基细胞保存液的容器中,送细胞学实验室行制片、染色和阅片检查。③阅片方法:宫颈细胞学检查阅片方法采用 TBS 诊断系统。TBS 系统强调细胞学报告为医学会诊单。评估并报告细胞学标本的满意度,将标本质量信息反馈给临床以获得对病变的正确评价和有效的标本质量改进;诊断术语标准化;提出适当建议供临床参考。

**(二)筛查危险因素**

**1.基本情况**

年龄<18 岁或>35 岁、身高≤1.45 m、BMI≤18.5 或>24、胸廓脊柱畸形、骨盆狭窄或畸形;吸烟、未婚先孕、家族遗传病史或畸形儿史、糖尿病家族史等。

**2.异常孕产史**

自然流产≥2 次、人工流产≥2 次、早产史、围产儿死亡史、出生缺陷儿史、母儿血型不合史、难产史、巨大儿分娩史、产后出血史等。

**3.既往或现患有内外科疾病或妇科疾病**

贫血、活动性肺结核、心脏病、糖尿病、血液病、肝炎、甲状腺功能异常、高血压、慢性肾炎、子宫肌瘤、卵巢肿瘤等。

**4.本次妊娠的异常情况**

妊娠剧吐、发热、头晕、头痛、出血、腹痛、服药等。

## 二、综合评估与处理原则

根据病史、体格检查、辅助检查,筛查影响妊娠的危险因素,对孕妇情况进行综合评估。评估结果分为无危险因素和有危险因素两类。对有危险因素者根据对孕妇健康的影响分为三个方面,一是有危险因素但可以继续妊娠;二是不适宜继续妊娠;三是紧急情况需要紧急处理。各类情况处理原则如下。

**(一)无危险因素**

进入常规各妊娠期保健,提供孕期保健指导,包括讲解孕期检查的内容和意义,给予营养、心理、卫生(包括口腔卫生等)和避免致畸因素的指导,提供疾病预防知识,告知出生缺陷产前筛查及产前诊断的意义和最佳时间等。并预约下次检查时间。

**(二)有危险因素**

(1)有危险因素可以继续妊娠,应纳入高危管理,包括加强产前检查、密切监护母儿情况、随诊及诊治。对有合并症、并发症的孕妇及时诊治或转诊,必要时请专科医师会诊或共同管理。

(2)患有不适宜继续妊娠疾病,须告知在这种情况下妊娠对孕妇健康的影响及胎婴儿的影响,在知情同意下建议终止妊娠。不宜继续妊娠的主要疾病包括以下情况。①所有传染病的急性期:如乙型肝炎感染孕妇,在早孕期 HBsAg 滴度高和 HBeAg 阳性伴肝功能异常者建议传染科会诊评估病情,提出对妊娠的医学建议。②慢性高血压:收缩压≥24.0 kPa(180 mmHg)和/或舒张压≥14.7 kPa(110 mmHg),慢性高血压合并心、脑、肾功能损害者。③糖尿病:合并视网膜病变,肾脏、心脏功能损害者或合并末梢血管、神经病变者。④肾脏疾病:不论何种肾病,凡肾脏功能已受损者则妊娠后母婴结局预后差。如患系统性红斑狼疮性肾病,在原发病未缓解时不宜妊娠;结节性动脉周围炎、硬化性红斑肾病不宜妊娠。⑤心脏病:心功能Ⅲ~Ⅳ级、既往有心力衰竭史、有肺动脉高压、右向左分流型先天性心脏病、严重心律失常、风湿热活动期、心脏病并发细菌性心内膜炎、心肌炎留有严重的心律不齐、围生期心肌病遗留心脏扩大。⑥甲状腺疾病:凡用[131]I 治疗或诊断 1 年之内者;甲状腺功能亢进需用大量抗甲状腺药物治疗且病情不稳定者。⑦服用对胚胎胎儿有致畸或损害的药物(D 类或 X 类)者。⑧异位妊娠、葡萄胎、妊娠呕吐合并脑病。

（3）有紧急情况发生,如阴道流血、腹痛、昏迷等情况,需立即启动急救应急系统,将危重孕妇纳入急救程序,进行救治或转诊。

（4）筛查需要做产前诊断的孕妇,应及时转入具有产前诊断资质的医疗保健机构进行产前诊断。产前诊断对象详见孕中期产前诊断。

## 三、妊娠并发症处理

### （一）妊娠剧吐

约半数妇女在妊娠 6 周前后出现恶心、呕吐、厌食等妊娠反应,多数在 12 周消失。如早孕反应严重,频繁恶心、呕吐,滴水不进,呕吐物中有黄绿色胆汁,尿量明显减少,消瘦,出现尿酮体阳性等情况,考虑妊娠剧吐,应住院治疗。对精神不稳定的孕妇,应给予心理保健,解除思想顾虑。妊娠剧吐治疗后病情好转可以继续妊娠,如果出现持续黄疸、体温升高持续在 38 ℃以上、心动过速、伴发威尼克脑病等危及生命时要考虑终止妊娠。

### （二）流产

1.先兆流产

如阴道少量出血,可能伴有腹痛或轻微腰酸,也可不伴腹痛,阴道无肉样组织排出,应考虑先兆流产。进行 B 超检查,如果胚胎正常（胎囊完整、可见胎芽、有胎心搏动等）,可继续妊娠。告知卧床休息,禁止性生活,必要时给予对胎儿危害小的镇静剂。如果 B 超检查发现胚胎发育不良,β-HCG 持续不升或下降,表明流产不可避免,应终止妊娠。

2.难免流产

如阴道出血增多,多于正常月经量,同时伴有阵发性腹痛难忍,妇科检查宫颈口已经开大,有时看见胚胎组织堵塞宫颈内口,考虑为难免流产。一旦确诊应尽早使胚胎及胎盘组织完全排出。早期流产应及时行刮宫术,对刮出的胚胎组织要仔细检查,并送病理检查。晚期流产可使用缩宫素促进子宫收缩,当胎儿及胎盘娩出后检查是否完全,必要时给予刮宫。

3.不全流产

如果阴道排出肉样组织,早孕反应消失,医师要查看排出的肉样组织是否完整,是否流产完全,如果不完整考虑为不全流产,医师注意孕妇是否无力、面色是否苍白,测血压、脉搏、体温,警惕休克发生。一经确诊应尽快行刮宫术或钳刮术,清除宫腔内残留组织,如发生休克应紧急救治,没有抢救能力应给予输液、吸氧等处理的同时,及时转诊到有能力诊治的医院。

### （三）异位妊娠

如出现不规则出血,有停经 6～8 周或无停经史,HCG 阳性,一侧下腹部疼痛或剧烈腹痛,并可出现肛门坠胀感、晕厥、休克与阴道出血不相符时,应考虑异位妊娠。对发生异位妊娠者要紧急收入院诊治,可行超声检查诊断,并判定异位妊娠是否破裂,根据病情及时治疗或手术。对于没有处理条件时,给予输液吸氧,及时转送到有能力诊治的医院。

### （四）葡萄胎

如有不规则阴道出血,量多少不等,反复发生,逐渐增多,有停经 8～12 周,早孕反应重,子宫异常增大,变软,腹痛,或有葡萄珠样的水泡样组织排出应考虑葡萄胎。进行 B 超检查可以明确诊断,要及时收住院治疗,或转诊到有诊治能力医院。

### (五)生殖道感染

#### 1.滴虫性阴道炎

临床表现为阴道分泌物增多,呈泡沫样;若合并其他细菌感染,则阴道分泌物可呈脓性;外阴瘙痒;外阴、阴道口充血、灼热感,可见阴道黏膜有散在红色斑点。实验室检查阴道分泌物 pH ≥4.5,显微镜下悬液中可找到阴道毛滴虫,阴道清洁度Ⅲ度,可诊断为滴虫性阴道炎。指导孕妇注意卫生,避免交叉感染。性伴需同时治疗。治疗:甲硝唑 2 g,口服,共 1 次,或甲硝唑 400 mg,1 天 2 次,口服,共 7 天。甲硝唑属孕期 B 类药,妊娠早期可以使用,需在知情同意下用药治疗。

#### 2.假丝酵母菌性阴道炎

临床表现为孕妇有阴部瘙痒,阴道分泌物增多,呈凝乳块或豆渣样。检查见外阴充血水肿或表浅糜烂、溃疡,小阴唇内侧及阴道黏膜附着白色膜状物,擦净后见黏膜红肿。实验室检查阴道分泌物涂片镜检,见典型白色念珠菌孢子及假菌丝,可以确诊假丝酵母菌阴道炎。无症状者一般不需治疗,无须夫妻或性伴同时治疗。应同时去除易感因素,如积极治疗糖尿病等。治疗:局部用药为主,不提倡口服用药,推荐选用克霉唑、制霉菌素治疗,克霉唑片 100 mg,阴道用药,每晚1 次,共 7 天;或 500 mg,阴道上药 1 次;制霉菌素泡腾片 10 万单位,阴道放药,每晚 1 次,共14 天。治疗后进行疗效评价,通常在治疗完成后 1～2 周及 4～6 周(或月经后)进行疗效评价。按临床表现及涂片或培养结果分为微生物学治愈或未愈。

#### 3.细菌性阴道病

临床表现为轻度外阴瘙痒和灼痛,阴道分泌物增多,有鱼腥臭味,阴道检查见有灰白色均匀一致的阴道分泌物贴附于阴道壁,阴道黏膜无炎症表现。实验室检查清洁度Ⅰ度,阴道 pH ＞4.5,胺臭味试验阳性,线索细胞检查阳性(线索细胞占全部上皮细胞 20％以上者),诊断为细菌性阴道病。妊娠期无症状者不必治疗,但如有早产史、胎膜早破史或早产高危者,虽无症状亦应治疗;并应在妊娠中期做细菌性阴道病筛查。妊娠期治疗推荐口服用药,甲硝唑 200 mg,口服,每天 3 次,共 7 天,或甲硝唑 2 g,口服,共 1 次。

#### 4.淋病

对于有不洁性接触史、配偶感染史,或与淋病患者共用物品史,自觉阴道分泌物增多、阴道有脓性分泌物排出,外阴瘙痒,阴道烧灼感等,检查可见阴道口及舟状窝充血、水肿,以手指从阴道壁向上压迫尿道时,还可见尿道旁腺开口处有脓性分泌物外溢等情况;子宫颈口充血,糜烂,宫颈口脓性分泌物。实验室检查:淋球菌涂片检查和细菌培养,如观察到典型的细胞内革兰阴性双球菌,细菌培养见到革兰阴性双球菌,可诊断为淋病。治疗原则为及时、足量、规范用药;性伴应同时治疗;若不能除外沙眼衣原体感染者,应加服抗沙眼衣原体药物。妊娠期淋病可选用头孢曲松250 mg,1 次肌内注射;或大观霉素 4 g,1 次肌内注射。

#### 5.泌尿和/或生殖道沙眼衣原体感染

对于有不洁性接触史或配偶感染史,有轻度尿急、尿痛等尿道炎症状,妇科检查有宫颈炎表现,宫颈充血、水肿、触之易出血、宫颈口见黄色黏液脓性分泌物及下腹部不适等症状。应及时检查宫颈黏液脓性分泌物,在油镜(1 000 倍)下平均每视野多形核白细胞计数＞10 个,有诊断意义;进行衣原体检测,如测定衣原体抗原呈阳性,可诊断泌尿/生殖道沙眼衣原体感染。诊断明确给予治疗,可用阿奇霉素 1 g,1 次顿服;或红霉素 500 mg,口服,4 次/天,共 7 天等方案治疗,孕妇禁用多西环素和氧氟沙星。

### 四、保健指导

在妊娠早期应提供保健指导,讲解孕期检查的内容和意义;给予健康生活方式、心理、卫生、孕期营养、避免致畸因素的指导;提供影响母婴健康疾病预防的健康教育;告知出生缺陷产前筛查及产前诊断的意义和最佳时间等。

#### (一)介绍孕期检查重点内容及意义

##### 1.孕期检查基本内容

对于每位初检的孕妇应告知整个孕期检查次数、每次检查时间、内容及意义。让孕妇了解在整个孕期需要产前检查至少 5 次,妊娠早期检查 1 次,重点是确定宫内妊娠,对孕妇基本情况进行检查和评估,筛查出不适宜妊娠疾病,提供健康生活方式和避免接触有毒有害物质的指导;妊娠中期 2 次,重点是监护胎儿生长发育情况,进行出生缺陷的筛查及诊断,提供营养等保健指导;妊娠晚期 2 次,重点是监护胎儿生长发育和宫内健康情况,筛查妊娠合并症及并发症,及时给予治疗。

##### 2.产前筛查的意义和最佳时间

产前筛查是采用简便、可行、无创的检查方法,对发病率高、病情严重的遗传疾病(如唐氏综合征)或先天畸形(神经管畸形等)进行产前筛查,通过进行母体血清学检查及超声检查,检出子代具有出生缺陷高风险的人群。筛出可疑者再进一步检查和确诊,产前筛查是防治出生缺陷的重要步骤。产前筛查不是确诊试验,筛查阳性结果意味着患病风险升高,并非诊断疾病;阴性结果仅表示风险无增加,并非不发生疾病。因此筛查结果阳性患者需进一步确诊试验,染色体病高风险患者需要进行胎儿染色体核型分析。目前产前筛查的主要疾病为唐氏综合征和神经管畸形。可在孕早期和孕中期进行唐氏综合征的联合筛查,神经管畸形的筛查应在孕中期进行 B 超检查。

##### 3.产前诊断的意义和最佳时间

产前诊断又称宫内诊断或出生前诊断,胎儿出生前应用各种检测方法,如影像学、生物化学、细胞遗传学及分子生物学等技术,了解胎儿在宫内的发育状况,如观察胎儿有无畸形,分析胎儿染色体核型,监测胎儿的生化项目和基因等,对先天和遗传性疾病作出诊断。根据情况,对在宫内发现的疾病可进行宫内治疗(如手术、药物、基因治疗等)或知情选择流产手术。产前诊断时间根据取样标本不同而定,如是采用绒毛穿刺取样一般在妊娠 10~13 周进行,如果是羊膜腔穿刺性染色体检查,一般在妊娠 14~20 周进行。

#### (二)给予健康生活方式指导

(1)孕妇应建立良好的生活习惯,生活起居要规律,适当增加休息和睡眠时间,要保障充足的睡眠,一般睡眠不要少于 8 小时。有条件的应增加午睡,避免过于劳累。

(2)进行适宜的运动 如散步是妊娠期妇女安全、有效的健身方法。早期妊娠,孕妇每天散步应在 3 km 以上,选择安静、空气环境较好的地方。散步的时间尽量选择在餐后较为合适。对于孕前一贯坚持体育锻炼的孕妇,可继续坚持体育锻炼,但应注意锻炼的强度须逐渐减小,时间应逐渐缩短,以不出现疲劳感为宜。避免剧烈的体育运动及跌倒,以防流产等意外情况的发生。

(3)控制不良嗜好,要戒烟戒酒,尽量避免接触有烟环境,减少被动吸烟;对于吸烟孕妇如果难以戒烟,则尽量减少吸烟量。孕期应尽量减少食用含有咖啡因、过多糖分的饮料和食物,如咖啡、茶、巧克力及可乐饮料等。

### （三）营养指导

孕早期胎儿生长发育速度相对缓慢，但是怀孕早期妊娠反应使其消化功能发生改变，多数妇女怀孕早期可出现恶心、呕吐、食欲下降等症状。因此怀孕早期的膳食应营养均衡、少油腻、易消化及适口。妊娠最初 6 周是胎儿神经管发育和形成的重要时期，重视预防胎儿神经管畸形也极为重要。

（1）膳食应清淡、适口。选择能增进食欲、易于消化的食物，要保证能够满足营养需要。可食用新鲜蔬菜和水果、大豆制品、鱼、禽、蛋及各种谷类制品。

（2）少食多餐。早孕反应较重者，不必像常人那样强调饮食的规律性，更不可强制进食，进食的餐次、数量、种类及时间应根据孕妇的食欲和反应的轻重及时调整，采取少量多餐的办法，保证进食量。随着孕吐的减轻，应逐步过渡到平衡膳食。

（3）保证摄入足量富含碳水化合物的食物。怀孕早期应尽量摄入富含碳水化合物的谷类或水果，保证每天至少摄入 150 g 碳水化合物（约合谷类 200 g）。因妊娠反应严重而完全不能进食的孕妇，应及时就医，以免因能量缺乏使脂肪分解产生酮体，造成体内酸中毒，并对胎儿早期脑发育造成不良影响。富含碳水化合物的食物有谷类、薯类和水果。

（4）多摄入富含叶酸的食物并补充叶酸。怀孕早期叶酸缺乏可增加胎儿发生神经管畸形及早产的风险。富含叶酸食物有动物肝肾、鸡蛋、豆类、绿叶蔬菜、水果及坚果等。由于叶酸补充剂比食物中的叶酸能更好地被机体吸收利用，建议受孕后每天继续补充叶酸 0.4 mg。叶酸除有助于预防神经管畸形外，也有利于防治贫血和降低妊娠高脂血症发生的风险。

（5）早孕反应的膳食对策。起床前进食，早起前可进食饼干、馒头、牛奶等自己喜欢吃的食物，然后再静卧半小时；少食多餐，可将一天的饮食分多次进食，可在正餐之间加几顿点心或随时准备一些喜欢吃的食物，保持每天一定的进食量。为降低妊娠反应，可口服少量 B 族维生素，以缓解症状。

### （四）避免接触不良因素

（1）有良好的生活或工作环境。避免接触放射线及有毒有害物质，远离噪声、振动、高温、极低温的工作环境。

（2）戒烟、禁酒。孕妇吸烟或被动吸烟，烟草中的尼古丁和烟雾中的氰化物、一氧化碳可导致胎儿缺氧和营养不良、发育迟缓；孕妇饮酒，酒精可以通过胎盘进入胎儿血液，造成胎儿宫内发育不良、中枢神经系统发育异常、智力低下等，称为酒精中毒综合征。

（3）不要洗桑拿和长时间洗热水浴和用电褥子。

（4）不要密切接触宠物包括猫和狗等；不吃未经煮熟的鱼、肉、虾等。

（5）应在医师指导下用药，原则上应少服药或没有服药指征可不服药。

### （五）心理保健指导

妇女在怀孕后都有一个不适应的过程，在妊娠不同的时期，会表现不同程度的焦虑、抑郁、恐惧等心理变化。孕期心理变化会影响孕妇及胎婴儿的健康，增加母体妊娠剧吐、妊娠期高血压疾病、产后抑郁的风险，对胎婴儿也会增加发生流产、早产儿、低体重儿、小于胎龄儿的风险，对婴儿身心发育也会产生影响。了解心理健康影响因素，关注孕妇的心理变化，识别焦虑与抑郁，提供保健指导与咨询是孕期保健重要内容。

#### 1.妊娠早期的心理特点

妇女怀孕后首先感受的是即将做母亲的喜悦，同时更期盼妊娠顺利和孩子健康，但是还会夹杂着对自身和孩子的健康担忧,以及能否承担做母亲责任的心理焦虑。

2.筛查妊娠早期心理影响因素

(1)初产妇,没有怀孕和分娩经验。

(2)有异常的生育史,如有过习惯性流产、胚胎停育、胎儿畸形、难产史的孕妇。

(3)本次妊娠有异常情况,如阴道出血、妊娠剧吐、辅助生殖受孕、化验或 B 超有异常、服药、阴道炎等。

(4)存在妊娠合并症,患心脏病、高血压、糖尿病、甲状腺疾病、子宫肌瘤等疾病合并妊娠者。

(5)家族史,既往有抑郁倾向家族史、有精神病史。

(6)心理因素,在性格上存在不稳定、情绪控制差、敏感、多疑、易激惹、压抑、悲观、神经质、精神质的孕妇在孕期较易出现心身障碍。

(7)本次为意外妊娠,没有心理准备的妇女。

(8)社会因素,收入低、经济状况差、单身、再婚、婚姻状况不稳定、与丈夫关系紧张、工作压力大、青少年妊娠及高龄孕妇,有吸烟、饮酒、吸毒不良行为,孕期接触电脑、装修、放射线、微波等情况。

3.及时识别孕期焦虑和抑郁

孕期出现的焦虑通常程度较轻,持续时间亦短,多数可不伴有焦虑的躯体性症状。一般表现为在缺乏客观因素或充分依据的前提下,对其本身健康、胎儿状况、可能流产或分娩痛等问题,流露忧虑不安、紧张疑惧;表情愁眉不展,焦躁不宁,多思少眠,渴望寻求能使自己确实认为绝对安全与放心的保证或许诺,但往往又会再度提出新的令自己思虑不安的问题。可出现消极低沉悲观、失望、绝望和失助等抑郁情绪。抑郁的基本心情是心情低落,主要症状有日常兴趣和积极性显著减退甚至丧失,丧失自尊和自信,自我评价显著下降,感到生活没有意义。另外可伴随睡眠和醒觉的节律紊乱、性欲减退或丧失、体重下降、内脏功能下降等生理反应和焦虑、强迫、疑病等精神症状等。

4.对妊娠早期妇女提供心理保健

尤其是有心理影响因素的妇女,进行妊娠及胎儿宫内发育知识、分娩过程等知识的宣教,多与孕妇进行交流和沟通,鼓励孕妇通过看书、听讲座等各种途径学习,有助于减轻孕妇的焦虑等不良心理反应。同时也要对孕妇丈夫、公婆及父母等家庭成员进行有关心理卫生宣教,让他们认识到家庭和社会支持对孕妇心理健康的重要。医护人员多利用支持、鼓励、解释等方式改变孕妇的认知,良好的医患关系,以及孕妇对医务人员的信任,可以预防或减轻孕妇的不良情绪。

5.对于焦虑、抑郁的孕妇提供心理治疗

孕妇的紧张、焦虑、抑郁等情绪通过产前保健指导、家人、朋友等的帮助不能得到缓解,应求助于心理医师的帮助,进行心理咨询,必要时进行心理治疗。

**(六)口腔保健指导**

(1)妊娠期如患口腔疾病,可使细菌进入血流,形成血管内膜炎,影响胎盘功能,导致早产和低出生体重儿发生,因此需要做好口腔保健。

(2)妊娠早期可发生"妊娠期牙龈炎",主要表现为容易出现牙龈出血、肿胀、口臭等情况。孕期由于孕妇体内的雌、孕激素增多,内分泌系统发生很大变化,使牙龈的毛细血管扩张,弯曲,弹性减弱,导致血液淤滞,血管壁的通透性增加,加之,进食次数增多及早期频繁呕吐,为口腔中病菌滋生创造了条件。

（3）预防妊娠期口腔疾病：①做好口腔保健，坚持每天两次有效刷牙，饭后漱口，预防牙龈炎的发生。②对于呕吐频繁的孕妇，可以适当用一些有预防作用的长效含漱液，如玉洁新、茶多酚的复方含漱液等，呕吐后立即含漱，使口腔持续保持清洁湿润，祛除口臭、清新口腔，有效预防口腔疾病。③对于容易感染蛀牙的孕妇，可以适当用一些局部使用的氟化物，如氟化物漱口液、氟化物涂膜等。④适当地增加使用不含蔗糖的口香糖清洁牙齿，如木糖醇口香糖，具有促进唾液分泌、减轻口腔酸化、抑制细菌和清洁牙齿的作用，如果怀孕期间能在餐后和睡觉前咀嚼一片，每次咀嚼至少5分钟，对于牙齿和牙龈健康是很有帮助的。⑤做好定期口腔检查和适时的口腔治疗，早发现、早治疗口腔疾病，使病灶限于小范围。对于较严重的口腔疾病，应选择合适的时间治疗。妊娠早期（1～3个月）治疗有可能引起流产。妊娠晚期（7～9个月）胎儿发育进入关键时期，许多药物及麻醉不能使用。所以合适的治疗时间是妊娠中期（4～6个月）。

**（七）卫生指导**

1.外阴卫生指导

孕期应经常洗澡，不宜盆浴，可淋浴或擦浴，防不洁水进入阴道，发生感染。妊娠期间分泌物增多，可使用卫生护垫，保持外阴干燥；应每天清洗外阴，以清水冲洗为好，每天1～2次，便后应用清洁柔软的卫生纸，从前向后擦干净。

2.衣着指导

衣着应宽大，注意保暖或防暑，内衣裤可选用纯棉和真丝制品，不要束胸过紧，影响乳房发育，不要使用窄紧裤带和袜带。

（黄晓燕）

# 第三节 妊娠中期保健

中期是指孕13～27$^{+6}$周。妊娠中期保健至少2次，可分别在孕16～20周、孕21～24周各检查1次。妊娠中期保健的目的主要是监测胎儿生长发育、进行产前筛查及产前诊断，筛查孕妇妊娠并发症和/或合并症，并进行保健指导。

## 一、保健内容

### （一）询问及检查

妊娠中期保健及产前检查应按照复诊要求进行询问、体格检查、专科检查及辅助检查。

1.查阅记录，询问病史

每次产前检查应查阅孕产期保健手册或医院病历的相关记录，包括辅助检查报告等，再次确认孕周；妊娠中期了解胎动开始时间，了解胎动情况，询问有无头晕、头痛或视物不清、水肿、心悸、气短、有无腹痛、阴道流血、流液及阴道分泌物等异常症状。

2.体格检查

测量体重，注意体重每周增长情况，孕妇体重应保持在每周增长0.3～0.5 kg范围。测血压，计算平均动脉压，预测妊娠期高血压疾病。注意双下肢有无水肿。

**3.产科检查**

测量宫高、腹围,检查胎位,听胎心;孕20周开始绘制妊娠图,动态观察胎儿生长发育情况。

**4.辅助检查**

每次检查均应进行血常规、尿常规检查,对于有生殖道感染症状及分泌物异常者,进行生殖道感染相关检测。

**5.特殊辅助检查**

在妊娠16~24周,应进行超声检查,了解胎儿发育、胎盘及羊水情况,筛查胎儿有否严重的形态和结构的畸形,主要包括无脑儿、脑积水、开放性脊柱裂、胸腹壁缺损内脏外翻、单腔心、致命性软骨发育不全等。

在妊娠16~20周,知情选择进行唐氏综合征筛查,主要是血清学筛查方法,通常采用三联法,即甲胎蛋白(AFP)、人绒毛膜促性腺激素(HCG)和游离雌三醇(E3)。

在妊娠24~28周,对有糖尿病危险因素的孕妇需进行妊娠期糖尿病筛查,主要是采取75 g葡萄糖耐量试验进行筛查。

**(二)妊娠图应用**

**1.妊娠图应用的目的**

妊娠图一般在孕中期开始使用,应用妊娠图可获得孕期宫高、腹围、体重、血压、胎心、尿蛋白值等及连续测量变化趋势,了解和评价胎儿宫内发育及孕妇体重、血压、胎心、尿蛋白状况等。

**2.妊娠图主要监测指标**

宫高、腹围、体重、血压、胎位、胎心、头盆关系、水肿、尿蛋白共9项。

(1)宫高增长曲线:监测胎儿宫内发育情况,胎儿生长发育有无异常和畸形,估计胎儿体重,早期发现胎儿宫内窘迫、双胎妊娠及羊水过多等妊娠并发症及时给予治疗。妊娠16~36周宫高平均增长0.8~1.0 cm/w,36周以后增长缓慢,36~40周为0.4 cm/w。每次产前检查时,将宫高标记在妊娠图上,并逐渐连成一条曲线。每次测量记录后观察宫高曲线是否在正常范围内,正常发育时曲线应在第10和第90百分位之间;曲线小于第10百分位,连续2次或间断3次,提示胎儿发育不良;超过第90百分位,提示胎儿发育过度或多胎或羊水过多。对于筛查提示胎儿宫内发育异常者,要增加检查次数,进行相关疾病纠正及营养指导,可疑胎儿畸形者,应进行产前诊断。

(2)腹围增长曲线:孕16~42周平均腹围增长21 cm,增长率0.8 cm/w,孕20~24周增长最快,速率为1.6 cm/w,孕24~36周为0.84 cm/w,孕34周后增长明显减缓,0.25 cm/w,单纯腹围测量不能作为胎儿发育的指标,需要和宫高进行综合分析。

(3)体重增长曲线:妊娠期体重增加主要来自母体储存和体液、胎儿及其附属物的增加。孕前正常体重的单胎孕妇,妊娠早期体重增长无明显变化,妊娠中晚期体重增长正常范围在每周0.35~0.50 kg,整个孕期体重平均增长12.5 kg。母体体重增加过快提示胎儿发育过度、羊水过多、母体体液过度潴留等,体重不增加应警惕营养不良或胎儿发育不良等。

在进行宫高、腹围、体重测量的同时,也应将其他6项指标进行检查,并详细记录在妊娠图中,动态观察9项内容变化,进行综合分析,及早发现高危妊娠,给予及时处理。

**3.筛查胎儿生长受限**

通过测量宫高、腹围、体重、推测胎儿大小预测胎儿是否有胎儿生长受限的倾向。如子宫高度、腹围值连续3周测量均在第10百分位数以下,预测胎儿生长受限,准确率可达到85%以上。

计算胎儿发育指数,胎儿发育指数=子宫高度(cm)-3×(月份+1),胎儿发育指数在-3和+3之间为正常,<-3提示可能为胎儿生长受限。于妊娠中晚期,孕妇每周若体重增长停滞或增长缓慢时,可能为胎儿生长受限。

### (三)妊娠合并症、并发症筛查

1.妊娠期高血压疾病筛查

妊娠中期通过进行妊娠期高血压疾病高危人群筛查、平均动脉压测定、翻身试验、体重指数测定,以及尿酸、血液流变学和尿钙测定,预测妊娠期高血压疾病发生倾向。妊娠中期以后每次产前检查均应进行平均动脉压(MAP)测定、翻身试验、体重指数测定等,根据检查结果进行妊娠期高血压疾病预测。根据检测条件可增加尿酸、血液流变学和尿钙的测定,进一步判断,如一经诊断妊娠期高血压疾病,应按其分类进行治疗。

(1)妊娠期高血压疾病的高危人群筛查:年龄≥40岁、工作紧张、初产妇或妊娠间隔≥10年的经产妇、合并慢性高血压、慢性肾炎、糖尿病、营养不良、子宫张力过高(多胎、巨大胎儿、羊水过多、葡萄胎)、家族高血压史、肥胖者(初次产检BMI≥28)、子痫前期病史、抗磷脂抗体阳性、妊娠早期收缩压≥17.3 kPa(130 mmHg),或舒张压≥10.7 kPa(80 mmHg)等。

(2)平均动脉压测定:平均动脉压(MAP)=(收缩压+2×舒张压)÷3,当MAP≥11.3 kPa(85 mmHg),表示有发生子痫前期的倾向。当MAP>18.7 kPa(140 mmHg),易发生脑血管意外,导致昏迷或死亡。

(3)翻身试验(ROT):孕妇左侧卧位测血压直至血压稳定后,翻身仰卧5分钟再测血压,若仰卧位舒张压较左侧卧位≥2.7 kPa(20 mmHg),提示易有发生子痫前期倾向,其阳性预测值为33%。

(4)体重指数(BMI):BMI>24,妊娠期高血压疾病发生率达到20.8%。

(5)尿酸测定:孕24周血清尿酸值>5.9 mg/L,其阳性预测值为33%。

(6)血液流变学试验:低血容量及血液黏度是发生妊娠期高血压疾病的基础。当血细胞比容≥0.35、全血黏度>3.6、血浆黏度>1.6时,提示有发生子痫前期的倾向。

2.妊娠期糖尿病筛查

(1)妊娠糖尿病高危因素:孕妇年龄≥35岁、孕前超重(BMI≥24)或肥胖(BMI≥28)、糖耐量异常史、多囊卵巢综合征;糖尿病家族史;妊娠分娩史(不明原因的死胎、死产、流产、巨大儿分娩、胎儿畸形、羊水过多史);妊娠糖尿病史;本次妊娠因素(妊娠期发现胎儿大于孕周、羊水过多);外阴阴道假丝酵母菌病反复发作者等。

(2)筛查方法及结果判断:具有糖尿病高危因素的孕妇首次产前检查时应进行空腹血糖检查,如空腹血糖在4.4~5.1 mmol/L,应在孕24~28周进行葡萄糖耐量试验(OGTT),若葡萄糖耐量试验(OGTT)结果正常,孕32周重复做葡萄糖耐量试验。①75 g葡萄糖耐量试验(OGTT):空腹血糖<5.1 mmol/L,1小时血糖<10.0 mmol/L,2小时血糖<8.5 mmol/L,任何一项血糖达到或超过上述界值诊断为妊娠期糖尿病。②OGTT试验方法及注意事项:进行OGTT之前每天正常饮食及活动至少3天,试验前过夜空腹至少10小时,可饮水;抽血测空腹血糖;饮用含有75 g葡萄糖水250~300 mL,5分钟内喝完;分别于服糖后1小时、2小时抽血测服糖后血糖值。

3.贫血筛查

每次产前检查均应进行贫血筛查。了解是否有导致贫血的疾病史,如既往月经过多慢性失血性疾病史等,有否长期偏食、孕早期呕吐、胃肠功能紊乱导致的营养不良疾病史,询问是否容易疲倦,做一般家务时是否感到心悸、气喘。观察皮肤、口唇、结膜和手掌是否有苍白及苍白程度。进行血常规检测,如血红蛋白低于正常,应进行血清铁浓度检测,正常血清铁为 $7\sim27~\mu\mathrm{mol/L}$,如血清铁为低于 $6.5~\mu\mathrm{mol/L}$,可诊断为缺铁性贫血,根据血红蛋白测量结果进行诊断及贫血分级(表 16-5)。

表 16-5 妊娠期贫血诊断标准(WHO)

| 分类 | 血红蛋白(Hb) |
| --- | --- |
| 正常 | ≥110 g/L |
| 轻度贫血 | 90~109 g/L |
| 中度贫血 | 70~89 g/L |
| 重度贫血 | <70 g/L |

4.胎儿宫内发育异常筛查

目前,主要采用妊娠图中的宫高增长曲线进行胎儿发育监测(见妊娠图应用),必要时进行 B 超检查了解胎儿发育状况,及早发现异常情况。

**(四)产前筛查与产前诊断**

1.产前筛查

产前筛查主要内容进行唐氏综合征(21-三体综合征)、神经管畸形和胎儿严重畸形的筛查。

(1)知情同意:筛查前遵照知情选择的原则,医务人员应事先详细告知孕妇或其家属 21-三体综合征和神经管缺陷产前筛查技术本身的局限性和结果的不确定性。产前筛查不是确诊试验,筛查阳性结果意味着患病风险升高,并非诊断疾病,阴性结果提示风险无增加,并非正常。筛查结果阳性患者需进一步确诊试验,染色体病高风险患者需要进行胎儿染色体核型分析。是否筛查及对于筛查后的阳性结果的处理由孕妇或其家属决定,并签署知情同意书。

(2)唐氏综合征筛查:以唐氏综合征为代表的染色体疾病是产前筛查的重点。唐氏综合征的筛查方法很多,根据检查方法分为孕妇血清学检查和超声检查。根据筛查时间分为孕早期筛查和孕中期筛查。

妊娠早期筛查与评估:对有染色体病高危因素的孕妇,在妊娠早期可进行唐氏综合征筛查,如筛查结果为阳性,可为孕妇争取更长时间,在孕中期进一步确诊和处理。①染色体病高危因素:主要包括孕妇年龄>35 岁的单胎妊娠、孕妇年龄>31 岁的双卵双胎妊娠、前一胎为常染色体三体或 X 染色体三体史,夫妇一方有染色体倒置或易位等。②妊娠早期唐氏综合征筛查方法:包括孕妇血清学检查、超声检查,或两者结合。常用血清学检查指标有 β-HCG 和妊娠相关蛋白 A(PAPP-A),超声检查的指标主要为胎儿颈项后透明带宽度(NT)。③唐氏综合征孕妇血清学检查:HCG 升高、妊娠相关蛋白 A(PAPP-A)降低;胎儿颈项后透明带宽度(NT)值异常超过所在孕周的宽度,则异常可能性大。

妊娠中期筛查与评价。①妊娠中期血清学筛查方法:通常采用三联法,即甲胎蛋白(AFP)、人绒毛膜促性腺激素(HCG)和游离雌三醇(E3)。②唐氏综合征患儿 AFP 降低、HCG 升高、E3降低,根据三者的变化,结合孕妇年龄、孕龄等情况,计算出唐氏综合征风险度。应用年龄+AFP+HCG+E3 四联筛查方案,评价风险为 71%。

（3）神经管畸形筛查。①血清学筛查：约 95％神经管畸形患者没有该疾病家族史，但绝大多数患者的血清和羊水中 AFP 水平升高，血清 AFP 可作为神经管畸形的筛查指标。影响孕妇血清 AFP 水平的因素包括孕龄、孕妇体重、种族、糖尿病、死胎、多胎、胎儿畸形、胎盘异常等。②超声筛查：99％神经管畸形可通过妊娠中期超声检查获得诊断。

（4）胎儿严重畸形的筛查：在妊娠 16～24 周，应用超声筛查胎儿严重的形态和结构的畸形，主要包括无脑儿、脑积水、开放性脊柱裂、胸腹壁缺损内脏外翻、单腔心、致命性软骨发育不全等。

2.产前诊断

筛查需要做产前诊断的人群，对需要做产前诊断的孕妇应及时转入具有产前诊断资质的医疗保健机构进行检查。

（1）产前诊断对象：①35 岁以上（包括 35 岁）的高龄孕妇。②生育过染色体异常儿的孕妇。③夫妇一方为染色体异常携带者。④生育过无脑儿、脑积水、脊柱裂、唇腭裂、先天性心脏病患儿。⑤性连锁隐性遗传病基因携带者，男性胎儿有 1/2 发病，女性胎儿有 1/2 携带者，应做胎儿性别预测。⑥夫妇一方有先天性代谢疾病，或已生育过患儿的孕妇。⑦在妊娠早期接触过化学毒物、放射性物质，严重病毒感染的孕妇。⑧有遗传病家族史或近亲婚配史的孕妇。⑨有不明原因的流产、死产、畸胎或新生儿死亡史的孕妇。⑩本次妊娠有羊水过多、羊水过少、发育受限等，疑有畸胎妇女。

（2）产前诊断的疾病。①染色体病：包括染色体数目异常和结构异常两类。染色体数目异常包括整倍体（如一倍体、二倍体或三倍体等）和非整倍体（如 21-三体、18-三体、13-三体、47,XXX 综合征、45,XO 综合征等）；结构异常包括染色体部分缺失、易位、倒位、环形染色体等。绝大多数染色体病在妊娠早期即因死胎、流产而被淘汰，总自然淘汰率为 94％，仅 6％染色体异常胎儿可维持宫内生存到胎儿成熟。②性连锁遗传病：以 X 连锁隐性遗传病居多，如红绿色盲、血友病等。致病基因在 X 染色体上，携带致病基因的男性必定发病，携带致病基因的女性为携带者，生育男孩可能一半患病，一半健康者；生育女孩表型均正常，但可能一半为携带者，故判断为男胎后，应建议人工流产终止妊娠。患性连锁遗传病男性与正常女性婚配，生育的男孩均不患病，生育的女孩均为杂合体，故判断为女孩后，应建议人工流产终止妊娠。③遗传性代谢缺陷病：多为常染色体隐性遗传病。因基因突变导致某种酶缺失，引起代谢抑制、代谢中间产物累积而出现临床表现。除极少数疾病在早期饮食控制法（苯丙酮尿症）、药物治疗（如肝豆状核变性）外，至今尚无有效的治疗方法，故开展遗传性代谢缺陷病的产前诊断极为重要。④先天畸形：特点是有明显结构改变，如无脑儿、脊柱裂、唇腭裂、先天性心脏病、髋关节脱臼等。

（3）产前诊断方法。①染色体病的产前诊断：主要依靠细胞遗传学方法，因此必须获得胎儿细胞和胎儿染色体。绒毛穿刺取样，绒毛穿刺取样在妊娠 10～13 周进行。根据胎盘位置选择最佳穿刺点，经宫颈或经腹穿刺取样。羊水穿刺，羊水穿刺一般在妊娠 14～20 周进行。在超声引导下羊水穿刺的并发症很少见，1％～2％孕妇发生阴道少量流血或羊水泄漏，绒毛膜羊膜发生率＜0.1％，导致流产风险为 0.5％左右。经皮脐血穿刺技术，又称脐带穿刺。该法特点如下。快速核型分析，胎儿血细胞培养 48 小时后，即可进行染色体核型分析，可避免绒毛或羊水细胞中假嵌合体现象或培养失败。②胎儿血液系统疾病的产前诊断：如溶血性贫血、自身免疫型血小板减少性紫癜、血友病、地中海贫血等。可对胎儿各种贫血进行宫内输血治疗。③先天性畸形的产前诊断：妊娠期胎儿超声检查可发现许多严重结构畸形及各种细微变化，为产前诊断重要的手段之一。若超声检查发现与染色体疾病有关的结构畸形，应建议行胎儿染色体核型分析。

## 二、综合评估与处理原则

根据病史、体格检查、辅助检查,筛查影响妊娠的危险因素,对孕妇情况进行综合评估。评估结果分为无危险因素和有危险因素两类。对有危险因素者,要根据对孕妇健康的影响分为三个方面:一是有危险因素但可以继续妊娠,二是不适宜继续妊娠,三是紧急情况需要立即处理。各类情况处理原则如下。

### (一)无危险因素

进入常规各妊娠期保健,提供孕期保健指导,包括提供营养、心理及卫生指导,告知产前筛查及产前诊断的重要性等。提倡适量运动,预防及纠正贫血。有口腔疾病的孕妇,建议到口腔科治疗并预约下次检查时间。

### (二)有危险因素

(1)有危险因素可以继续妊娠,应纳入高危管理,包括加强产前检查、密切监护、随诊及诊治,对有合并症和/或并发症的孕妇及时诊治或转诊,必要时请专科医师会诊或共同管理。

(2)有不适宜继续妊娠情况,胎儿发育有严重畸形如无脑儿、脑积水、开放性脊柱裂、胸腹壁缺损内脏外翻、单腔心、致命性软骨发育不全等情况,须告知并在知情同意下建议终止妊娠。

(3)需要立即处理的紧急情况。对于阴道流血、腹痛、昏迷等紧急情况,需立即启动急救应急系统,将危重孕妇纳入急救程序,进行救治或转诊。

## 三、妊娠合并症、并发症处理原则

### (一)妊娠期高血压疾病

1.妊娠期高血压疾病筛查异常处理

对于患有妊娠期高血压疾病的危险人群及预测试验为阳性者[如平均动脉压计算≥11.3 kPa(85 mmHg),翻身试验(ROT)阳性,体重指数(BMI)＞24,孕 24 周血清尿酸值＞5.9 mg/L,血细胞比容≥0.35,全血黏度＞3.6,血浆黏度＞1.6 时,提示有发生子痫前期的倾向],应加强产前检查,在每次产前检查都应询问有无异常主诉,有无头晕、头痛、眼花等症状,以及异常症状改善等情况,并再次进行预测妊娠期高血压疾病发生倾向。指导孕妇保证充足的睡眠,左侧卧位,如神经紧张、焦虑或睡眠欠佳可服用安定;摄入足够的蛋白质、蔬菜、水果,应避免进食过多食盐。补充钙剂每天 1～2 g,预防妊娠期高血压疾病的发生。

2.妊娠期高血压疾病处理

对于妊娠期高血压者需要增加产前检查次数,指导孕妇保证充分睡眠,取左侧卧位,每天休息不能少于 10 小时。对于睡眠不好,精神紧张、焦虑者可给予镇静剂,间断吸氧,改善主要脏器和胎盘的供氧。在饮食上要摄入充足的蛋白质、热量、不限盐和液体,但是对于水肿严重者应当适当限制盐。告知孕妇要密切监护有无头痛、视物模糊及上腹不适等症状,出现症状立即到医院就医。对于妊娠期高血压疾病子痫前期,尤其是平均动脉压＞18.7 kPa(140 mmHg),有可能发生脑血管意外者应住院治疗。

### (二)妊娠合并糖尿病

妊娠合并糖尿病患者首先进行饮食控制和运动治疗,必要时用药,将血糖控制在满意范围。饮食疗法须在保障母亲和胎儿必需营养基础上进行,并注意预防酮症,保持正常体重增长,将妊娠期血糖控制在满意标准。对饮食疗法不能控制的糖尿病,应及时应用胰岛素治疗。口服降糖药包括格列苯脲、二甲双胍、拜糖平(阿卡波糖)目前为 B 类药物。

妊娠期血糖控制满意标准：孕妇无明显饥饿感，空腹血糖控制在 3.3~5.6 mmol/L，餐前血糖 3.3~5.3 mmol/L，餐后 1 小时血糖控制在 7.8 mmol/L 以下，餐后 2 小时在 4.4~6.7 mmol/L，夜间不低于 3.3 mmol/L。

### (三)缺铁性贫血

应加强孕期保健，进行孕期饮食营养的宣传教育和指导，改变不良的饮食习惯，避免偏食、挑食；加强营养、鼓励进食高蛋白、含铁和叶酸丰富的食物，如新鲜蔬菜、水果、黑木耳、海带、紫菜、肉类、动物肝脏、血、豆制品、蛋类食品等；如有寄生虫病等特殊疾病，应同时针对病因适当治疗；对有高危因素、贫血高发地区的孕妇，应常规补充铁剂；定期产前检查检测血常规，尤其是妊娠晚期，发现贫血应及时纠正。

治疗原则是补充铁剂和去除导致缺铁性贫血的原因。补充铁剂以口服给药为主；提供补充铁剂依从性咨询。应向妇女和家人解释患贫血的危险及补充铁剂是孕期和分娩后健康的基本保障；服用铁剂应于饭中或饭后或晚上服用以免造成胃肠道反应；服铁剂会使人有些疲倦；大便变黑属于正常现象；如果出现这样的情况，不要停止治疗；如果服用铁剂有任何问题或反应严重应来复诊。

轻中度贫血需要补充铁剂连续 3 个月，同时口服维生素 C；增加铁剂的依从性咨询；了解饮食习惯，有挑食习惯者适当补充叶酸和维生素 $B_{12}$，下一次产前检查时重新进行评价(4~6 周)后。如果有贫血，转诊到有能力救治的医疗机构。

重度贫血或接近预产期或短期内需要终止妊娠者应进行输血，或紧急转诊到有输血条件的医院，适当输入小剂量红细胞，以提高血红蛋白达 80 g/L 以上为宜。

### (四)胎儿宫内生长受限

明确诊断后查找影响胎儿生长受限的原因，根据原因进行治疗。采取卧床休息，左侧卧位，增加子宫血流量；吸氧、增加营养，补充优质高蛋白、维生素及各种微量元素。给予舒张血管和松弛子宫的药物，根据治疗效果判定是否继续妊娠。

## 四、保健指导

在孕中期应提供营养、心理及卫生指导，告知产前筛查及产前诊断的重要性等。提倡适量运动，预防及纠正贫血。有口腔疾病的孕妇，建议到口腔科治疗。

### (一)营养指导

妊娠中期早孕反应逐渐减轻并消失，孕妇的食欲增加，胎儿开始进入快速生长发育期，母体的子宫、乳腺也在逐渐发育，母体还需为产后泌乳开始储备能量及营养素。此时期在妊娠早期基础上增加食物摄入量，保障能量及营养素所需量的增加。妊娠中期每天总能量要增加到 2 100~2 300 kcal，饮食结构水 1 200 mL，谷薯杂豆类食物 300~400 g，蔬菜 400~500 g，水果 200~400 g，禽、鱼、蛋、肉类 200~250 g，奶及奶制品 300~500 g，大豆类及坚果 40~60 g，油脂类 25~30 g，盐 6 g。在这个时期营养摄入的增加应注意以下几个方面。

(1)适当增加鱼、禽、蛋、瘦肉、海产品摄入量。因为鱼、禽、蛋、瘦肉是优质蛋白的很好来源，其中鱼类还能提供多不饱和脂肪酸，对 20 周后的胎儿脑和视网膜发育极为重要。从孕中期开始每天应增加总量为 50~100 g 的鱼、禽、蛋、瘦肉，以满足孕妇及胎儿生长发育对优质蛋白的需要。鱼类是动物性食物的首选，以满足孕中期以后对多不饱和脂肪酸的需要。

(2)适当增加奶类摄入。奶制品富含蛋白质,也是钙的良好来源,有利于 20 周后的胎儿骨骼生长加快和骨骼开始钙化的需要。从妊娠中期开始,每天至少摄入 250 mL 的牛奶或相当量的奶制品及补充300 mg的钙,或摄入 450～500 mL 的低脂牛奶,以满足钙的需要。

(3)常吃含铁丰富的食物。妊娠中期孕妇的血容量和血红蛋白开始增加,以及胎儿对铁储备的需要,故孕中期对铁的需要量增加。从饮食上多吃含铁丰富的食物,包括动物血、肝脏、瘦肉等食物,必要时在医师的指导下补充小剂量的铁剂,同时多摄入含维生素 C 的蔬菜与水果,或补充维生素 C,以促进对铁的吸收和利用。

(4)增加主粮摄入。米面等主粮是热能的主要来源。孕中期胎儿迅速生长及母体组织的生长需要大量的热能。这均由摄入的主粮予以满足。为保证孕妇摄入足够的热能和避免维生素 $B_1$ 摄入不足。

(5)增加植物油的摄入。脂类尤其是必需脂肪酸是细胞膜及中枢神经系统髓鞘化构成的物质基础。孕中期胎儿机体和大脑发育速度快速,对脂类及必需脂肪酸的需要量增加,必须及时补充。孕中期妇女还可选择摄入花生仁、核桃仁、葵花子仁、芝麻等油脂含量较高的食物。

(6)少量多餐。孕中期孕妇食欲大增,每餐摄食量可有所增加。但随着妊娠进展,子宫进入腹腔可能挤压胃部,孕妇每餐后易出现胃部饱胀感。对此孕妇适当减少每餐的进食量,做到以舒适为度,同时增加餐次,如每天 4～5 餐。

(7)避免食入对妊娠不利的食品,包括不新鲜或多次加工过的食品、罐头食品、含有防腐剂的食品、淀粉产品(淀粉产品含热量高)、高盐食品(如炸薯片、酱汁、速食品、咸鱼等)、生鸡蛋、咖啡、茶、可乐饮料、"增能"饮料、碳酸类饮料、可可粉等食品。

(8)烟草酒精对胚胎发育的各个阶段都有明显的毒性作用,如容易引起早产、胎儿畸形。浓茶、咖啡应尽量避免,刺激性食物亦应尽量少吃。

(9)有高血压家族史或有妊娠期高血压病史的孕妇应低盐饮食,摄入含钙丰富的食物或者补充钙剂。

### (二)心理指导

(1)妊娠中期的心理特点:进入孕中期后,孕妇早孕反应减轻或消失,食欲增加,睡眠良好。随着腹部明显增大及胎动的出现,感受到胎儿的生长发育,使孕妇感到兴奋和激动。但同时还对胎儿是否健康表示担忧。孕妇依赖性增强,需要被别人照顾。可出现移情现象,将自己的情感关怀全部倾注到胎儿上,忽略对丈夫的情感关怀。

(2)筛查妊娠中期心理影响因素:包括妊娠早期不良心理影响因素是否仍存在;孕中期是否接受常规的唐氏筛查、糖尿病筛查和 B 超胎儿重要畸形筛查及结果;是否有妊娠期高血压疾病、妊娠糖尿病、贫血等疾病;辅助检查有无异常等情况,如有以上情况容易影响心理与情绪,易出现焦虑和抑郁。

(3)及时识别孕期心理问题:孕妇常表现出一种以自我为中心的倾向,依赖性强,处处要求家人和丈夫的照顾。出现焦虑情绪,担心的焦点往往集中在胎儿上,表现为烦躁、紧张、恐惧、疑虑,严重时不仅影响正常的生活秩序,甚至导致食欲下降、失眠等。

(4)提供心理保健,进行妊娠及胎儿宫内发育知识宣教,多与孕妇进行交流与沟通,鼓励孕妇通过看书、听讲座等各种途径学习孕期相关知识,让孕妇了解产前检查内容,为孕妇提供产前筛查和产前诊断的咨询,有助于减轻孕妇的焦虑等不良心理反应。同时也要对孕妇丈夫、公婆及父母等家庭成员进行有关心理卫生宣教,让他们认识到家庭及社会支持对孕妇心理健康的重要。

医护人员多利用支持、鼓励、解释等方式改变孕妇的认知,良好的医患关系,以及孕妇对医务人员的信任,可以预防或减轻孕妇的不良情绪。

(5)对于焦虑、抑郁的孕妇提供心理治疗,孕妇的紧张、焦虑、抑郁等情绪通过产前检查、家人、朋友等的帮助不能得到缓解可求助于心理医师的帮助,进行心理咨询,必要时进行心理治疗。

**(三)口腔保健**

1.孕期较常见的牙周问题

(1)妊娠牙龈炎:孕期常见的牙周问题是牙龈发炎,牙龈炎是发生在龈缘和龈乳头的软组织炎症。使得牙龈充血肿胀,颜色变红,刷牙容易出血,偶尔有疼痛不适的感觉。这些症状并非每个孕妇都会发生。患妊娠期牙龈炎的一个重要因素就是有牙菌斑的存在。减少牙菌斑的产生,最好方法是刷牙。孕期基本不做治疗。

(2)龋齿:龋齿就是人们常说的蛀牙,它与饮食息息相关。正常情况下,口腔中的酸性物质会使牙齿上的矿物质逐渐脱离,而唾液中的钙、磷及氟化物又会反过来将牙齿矿化,二者达到一个饮食与修复的动态平衡。但孕期进食种类、次数的改变会为龋齿的发生创造一个"良好"的环境,难以保持这种平衡。在孕中期必要时可以运用局部麻醉,药量很少,对胎儿几乎没有影响。通常不拍摄 X 线片,如果必须拍摄,可以穿上防护铅服。要特别重视维护良好的口腔卫生。

(3)牙周炎:是一种比较严重的牙龈软组织疾病,非常轻微的接触比如刷牙甚至吃苹果或馒头时牙龈都会出血。牙周炎是一种多因素的疾病,与自身肌体状况、免疫系统和自身反应有关,是一个全身因素与口腔局部因素结合作用的结果。孕期应该尽量避免用药,治疗应仅限于清除牙垢,可以使用漱口液、牙刷、牙间刷、牙线等来防止病情的恶化,等到分娩后再彻底进行治疗。

(4)妊娠瘤:这种病症较少见。一般多发生在怀孕中期,这是由于显著的牙龈发炎与血管增生而形成鲜红色肉瘤,大小不一,生长快速,常出现在前排牙齿的牙间乳头区(两相邻牙齿间的牙龈尖端)。妊娠瘤通常无须治疗,或只给予牙周病的基本治疗(洗牙、口腔卫生指导、牙根整平),这是为减少牙菌斑的滞留及刺激。肉瘤会于生产后随激素恢复正常而自然消失,若出现以下症状,如孕妇感觉不适、妨碍咀嚼、容易咬伤或过度出血时,可以考虑切除,但孕期做切除手术容易再发。

2.口腔保健

(1)清洁口腔:采取巴氏刷牙法,上排牙齿由上往下刷,下排牙齿由下往上刷,刷牙时每两个牙齿为一个单位,全口牙齿至少要刷 3 分钟。牙刷毛和牙冠呈 45°倾斜,切勿只是横向刷牙,因为此种刷牙方式,容易伤害牙龈和牙齿。

(2)常见清洁口腔的用品:①牙刷为基本的牙齿清洁工具,最好选择软毛的牙刷,注意彻底清洁每一颗牙齿。②牙线为辅助牙刷的牙齿清洁工具,可以特别清洁到牙齿缝。牙缝大的人可使用牙间刷,用以确实清洁牙缝。③其他的洁牙用具,如漱口药水、冲牙机、去敏感牙膏、无糖口香糖、电动牙刷等,都可在某些条件需要下辅助清洁口腔。

**(四)卫生指导**

1.个人卫生

孕期汗腺、皮脂腺分泌旺盛,应经常洗澡,勤换衣被。不宜盆浴,可淋浴或擦浴,防不洁水进入阴道,发生感染。妊娠期间白带增多,应每天清洗外阴,以清水冲洗为好,每天 1～2 次,便后应用清洁柔软的卫生纸,从前向后擦干净。

**2.乳房护理**

孕妇娠期间,由于乳房的增大下垂,而乳房本身又没有肌肉支持,所以就需要一个很好的胸罩来支托,促进乳房的血液循环。罩杯的大小要能覆盖整个乳房。

**3.孕妇衣着**

要以宽大、松软、易透气的棉质为宜,不宜束紧胸部,不要勒紧袜带和裤带,以免影响下肢血液循环和胎儿发育。鞋要适足,鞋底要有防滑纹、不穿底硬跟高的鞋子,以防跌倒。

**(五)孕妇运动**

**1.适量的运动重要性**

适量运动是健康妊娠的重要组成部分,是有效控制体重、解除孕妇的疲劳、改善睡眠、缓解紧张的情绪、减轻下肢水肿、静脉曲张、便秘等症状。有妊娠期糖尿病的妇女适量运动还可帮助自身胰岛素更好地工作,是帮助控制血糖的有效途径。运动也提高肌肉、关节的强度与柔韧性,为顺利分娩做好准备。

**2.孕妇运动的主要形式**

主要有孕妇操、散步、游泳、瑜伽等。不要做剧烈的运动比如跳动、踢球、打球等,孕前不爱运动的妇女,到孕中期可以循序渐进地运动。

**3.孕妇操**

(1)体操的基本动作。①提肛运动:保持均匀呼吸,收缩会阴、肛门肌肉,5～10秒钟后再放松。早、中、晚各做15～20次,可增加肌肉弹性。②脚部运动:脚掌着地,脚趾上翘;脚尖抵地,脚面绷直,脚跟抬起,早、中、晚各做15～20次。③盘腿坐运动:盘腿两手下按膝部。早、中、晚各做3分钟,可松弛腰关节,伸展骨盆的肌肉。④扭动骨盆:腿向外翻倒,两腿轮换。膝盖并拢,左右翻倒。早、晚各做5～10次,加强骨盆关节和腰部肌肉的柔软度。

(2)注意事项:①做孕妇操最好安排在早晨和晚上;②做操前不适宜进食,最好是空腹进行,不要在饭后马上进行,如果感到饥饿可以在锻炼前1小时左右进一些清淡的食物;③做操前先排尿便;④锻炼前后40分钟各饮一杯水;⑤在锻炼的头5分钟,先做热身的准备运动,以使血液循环逐渐增加;⑥伸展运动不要过于猛烈,以免拉伤韧带;⑦在空气流通良好的房间做操,放一些轻松的音乐,穿上宽松舒适的衣服,地上铺毯子;⑧孕妇最好在医师指导下进行相关运动,有先兆流产、早产史、多胎、羊水过多、前置胎盘、严重内科合并症等孕妇不宜做体操;⑨孕妇体操可从怀孕3个月左右开始,每天坚持做,运动量以不感到疲劳为宜。

**(六)孕妇自我监护指导**

对于孕中期产前检查的妇女要指导孕妇掌握自我监护方法。

**1.自我监测胎动**

怀孕的第16周以后,大多数孕妇可以感觉到胎动,开始较轻微,次数也较少。怀孕的28～32周,胎动最强烈,怀孕36周以后,胎动幅度、次数也有所减少。孕晚期以后,孕妇应在每天早晨、中午、晚上固定一个时间,分别数3次胎动,每次数1小时,3次的胎动数相加再乘4,即为12小时胎动数。正常胎动次数每小时3～5次,12小时应在30～40次。12小时胎动<20次,或每小时<3次,提示胎儿有异常。<10次则提示胎儿宫内明显缺氧,应及时去医院进一步检查。

**2.体重自我管理**

孕妇体重水平不但反映母亲的营养与健康状况,也可以间接衡量胎儿的发育情况,孕期过多的体重增长将增加难产的危险,也增加了孕妇妊娠期高血压疾病、糖尿病的风险;孕期过少的体重增长,除影响母体健康外,还可导致胎儿营养不良并影响其成年的健康状况。对孕妇进行体重管理的目的是保持孕妇在孕期合理的体重增长。孕期的合理体重增长要求就是孕期总的增重和每周的增重都在正常范围。孕期总体重的增重依据孕前的体重和身高计算体重指数。因此在孕期应关注和监测体重变化,并根据体重增长速率适当调节食物入量。为维持体重的正常增长,适宜强度的运动也是重要的。

指导每位孕妇掌握自己孕前的体重指数(BMI),同时让孕妇了解自己应该增重的范围,目前体重处于的状态,是否低于或超出增重的要求。可参考世界卫生组织的孕前不同 BMI 孕妇体重增长推荐表(表 16-6)。指导孕妇自行测量体重,并记录下来,掌握每周体重增长的情况,如果连续两周增长过多或过少,应去医院检查。

表 16-6　不同 BMI 孕妇体重增长推荐(WHO)

| 孕前 BM（kg/m²） | | 单胎 | | | 双胎孕妇孕期 |
| --- | --- | --- | --- | --- | --- |
| | | 孕期体重增<br>长推荐(kg) | 孕早期体重增<br>长推荐(kg) | 中、晚期每周体重<br>增长推荐(kg) | 体重增长推荐(kg) |
| 低体重 | <18.5 | 12.5～18 | 0.5～2 | 0.51(0.44～0.58) | 暂无推荐范围 |
| 理想体重 | 18.5～24.9 | 11.5～16 | 0.5～2 | 0.42(0.35～0.50) | 17～25 |
| 超重 | 25.0～29.9 | 7～11.5 | 0.5～2 | 0.28(0.23～0.33) | 14～23 |
| 肥胖 | ≥30.0 | 5～9 | 0.5～2 | 0.22(0.17～0.27) | 11～19 |

3.指导孕妇识别异常症状

在孕期出现有阴道出血、腹痛、流水、胎动异常如胎动减少、消失或增加,有双下肢水肿、自感头晕、头痛或视物不清,有心悸、气短或夜间不能平卧,恶心、呕吐、上腹不适等消化系统症状,有出血倾向,如鼻、牙龈、皮肤出血瘀斑等异常情况要及时到医院检查及诊治。

（黄晓燕）

# 第四节　妊娠晚期保健

妊娠晚期是指孕 28 周以后至临产前。妊娠晚期至少进行 2 次产前检查,其中至少 1 次在 36 周后进行。孕晚期保健的目的为监测与评估胎儿生长发育及宫内健康状况,筛查与治疗孕妇妊娠合并症及并发症,进行分娩前鉴定,分娩前头盆评估,预测分娩方式,确定分娩地点。提倡住院分娩和自然分娩。

## 一、保健内容

### (一)询问及检查
应按照复诊要求进行询问、体格检查、专科检查及辅助检查。
1.查阅记录,询问病史
每次产前检查应查阅孕产期保健手册的相关记录,包括辅助检查报告等,再次确认孕周;注意询问有无头晕、头痛、眼花或视物不清、水肿,有无恶心、厌油腻、心慌、气短、胸闷、尿频、尿少等症状,有无胎动减少或频繁,有无腹痛、阴道流血、流液等情况。

2.体格检查

称体重,注意体重每周增长情况,孕妇体重应保持在每周增长 0.35～0.50 kg 范围。测血压,计算平均动脉压,预测妊娠期高血压疾病。注意双下肢有无水肿。

3.产科检查

测量宫高、腹围,听胎心,应用四步触诊法检查胎位、胎先露及先露入盆情况,继续绘制妊娠图。妊娠 36 周时测量骨盆、估计胎儿体重,并根据胎儿大小和骨盆情况预测分娩方式,建议分娩地点。

(1)估计胎儿体重:根据宫高腹围对胎儿体重进行简单估算。常用公式如下。

胎儿体重(g)=宫高×100。

胎儿体重(g)=[宫高-(11～13①)]×(155～170②)。①头浮-13,浅入-12,深入-11;②腹围<94 cm×155,>94 cm×170。

宫高>35 cm 和宫高+腹围>140 提示巨大儿的可能性大。

(2)骨盆测量:在妊娠晚期由于体内松弛素的作用,骨盆较妊娠早期要宽大些,所以在孕晚期测量骨盆更能准确预测分娩方式,以便决定分娩地点。骨盆测量分为骨盆外测量和内测量两种(表 16-7)。

表 16-7 骨盆外测量及内测量各骨盆径线正常值

| | 测量目的 | 骨盆径线 | 正常值(cm) |
|---|---|---|---|
| 骨盆外测量 | 间接反映骨盆入口横径长度径线 | 髂棘间径(IS) | 23～26 |
| | 间接反映骨盆入口前后径的长度径线 | 髂嵴间径(IC) | 25～28 |
| | 直接反映骨盆出口横径长度径线 | 骶耻外径(EC) | 18～20 |
| | | 坐骨结节间径 | 8.5～9.5 |
| | | 出口后矢状径 | 8～9 |
| | | 出口后矢状径与坐骨结节间径之和>15 cm,表示骨盆出口不狭窄 | |
| | 间接反映骨盆出口横径的宽度径线 | 耻骨弓角度 | 90° |
| 骨盆内测量 | 反映入口前后径长度 | 对角径 | 12.5～13.0 |
| | 反映中骨盆的宽度,是中骨盆最短径线测 | 坐骨棘间径 | >10 |
| | 中骨盆后矢状径,反映中骨盆的宽度 | 坐骨切迹宽度 | 5.5～6.0(能容纳 3 横指) |

骨盆外测量前应备好检查床、骨盆外测量仪,嘱孕妇排空膀胱,取伸腿仰卧位,测量者站立于孕妇右侧。首先了解和观察骨盆有无畸形或外伤骨折史(包括孕妇有无佝偻病、脊髓灰质炎、脊柱和髋关节结核及外伤史,既往有无难产史及其发生原因,新生儿有无产伤等),然后使用骨盆测量器测量各径线。

骨盆内测量应嘱孕妇排空膀胱,取仰卧截石位,严格进行外阴消毒。检查者戴无菌手套,并涂以润滑油,动作轻柔,依次进行检查。

4.辅助检查

基本检查项目:每次检查均应进行血常规、尿常规检查。妊娠晚期两次产前检查中复查 1 次肝功能和肾功能。建议检查项目:必要时在妊娠 36 周后进行胎心电子监护,如需要了解胎儿、胎盘及羊水等情况可行 B 超检查,对于有生殖道感染症状及分泌物异常者,进行生殖道感染相关检测。

(1)胎心电子监护:进行无应力试验,也称无激惹试验,是在无宫缩及外界刺激时,对胎儿进行胎心率宫缩图的观察和记录,以了解胎儿的储备情况。本试验是以胎动时伴有一过性胎心率加快为基础,故又称胎儿加速试验。孕妇取半卧位,一个测量胎心的探头放在胎心音区,另一个宫缩压力探头置于宫底下三横指处,连续监护 20 分钟胎心率。若胎儿睡眠,可延长为 40 分钟或催醒胎儿。一般认为在 20 分钟内有 3 次以上胎动伴胎心率加速≥15 次/分,持续≥15 秒,表示无应力试验为有反应型,胎儿宫内情况良好。无特殊合并症可 1~2 周复查 1 次。如胎动数和胎心率加速数少于前述情况或胎动时无胎心加速,称为无反应型,应寻找原因。

(2)胎儿生物物理评分:胎儿电子监护仪和 B 超联合检测胎儿宫内缺氧和胎儿酸中毒情况。满分10 分,8~10 分无急慢性缺氧,6~8 分可能有急或慢性缺氧,4~6 分有急或慢性缺氧,2~4 分有急性缺氧伴慢性缺氧,0 分有急慢性缺氧。评分具体内容见表16-8。

表 16-8　胎儿生物物理评分

| 项目 | 2分(正常) | 0分(异常) |
|---|---|---|
| 无应激试验(20 分钟) | ≥2 次胎动伴胎心加速≥15 bpm,持续 15 秒 | <2 次胎动,胎心加速<15 bpm,持续<15 秒 |
| 胎儿呼吸运动(30 分钟) | ≥1 次,持续≥30 秒 | 无,或持续<30 秒(30 分钟) |
| 胎动 | ≥3 次躯干和肢体活动(连续出现计 1 次) | ≤2 次躯干和肢体活动;无活动肢体完全伸展 |
| 肌张力 | ≥1 次躯干和肢体伸展复屈,手指摊开合拢 | 无活动肢体完伸展;伸展缓慢,部分复屈 |
| 羊水量 | 羊水暗区垂直直径≥2 cm | 无;或最大暗区垂直直径<2 cm |

### (二)筛查妊娠合并症和/或并发症

应通过询问病史、体格检查及进行各项检查,重点筛查和监测妊娠期合并症和/或并发症,主要包括妊娠期高血压疾病重度子痫前期、子痫、贫血、心脏病、肝脏病、肾脏病、胎盘早剥、前置胎盘、胎儿窘迫、胎膜早破、早产、胎儿宫内生长受限、过期妊娠等。一旦出现疾病相应临床表现,应进行进一步检查,以尽快诊断和处理。

## 二、综合评估与处理原则

根据病史、体格检查、辅助检查,筛查影响妊娠的危险因素,对孕妇情况进行综合评估。评估结果分为无危险因素和有危险因素两类。对有危险因素者,根据对孕妇健康影响,处理分为两个方面,一是有危险因素需要高危管理,二是紧急情况需要立即处理。各类情况的处理原则如下。

### (一)无危险因素

进入常规妊娠晚期保健,提供孕期保健指导,包括孕妇自我监测胎动,纠正贫血,提供营养、分娩前心理准备、临产先兆症状、提倡住院分娩和自然分娩、婴儿喂养及新生儿护理等方面的指导。

### (二)有危险因素

(1)有危险因素可以继续妊娠,应纳入高危管理,包括加强产前检查、密切监护、随诊及诊治,对有合并症、并发症的孕妇及时诊治或转诊，必要时请专科医师会诊或共同管理。

（2）紧急情况。出现以下症状者：头痛、头晕、视物不清，心慌憋气、呼吸困难、夜间不能平卧，恶心、呕吐、上腹部不适，伴或不伴腹痛的阴道出血，或出现鼻出血、皮肤出血瘀斑等出血倾向，阴道排液，或胎动减弱消失等，提示合并有危及母婴的并发症和/或合并症，需要立即救治、住院或转诊。

### 三、妊娠合并症、并发症处理

#### （一）妊娠高血压疾病

妊娠高血压疾病、轻度子痫前期可在门诊治疗，应加强孕期保健，酌情增加复诊次数，重点监测神经系统、消化系统症状，关注血压、尿蛋白、肝肾功能、血小板的变化，及时诊断重度子痫前期。重度子痫前期应住院治疗，妊娠34周前的早发型重度子痫前期，综合评估重要脏器受累程度，在积极促胎儿肺成熟后，应及时终止妊娠。尚有期待治疗指征时，应在有抢救条件的医疗保健机构住院治疗，严密监测严重并发症（子痫、心力衰竭、胎盘早剥或HELLP综合征等）的早期症状和实验室指标，适时终止妊娠。

#### （二）妊娠合并心脏病

对于妊娠合并心脏病者需加强产前检查，根据心脏病的类型和心功能情况及合并症（如有贫血、肺结核、妊娠高血压疾病等）酌情增加检查次数，32周后每周产前检查1次。密切监测心功能的变化，及早发现心力衰竭的早期征象，以及其他妊娠合并症及并发症，如贫血和妊娠期高血压疾病等，应及时住院治疗。对于心功能良好者建议预产期前2周住院待产。

加强保健指导，内容包括：孕妇应避免体力劳动和情绪波动，生活要规律，要有足够睡眠、充分休息。饮食要做到高蛋白、高维生素、低盐低脂肪，严格管理体重，避免体重增加过多。要预防上呼吸道感染，纠正贫血，积极防治妊娠高血压疾病等。

既往无心脏病史，临床出现早期心功能不全的症状（稍活动即感心慌、憋气、夜间憋醒、安静时心率＞110次/分，呼吸＞20次/分，肺底持续啰音）或不明原因的急性左心衰竭，若伴有妊娠高血压疾病，同时合并严重水肿者，妊娠高血压心脏病或围生期心肌病可能性大，应住院给予进一步检查和鉴别，及时治疗或转诊治疗。

#### （三）胎盘早剥

凡疑有胎盘早期剥离者，紧急入院，一旦确诊，应积极终止妊娠。根据孕妇病情轻重、胎儿宫内状况、产程进展、胎产式等情况决定终止妊娠方式。

Ⅱ度胎盘早剥（胎儿活胎），患者一般情况良好，宫口已扩张，估计短时间内能结束分娩，可考虑经阴道分娩，尽早破膜，并做好并发症的监测（凝血功能、血常规、尿量）和防治；不主张基层医院宫内转运孕妇，而应尽快结束分娩，之后转运新生儿，以降低并发症的发生风险。如胎儿为活胎、胎盘早剥发生、不能在短时间内结束分娩者，或已经出现胎儿窘迫，或Ⅲ度胎盘早剥（胎儿已死亡）、产妇病情恶化不能立即分娩者，均应行剖宫产结束分娩。

#### （四）前置胎盘

凡疑有前置胎盘、并有活动性阴道出血者，应禁止做肛查，提前住院观察、治疗，绝对卧床休息，积极促胎儿肺成熟，严密监测宫缩和阴道出血量，期待治疗，尽量延长胎儿在宫内的时间，提高胎儿生存率。对瘢痕子宫并发前置胎盘者，应关注胎盘与子宫瘢痕的关系；期待治疗的医疗机构应具备血源，有紧急手术的条件，并制定好详细的手术预案，做好交接班工作。

孕妇反复发生多量出血甚至休克者、或提示胎肺已成熟者、或出现胎儿窘迫者均应终止妊娠。根据孕妇生命体征、胎儿宫内状况、前置胎盘的分类决定分娩方式,如枕先露、阴道流血不多,生命体征平稳,无明显头盆不称、无胎儿窘迫,估计短时间内能结束分娩,可行人工破水,行阴道分娩;如为完全性前置胎盘,或持续大量出血,生命体征不平稳,短时间不能分娩或伴有胎儿窘迫者,应在积极补充血容量,纠正休克的前提下立即行剖宫产结束分娩。

### (五)胎膜早破

妊娠晚期可见阴道排液,用 pH 试纸检测,阴道液体使之变色呈碱性,或经阴道检查后穹隆液有羊齿样结晶,或超声检查羊水量减少,提示胎膜早破,应立即入院治疗。对于<孕 35 周不伴感染,羊水量适中的孕妇,在保胎同时积极促胎肺成熟治疗;孕 35 周以上分娩发动者,不再保胎和促胎肺成熟,待其自然分娩;期待疗法中发现宫内感染者,应立即终止妊娠。36 周后的胎膜早破,12 小时不发动宫缩可积极引产,并用抗生素预防感染。

### (六)早产

妊娠满 28 周到 36 周末,出现规律的腹痛,伴有腰酸下坠就诊者,经触诊或胎心电子监护了解宫缩的频率和强度,辅助超声检查颈管长度<3 cm,宫颈内口扩张程度(漏斗长度>颈管总长度的 25%),有条件进行阴道穹隆棉拭子监测胎儿纤维连接蛋白阳性,将提示早产可能性大。出现 10 分钟 1 次宫缩,伴有颈管短缩,诊断先兆早产;经触诊或胎心监护 20 分钟出现≥4 次宫缩,每次宫缩时间持续≥30 秒,指诊宫颈管容受度≥75%,伴有宫颈口开 2 cm 以上,诊为早产临产。出现先兆早产及早产临产均应住院治疗,发生孕周≤34 周者,应抑制宫缩,积极促胎肺成熟,延长胎龄,提高胎儿成活能力;发生孕周在 35 周及以上者,可顺其自然临产,酌情缩短第二产程,新生儿按早产婴儿处理。

### (七)胎儿发育异常(巨大儿、胎儿生长受限)

妊娠晚期是胎儿生长发育最快的阶段,应用妊娠图监测胎儿生长发育,连续宫高在第 90 百分位线上,提示胎儿过大、羊水过多、多胎妊娠,需予以鉴别,并进一步检查排除妊娠糖尿病;连续两次或间断 3 次宫高在第 10 百分位线下,提示胎儿生长受限,需寻找原因(遗传、宫内感染、胎儿畸形、孕母并发症、营养等),进行诊断和治疗,以降低巨大儿和胎儿生长受限、小于胎龄儿的出生。

### (八)妊娠糖尿病

对妊娠中期糖尿病筛查正常,但为糖尿病高危因素者,本次妊娠又伴有胎儿较大、羊水较多者,建议在妊娠 32 周后再次复查 1 次糖耐量试验。

对于诊断妊娠糖尿病或妊娠合并糖尿病孕妇应在内分泌专家或营养专家的指导下进行医学与营养治疗,密切观察血糖变化和治疗效果。在妊娠 32 周以后每周检查 1 次,注意血压、水肿、尿蛋白等情况,注意胎儿发育、胎儿成熟度、胎儿-胎盘功能等监测;孕 34 周开始做无应力试验,每周 1 次,必要时及早住院。对血糖控制不满意者,建议孕 36 周左右住院,了解血糖控制情况,评估胎肺成熟度。

妊娠合并糖尿病分娩的时间建议:原则应尽量推迟终止妊娠的时间(应等待至妊娠 38~39 周),对于分娩方式,妊娠糖尿病本身不是剖宫产指征,应根据胎儿大小、头盆关系、合并症和/或并发症、血糖控制情况综合评估,选择适宜的分娩方式。

### (九)妊娠合并肝脏疾病

妊娠晚期出现肝功能异常,无任何消化系统症状,排除病毒性肝炎,不伴有子痫前期时,则妊娠肝功能损害的可能性大。出现此种情况可积极保肝治疗,监测胎儿发育,争取在分娩时肝功能恢复正常,以减少分娩时的产后出血。

临床出现皮肤瘙痒,不伴有皮肤阳性体征者,检测胆汁酸增高,可伴肝功能异常或胆红素轻度升高者,妊娠肝内胆汁淤积症可能性大。此种情况应保肝利胆,加强胎儿宫内安危监测,适时终止妊娠。

妊娠晚期出现恶心、呕吐,上腹部不适,可伴有轻度黄疸或有出血倾向时,应鉴别妊娠急性脂肪肝、重症肝炎和 HELLP 综合征,及时入院,进一步检查,明确诊断,及时终止妊娠。

## 四、保健指导

提供孕期保健指导,包括孕妇自我监测胎动,纠正贫血,提供营养、分娩前心理准备、临产先兆症状、提倡住院分娩和自然分娩、婴儿喂养及新生儿护理等方面的指导。

### (一)指导孕妇自我监测

同孕中期一样,指导孕妇自我监测胎动、体重的管理及自我症状的监测,并将监测结果记录在孕产期保健手册中。

### (二)营养指导

同孕中期一样,胎儿进入快速生长发育期,直至分娩。与胎儿的生长发育相适应,母体的子宫和乳腺等器官也进一步发育,同时也在为产后泌乳做营养和能量的储备,因此孕晚期和孕中期一样需要增加相应的食物量,以满足孕妇及胎儿的需要。孕晚期膳食要食物多样化,以谷类为主,保证足够的富含糖类的食物,多吃蔬菜、水果和薯类,适当增加奶类、豆类或其制品的摄入量,适当增加鱼、禽、蛋、肉和海产品的摄入量,常吃含铁丰富的食物,吃清淡少盐的膳食,吃清洁卫生、不变质的食物,戒烟禁酒,避免刺激性食物。

### (三)分娩前心理准备

1.孕晚期心理特点

胎儿迅速生长发育,子宫体积增大,对营养的大量需求,使孕妇的各器官功能负荷接近最高值,从而造成孕妇躯体的过度负荷,有可能出现妊娠并发症以致影响其心理活动。同时对分娩准备、分娩地点、分娩方式、分娩能否顺利、孩子出生后的哺乳等问题担忧,加重孕妇心理负担,情绪不稳定,精神上感到压抑,并对即将面临的分娩感到恐惧、紧张、焦虑。孕妇的情绪不稳定往往容易对分娩造成不良影响。

2.筛查妊娠晚期心理影响因素

要关注以下情况的出现:如初产妇没有分娩经历,经产妇有难产史或剖宫产、阴道助产、死胎、死产、生育过畸形儿的经历,通过辅助生殖怀孕的妇女,孕期有合并症或并发症等。出现上述情况的孕妇容易对分娩产生过度担忧而影响心理健康,易出现焦虑和抑郁。

3.及时识别孕期心理问题

孕妇常表现以自我为中心的倾向,依赖性强,处处要求家人和丈夫的照顾。对自然分娩和哺乳孩子没有信心,担心分娩安全和孩子健康,出现焦虑情绪,表现为烦躁、紧张和恐惧、疑虑,严重时不仅影响正常的生活秩序,甚至导致食欲下降、失眠等。

4.提供心理保健

多与孕妇沟通交流,鼓励孕妇通过看书、听讲座等各种途径学习分娩相关知识,让孕妇了解分娩的自然的生理过程及哺育婴儿知识,做好分娩前的充分准备,有助于减轻孕妇的焦虑等不良心理反应。同时也要对孕妇丈夫、公婆及父母等家庭成员进行有关心理卫生宣教,让他们认识到家庭和社会支持对孕妇心理健康的重要性。医护人员多利用支持、鼓励、解释等方式改变孕妇的认知,良好的医患关系,以及孕妇对医务人员的信任,可以预防或减轻孕妇的不良情绪。

5.对于焦虑、抑郁的孕妇提供心理治疗

如孕妇的紧张、焦虑、抑郁等情绪通过产前检查及家人、朋友等的帮助不能得到缓解,可求助于心理医师的帮助,进行心理咨询,必要时进行心理治疗。

### (四)提倡住院分娩和自然分娩

1.住院分娩和自然分娩意义

住院分娩可以提供科学接生,能及时处理分娩过程中出现的各种问题,全程协助产妇分娩,并及时提供对分娩期并发症的诊断、治疗和抢救,为母婴安全提供了重要的保障。

分娩是一个正常、自然地生理过程。应促进每一名孕产妇自然分娩。自然分娩使胎儿头部不断受挤压,刺激胎儿呼吸中枢,有利于出生后建立正常呼吸。自然分娩的产妇,产后身体恢复大大快于剖宫产,能有较多精力照料婴儿。自然分娩的产妇还能避免剖宫产的许多并发症和后遗症。因此,当产妇具备自然分娩的条件时,应给予积极的鼓励和指导,引导产妇选用自然、安全、对母婴都有利的自然分娩的方式。

2.住院分娩的物质准备

在临近预产期 4～5 周时要将住院所需物品(孕妇、婴儿用品)集中备好。事先确定分娩的医院及去医院的路线和方式,准备好交通工具,最好在家人的陪伴下去医院。如遇紧急情况可拨打当地急救中心的电话,请医师协助送往医院。

3.分娩地点及分娩方式的选择指导

在妊娠 36 周后的产前检查,应当根据病史、本次妊娠情况、胎儿大小、胎位和骨盆条件、各项辅助检查结果等综合判断,确定分娩地点及分娩方式,有危险因素者应当到有处理能力的医疗保健机构分娩。

对有难产因素的孕妇,如有剖宫产史、难产分娩史、产后出血史,存在骨盆狭窄、软产道纵隔、本次妊娠胎位异常、双胎、可疑巨大儿等,应建议到能解决难产的医院进行分娩。

对有妊娠合并症(如心脏病、肝脏病、糖尿病等)和并发症(如子痫前期、前置胎盘、胎儿生长受限、羊水过少等)的高危孕妇,建议到专科医院或有抢救能力、有输血条件医院分娩,并应酌情安排提前入院。

指导居住交通不便的边远地区或山区孕妇,应提前到具备相应服务能力的医疗保健机构住院待产。

4.识别临产征兆

对于妊娠晚期孕妇要注意以下临产征兆:如宫底高度下降,胃部压迫感消失、下腹疼痛、酸胀感,腰酸、大腿根部发胀、尿频,但无尿急、尿痛,阴道分泌物增多,阴道少量出血等情况。一旦出现临产征兆,做好充分的住院准备。

5.婴儿喂养及新生儿护理指导

应指导妊娠晚期的孕妇掌握和了解婴儿喂养和新生儿护理的知识,使其在分娩后能从容或主动地提供正确的婴儿喂养和新生儿护理。

(1)母乳喂养知识:母乳是婴儿最好的食物,孩子出生后要坚持纯母乳喂养 6 个月。要喂孩子初乳,初乳是产后 1 周内产生的母乳,黏稠,颜色发黄或清亮,含有丰富的抗体、白细胞、生长因子和维生素 A 等,具有防止感染和过敏、促进胎粪排泄、预防黄疸、帮助肠道成熟的重要作用。6 个月以前每天要喂 8 次,按需哺乳,只要孩子想吃就喂奶。如果孩子睡觉连续 4 个小时应叫醒喂奶。指导孕妇了解母乳喂养的姿势,同时建立母乳喂养的信心,让孕妇相信她会有足够的母乳来喂养孩子,在母乳喂养的同时不要给孩子喂其他食物和饮料。

(2)新生儿护理知识:新生儿出生后的护理要注意保温、皮肤清洁、脐带护理等。

新生儿的居室应保持适宜的温度,室内温度一般保持在 25 ℃左右,新生儿应比成人多穿一件衣服,戴帽子和穿衣服有利于保温;不要将新生儿放在任何冷或湿的物体表面;新生儿出生后要和母亲在一起,便于母乳喂养和保暖,也要尽可能与孩子进行肌肤接触,增进感情。

要给孩子洗澡清洁皮肤,每天用温水清洗头面部、颈部、腋下及其他皮折处,洗后用软毛巾吸干身上水分,不宜用力擦。有条件的可每周给孩子洗 1～2 次澡,在温暖的房间用温水洗澡,洗澡后要马上完全擦干婴儿皮肤,穿上衣服并盖好被子;大便后要清洗臀部,并完全擦干,每 2 周给新生儿剪指(趾)甲。

要注意脐带护理,不要自行包扎脐带残端或腹部,不要自行在脐带残端敷任何物质或药物,避免对脐带残端产生不必要的刺激;脐窝如有非脓性分泌物,可用 75％乙醇消毒,并将尿布在脐带残端下折叠,避免尿液浸湿脐带,以防脐带感染。如脐带发红、流脓、流血,应及时带新生儿到医院就诊。

也要告知孕妇,在新生儿出生后不能给新生儿挤乳头,不擦"马牙",以防新生儿乳腺感染和口腔感染。

(黄晓燕)

# 第十七章 女性盆底康复治疗

## 第一节 概　　述

　　女性盆底康复治疗(pelvicfloor rehabilitation,PFR)是指在整体理论的指导下,利用物理康复治疗手段施行对盆底支持结构的训练、加强及功能恢复,并针对性地治疗女性常见的盆底功能障碍性疾病。PFR 的意义在于:①预防和纠正盆底支持结构的缺陷与损伤;②改善与治疗尿失禁,盆腔脏器脱垂,亦可治疗某些尿急、尿频、夜尿症、排空异常及盆腔疼痛等;③巩固手术治疗或其他治疗的疗效。

　　PFR 有很多种方法。最简单的方法是主动收缩盆底肌肉。凯格尔锻炼是 1948 年首次提出,目前仍在广泛应用的传统盆底康复方法,是指有意识地对以肛提肌为主的盆底肌肉进行自主性收缩,通过自主、反复、有节律地收缩阴道、尿道口及肛门周围的肌肉,增加盆底肌的紧张度和收缩力,改善盆底肌的血液循环和神经细胞功能的恢复,促进盆底肌的张力恢复和神经肌肉的兴奋性,唤醒部分因受压而功能暂停的神经细胞,对弹性纤维的重塑有重要作用。

　　"膀胱训练"则属于一种行为调节手段,是指导患者记录每周饮水和排尿情况,填写膀胱功能训练表,并参照上周的排尿记录预定本周的排尿时间,有意识地延长排尿间隔,使患者学会通过抑制尿急而延长两次排尿之间的时间以望重新恢复排尿节律,最后达到每 2～3 小时排尿一次。

　　生物反馈法则是指采用模拟的声音或视觉信号来反馈提示正常及异常的盆底肌肉活动状态,以使患者或医师了解盆底锻炼的正确性,从而获得正确的、更有效的盆底锻炼。

　　功能性电刺激疗法可以和生物反馈治疗同时进行。在阴道放置一个电极,低流量的电刺激能够达到盆底肌肉。这种刺激能够抑制逼尿肌和增加膀胱容量。同时,这种治疗也能够提高盆底肌肉的静息张力,促进随意控制排尿反射的能力。

　　其他 PFR 方法还包括各种类型子宫托的应用,以及对患者生活方式的科普宣传和指导,如强调良好的卫生习惯,掌握正确的排尿方法,避免茶、可乐、咖啡等刺激性饮料的摄入等。

　　盆底功能障碍的防治需对病情全面分析,对治疗方法恰当选择,例如,可以将凯格尔锻炼作为一种女性健身运动;把行为治疗及物理治疗作为轻中度尿失禁的治疗模式。PFR 没有绝对禁忌证,不管症状轻重都可以施行,虽然严重者可选择手术治疗,但学习 PFR 仍可进一步巩固疗效。研究显示至少 2/3 以上的盆底功能障碍患者通过 PFR 后其症状改善率＞50%。一组关于产后 42 天妇女常规盆底肌肉训练的报告也表明尿失禁、盆腔器官脱垂等大大减少。

盆底康复需要妇科、产科、泌尿科、肛肠科、物理医学康复科诸多学科专家的共同协作,我国正在进行试点建立盆底功能障碍防治中心三级网的医疗诊治体系;同时,公众教育与康复基本方法的普及也十分重要。在康复方法的应用中体现规范化、个体化及人性化的医疗原则和预防为主的方针。

(李双双)

## 第二节　盆底康复治疗的意义和适应证

女性的盆底肌肉,像吊床一样,承托和支持着膀胱、子宫、直肠等盆腔脏器,除了使这些盆腔脏器维持正常的解剖位置之外,还参与了控制排尿、控制排便、维持阴道的紧缩度、增加性快感等多项生理活动。

怀孕时,随着胎儿的增大,子宫重量增加,长期压迫骨盆底部,盆底肌肉受压,肌纤维变形,肌张力减退;分娩时松弛激素的释放、产道扩张,造成骨盆不稳定、关节脱位、产道损伤及会阴侧切等;产妇分娩后都存在一定程度的盆底组织损伤,但由于年轻时机体代偿功能较强,故在一定时期内表现多不明显。如盆底肌肉损伤不能及时恢复,在妇女进入更年期后,身体生理功能包括雌激素水平下降,就会出现子宫脱垂、膀胱尿道和直肠膨出、括约肌关闭不全、尿失禁、粪失禁等表现,给这些妇女带来极大痛苦,最后只能用外科手术治疗。盆底康复治疗是产后早期防治盆底功能障碍的理想方法,研究显示,早期盆底康复治疗对盆底软组织损伤、神经损伤、循环改善、性器官功能恢复等方面具有明显效果,因此,盆底康复治疗能够预防和减少 PFD 的发生,恢复和提高性器官功能,对于提高女性生活质量和婚姻稳定和谐具有重要的现实意义。随着对女性盆底支持组织解剖和基础研究的深入,新的观念和理论的建立,使盆底功能障碍性疾病在诊断和治疗上有了飞跃性进步和发展,康复治疗日益成为受广大患者欢迎的治疗形式。

盆底康复治疗的适应证包括:产妇分娩后、各种妇科泌尿的病因引起的盆底功能障碍;盆腹动力异常;其他异常如泌尿生殖道感染、慢性疼痛、体态/体姿异常。其成功与否取决于多种因素,包括:治疗人员诊断思维能力、治疗质量,患者的依从性和能动性也非常重要。故需要全面掌握康复技术的正确性、有效和治疗个体化,一般在第 1 个疗程很少超过 30 次治疗。

(李双双)

## 第三节　盆底康复治疗的应用

### 一、康复疗法概述

物理治疗是康复治疗的主体,它使用包括声、光、冷、热、电、力(运动和压力)等物理因子进行治疗,针对人体局部或全身性的功能障碍或病变,采用非侵入性、非药物性的治疗来恢复身体原有的生理功能。物理治疗是现代与传统医学中的非常重要的一份子。物理治疗可以分为两大类,一类是以功能训练和手法治疗为主要手段,又称为运动治疗或运动疗法;另一类是以各种物理因子(声、光、冷、热、电、磁、水等)为主要手段,又称为理疗。

## 二、康复治疗的系统检查

### (一)询问病史

询问病史应尽可能地全面和详细,同时应该注意如下要点:症状出现的情况和年数、生活方式和卫生方式;症状与异常电生理分析,并通过体检、盆底肌电诊断、盆底功能检测进一步诊断。

### (二)体检

正常盆底表现:会阴中心腱张力性好;肛门反射存在;外阴阴毛分布正常;尿道口无红肿;阴道通畅,黏膜红润,白色分泌物量少,阴道口紧闭;宫颈正常大小,光滑,无赘生物;子宫正常大小,无压痛;附件未扪及异常。

1.手测肌力

深层Ⅰ类、Ⅱ类肌纤维均为5级,浅层Ⅰ类、Ⅱ类肌纤维均为5级。

2.视诊

看外阴、可能出现伤痕的状况及脱垂的情况。

3.触诊

检测会阴中心腱的张力,并进行 $S_2$、$S_3$、$S_4$ 支配区域皮肤灵敏度,以及阴蒂反射的检查;同时行盆底肌的检测。

4.盆底肌肉测试

盆底肌肉的测试结果是整个临床测试的组成部分。在治疗之前和之后,进行同样的测试,以便获得盆底肌力的治疗结果。医师用中指和示指钩挂在患者的阴道后穹隆,与盆底肌在分阴位置中敏感性区域内接触,评估盆底深浅层肌的收缩质量。肌力分 0~5 级,确定肌肉力量和疲劳程度。测试分为三步:盆底肌的整体测试,接着左和右分开测试肌肉收缩对称性。操作者左手放在患者腹部(监测患者收缩阴道时腹部不用力),右手中、示指进入阴道后穹隆,退后约 1.5 cm处,5 点和 7 点处,微微用力下压,嘱患者收缩阴道肌肉。

同时还应进行盆底浅层肌肉的检查,浅层肌肉球海绵体肌组成尿道横纹括约肌的一部分。检测手法:检查医师用示指和中指置入患者阴道口内,两手指形成像开口钳子样的手势,这个"钳子"从球海绵体肌中心向两边用等量的力量分开后,让患者收缩海绵体肌以抵抗张开的"钳子",从肌肉收缩时间和次数评价肌肉收缩质量。

## 三、盆底电生理诊断及其临床意义

电诊断是指通过探测、记录和分析神经及其肌肉生物电活动来诊断疾病的一种方法,包括肌电图、神经传导速度和诱发电位,可以分为记录式电诊断和刺激-记录式电诊断两种,肌电图属于前者,使用较多,不需要进行电刺激,而神经传导和诱发电位属于后者,需要在电流刺激的情况下进行记录。盆底检测中使用较多的有肌电图(EMG)、阴部神经传导检测、骶反射、皮层体感诱发电位(SEP)、皮层运动诱发电位(MEP)。

### (一)肌电图

肌电图是应用肌肉表面记录电极研究横纹肌的神经肌肉活动,横纹肌去极化产生的电活动由该电极采集、滤过和扩大,并显示在示波器上。目前多采用无创的生物反馈治疗仪和肌电监测系统对患者进行盆底肌电图检查。评估盆底功能障碍的肌电图分为两类:运动学肌电图(kEMG)和运动单元肌电图。

1.kEMG

主要用于评估某一肌肉有无活性,是盆底功能评估和康复治疗中经常使用的肌电图。其意义有二:一是与尿流动力学和肛门直肠测压等生理学试验联合应用来评估尿道括约肌和肛门括约肌在排尿或排便期间的协调松弛功能,如存在逼尿肌收缩的同时尿道括约肌也收缩的情况,则为逼尿肌和括约肌协同功能失调,进而导致排尿异常和频发的尿失禁;二是在治疗尿、便失禁的盆底肌康复训练过程中提供可视的和/或语音的盆底肌生物反馈治疗。kEMG 可以通过各种类型具有表面或肌肉内(细针或有线)的电极进行绘制。

2.运动单元肌电图

是用于评估肌肉的神经肌肉功能的一项诊断性试验。其能够将正常的肌肉与去神经/神经损伤的肌肉或肌病性肌肉进行区别。常用技术为中央细针电极肌电图(CnEMG)和单纤维肌电图(SfEMG)应用计算机辅助数字分析的运动单元肌电图。CnEMG 是研究盆底低位运动神经元损伤最有价值的工具,但由于其特殊的设备和专业性而使其应用受到限制。

(二)阴部神经传导检测

最有代表性的检测方法为阴部神经末端运动潜伏期(PNTML),是盆底疾病诊治中最常用的电生理学检测方法。PNTML 检测的是阴部神经中传导最快的运动纤维的传导速度,它不能用来监测疾病的进展过程,但是可以对神经肌肉的完整性进行测量,在盆底功能障碍疾病中有重要的诊断和预后价值。将 StMark 电极装置放在示指上并且插入直肠,在坐骨棘水平刺激阴部神经,然后通过 EMG 仪器的指示纸带显示表面电极在肛门外括约肌记录到的反应的潜伏期。

(三)骶神经反射、SEP 及 MEP

主要用来观察反射、诱发电位能否引出及其潜伏期。骶神经反射用来探测外周骶反射弧髓鞘和轴突的损害,这对于女性来讲尤其有意义。SEP 和 MEP 分别用来客观评估感觉通路和运动通路的完整性。然而,对结果的解释必须结合临床,潜伏期正常的反应并不能排除出现病变的可能性,潜伏期异常的反应也不一定就具有临床意义。

(四)电生理诊断在盆底疾病中的临床意义

低频电诊断可以对盆底肌肉及其神经支配进行检测,发现盆底功能障碍性疾病的病因,为其诊断和治疗提供依据。

1.尿失禁

尿道括约肌和盆底肌及其神经支配的损伤是压力性尿失禁的主要原因,它们收缩缓慢及收缩力下降导致膀胱内压大于尿道内压,出现尿失禁。神经电生理检测显示,尿失禁患者PNTMLs 显著延长;尿道括约肌运动单位电位(MUP)时限缩短,波幅降低,呈多相电位,并有早募集现象,提示肌源性的损伤;肌电干扰型(IP)异常提示神经源性的损伤。

2.盆腔器官脱垂

脱垂患者耻骨尾骨肌的单纤维肌电图(SFEMG)显示其纤维密度显著增高,说明支配该肌肉的神经受到损伤并正在恢复中;肛门外括约肌 MUP 的肌电干扰型(IP)分析提示存在神经源性改变。

3.粪失禁

粪失禁患者 PNTML 延长;对肛门括约肌的检测显示 SfEMG 的纤维密度增加,CNEMG 的

MUP 时限增宽,均提示存在神经源性损害;而且两侧括约肌的神经支配不对称,这种不对称性与肛门外括约肌的功能下降有关。

4.便秘

在大便失禁的患者中,30%~66%有长期的便秘史。有研究使用 CNEMG 提示便秘患者排便时的 EMG 活性常常高于静息时水平,而正常肛门外括约肌 EMG 活性在排便时往往低于静息时的活性;而且,便秘病史长的患者的纤维密度和阴部神经传导潜伏期都显著增加。

5.尿潴留

括约肌出现自发性肌强直样肌电活动为尿潴留发生的主要原因。这种肌电活动表现为复合重复放电和其他有明显减速成分的活动,SfEMG 分析发现这些复合成分的颤抖值非常低,提示有异常的肌肉至肌肉的传递,即兴奋性冲动的旁触传递。故尿潴留的女性患者,必须进行括约肌肌电图检测,这样不仅可以探测到上述异常肌电活动,还可探测出累及 $S_2 \sim S_4$ 节段的下运动神经元损害,后者也可导致逼尿肌收缩及尿潴留。电生理检查对于尿潴留来讲不仅具有诊断价值,还能对治疗效果进行预后判定。研究发现尿潴留患者经过治疗后其阴部 SEP 潜伏期显著降低,这说明阴部 SEP 潜伏期可能是尿潴留的预后因素之一。

## 四、低频电诊断在盆底康复中的应用

### (一)肌电图检查的临床意义

低频电诊断指的是用 1 000 Hz 以下的电刺激进行诊断。肌电图检查的是下运动单位的电生理状态,并可以记录、显示肌肉活动时产生的电位图形,在盆底康复中具有重要意义:①了解训练中各肌肉的启动、持续时间、协调性、各肌肉的兴奋程度、治疗后肌活动变化;②用于生物反馈,增加运动的选择性和协调性;③进行疲劳分析;④判定损害程度和损害部位,指导治疗方案;⑤观察康复疗效。

目前国内外妇产科多采用法国 PHENIX 神经肌肉诊断治疗仪进行检测。PHENIX 盆底肌电图波形特征及各参数的测量图中,患者在生物反馈黄色模块指导下收缩盆底肌肉,红色曲线代表患者盆底肌肉收缩的信号采集。

### (二)参数与临床意义

1.肌电位最大值和最小值

肌电位最大值正常为 30 $\mu$V,小于正常值则代表去极化肌纤维的密度或数量减少,常出现在老年人、围绝经期、产后,可用于临床判断是否有肌肉的萎缩或者有懒惰肌肉纤维未激活参与肌肉收缩。肌电位最小值可为 1 $\mu$V,用于临床判断是否有下运动神经损伤存在、肌肉失代偿可能出现的时间,是判断预后复发的较好的指标。

总之,肌电位异常提示肌肉功能受损,包括肌肉萎缩或纤维化、神经去营养及肌肉受体异常。

2.肌力

将肌电或压力治疗头置入患者阴道内,连接神经肌肉诊断治疗仪,检测患者 Ⅰ 类和 Ⅱ 类肌纤维的肌力。肌力 4 级以下为异常,提示肌肉收缩时间缩短,易疲劳、肌肉控尿功能异常及肌肉支撑功能异常,出现压力性尿失禁、盆底脏器脱垂、性功能障碍等盆底功能障碍性疾病;肌力越低,疗程越长。

**3.肌肉疲劳度**

是指盆底肌肉主动收缩时,指定时间内(Ⅰ类肌纤维为6秒时间内)或重复次数内(Ⅱ类肌纤维为5次内)肌肉衰退的程度,以%表示。肌肉疲劳度正常为0%;负值为异常。临床意义:①肌肉易疲劳;②肌肉控尿异常;③肌肉支撑异常;④肌肉血液循环异常。

疲劳度是盆底肌肉组织最早在电生理检测中出现的变化,早于肌力下降,在诱因持续存在情况下,首先是盆底肌肉Ⅱ类肌纤维疲劳度异常,代表盆底功能障碍开始出现。临床表现阴道松弛,性功能障碍,然后出现盆底肌肉Ⅰ类肌纤维疲劳度异常,临床表现阴道松弛,性功能障碍加重,阴道前后壁膨出,子宫轻度脱垂。腹压突然增加时尿失禁。

**4.腹部肌肉与盆底肌肉协调收缩**

正常情况,盆底肌肉收缩时,可以控制腹部肌肉收缩或不收缩。异常时,在身体运动时腹压突然增加,盆底肌肉不能有效收缩以抵抗受到的压力而受损,出现腹压增加时漏尿。

**5.A3 反射**

肌力和生物反射共同维护盆底力学功能,如果生物反射异常,维持盆底力学功能就以损失盆底肌力为代价,A3反射是控尿反射12个反射中非常重要的反射,它是当膀胱逼尿肌收缩,膀胱压力增加时,身体反射性收缩盆底肌肉2类肌纤维,如此可以反射性抑制膀胱逼尿肌收缩,让膀胱可以容纳更多的尿液,从而身体有反射性放松盆底2类肌纤维,避免2类肌纤维疲劳和1类肌纤维承担更大的压力,这样的反射就是A3反射。

**6.生物场景反射**

生物场景反射是控尿反射中非常重要的反射。咳嗽场景反射:咳嗽时,腹压突然增加时,膀胱压力也随之增加,膀胱逼尿肌并没有收缩,身体反射性同步收缩盆底尿道括约肌2类肌纤维收缩,可以增加尿道动态压力大于膀胱压力,以抵抗因腹压增加造成的膀胱压力的突然增加而可能的尿液流出,这样的反射弧就是咳嗽增加下的生物场景反射。

**7.膀胱生物反射**

任何原因造成的腹压突然增加时,膀胱压力也随之增加,膀胱逼尿肌并没有收缩,身体反射性收缩盆底尿道括约肌1类肌纤维收缩,可以增加尿道动态压力大于膀胱压力,以抵抗因腹压增加造成的膀胱压力的突然增加而可能的尿液流出,这样的反射弧就是膀胱生物反射。

**8.阴道压力与张力**

(1)阴道压力:阴道动态压力正常值0.8~1.5 kPa(80~150 cmH$_2$O),静态压力正常值大于0.1 kPa(10 cmH$_2$O)。压力降低提示压力性尿失禁、性功能障碍、粪失禁。

(2)阴道张力正常值:盆底肌静态张力(收缩支撑力)为221~259 g/cm$^2$;盆底肌动态张力为450 g/cm$^2$(卵泡期);大于600 g/cm$^2$(排卵期);盆底肌闭合收缩力450~1 000 g。阴道张力降低提示盆腔脏器脱垂、阴道松弛、反复泌尿道感染。

**(三)盆底电生理正常范围**

(1)盆底肌纤维类型和肌力:①深层Ⅰ类纤维5级。②深层Ⅱ类纤维5级。③浅层Ⅰ类纤维5级。④浅层Ⅱ类纤维5级。

(2)疲劳度为0。

(3)肌电位值在30 μV。

(4)盆底肌肉与腹部肌肉收缩协调。

(5)A3反馈正常。

(6)生物场景反射良好。

(7)膀胱生物反射正常。

(8)神经传导等神经肌肉特殊检查正常。

**(四)盆腹动力学正常范围**

(1)阴道静态、动态张力:①盆底肌静态张力(收缩支撑力)221～259 g/cm²。②盆底肌动态张力 450 g/cm²(卵泡期);大于 600 g/cm²(排卵期)。③盆底肌闭合收缩力 450～1 000 g。阴道动态压力大于 1.0 kPa(100 cmH$_2$O)。

(2)肠道动态压力大于 2 kPa,小于 13.3 kPa。

(3)尿流率:平均尿流率 25 mL/s。

(4)腹肌肌力 5 级,腹肌疲劳度为 0。

(5)腰肌肌力 5 级,腰肌疲劳度为 0。

(6)盆底肌力 5 级,盆底肌疲劳度为 0。

(7)腰-腹-盆同步收缩时,腰-腹-盆肌力均为 5 级。

(8)腰-腹-盆协调收缩时,腰-腹-盆肌力均为 5 级。

(9)腹肌分离小于 1 cm;腹肌收缩时,分离距离不小于 0.5 cm。

(10)腹壁脂肪厚度为 12～20 mm。

(11)站立位脊椎前后凸比例正常值 0.7。

**(五)一些盆底疾病的电生理诊断**

**1.产后盆底肌肉异常诊断**

(1)盆底综合肌力:Ⅰ类肌纤维<3 级、Ⅱ类肌纤维<3 级。

(2)盆底肌疲劳度:Ⅰ类肌纤维 0 以下、Ⅱ类肌纤维 0 以下。

(3)盆底压力:阴道动态压力<0.8 kPa(80 cmH$_2$O),静态压力<0.1 kPa(10 cmH$_2$O)。

(4)盆底肌肉与腹部肌肉收缩不协调。

(5)肌电位值:20 μV 以下。

**2.未经产盆底肌肉异常诊断**

(1)盆底综合肌力:Ⅰ类肌纤维<4 级、Ⅱ类肌纤维<4 级。

(2)盆底肌疲劳度:Ⅰ类肌纤维 0 以下、Ⅱ类肌纤维 0 以下。

(3)盆底压力:阴道动态压力<0.8 kPa(80 cmH$_2$O),静态压力<0.1 kPa(10 cmH$_2$O)。

(4)盆底肌肉与腹部肌肉收缩不协调。

(5)肌电位值:20 μV 以下。

**3.压力性尿失禁诊断**

(1)盆底综合肌力:Ⅰ类肌纤维 2 级以下、Ⅱ类肌纤维 2 级以下。

(2)盆底肌疲劳度:Ⅰ类肌纤维-5%、Ⅱ类肌纤维-5%。

(3)盆底压力:阴道动态压力<1.0 kPa(100 cmH$_2$O)。

(4)盆底肌肉与腹部肌肉不收缩协调。

(5)肌电位值:20 μV 以下。

(6)单个和连续 A3 反射异常。

(7)腹压增加的生物场景反射异常。

4.急迫性尿失禁诊断

(1)盆底综合肌力：Ⅰ类肌纤维 3 级左右、Ⅱ类肌纤维 3 级左右。

(2)盆底肌疲劳度：Ⅰ类肌纤维 0、Ⅱ类肌纤维 0。

(3)盆底压力：阴道动态压力 $< 1.0$ kPa(100 cmH$_2$O)。

(4)盆底肌肉与腹部肌肉不收缩协调。

(5)肌电位值：25 $\mu$V 以上。

(6)A3 反射异常。

(7)腹压增加的生物场景反射异常。

5.盆腔脏器脱垂诊断

(1)盆底综合肌力：Ⅰ类肌纤维低于 3 级、ⅡA 肌纤维肌力 0～1 级、ⅡB 肌纤维肌力 0 级。

(2)盆底肌疲劳度：Ⅰ类肌纤维 0、Ⅱ类肌纤维 0。

(3)盆底压力：阴道压力低于正常值。

(4)神经传导正常。

(5)肌电位值：最大值低于 8 $\mu$V,最小值 0 $\mu$V。

(6)POP 的临床分期。

(7)POP-Q 分度。

## 五、常见康复疗法的技术

康复疗法包括手工康复疗法、生物反馈(A3 反射,场景生物反馈等)、电刺激和其他行为技术。使用康复疗法时,常常联合使用。

### (一)KEGEL 肌肉锻炼

KEGEL 锻炼是最传统的非手术治疗方法,1948 年由 Arnold Kegel 首次提出。KEGEL 锻炼能够使患者有意识地对以肛提肌为主的盆底肌肉进行自主性收缩,以加强控尿能力及盆底肌肉力量。

练习步骤:嘱患者做缩紧肛门阴道的动作。每次收紧 3～5 秒后,慢慢放松 3～5 秒;逐渐延长收缩持续时间达每次 8～10 秒,放松时间与收缩时间相等;连续做 10～15 分钟,每天 3 次或每天做 150～200 次;6～8 周为 1 个疗程;4～6 周患者有改善;3 个月明显效果。练习时应注意除了肛提肌群,腹部、大腿、臀部均不用力;日常生活中随时可进行练习。研究表明:孕 28 周至产后 6 个月进行 KEGEL 锻炼可有效增加盆底肌肉张力,预防盆底功能障碍性疾病的发生发展。

练习要点:KEGEL 锻炼的关键是正确识别盆底肌肉,并进行正确的训练,在收缩盆底肌肉时必须放松腹部和大腿肌肉。但如何能够正确识别盆底肌肉? 以下是识别的几种方法:①排尿中断法:在排尿过程中收缩盆底肌肉以中断排尿,重复数次,直至熟悉如何正确收缩盆底肌肉,但切记不要收缩腹部、大腿和臀部肌肉。②手指指示法:将手指放入阴道,围绕手指收缩盆底肌肉。③生物反馈训练:将电极放置在腹部或阴道,检测盆底肌肉收缩肌电活动。④电刺激法:用阴道电极低电压刺激正确肌肉群。

练习时应遵循循序渐进的原则,尤其是初学时,并不是收缩越多效果越好,疲劳容易动摇坚持下去的信心;持续收缩时间延长比同样时间内多次短促的收缩更有效;不当的收缩容易使身体疲劳,而且不能使盆底肌得到有效的锻炼。孕产妇要将该项运动视作日常生活的一部分,像洗脸梳头一样,且要长期坚持。通过 KEGEL 锻炼能使尿道闭合压升高,导致 68％轻度尿失禁患者明显改善及 13％重度尿失禁患者明显改善。

**（二）手工康复疗法**

人工康复疗法是根据 1948 年 Kegel 所推荐的方法进行锻炼的。建议同其他技术一起使用，但亦可单独使用。人工康复疗法只适合于最初的肌肉锻炼，包括下列阶段。

1.唤起肌肉知觉

首先，治疗人员将手指按在患者会阴的中心腱上，保持一定的压力，观察中心腱的弹性。建议患者在家里进行上述模仿锻炼，使用一个镜子，患者将手指反复按压在会阴中心腱上。第二，以收缩放松反射形式，医师将中指和示指放在阴道内后穹隆后退 1.5 cm 处 6 点钟位置，在盆底深层肌肉群的位置，促进肌肉收缩和松弛，以利于肌肉苏醒。

2.肌肉收缩质量提高

治疗开始，要求盆底肌单独收缩，手触或者肉眼检查腹部或臀部肌肉是否收缩，教会患者盆底肌肉收缩时放松腹部或臀部肌肉。

3.盆底肌肉锻炼

医师要求患者盆底肌肉收缩练习，运用肌肉不疲劳和肌肉对抗的概念，逐步增加肌肉收缩的持续性。

4.腹压增加时的训练

患者盆底肌肉肌力恢复 4 级以上，可练习不同腹部压力增加情况下（如咳嗽、大笑、跳跃、按压腹部肌肉等），患者腹部肌肉和盆底肌肉协调收缩，达到患者腹部增压前和增压中，盆底肌均良好收缩，获得肌肉收缩的条件反射。

**（三）膈肌运动（膈肌的被动锻炼）**

训练步骤为：吸气-松腹-收腹-呼气-屏住呼吸，腹部不动，继续收腹-扩胸，盆底肌同时收缩，缓慢吐气。反复多次，每天 30 分钟。

**（四）盆底康复器（阴道哑铃）**

盆底康复器是 1985 年 Plevnik 介绍的加强盆底肌的方法，原理是其放入阴道后，利用圆锥体本身重量的下坠作用，迫使阴道肌肉收缩，达到盆底肌肉锻炼的目的。具备简单、易行、安全、有效、无不良反应等特点，属初级生物反馈。它有五种规格（20 g、32 g、45 g、57 g、68 g），体积一样，重量由轻到重。使用方法：每天 1 次或每周 3 次、每次 10～20 分钟，将康复器洗净后放入阴道内，由于重力的原理，训练者为了维持康复器在阴道内不掉出来并保持一段时间，必须收缩盆底肌肉，如此反复，盆底肌肉群就得到了锻炼和增强。训练时从 1 号康复器开始，患者收缩盆底肌肉使康复器在阴道内保持 1 分钟，逐渐延长保持的时间，当患者可以保持 10 分钟以上，在咳嗽、大笑、下蹲、走路、上楼梯、跑步、搬重物等情况下仍不脱出后，可换大一号的继续训练。推荐的方案为每次 15 分钟，每天一次，持续 3 个月，80％的患者可获成功。

**（五）生物反馈**

生物反馈治疗的概念是 Kegel 在 20 世纪 50 年代将电活动引入 KEGEL 锻炼时首次提出，并发明了第一台阴道压力计。生物反馈是指通过提供反馈信息，指导患者进行正确的盆底肌训练的各种方法。从初级的阴道压力计、阴道康复器、阴道张力计，到生物反馈仪，除盆底康复器外都是通过置于阴道或直肠内生物反馈治疗仪，把肌肉活动的信息通过肌电图、压力曲线或其他形式的听觉和视觉信号反馈给患者，并提示正常和异常的盆底肌活动状态，指导正确的盆底肌活动，配合盆底肌训练，达到准确地收缩已松弛了的盆底肌群并形成条件反射，以获得最佳的训练效果。生物反馈能够有效地控制不良的盆底肌肉收缩,并对这种收缩活动进行改进或纠正。因此,生物反馈不仅仅是一种记录,也是一种康复疗法技术。现在的生物反馈类型各异,最常用的是肌肉生物反馈、膀胱生物反馈、A3反射和场景生物反馈。

1.肌肉生物反馈

最常用,补充了人工康复疗法的不足,使用压力治疗头或肌电治疗头,进行盆底肌电信号的记录和指导患者盆底肌肉收缩,这些治疗头同时还配有表面电极,可记录腹肌、内收肌等收缩情况。

(1)Ⅰ类纤维:从3秒开始训练,收缩3秒,休息3秒,逐渐加强,至可达到收缩30秒,休息30秒,治疗时间10～15分钟。

(2)Ⅱ类纤维:从快速收缩1次,休息2～3倍收缩时间开始,逐渐加强,至可达到快速收缩10次,休息时间仍为2～3倍收缩时间,治疗时间10～15分钟。

2.膀胱生物反馈

带有声音的肌电图观察法,患者盆底肌肉收缩的时候,能够使患者肉眼观察到膀胱收缩的轨迹。该技术具有非常好的生理作用,能够很快调节并控制膀胱的反射。

3.其他生物反馈

如A3反射、场景生物反馈等。

**(六)电刺激治疗**

1.电刺激的生理学特性

低频电刺激是通过低频电流反复刺激盆底肌肉,增加盆底肌肉收缩力,并通过神经反射,降低膀胱活动度来达到改善症状的目的。肌肉的刺激有感觉水平的刺激和运动水平的刺激,但不间断的刺激可导致肌肉的疲劳,故调整刺激及间断时间是保证肌肉安全的重要措施,否则就可带来有害水平的刺激。低频电流的频率是指1 000 Hz以下的电流刺激,低频电流的生理学特征为:对于运动神经,1～10 Hz的频率可以引起肌肉的单个收缩,20～30 Hz可以引起肌肉的不完全强直收缩,50 Hz可以引起肌肉的完全强直收缩;对于感觉神经,50 Hz可以引起明显的震颤感,10～20 Hz特别是10 Hz左右的频率可以产生镇痛和中枢神经的镇静作用;对于自主神经,1～10 Hz的频率可以兴奋交感神经,10～50 Hz可以兴奋迷走神经。而哺乳类动物运动神经的绝对不应期多在1毫秒左右,为了引起肌肉收缩运动,只能每隔1毫秒给予一次刺激。对于盆底肌的训练和治疗,临床应用的机制为:放置于腹部或阴道的电极通过不同频率的低频电流刺激,强化整个盆底肌群,另矩形脉冲电流刺激盆底肌(特别是肛提肌)的支配神经,经神经反射增强盆底肌的收缩。盆底深层电刺激可通过阴道治疗头起到治疗目的,增强盆底肌肉张力。浅层肌肉电刺激可分别通过阴道治疗头和外阴表面电极达到治疗目的。

2.电刺激的应用范围

电刺激能够提供患者不同的盆底功能障碍病理和发生机制相适宜和有效的电流参数。其无绝对禁忌证,相对禁忌证包括重度POP、阴道炎和出血。不同盆底肌肉的电刺激如下。

(1)Ⅰ类肌纤维的电刺激:常用交流电、双相的长方波,电刺激频率8～32 Hz,脉宽320～740微秒,休息时间R＝工作时间T;治疗时间10～15分钟。在腹部压力增大时,Ⅰ类肌纤维肌肉收缩,增强盆底肌肉张力,对盆底提供反射性保护。

(2)ⅡA类纤维:交流电、双相的长方波,电刺激频率20～50 Hz,脉宽160～320微秒,R＝2T,治疗时间10～15分钟。

（3）ⅡB类纤维：交流电、双相的长方波，电刺激频率40～80 Hz，脉宽20～160微秒，R＝3T，治疗时间10～15分钟。

（4）肌肉萎缩、性激素水平下降、患者不会收缩盆底肌肉：电刺激参数：交流电、双相的长方波、低频频率20 Hz，脉宽500微秒，R＝T，总时间10～25分钟。

3.电刺激的类别

（1）唤起肌肉本体感受器：先进行盆底肌肉肌力等电诊断，如果盆底肌力是在0级，需要电刺激唤醒肌肉本体感受器，应用神经肌肉刺激仪器进行电刺激10～20分钟。治疗分四个阶段循环进行：低频电脉冲刺激盆底肌肉，伴或不伴盆底肌肉自主收缩→休息→生物反馈自主收缩（肌电图模拟模块指导下）→休息（不断进行上述循环10～20分钟）。

（2）膀胱电刺激：根据 Mahonyetcoil 的分类，充盈和排尿阶段具有12个反射。①膀胱储存和充盈阶段：4个反射 A1、A2、A3、A4；②排尿启动阶段：2个反射 B1、B2；③膀胱排尿阶段：5个反射 C1、C2、C3、C4、C5；④排尿停止阶段：1个反射 D1，既是结束收缩阶段，又是返回充盈阶段。Mahony 描述的 A3 反射，指的是盆底肌肉收缩，可引起膀胱再次充盈，电刺激模拟这种反射原理，某一频率电刺激刺激盆底肌肉，能反射性使膀胱肌肉收缩抑制，以逐步得到膀胱再次的充盈。在膀胱不稳定尿失禁的康复疗法中，用长方形双相电流，调整好电流频率、脉宽、时间、肌纤维类型等参数，使用阴道内方法进行电刺激，可获得非常好的治疗效果。不能使用阴道治疗头患者（如儿童、老年人、不能耐受等），可以使用外部电刺激的方法，即干扰电流。根据 Nemec，使用四个皮肤电极，特定频率的电流，4个电极间，可以产生两股交叉电流，两个电极放置在腹股沟上方，两个放在大腿内收肌的位置。其原理是使用相同频率的两股交叉电流时，交叉区域可以提供5～10 Hz 的低频交叉电流。

（3）尿道括约肌的电刺激：由于快速反应需要，尿道横纹括约肌大部分为Ⅱ类肌纤维。神经肌肉刺激治疗仪的电流变化能对Ⅰ和Ⅱ类肌纤维分别进行电刺激治疗，效果更明显，常用的电流是去极化的长方形两相电流。

（4）功能低频电刺激治疗（functional electric stimulate，FES）：它是一种被动的盆底康复功能方法。应用电刺激盆底肌肉或神经，可直接诱导治疗性的反应或者调节盆底功能。FES 可选用皮肤电极、阴道和直肠腔内电极、置于神经根处或皮下植入性电极等方法进行不同路径、不同机制的电刺激治疗。

皮肤电极适用于儿童及老年妇女等不宜使用腔内电极的患者；阴道和直肠腔内电极适用于盆底肌肉损伤、萎缩、瘢痕、阴道内神经损伤、阴道内疼痛及痉挛者；而神经根处及皮下植入性电极则适用于下运动神经元损伤者。

疗程：FES 的疗程从单次到数次不等，中位数为每天1～2次，持续8～12周，不超过6个月。治疗结束后要对患者进行随访，了解电生理参数、阴道张力、体检、患者的自我评价，综合判断治疗效果。

疗效：FES 联合生物反馈治疗可明显提高疗效。

（5）止痛：TENS 电流、局部麻醉、电刺激释放内啡肽。用于痛经、分娩痛、产后子宫复旧疼痛、手术瘢痕疼痛、性交疼痛、盆腔慢性疼痛、乳胀痛、肩周炎、腰肌劳损等。

（6）平滑肌电刺激：下肢静脉栓塞的预防和治疗、尿潴留治疗、消除乳胀、通过刺激血管平滑肌收缩和松弛，增加盆底阴道、子宫内膜和子宫肌肉的血液循环，增加组织营养，加速组织修复和生理功能恢复。

(7)神经电刺激：放松、止痛、脂肪细胞脂肪酶分解。

(8)其他电刺激：风湿病、痛风、皮肤病、肌肉痉挛、美容、无菌性炎症等。

**(七)行为技术**

记录排尿日记，安排良好的排尿习惯。

**(八)放松和其他行为技术**

在膀胱不稳定性尿失禁中，有时存在一种心理压力因素。使用放松电刺激，能够改善疗效。

**(九)组合的全部技术**

康复疗法的观念也在不断发生变化，向着整个盆腹整体方向发展。治疗计划方案，要考虑盆底是一个整体，肛门直肠问题可以影响泌尿妇科，如果对便秘患者使用不合适的治疗，对盆底肌肉可能产生不良反应。

骨盆盆底肌肉承托力的变化与盆底-腹部-膈肌间的平衡有一定的关系，根据患者情况，由医师确定是否使用整体康复技术。

## 六、电刺激生物反馈联合治疗

**(一)电刺激和生物反馈的治疗作用**

(1)电刺激治疗患者的盆底功能障碍症状，特别是盆腔疼痛。

(2)电刺激治疗神经肌肉电生理改变。

(3)电刺激恢复组织结构功能。

(4)电刺激治疗盆腹动力障碍。

(5)电刺激治疗组织生理和生化改变。

(6)生物反馈形成条件反射：A3控尿反射、性功能反射。

(7)场景反射形成习惯反射：咳嗽、跳跃、站立、走路、搬运重物、抱孩子。

(8)职业运动、上楼、性生活时等场景下的支撑反射和控尿反射。

**(二)电刺激和生物反馈的治疗特点**

1.电刺激

(1)治疗特点：关键是分清Ⅰ类还是Ⅱ类肌纤维受损；作用是止痛、刺激肌肉收缩、诱导神经反射、抑制膀胱逼尿肌收缩、肌肉放松、离子导入、增加血液循环等。

(2)疗效特点：症状缓解率70%～90%。

(3)预后特点：不继续治疗则很快复发，原因是肌力差、易疲劳、未建立生物反馈。

2.生物反馈

(1)治疗特点：在盆底肌肉的Ⅰ类和Ⅱ类肌力达到4级以上时，首选个体化的条件电刺激＋生物反馈＋家庭盆底康复器联合方案。

(2)疗效特点：症状缓解率30%～60%。

(3)预后特点：不继续治疗，较容易复发，复发原因是未建立自己的习惯生物反馈。

3.模拟场景生物反馈

(1)治疗特点：肌力4级以上者，每周2次；必须每次反馈正确按时完成。

(2)疗效特点：症状缓解率90%。

(3)预后特点：不需要继续仿生物理治疗，不容易复发，肌肉基础好，肌力5级，建立自己的习惯生物反馈，习惯成自然。

**(三)电刺激和生物反馈治疗内容**

(1)电刺激和生物反馈,增加盆底深层肌肉Ⅰ类肌力,治疗阴道松弛、子宫等脏器脱垂、体位性持续漏尿。

(2)电刺激和生物反馈,增加盆底深层肌肉Ⅱ类肌力。治疗咳嗽、大笑、运动、运动等有身体动作时的漏尿。

(3)电刺激和生物反馈,增加盆底浅层肌肉Ⅰ类肌力。治疗阴道口松弛、性功能障碍、反复泌尿感染、尿急尿频。

(4)生物反馈,纠正盆底深层肌肉Ⅰ类疲劳度增加,治疗膀胱充满时无法憋尿。

(5)生物反馈,纠正盆底深层肌肉Ⅱ类疲劳度增加。治疗连续咳嗽、职业运动、跳舞等有身体反复动作时的漏尿。

(6)生物反馈,纠正盆底浅层肌肉Ⅰ类疲劳度增加。治疗性高潮缺乏、性生活后易尿路感染、尿急尿频。

(7)条件性电刺激Ⅰ类和Ⅱ类肌肉收缩反应,治疗盆底肌肉不会收缩。

(8)用Ⅰ类和Ⅱ类模拟电刺激,交替刺激肌肉本体感受器,治疗肌肉萎缩,增加肌肉纤维数量。

(9)用有针对性的有效电刺激增加受体敏感性,同时增加肌肉和周围组织的血液循环。治疗性激素水平下降。

(10)A3反射、腹部盆底肌肉协调收缩等生物反馈,治疗人体突发动作时,或腹压突然增加时、站立位等体位变化时、性生活时盆底肌肉无法快速反应而导致漏尿。

(11)电刺激腹部肌肉。治疗孕期、盆腹腔手术后、脊椎前凸或后凸、腹部瘢痕粘连时漏尿。

(12)盆腹腔脏器上下快速移动盆底肌肉场景反馈。治疗跑步、跳跃等时漏尿。

**(四)电刺激联合生物反馈治疗的个体化应用原则**

个体化原则是指医师根据患者的病因、发病机制、电生理的改变、治疗需求、依从性等综合因素制订治疗方案。个体化内容包括治疗方法、设备参数、治疗时机、疗程和注意事项等。盆底肌肉属于横纹肌,每一肌肉去极化阈值不同,神经肌肉电刺激设备电刺激时,须对患者制定个体化电刺激参数,这些电刺激参数选择包括:类型、波形、频率 1～2 000 Hz,脉宽 0～2 000 微秒、强度 0～100 μV、时间 1～1 439 分钟。医师根据诊断,制订个体化程序方案:包括电刺激、生物反馈、场景生物反馈的个体方案。具体可表现在以下几个方面。

1.电刺激治疗的个体化方案原则

(1)盆底深层肌肉Ⅰ类肌纤维肌力下降:临床表现为阴道松弛、子宫等盆腔脏器脱垂、体位性漏尿。

电刺激参数:干扰电或交流电、双相的长方波,低频频率 8～33 Hz,脉宽 320～740 微秒,休息时间 R＝工作时间 T;总时间 15 分钟。

(2)盆底深层肌肉Ⅱ类肌纤维肌力下降:临床表现为咳嗽、大笑、运动等身体动作时漏尿。

电刺激参数:交流电、双相的长方波,ⅡA肌纤维采用低频频率 20～50 Hz,脉宽 160～320 微秒,R＝2T。ⅡB肌纤维采用:40～80 Hz,脉宽 20～160 微秒,R＝3T,总时间 10～15 分钟。

(3)盆底浅层肌肉Ⅰ类肌纤维肌力下降的临床表现为阴道口松弛、性功能障碍、反复尿路感染、尿急。

电刺激参数:交流电、双相的长方波,低频频率 8～33 Hz,脉宽 320～740 微秒,R＝T;总时间 15～20 分钟。

(4)盆底深层肌肉Ⅰ类疲劳度增加:临床表现为膀胱充满时无法憋尿。

电刺激参数:交流电、双相的长方波,低频频率 8～33 Hz,脉宽 320～740 微秒,R＝T;总时间 15～20 分钟。

(5)盆底深层肌肉Ⅱ类肌纤维疲劳度增加:临床表现为连续咳嗽、职业运动、跳舞等有身体反复动作时漏尿。

电刺激参数:交流电、双相的长方波,ⅡA 类肌纤维采用频率 20～50 Hz,脉宽 160～320 微秒,R＝2T,总时间 10～15 分钟。ⅡB 类肌纤维采用频率 40～80 Hz,脉宽 20～160 微秒,R＝3T,总时间 10～15 分钟。

(6)盆底浅层肌肉Ⅰ类肌纤维疲劳度增加:临床表现为性高潮缺乏、性生活后易患尿路感染。

电刺激参数:交流电、双相的长方波,低频频率 8～33 Hz,脉宽 320～740 微秒,R＝T;总时间 10～20 分钟。

(7)肌肉萎缩、性激素水平下降、患者不会收缩盆底肌肉。

电刺激参数:交流电、双相的长方波,低频频率 20 Hz,脉宽 500 微秒,R＝T,20 分钟,总时间 10～25 分钟。

2.场景生物反馈的个体化方案原则

(1)盆底支持系统功能障碍:①主动支持系统功能障碍,表现为盆底肌收缩异常,采用电刺激和初级的康复器训练、提高盆底肌收缩质量和数量。②被动支持系统功能障碍,表现为盆底筋膜损伤、纤维化、粘连及瘢痕。采用电刺激＋生物反馈的整体训练方法。③混合支持系统功能障碍,表现为肥胖、孕期、脊椎异常前凸或后凸、尾骨骨折、腰骶部神经损伤等,应采用病因治疗及盆-腹协调性生物反馈训练。

(2)肌电图异常:①盆底肌肉肌力下降,选择电刺激及提高Ⅰ类或Ⅱ类肌力的生物反馈治疗。②盆底肌肉疲劳度增加,选择提高Ⅰ类或Ⅱ类肌肉疲劳度的生物反馈治疗。

(3)阴道压力及张力异常:①阴道压力异常选择提高阴道压力的生物反馈治疗。②阴道张力异常:选择提高阴道张力的生物反馈治疗。

(4)场景反射异常:①当突发动作而盆底肌肉无法快速反应时,则选择 A3 反射。②腹压突然增加时,腹部盆底肌肉出现不协调收缩,应选择盆腹肌协调训练。③当跑步、跳跃发生盆-腹腔脏器上下快速移动盆底肌肉不能有效收缩时,应在Ⅱ类肌纤维训练达Ⅳ级后,进行场景训练。④根据不同的职业,选择相应的职业场景训练。

**(五)电刺激联合生物反馈的治疗步骤**

(1)首先解决患者的症状:电刺激 1～2 次,治疗有效的关键是分清Ⅰ类还是Ⅱ类肌纤维受损。

将环状电极治疗头放置在阴道内,正确选择设备中的电刺激程序,根据患者感觉,调整电流强度,然后逐渐加大电流强度,询问患者阴道内治疗头是否有向头部和耻骨方向移动的感觉。当电刺激无效时,将电刺激电流调回到 0 mA 后,再调整电流的脉宽,逐渐加大询问患者阴道内治疗头是否有向头部和耻骨方向移动的感觉,有效后,调整电流强度到最佳肌肉收缩状态。如果仍然无有效的电刺激,则将电刺激电流再调回到 0 mA 后,再调整电刺激的脉宽到初试状态,调整电刺激的频率逐渐加大,询问患者阴道治疗头是否有向头部和耻骨方向移动的感觉,有效后,调整电流强度到肌肉最佳收缩状态。至此,完成了该患者个体化电刺激参数的设计、创建和贮存。

电刺激有效标准:电流不超过 40 mA,患者盆底肌肉收缩,无肌肉疼痛,询问患者阴道治疗头有向头部和耻骨方向移动的感觉。

电刺激无效标准:电流超过 40 mA,患者无盆底肌肉收缩或感到肌肉部位疼痛,且患者无阴道治疗头向头部和耻骨方向移动的感觉。

(2)盆底肌肉的Ⅰ类和Ⅱ类肌力达到 4 级以上时,个体化的条件电刺激+生物反馈+家庭盆底康复器联合方案首选。

(3)场景生物反馈:4 级肌力以上者,每周治疗 2 次。治疗有效关键是每次反馈正确按时完成。症状缓解率 90%,肌力 5 级,建立自己的生物反馈,不容易复发。

场景生物反馈的创建步骤:将环状电极放置阴道内,根据患者症状出现的场景选择设备中合适的反馈程序,复制设备中拟定的场景反馈程序,并根据该场景生物反馈程序要求的盆底肌的肌力、疲劳度、治疗与休息时间、最大电压值、反馈模块的坡度难易程度,结合患者的个体条件,进行必要的修正或创建一个适合该患者个体化的有效的治疗程序方案。建议:①突发动作时无法快速反应而导致漏尿:选择 A3 反射 2 次。②腹压突然增加或站立位等体位变化或性生活时漏尿:用腹部盆底肌肉协调收缩生物反馈,选择 8 通道双屏显示,先腹部收缩 0.5 秒后盆底肌肉协调收缩反馈 2 次,咳嗽或站立体位或运动下的漏尿,场景生物反馈 2 次。③孕期、分娩、脊椎前凸或后凸、盆腹腔手术后漏尿:选择 8 通道多屏显示,最大尿道闭合压反馈 2 次;腹部肌肉增强电刺激+生物反馈 2 次;腰肌放松电刺激 2 次;背肌收缩电刺激 2 次;腹部瘢痕松解软化 10 次。④跑步、跳跃等时漏尿:选择 8 通道双屏幕显示,Ⅱ类肌纤维反馈 2 次;跑步、跳跃等,患者在这种体位或运动下的漏尿,先盆底肌肉收缩 0.5 秒后腹部肌肉收缩生物反馈 2 次。⑤性激素缺乏轻重不同的漏尿:选择 8 通道双屏幕示,Ⅰ类肌纤维反馈 6 次,个体化场景反馈 6 次。

(六)治疗要点

(1)用低频电刺激提高肌肉纤维数量(肌电位到 20 μV 以上),提高肌肉本体感受器敏感性,改善肌肉盆腔组织内环境(血液循环、性激素下降、神经受损、肌肉纤维化等)。

(2)加强盆底深层Ⅰ类和Ⅱ类肌力,使其恢复到 4 级以上、疲劳度不低于−1%。

(3)盆腹肌肉协调收缩能力训练(卧位、站立位),以保证在运动时盆底肌肉的张力和阴道压力。

(4)治疗病因(结构破坏、阴道张力功能异常、神经功能损伤等)及消除诱因(肥胖、咳嗽、盆腹手术、便秘等)。

(5)恢复盆腹动力学:腹部和阴道侧切瘢痕、手术后盆腹腔脏器间粘连,是盆底功能障碍疾病容易复发的重要原因。而由于手术后的脏器粘连或组织破坏的不可避免性,故只能尽量在手术分娩和盆腹手术时减少对组织的破坏。还需对腹肌分离、体态体姿异常、盆腹肌肉收缩的不协调进行治疗。

(6)治疗盆底肌肉结构、神经电生理异常、代谢异常、生物反馈不佳等。

(七)适应证

(1)各种妇科泌尿的病因引起的轻中度患者盆底功能障碍,包括阴道松弛、阴道痉挛、性生活不满意、轻中度子宫脱垂,阴道膨出、各种尿失禁、反复阴道炎,尿路感染患者非急性期等。

(2)产后妇女的常规盆底康复训练及有产褥期症状者(腰背痛、腹痛、尿潴留、乳胀、耻骨联合分离等)。

（3）盆-腹-脏器平衡失调。

（4）肛门直肠功能紊乱。

（5）性功能障碍。

（6）不能耐受手术、等待手术和不愿意接受手术的患者。

（7）其他：如慢性疼痛、体态体姿异常等。

## （八）禁忌证

（1）盆底肌肉完全去神经化（不反应）。

（2）痴呆、不稳定癫痫发作。

（3）怀孕或计划/准备怀孕。

（4）直肠出血。

（5）活动性感染（泌尿系统或阴道）。

（6）产后恶露未干净或月经期：禁止有阴道器械的治疗。

（7）戴心脏起搏器的患者：禁止应用电刺激类治疗。

（8）手术瘢痕裂开风险。

（9）体内有金属留置物者。

（10）单纯生物反馈治疗无绝对禁忌证。

**（李双双）**

# 参 考 文 献

[1] 郝晓明.妇产科常见病临床诊断与治疗方案[M].北京:科学技术文献出版社,2021.

[2] 崔静.妇产科症状鉴别诊断与处理[M].开封:河南大学出版社,2020.

[3] 李佳琳.妇产科疾病诊治要点[M].北京:中国纺织出版社,2021.

[4] 张凤.临床妇产科诊疗学[M].昆明:云南科技出版社,2020.

[5] 李玮.实用妇产科诊疗新进展[M].西安:陕西科学技术出版社,2021.

[6] 李境.现代妇产科与生殖疾病诊疗[M].开封:河南大学出版社,2020.

[7] 焦杰.临床妇产科诊治[M].长春:吉林科学技术出版社,2019.

[8] 杨秀霞.现代妇产科护理技术与应用[M].汕头:汕头大学出版社,2020.

[9] 张海红.妇产科临床诊疗手册[M].西安:西北大学出版社,2021.

[10] 刘萍.现代妇产科疾病诊疗学[M].开封:河南大学出版社,2020.

[11] 李庆丰,郑勤田.妇产科常见疾病临床诊疗路径[M].北京:人民卫生出版社,2021.

[12] 张秋香.妇产科疾病诊疗思维[M].沈阳:沈阳出版社,2020.

[13] 胡相娟.妇产科疾病诊断与治疗方案[M].昆明:云南科技出版社,2020.

[14] 郝翠云,申妍,王金平,等.精编妇产科常见疾病诊治[M].青岛:中国海洋大学出版社,2021.

[15] 刘红霞.妇产科疾病诊治理论与实践[M].昆明:云南科技出版社,2020.

[16] 苏翠红.妇产科常见病诊断与治疗要点[M].北京:中国纺织出版社,2021.

[17] 李明梅.临床妇产科疾病诊治与妇女保健[M].汕头:汕头大学出版社,2020.

[18] 陈艳.现代妇产科诊疗[M].北京:中国纺织出版社,2019.

[19] 成立红.妇产科疾病临床诊疗进展与实践[M].昆明:云南科技出版社,2020.

[20] 郑其梅.妇产科诊治技术[M].长春:吉林科学技术出版社,2019.

[21] 郭历琛.妇产科诊断与治疗[M].天津:天津科学技术出版社,2020.

[22] 郭美芳.实用妇产科疾病诊断与治疗[M].天津:天津科学技术出版社,2020.

[23] 孙会玲.妇产科诊疗技术研究[M].汕头:汕头大学出版社,2019.

[24] 陈娟,林珊.妇产科护理[M].北京:高等教育出版社,2020.

[25] 刘慧.妇产科疾病临床诊疗新进展[M].长春:吉林科学技术出版社,2019.

[26] 刚香平.妇产科护理精要[M].长春:吉林科学技术出版社,2020.

[27] 孙丽丽.妇产科诊断与治疗精要[M].昆明:云南科技出版社,2020.

[28] 王玲.妇产科诊疗实践[M].福州:福建科学技术出版社,2020.

［29］汤继云.临床妇产科疾病诊断与治疗［M］.长春:吉林科学技术出版社,2019.

［30］樊明英.临床妇产科诊疗［M］.北京:科学技术文献出版社,2020.

［31］王江鱼.妇产科常见病诊断与治疗［M］.长春:吉林科学技术出版社,2019.

［32］马永静.临床妇产科诊疗精粹［M］.北京:科学技术文献出版社,2020.

［33］贾正玉.妇产科临床常见疾病［M］.北京:科学技术文献出版社,2020.

［34］魏广琴.妇产科疾病诊疗与保健［M］.北京:科学技术文献出版社,2020.

［35］丁丽.临床妇产科诊疗实践［M］.北京:科学技术文献出版社,2020.

［36］郭芳.慢性盆腔炎妇产科疗效观察［J］.世界最新医学信息文摘,2020(22):131-132.

［37］闵爱萍,罗晓,冯欣,等.复发性流产基因缺陷分析及临床意义［J］.中外医学研究,2021,19(27):1-6.

［38］归倩,陈真,周伟,等.妊娠合并甲状腺功能减退诊治研究进展［J］.中国实验诊断学,2020,24(1):170-171.

［39］曹技磊,董懿,王钢乐.绝经前乳腺癌患者化疗致闭经的发生率及其影响因素分析［J］.川北医学院学报,2021,36(1):91-94.

［40］阮祥燕,谷牧青.多囊卵巢综合征的诊断治疗与管理［J］.中国临床医生杂志,2021,49(1):3-7.